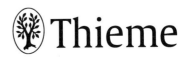

Radiologie

Vom Fall zur Diagnose

Jörg W. Oestmann

2., aktualisierte Auflage

864 Abbildungen
 15 Tabellen

Georg Thieme Verlag
Stuttgart New York

Prof. Dr. med. Jörg W. Oestmann
Klinik für Strahlenheilkunde
Charité Campus Virchow
Humboldt-Universität
Augustenburger Platz 1
13353 Berlin

Die Deutsche Bibliothek – CIP-Einheitsaufnahme

Ein Titeldatensatz für die Publikation
ist bei der Deutschen Bibliothek erhältlich.

Wichtiger Hinweis: Wie jede Wissenschaft ist die Medizin ständigen Entwicklungen unterworfen. Forschung und klinische Erfahrung erweitern unsere Erkenntnisse, insbesondere was Behandlung und medikamentöse Therapie anbelangt. Soweit in diesem Werk eine Dosierung oder eine Applikation erwähnt wird, darf der Leser zwar darauf vertrauen, dass Autoren, Herausgeber und Verlag große Sorgfalt darauf verwandt haben, dass diese Angabe **dem Wissensstand bei Fertigstellung des Werkes** entspricht.

Für Angaben über Dosierungsanweisungen und Applikationsformen kann vom Verlag jedoch keine Gewähr übernommen werden. **Jeder Benutzer ist angehalten**, durch sorgfältige Prüfung der Beipackzettel der verwendeten Präparate und gegebenenfalls nach Konsultation eines Spezialisten festzustellen, ob die dort gegebene Empfehlung für Dosierungen oder die Beachtung von Kontraindikationen gegenüber der Angabe in diesem Buch abweicht. Eine solche Prüfung ist besonders wichtig bei selten verwendeten Präparaten oder solchen, die neu auf den Markt gebracht worden sind. **Jede Dosierung oder Applikation erfolgt auf eigene Gefahr des Benutzers.** Autoren und Verlag appellieren an jeden Benutzer, ihm etwa auffallende Ungenauigkeiten dem Verlag mitzuteilen.

© 2002, 2005 Georg Thieme Verlag
Rüdigerstraße 14, D-70469 Stuttgart
Unsere Homepage http://www.thieme.de

Printed in Germany

Zeichnungen: Andrea Schnitzler, Innsbruck
Umschlaggestaltung: Thieme Verlagsgruppe
Satz: Mitterweger & Partner, D-68723 Plankstadt, gesetzt auf 3B2
Druck: Appl, Wemding

ISBN 3-13-126752-6   1 2 3 4 5 6

Geschützte Warennamen (Warenzeichen) werden **nicht** besonders kenntlich gemacht. Aus dem Fehlen eines solchen Hinweises kann also nicht geschlossen werden, dass es sich um einen freien Warennamen handelt.

Das Werk, einschließlich aller seiner Teile, ist urheberrechtlich geschützt. Jede Verwertung außerhalb der engen Grenzen des Urheberrechtsgesetzes ist ohne Zustimmung des Verlages unzulässig und strafbar. Das gilt insbesondere für Vervielfältigungen, Übersetzungen, Mikroverfilmungen und die Einspeicherung und Verarbeitung in elektronischen Systemen.

Vorwort zur 2. Auflage

Wenn einem die Gelegenheit gegeben wird, eine Buchidee wie diese zu verwirklichen, darf man sich glücklich schätzen. Wenn das fertige Lehrbuch dann bei Studenten und Kollegen fast einhellig positive Reaktionen auslöst und schnell vergriffen ist, bleiben kaum noch Wünsche offen – sollte man meinen.

Dankbare Studenten sind allerdings auch immer aufmerksame Leser – und finden die Fehler und Unzulänglichkeiten, die jeder Neuauflage anhaften.

Diese frühe zweite Auflage gibt mir die Gelegenheit, diese Fehler auszumerzen und neue Entwicklungen der Radiologie einzuarbeiten. Profitiert hat die Überarbeitung auch von der Tatsache, dass etwa zeitgleich auch die englischsprachige internationale Ausgabe des Buches erscheint.

Die Bilder so groß wie eben möglich abzudrucken war einer der häufigsten Wünsche, dem wir in der neuen Auflage bis an die Grenzen des technisch Machbaren entgegengekommen sind. „Mehr Pfeile auf den Bildern" war ein weiteres Anliegen, dem wir so weit entsprochen haben, wie es didaktisch zu verantworten ist: Schließlich kommen die klinischen Röntgenbilder auch nicht mit Pfeilen aus der Entwicklungsmaschine.

Ein neuer Untertitel – „Vom Fall zur Diagnose" – wurde gewählt, um den praktischen und studentenzentrierten Charakter des Buches zu unterstreichen: Das Buch ist nach wie vor kompromisslos auf die neue Approbationsordnung ausgerichtet. Das Titelbild wurde runderneuert.

Die schönste Erfahrung für den Autor war die sehr persönliche Kontaktaufnahme einiger Studenten über E-Mail (joerg.oestmann@charite.de). Davon hat die neue Auflage profitiert – es wäre schön, wenn auch die Weiterentwicklung des Buches sich darauf stützen könnte.

Berlin, im Juli 2005   J. W. Oestmann

Danksagung

Ganz herzlich möchte ich allen denen danken, die die Konzeption und die Verwirklichung des Buches begleitet haben. In allererster Linie waren dies die Studenten, die ich als Testpersonen für die verschiedenen Texte habe gewinnen können. Ihre Anmerkungen waren kritisch und konstruktiv. Rote Notizen im Text – „Stil!" – dokumentierten, dass die Berührungsängste gering und das Engagement hoch waren. Gleiches gilt für eine ganze Reihe junger Kollegen aus unserer Abteilung, mit denen das Buch in seinen Eigenheiten diskutiert wurde. Um sicherzustellen, dass die fiktiven Kasuistiken die Klinik (und das jeweilige radiologisch versorgte Fach) in etwa widerspiegeln, habe ich einige Kollegen um eine kurze Begutachtung der entsprechenden Kapitel gebeten. Ich möchte in diesem Zusammenhang meinen Kollegen an der Charité, Herrn Prof. Hartmann (†), Herrn Dr. Schlunz (Mund-Kiefer-Gesichtschirurgie), Herrn PD Dr. Matthias (HNO-Klinik), Herrn Dr. Kandziora (Unfallchirurgie) und Herrn Prof. Wagner (Radiologie Uni Marburg) ganz herzlich danken. Auch die verwandten Analogien im Kapitel „Das Werkzeug in der Radiologie" wurden aus technischer Sicht noch einmal auf ihre Korrektheit geprüft. Dies geschah freundlicherweise durch Herrn Dr. Anton, Siemens, Erlangen. Für die Überlassung geeigneter Aufnahmen aus ihren Sammlungen bzw. für die Hilfe beim Aufspüren geeigneter Patientenuntersuchungen danke ich Frau Dr. Bostanioglo, Frau Prof. Dr. Stöver, Frau Dr. Engert, Herrn Prof. Dr. Hauptmann, Herrn Dr. Ehrenstein, Herrn PD Dr. Hoffmann, Herrn PD Dr. Teichgräber, Herrn Dr. Böttcher, Herrn Prof. Dr. Steinkamp, Prof. Ajay Chavan, Herrn Dr. Bittner, Herrn PD Dr. Amthauer, Herrn Prof. Dr. Ricke, Herrn Dr. Podrabski, Herrn Dr. Kaufmann, Herrn Dr. Lingg, Frau Dr. Schorn, Frau Dr. Zaspel, Dr. Stobbe, Frau Bartezko, Dr. Barakat, Dr. Lopez-Hänninen, Herrn Dr. Taupitz, Herrn Prof. Hamm, Herrn Prof. Wagner und Herrn Dr. Riebel. Herrn Prof. Dr. Wermke/Charité bin ich zu tiefstem Dank verpflichtet für die Großzügigkeit, mit der er mir Ultraschallbilder für das Kapitel „Gastrointestinaltrakt" zur Verfügung stellte. Besondere Unterstützung widerfuhr mir auch durch Mitarbeiter der Abteilung Pathologie der Charité, die mir beim Auffinden spezieller Krankheitsentitäten behilflich waren sowie durch Prof. Dr. Schnalke und Christa Scholz vom Medizinhistorischen Museum der Charité.

Mein herzlicher Dank geht auch an Herrn Dr. Lüthje und Frau Dr. Voß vom Georg Thieme Verlag. Sie haben das Konzept angenommen, teils zugespitzt, teils geglättet und mich geduldig und aufmunternd durch die Produktionsphase geführt.

Es liegt mir am Herzen, kurz die Menschen zu erwähnen, die mir selbst – zu verschiedenen Zeiten – die Freude an der Radiologie implantiert haben: Herrn Prof. Dr. Freyschmidt, Herrn Prof. Dr. Stender, Herrn Dr. Langenbruch, die Professoren Dr. Greene, Dr. Kopans, Dr. van Voorthuizen und Dr. Vielvoye.

Zu guter Letzt möchte ich den Mitarbeitern der Strahlenklinik der Charité danken, ohne deren Unterstützung es nun wirklich nicht gegangen wäre.
Ohne die innerhalb der Klinik gepflegte akademische Kultur und die ausgezeichneten Arbeitsvoraussetzungen wäre die Idee Idee geblieben. Es ist eine besondere Freude, Teil dieses Teams sein zu dürfen.

Meine Familie hat die Höhen und Tiefen des Projektes natürlich hautnah mitbekommen. Die Leichtigkeit und die Art, mit der meinen Kindern heutzutage Wissen vermittelt wird, war eine ständige Quelle der Ideen. Der kritische Geist meiner Frau hat so manchem unausgegorenen Detail des Buches ein schnelles Ende bereitet. Herzlichen Dank für die Geduld.

Inhaltsverzeichnis

1 Was ist das Besondere an diesem Lehrbuch? 1
Können Sie sich vorstellen, dass Radiologie Spaß machen kann? 1
Worin besteht die große Chance des Lehrfaches Radiologie? 1
Was unterscheidet dieses Lehrbuch von anderen? 1
Wie ist dieses Lehrbuch aufgebaut? 1
Wer wird Sie durch das Buch begleiten? 1
Was ist zum Stil des Buches zu sagen? 3

2 Die Rolle der Radiologie in der Medizin 4
Was unterscheidet die Radiologie von den anderen klinischen Disziplinen? 4
Welche anderen speziellen Aspekte sind zu bedenken? 4
Was könnte Ihr Verständnis für den Radiologen verbessern? 4

Radiologische Grundlagen in Kürze …

3 Das Werkzeug in der Radiologie 6
3.1 Projektionsradiographie 6
Erzeugung der Röntgenstrahlen 6
Schwächung der Röntgenstrahlen............ 6
Detektion der Röntgenstrahlen 7
Aufnahmetechniken 7
Kontrastmitteluntersuchung 7
Bildverarbeitung.......................... 8

3.2 Computertomographie 8
Funktionsweise........................... 8
Kontrastmitteluntersuchung 8

3.3 Sonographie 9
Funktionsweise........................... 9

3.4 Magnetresonanztomographie.............. 10
Erzeugung des MR-Signals.................. 10
Räumliche Zuordnung des MR-Signals 11
Analyse des MR-Signals.................... 13

3.5 Unsere Wahrnehmung.................... 13

4 Phänomene der Bildgebung und Wahrnehmung 16
4.1 Was muss ich für die Bildanalyse wissen? ... 16
Ist die Qualität der Untersuchung ausreichend? 16
Wie betrachte ich ein Bild?.................. 17
Wie stellt sich welche Struktur dar?........... 17
Was ist ein normaler, was ist ein pathologischer Befund? 17
Wo liegt der Befund?...................... 18
Was kann bei der Wahrnehmung schiefgehen?........................... 20

4.2 Wie nähern wir uns der histologischen Diagnose? 22
Kommt es zu Volumenänderungen?.......... 22
Wie wird die umgebende Anatomie einbezogen? 23
Welche Binnenstruktur hat die Veränderung? .. 23
Welche Erkrankungen gibt es in dieser Region? 23

5 Risiken, Risiko mindernde und prophylaktische Maßnahmen 24
5.1 Die nicht indizierte Untersuchung 24
5.2 Die schlecht vorbereitete Untersuchung..... 25
5.3 Die Untersuchung mit Kontrastmittel 25
Röntgenkontrastmittel 26
Magnetresonanztomographie-Kontrastmittel... 28
Ultraschall-Kontrastmittel 28
5.4 Der Falschbefund 28
5.5 Risiken radiologischer Verfahren 29
Risiken der Projektionsradiographie und Computertomographie 29
Risiken der Sonographie 31
Risiken der Magnetresonanztomographie...... 31
5.6 Risiken der Intervention 33

Vom radiologischen Befund zur Diagnose ...

6 Thorax 36

- 6.1 Wie betrachtet man ein Röntgen-Thoraxbild? 36
  - Bestimmen Sie zunächst die Bildqualität! 36
  - Analysieren Sie nun das Röntgen-Thoraxbild! 36
  - Holen Sie sich zusätzliche Informationen durch das Thorax-Seitbild! 40
  - Ich sehe eine Auffälligkeit – was nun? 40
- 6.2 Transparenzminderungen der Lunge 41
  - Singuläre, umschriebene Transparenzminderung der Lunge 41
  - Multiple Herde in der Lunge 49
  - Diffuse, homogene Transparenzminderung der Lunge 52
- 6.3 Akute Lungenveränderungen 53
  - Akutes diffus lineares, netziges, feinknotiges (interstitielles) Muster 53
  - Akutes diffus fleckiges, flächiges (alveoläres) Muster 57
- 6.4 Chronische Lungenveränderungen 60
  - Chronisches lineares, netziges, feinknotiges (interstitielles) Muster 60
- 6.5 Pulmonale Symptomatik ohne eindeutiges Korrelat im Röntgen-Thoraxbild 64
- 6.6 Veränderungen und Befunde des Mediastinums 68
  - Verbreiterung des oberen Mediastinums 68
  - Befunde des unteren Mediastinums 69
- 6.7 Verplumpung der Hili 74
- 6.8 Reifeprüfung 75

7 Gefäße und Interventionen 77

- 7.1 Interventionen bei einem Gefäßverschluss 79
  - Arterieller Gefäßverschluss 79
  - Venöser Gefäßverschluss 81
- 7.2 Entnahme von Gewebeproben 82
- 7.3 Einlage einer Drainage 85
- 7.4 Einlage eines transjugulären intrahepatischen portosystemischen Stent-Shunts (TIPSS) 86
- 7.5 Einlage eines Vena-cava-Filters 88
- 7.6 Einlage eines Ports 88
- 7.7 Embolisation 89
- 7.8 Nervenblockaden 91
- 7.9 Gregors Test 92

8 Skelett und Weichteile 93

- 8.1 Wie betrachtet man ein Skelettbild? 95
  - Knochen 95
  - Gelenke 95
  - Weichteile 95
  - Ich sehe eine Auffälligkeit – was nun? 96
- 8.2 Erkrankungen und Veränderungen der Knochen 96
  - Fokale Knochenveränderungen 96
  - Generalisierte Knochenveränderungen 105
- 8.3 Erkrankungen der Wirbelsäule 111
- 8.4 Erkrankungen der Gelenke 116
  - Gelenke der oberen Extremität 117
  - Gelenke der unteren Extremität 119
- 8.5 Frakturen und Luxationen 129
- 8.6 Weichteiltumoren 129
- 8.7 Gregors Test 132

9 Gastrointestinaltrakt 135

- 9.1 Wie betrachtet man eine Abdomen-Übersichtsaufnahme? 135
  - Was können Sie auf der Abdomen-Übersichtsaufnahme beurteilen? 135
  - Was interessiert Sie an der Thorax-Übersichtsaufnahme? 141
  - Ich sehe eine Auffälligkeit – was nun? 141
- 9.2 Akutes Abdomen 141
- 9.3 Erkrankungen der Speiseröhre 146
- 9.4 Erkrankungen des Dünndarms 152
- 9.5 Erkrankungen des Dickdarms 155
- 9.6 Defäkationsstörung 159
- 9.7 Erkrankungen der Leber und intrahepatischen Gallenwege 160
  - Fokale Leberläsion 160
  - Diffuse Leberläsion 167
- 9.8 Erkrankungen der extrahepatischen Gallenwege 171
- 9.9 Erkrankungen der Bauchspeicheldrüse 172
- 9.10 Veränderungen von Peritoneum und Retroperitoneum 175
- 9.11 Gregors Test 177

10 Urogenitaltrakt ... 179

- 10.1 Wie betrachtet man ein Nierensonogramm? 179
  - Ich sehe eine Auffälligkeit – was nun? ... 179
- 10.2 Renale Raumforderungen ... 181
- 10.3 Renaler Volumenverlust ... 185
- 10.4 Renale Volumenzunahme ... 186
- 10.5 Nierensteine ... 187
- 10.6 Tumoren der Nebenniere ... 188
- 10.7 Wo ist Gregor? ... 189

11 Zentrales Nervensystem ... 191

- 11.1 Wie betrachtet man eine Schnittbildaufnahme des Kopfes? ... 193
  - Worauf haben Sie bei der Bildanalyse zu achten? ... 193
  - Ich sehe eine Auffälligkeit – was nun? ... 193
  - Sind Sie bereit für den ersten Fall? ... 194
- 11.2 Durchblutungsstörungen des Gehirns ... 194
  - Hirnblutung ... 194
  - Schlaganfall ... 196
- 11.3 Hirntumoren ... 198
  - Periselläre Hirntumoren ... 208
  - Tumoren des Kleinhirn-Brückenwinkels ... 211
- 11.4 Hirnprozesse mit Hirnvolumenänderung ... 213
- 11.5 Kongenitale Veränderungen des Gehirns ... 216
- 11.6 Rückenmarkstumoren ... 218
- 11.7 Gregors Testfälle ... 223

12 Mamma ... 225

- 12.1 Wie betrachtet man ein Mammogramm? ... 226
  - Wie beurteilen Sie die Bildqualität? ... 227
  - Worauf haben Sie bei der Bildanalyse zu achten? ... 227
  - Sind Sie nun bereit für den ersten Fall? ... 228
- 12.2 Tumorartige Veränderungen und Tumoren der Mamma ... 228
- 12.3 Mammaimplantat ... 236
- 12.4 Tumoren der Mamma beim Mann ... 238
- 12.5 Frau von Seidens Test ... 239

13 Gesichtsbereich und Hals ... 240

- 13.1 Erkrankungen der Nase und der Nasennebenhöhlen ... 241
- 13.2 Erkrankungen der Ohren ... 246
- 13.3 Erkrankungen des Kiefergelenkes ... 248
- 13.4 Erkrankungen und Verletzungen der Augen ... 250
- 13.5 Erkrankungen im Halsbereich ... 254
- 13.6 Auf den Zahn gefühlt ... 257

14 Notfalldiagnostik ... 259

- 14.1 Polytrauma ... 259
- 14.2 Luxationen und Frakturen ... 281
- 14.3 Hannahs Test ... 288

Auflösung der Testfälle ... 290

Nachtrag ... 292

Sachverzeichnis ... 293

Übersicht in Kürze ...

! Merksätze, Praxistipps und Hinweise auf radiologische Stolpersteine sind besonders hervorgehoben.

 Was finden Sie in diesen Boxen?
Weiterführende Informationsboxen enthalten speziellere, praktisch relevante oder einfach nur interessante Inhalte, die Sie sich nicht entgehen lassen sollten. Wenn Sie es jedoch eilig haben, können Sie den Haupttext auch ohne die weiterführende Information lesen und verstehen.

Checkliste: Wozu dienen Checklisten?

In den klinischen Kapiteln werden Sie immer wieder auf Checklisten stoßen. Die Checklisten fassen die Fragen zusammen, die Sie sich bei der Bildanalyse stellen müssen. So haben Sie die Gewissheit, nichts Wesentliches zu vergessen, und können sich ganz auf die Bildanalyse konzentrieren.

1 Was ist das Besondere an diesem Lehrbuch?

Können Sie sich vorstellen, dass Radiologie Spaß machen kann?

Radiologie macht Spaß! Diese persönliche Erfahrung soll Motto dieses Buches sein und Ihnen mit auf den Weg gegeben werden. Sie ist auch der Grund, weshalb dieses etwas andere Buch mir notwendig erschien. Darf die Diagnostik und Behandlung erkrankter Menschen eine freudvolle Aufgabe sein? Die Antwort ist eindeutig „Ja". Erfolgreiches medizinisches Handeln erfordert eine gewisse Distanz zum Geschehen. Mitgefühl und Respekt sind essenziell für den Aufbau eines Vertrauensverhältnisses zum Patienten. Der optimale Weg zur Diagnose und zur adäquaten Therapie erfordert jedoch den klaren Verstand. Die richtige „Betriebstemperatur" erreicht unser Verstand v. a. dann, wenn Motivation, Optimismus und Freude an der Tätigkeit Hand in Hand gehen. Daher darf die Begeisterung für den „tollen Fall", die das persönliche Schicksal des Patienten zeitweise ignoriert, dem Radiologen nicht genommen werden. Das Erlernen der Radiologie folgt denselben Gesetzmäßigkeiten: Man muss die Begeisterung der Studenten für das Fach wecken.

Worin besteht die große Chance des Lehrfaches Radiologie?

Die Radiologie ist ein riesiges, kontinuierlich wachsendes und sich vertiefendes Spezialgebiet. Es ist jedoch kein „Paukfach". Die Werkzeuge der Bilderstellung und der Bildanalyse müssen beherrscht, d. h. verstanden werden. Das ist wie jedes Röntgenbild v. a. eine intellektuelle Herausforderung. Auf dieser Basis kann dann Wissen angehäuft werden, natürlich durch Literaturstudium, aber v. a. durch vermittelte Erfahrung: „There is no substitute for a seasoned radiology teacher". In nur wenigen Fächern lässt sich der Wissensaustausch zwischen Lehrer und Schüler so intensiv, interaktiv und vielseitig gestalten wie in der Radiologie. Die Radiologie ist daher das didaktische Fach „per se". Anhand von exemplarischem Bildmaterial können die meisten wesentlichen diagnostischen Techniken erlernt und trainiert werden. Darin liegen die großen Chancen des Lehrfaches Radiologie – sie müssen nur genutzt werden.

Was unterscheidet dieses Lehrbuch von anderen?

Eine der Leitideen dieses Buches ist die wesentliche Bedeutung der Indikation für eine radiologische Untersuchung. Die Anzahl fehlindizierter Untersuchungen ist leider hoch und so für die Zukunft – und damit für Ihr Berufsleben – nicht tolerabel. Vor allem auf diesem Gebiet sollen Sie Orientierungshilfen erhalten. Die Indikationsleitlinien des britischen „Royal College of Radiologists" mit dem Titel „Making the best use of a Department of Clinical Radiology" sind sinngemäß in dieses Buch eingearbeitet worden.

Wie ist dieses Lehrbuch aufgebaut?

In dem **Kapitelblock „Radiologische Grundlagen in Kürze"** werden Ihnen die Grundlagen der Bildgebung nahe gebracht. Dazu werden Ihnen zunächst einmal die technischen Prinzipien der Bilderstellung vorgestellt. Um die zum Teil in ihren Einzelheiten extrem komplexen Verfahren so verständlich und verdaulich wie möglich darzustellen, wurden viele Analogien aus dem „normalen Leben" eingearbeitet. Schließlich werden Ihnen die Phänomene und Vorgehensweisen erläutert, mithilfe derer Sie sich das weite Feld der Bildgebung für die Analyse erschließen können. Auch über die „Technik" der Wahrnehmung, die häufig stiefmütterlich behandelt wird, und über die offensichtlichen und nicht so offensichtlichen Risiken, die mit der Bildgebung verbunden sind, können Sie sich informieren.

Der **Kapitelblock „Vom radiologischen Befund zur Diagnose"** beinhaltet den klinischen Teil des Buches. Hier können Sie sich nicht nur mit den Untersuchungsmethoden der einzelnen Organgebiete vertraut machen, sondern auch lernen, wie die Notfalldiagnostik funktioniert. Das Besondere an diesem Buch ist, dass Sie – wie im klinischen Alltag auch – anhand von Falldarstellungen mit den einzelnen Problemen bzw. Befunden konfrontiert werden. Dabei wird jedes Problem aus der Perspektive des Bildes und der verfügbaren Anamnese und klinischen Symptomatik betrachtet, um Ihnen dann aufzuzeigen, wie man sich einer Diagnose nähert. Die in Frage kommenden Differenzialdiagnosen werden in der Regel der Häufigkeit nach beschrieben. Die pathologische Systematik der verschiedenen Erkrankungen tritt dabei in den Hintergrund und lässt der radiologischen Morphologie den Vortritt.

Wer wird Sie durch das Buch begleiten?

Vier Studenten im Praktischen Jahr werden Sie durch dieses Buch begleiten: Hannah, Alexa, Paul und Hazim. Es sind durchweg helle, hochmotivierte Exemplare ihrer Zunft, die von ihren Ausbildern gut darauf präpariert worden sind, Fälle auch einmal aus eigener Kraft anzugehen.

Dass sie jeden Fall letztendlich „ihren" Radiologen vorstellen – zum einen, um sich abzusichern, zum anderen, um ihr Wissen noch weiter zu vertiefen – ist selbstverständlich. Sie alle sind bereits in kurzer Zeit zu begeisterten Diagnostikern geworden, die interessante Fälle riechen und sich an ihre Fährten heften, bis sie eine überzeugende Diagnose gefunden haben. (Natürlich handelt es sich bei Hannah, Alexa, Hazim und Paul um fiktive Personen. Den jungen Kolleginnen und Kollegen Juliane Stoll, Bernadette Borgert, Baha'a Sha'at, Ansgar Leidinger – zum damaligen Zeitpunkt PJler in der Charité Campus Virchow-Klinikum – sei für die Erlaubnis, ihre Konterfeis zu nutzen, ganz herzlich gedankt. Die Zusammenarbeit mit ihnen hat sehr viel Freude gemacht. Die behandelten Fälle sind nach didaktischen Gesichtspunkten konstruiert und zugegebenermaßen z. T. hoch verdichtet.)

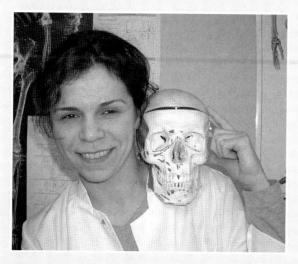

Alexa hat, wie auf dem Bild unschwer zu erkennen ist, ein besonderes Faible für die Neuroradiologie. Die Hirnnerven und ihre Kerngebiete, aber auch die Sinnesorgane hat sie voll drauf. Aus diesem Grund, aber auch aus anderen Gründen taucht der neuroradiologische Juniorassistent Gregor immer mal wieder bei ihr auf.

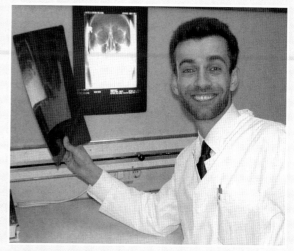

Hazim hat gerade anhand eines Röntgenbildes eine korrekte histologische Diagnose gestellt und ist entsprechend hoch gestimmt. Das wird ihm hoffentlich noch ein paar Mal passieren. Sein besonderes Interesse gilt der radiologischen Intervention. Wenn er eine knifflige Prozedur beobachtet, zucken seine schlanken Finger und greifen nach imaginären Kathetern, Führungsdrähten und Punktionsnadeln. Die Kollegen in der Intervention haben seine Leidenschaft erkannt und lassen ihn mitmachen, wenn es sich einrichten lässt. Privat lässt Hazim sich nicht in die Karten schauen.

Was ist zum Stil des Buches zu sagen?

Natürlich gibt es für alle fremdsprachigen Begriffe eine deutsche Entsprechung. Trotzdem nennen wir den Lenker eines Flugzeuges gemeinhin nicht Flugzeugführer, sondern Pilot. Genau wie in anderen dynamischen Lebensfeldern gibt es in der Radiologie Modebegriffe und gelehrte Sprüche – heutzutage meist auf Englisch, als Zeichen der höheren Bildung auch auf Französisch oder Latein. Gelegentlich wird dann noch ein altgriechischer Knaller nachgereicht. Das lehnt man ab oder steht dazu – ich neige zu letzterem.

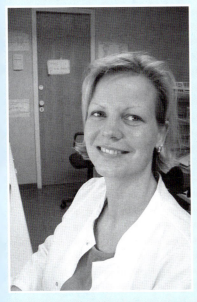
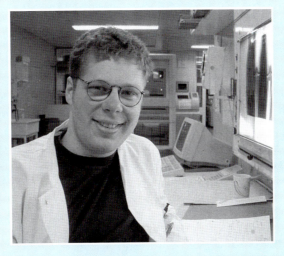
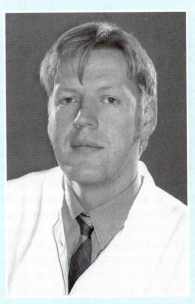

Hannahs Schwäche ist die Skelettdiagnostik. Sollte es mit der Radiologie nicht klappen, wird sie sich in der Orthopädie oder Unfallchirurgie durchboxen. Auch im größten Gewühle steht sie ihre Frau und verliert nicht die Übersicht. Übereifrige werden von ihr durch wenige wohlgesetzte Worte in die Schranken gewiesen. Fünfkampf ist ihre private Leidenschaft.

Paul hat die Radiologie im Blut, sagt er. Sein Vater ist Strahlenphysiker, seine Mutter erfolgreiche Künstlerin, sein Bruder Vermögensberater. Er schwärmt für komplexe Fälle wie andere für einen Urlaubskrimi. Auf jeden Fall findet er die Radiologie hochästhetisch – fast so ästhetisch wie... naja, diesen Neurogecken hat er jedenfalls gefressen.

Und dann ist da noch **Gregor**. Wie schon gesagt, ist er der junge, aufstrebende Assistenzarzt mit besonderem Schwerpunkt in der Neuroradiologie. Er kümmert sich regelmäßig um unsere PJler, wobei er auch hier eindeutige Schwerpunkte setzt. Er strebt eine „Unikarriere" an. Sein hormoneller Status ist Gegenstand allgemeiner Aufmerksamkeit. Von Haus aus ist er eigentlich ein netter Kerl, er kann aber auch fiese Seiten aufziehen. Er ist halt einer von uns.

2 Die Rolle der Radiologie in der Medizin

Was unterscheidet die Radiologie von den anderen klinischen Disziplinen?

Als Radiologe nähert man sich dem Patienten zunächst einmal über das Bild – darin sind wir nur den Pathologen gleich. Die unvoreingenommene Bildanalyse ist der erste und zugegebenermaßen ein abstrakter, intellektueller Schritt. Dies impliziert zugleich, dass Radiologen Grips haben müssen, oder sie können das Gebetbuch gleich schließen. In jedem von uns sollte also ein Sherlock Holmes, zumindestens aber ein Dr. Watson stecken. Erst im zweiten Schritt greifen wir auf die klinischen Symptome zurück, um unsere Diagnose zu überprüfen, zu verwerfen, zu bestätigen oder zu präzisieren. Das macht den Radiologen verwundbar, wenn ihm Informationen vorenthalten werden, oder er sie nicht richtig werten kann.

Welche anderen speziellen Aspekte sind zu bedenken?

Die Radiologie ist ein Dienstleistungsbetrieb. Nur wenige Disziplinen kommen ohne sie aus. Die Kommunikation mit den Kollegen anderer Fächer ist also besonders wichtig und nicht immer problemlos. Gleichzeitig ist das Tun und Lassen des Radiologen für alle anderen Spezialisten offensichtlich. Das Patientenmanagement und die administrativen Grundlagen der Befundung und Bildübermittlung sind weitere wesentliche Faktoren für eine reibungslose, schnelle und effektive Diagnostik und Intervention.

Was könnte Ihr Verständnis für den Radiologen verbessern?

Einige, zugegebenermaßen pointierte Thesen sollen Ihnen dabei helfen. Der(die) Radiologe(in):

- ist die heroische Person, die morgens vor einer Meute hitziger Unfallchirurgen in Sekundenschnelle Röntgenbilder deutet, die der chirurgische Nachtdienst mit dem Patienten an der Hand und dessen Beschwerden vor Augen bereits in aller Ruhe studiert hat. Ein großes Herz und viel Verständnis für alle Kollegen, deren psychische Belastung die der radiologischen Zunft gelegentlich übertrifft, ist hilfreich.
- ist die Person, die an einem einzigen Tag aufgrund einzelner Thoraxbilder Hunderte von Patienten für kardiopulmonal gesund erklärt und dies dann auch noch unvorsichtigerweise für alle Kollegen sichtbar schriftlich dokumentiert.
- ist die Person, die in der mittäglichen internistischen Röntgenvisite aufgrund spärlicher klinischer Angaben zu vorliegendem Bildmaterial sorgfältig gewichtete Differenzialdiagnosen vor versammelter Mannschaft verkündet, worauf aus der Tiefe des verdunkelten Besprechungsraumes die Informationen perlen, die $2/3$ der genannten Diagnosen ad absurdum führen.
- ist die Person, die halbjährlich alle diagnostischen und interventionellen Vorgehensweisen überprüfen muss, weil die rapiden technischen und wissenschaftlichen Entwicklungen in der Radiologie sie dazu zwingen.
- ist schließlich die Person, die einen verklärten Gesichtsausdruck bekommt, wenn sie auf einer schwarz-weißen Plastikfolie endlich das schöne Beispiel einer pigmentierten villonodulären Synovitis findet, das sie in ihrer Sammlung schon seit langem haben wollte.

Dies muss als Rechtfertigung für dieses Buch und als Einblick in das Seelenleben und die Existenz eines Radiologen reichen.

Radiologische Grundlagen in Kürze...

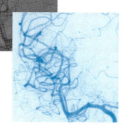

3 Das Werkzeug in der Radiologie

3.1 Projektionsradiographie

Die Projektionsradiographie ist das gute alte „Dampfröntgen". Sie stellt immer noch den größten Anteil aller Bild gebenden Untersuchungen. Mit der Mammographie stellt sie auch die einzige Bild gebende Untersuchung, die bei richtiger Anwendung erwiesenermaßen die Mortalität (allerdings nur die der Frauen) senken kann. Das technische Prinzip ist einfach. Die gesamte Bildgebungskette von der Strahlenerzeugung bis zum fertigen Bild hält jedoch genug Überraschungen bereit, die auch den Profi fordern. Bei ungenügendem Wissen und fehlender Erfahrung kann man sich leicht verheben – so manches schlimme Röntgenbild zeugt davon.

Erzeugung der Röntgenstrahlen

In einer Vakuumröhre wird eine Hochspannung zwischen einer Glühkathode und einer Anode angelegt (Abb. 3.1). Die aus der etwa 2000° heißen Glühkathode freigesetzten Elektronen werden auf der Anode abgebremst und erzeugen dort kurzwellige elektromagnetische Schwingungen, die Röntgenstrahlen. Diese sind umso energiereicher, je höher die angelegte Spannung ist. Der Aufschlagpunkt der Elektronen auf der Anode ist der Brennfleck oder Fokus. Da beim Aufprall viel Wärme entsteht, wird die Anode (meist aus Wolfram) zur besseren Wärmeabfuhr als Anodenspur auf einem sich schnell drehenden Anodenteller ausgeführt. Die Röntgenröhre wird in Kühlungsöl in einem Bleigehäuse gelagert, das nur ein kleines Strahlenaustrittsfenster hat.

Die an der Anode entstehende Strahlung weist ein Spektrum auf, von dem nur ein Teil für die Bildgebung nutzbar ist. Die energiearmen, sog. „weichen" Strahlen werden von den Weichteilen komplett absorbiert und können zur Bildgebung nicht beitragen. Sie würden nur die Strahlenbelastung erhöhen, sodass sie durch Aufhärtungsfilter (meist aus Aluminium) eliminiert werden. Die Strahlung wird außerdem durch Bleiblenden vor dem Strahlenaustrittsfenster auf den kleinstmöglichen Bildausschnitt begrenzt.

Schwächung der Röntgenstrahlen

Röntgenstrahlen werden im Körper des Patienten durch Absorption und Streuung geschwächt. Bei energiearmer

Erzeugung der Röntgenstrahlen

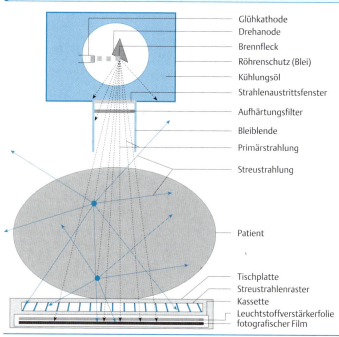

Abb. **3.1** Dargestellt ist die Erzeugung von Röntgenstrahlen, ihre Schwächung durch Streuung und ihre Detektion.

Strahlung (niedrige Aufnahmespannung) überwiegt die **Absorption**, die mit der Ordnungszahl der durchstrahlten Atome korreliert. Für die Erkennung von kleinsten Kalkspritzern in der Mammographie wird daher eine niedrige Aufnahmespannung verwandt.

Bei energiereicher Strahlung (hohe Aufnahmespannung) überwiegt die **Streuung**, die mit der Dichte des durchstrahlten Materials korreliert. Bei der Streuung wird die Strahlung aus der Röntgenröhre Energie gemindert und in alle Himmelsrichtungen abgelenkt. Die *Streustrahlung* ist umso stärker, je mehr Volumen durchstrahlt wird. Sie belastet den Patienten selbst, seine direkte Umgebung und z. B. in der Angiographie auch den Untersucher. Wenn sie den Detektor erreicht, führt sie zu einer Grundschwärzung, die den Kontrast mindert. Diese „querschlagende" Strahlung wird durch ein Streustrahlenraster vermindert (Abb. 3.**1**).

Detektion der Röntgenstrahlen

Röntgenstrahlen lassen sich durch eine ganze Reihe von Detektoren sichtbar machen. Am einfachsten ist die Schwärzung **fotografischen Films** direkt durch die Röntgenstrahlen, wie es wegen der hohen Detailtreue v. a. in der industriellen Materialtestung erfolgt. Die Dosis spielt dabei keine Rolle. Wie wenig empfindlich Ihr Urlaubsfilm allerdings auf Röntgenstrahlen reagiert, können Sie bei der Sicherheitsabfertigung an jedem Flughafen sehen: Sie erkennen den Inhalt Ihrer Tasche, ja sogar des Handys, und trotzdem sind die Urlaubsfotos nicht gefährdet. Auf Licht reagiert fotografischer Film viel empfindlicher, weshalb er als Strahlendetektor in der Radiologie nur zusammen mit einer **Leuchtstoffverstärkerfolie**, z. B. aus Seltenen-Erden (Gadolinium, Barium, Lanthan, Yttrium), eingesetzt wird. Diese Folie fluoresziert unter der Bestrahlung (wie auch Wilhelm Conrad Röntgens erster Detektor, der aus einer Schicht „Bariumplatincyanür" auf Karton bestand) und belichtet dadurch den Film. Meist ist der Film beidseitig beschichtet und liegt zwischen zwei Leuchtstoffverstärkerfolien in der Kassette.

> ! Die Film-Folien-Kombinationen unterscheiden sich in ihrer Lichtempfindlichkeit und Ortsauflösung und müssen daher entsprechend der Fragestellung ausgewählt werden.

Ist die Abbildung feinster Details wichtig, wird in der Regel eine hohe Strahlendosis benötigt. Soll die Strahlenbelastung jedoch minimal sein, z. B. bei Kindern, muss man auf feinste Details im Röntgenbild verzichten.

Manche Leuchtstoffverstärkerfolien geben den Hauptanteil des Lichts erst nach Anregung durch einen Laserstrahl ab, das sind die **Speicherfolien**. Sie werden nach der Aufnahme in einem Auslesegerät abgetastet und ihr Informationsgehalt wird sofort digitalisiert. Diese Folien können größere Strahlenunterschiede als die traditionellen Film-Folien-Kombinationen registrieren, sodass Über- und Unterbelichtungen wie beim Film kaum noch vorkommen. Für Durchleuchtungen (z. B. Magen-Darm-Untersuchungen) werden **Bildverstärkersysteme** eingesetzt. Die Röntgenstrahlen treffen dabei auf eine Leuchtschicht, die auf einer flächigen Kathode aufgetragen ist. Durch das Licht werden in der Kathode Elektronen freigesetzt, die, fokussiert durch elektronische Linsen, auf einen kleinen Schirm fallen, der als Anode fungiert. Das resultierende, sehr helle Bild auf der Anode wird von einer Fernsehkamera aufgenommen und auf einem Monitor gezeigt.

Andere Detektoren für Röntgenstrahlen werden in der Computertomographie gebraucht oder sind in der Erprobung für die Projektionsradiographie. Ihr Ausgangssignal wird letztendlich immer ein digitales sein, weil die Vorteile des digitalen Formats in der Nachbearbeitung, der Archivierung und der Bildkommunikation überwältigend sind.

Aufnahmetechniken

Summationsbild: Die übliche Röntgenaufnahme ergibt ein Summationsbild des gesamten bestrahlten Bereichs. Zum Beispiel kann auf einer p.-a. Thoraxaufnahme eine kleine Verschattung nicht ohne weiteres der Lunge, der vorderen oder hinteren Thoraxwand oder gar der Haut zugeordnet werden, da sich die einzelnen Strukturen überlagern. In diesem Fall helfen die Seitaufnahme oder die Verwischungstomographie.

> ! In der Projektionsradiographie sind eine Transparenzminderung oder „Verschattung" (z. B. Tumor) hell, eine Transparenzerhöhung (z. B. Luft im Darm) dunkel.

Verwischungstomogramm: Bei der Verwischungstomographie wird lediglich eine einzelne Schicht z. B. des Thorax abgebildet, die übrigen Schichten werden kräftig verwischt. Dies geschieht, indem während der Aufnahme die Röntgenröhre und der Detektor in gegensätzlicher Richtung bewegt werden. Dabei liegt die Drehachse der Bewegung im Niveau der gewünschten Schicht, sodass nur die Strukturen dieser Schicht scharf abgebildet werden. Für die Darstellung anderer Schichten wird die Drehachse entsprechend verändert. Die Tomographie wird auch in gut ausgestatteten Abteilungen noch für spezielle Untersuchungen genutzt – mit abnehmender Tendenz.

Durchleuchtungsbild: Bei einer ganzen Reihe von diagnostischen und interventionellen Untersuchungen werden zunächst die Funktion und Morphologie, z. B. eines Hohlorgans, unter Durchleuchtung betrachtet. Dies geschieht mit den oben beschriebenen Bildverstärkersystemen. Dann werden Aufnahmen von wesentlichen Regionen und Befunden angefertigt, heutzutage in aller Regel mit dem gleichen digitalen Bildverstärkersystem. Die Aufnahme ist sofort auf einem Monitor zu betrachten.

Kontrastmitteluntersuchung

Für die **Darstellung des Verdauungstrakts** wird dieser mit einem iod- oder bariumhaltigen Kontrastmittel gefüllt. Iod und Barium haben hohe Atomzahlen und absorbieren die Strahlung sehr gut, sie sind also gut sichtbar. Bariumkontrastmittel kann auch so zubereitet und eingebracht

Digitale Subtraktionsangiographie (DSA)

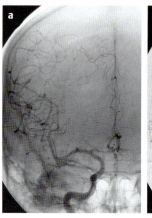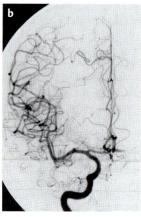

Abb. **3.2** **a** Die arterielle Versorgung des Gehirns ist sehr komplex. Besonders an der Schädelbasis sind die knöchernen Strukturen störend. **b** Eine Subtraktion des Kontrastmittelbildes von einem vorher aufgenommenen Maskenbild ohne Kontrastmittel ermöglicht die freie Sicht auf den Gefäßbaum.

werden, dass es nur die Wand des luft- oder flüssigkeitsgefüllten Darmes gleichmäßig benetzt (z. B. Kolonkontrasteinlauf).

Für die **Darstellung der Gefäße**, z. B. bei Interventionen wie Ballondilatation der Beinarterien, wird ein iodhaltiges Kontrastmittel in das Gefäß gespritzt. Bei der Gefäßdarstellung wird zur besseren Erkennbarkeit die *Bildsubtraktion* angewandt, d. h. von der Bildserie mit Kontrast in den Gefäßen wird die Bildserie ohne Kontrast abgezogen. Die resultierenden Aufnahmen zeigen so lediglich den Gefäßbaum und sind insbesondere im Abdomen und an der Schädelbasis viel übersichtlicher (Abb. 3.2).

Bildverarbeitung

Hier sei nur kurz erwähnt, dass weder die Chemie der traditionellen Filmentwicklung noch die Nachverarbeitung digitalisierter Röntgenaufnahmen trivial ist. Die Auswirkung auf die Bildqualität und die Patientendosis können enorm sein. Es ist eine regelmäßige radiologische Denksportaufgabe, Fehler in diesen Systemen zu erkennen und zu korrigieren.

3.2 Computertomographie

Die Computertomographie ist derzeit das Arbeitspferd in der Radiologie. Die technische Weiterentwicklung ermöglicht extrem schnelle Untersuchungen mit Schnittbildern in allen möglichen Rekonstruktionsebenen sowie aufwändige 3D-Rekonstruktionen (Abb. 3.3). Die Strahlendosis bleibt jedoch weiterhin so hoch, dass die Indikation sorgfältig abgewogen werden muss.

Funktionsweise

Bei der Computertomographie wird die Röntgenröhre kontinuierlich um die Körperachse des Patienten gedreht. Ein Fächerröntgenstrahl trifft nach der Passage des Körpers auf einen entsprechend bandförmigen, gebogenen

3D-Rekonstruktion

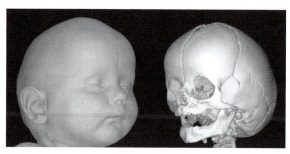

Abb. **3.3** Diese komplette 3D-Rekonstruktion eines Kinderkopfes erfolgte auf Wunsch der Mund-Kiefer-Gesichtschirurgen zur Dokumentation von operativ zu korrigierenden knöchernen Fehlbildungen. Der linke Teil der Abbildung zeigt den Kopf mit umgebendem Weichteil und den Befund, der die Eltern besorgt machte. Auf dem rechten Teil der Abbildung sehen Sie die zugrundeliegende Fehlbildung. Um welche handelt es sich?

Es liegt eine akzessorische mediane Sutur des Os frontale vor.

Detektorkranz. Die gemessenen Strahlungswerte werden kontinuierlich erfasst und unter den ständig wandernden Aufnahmewinkeln in die Datenmatrix eines Schnittbildes eingelesen (Abb. 3.4). Ist die Drehung um den Patienten schnell bei gleichzeitigem Patientenvorschub, können nicht nur Einzelschichten, sondern auch größere Körperabschnitte kontinuierlich im **Spiralschnitt** erfasst werden. Das ist heutzutage die Regel. Die für den einzelnen Bildpunkt (Pixel) errechneten Werte entsprechen der Strahlenabsorption und werden in Hounsfield-Einheiten (Hounsfield Units: HU) ausgedrückt (Tab. 3.1). Per definitionem hat Wasser einen HU-Wert von Null.

Kontrastmitteluntersuchung

Zur Darstellung von Gefäßen und der Durchblutung von Organen werden auch in der Computertomographie Kontrastmittel eingesetzt. Sie absorbieren wegen ihres hohen Iodgehaltes (hohe Atomzahl) viel Strahlung und sind damit gut sichtbar. Auch gadoliniumhaltige Kontrastmittel,

Funktionsweise der Computertomographie

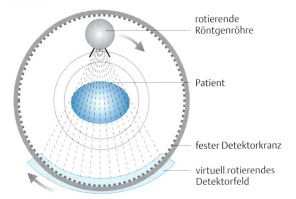

Abb. **3.4** Die Röntgenröhre wird kontinuierlich um die Körperachse des Patienten gedreht. Entsprechend rotiert virtuell ein bandförmiges, gebogenes Detektorfeld gleichsinnig mit, das den Fächerröntgenstrahl nach der Passage des Körpers detektiert. Unter wechselnden Einfallswinkeln wird dann das Strahlenprofil in die Datenmatrix eingelesen.

Tab. **3.1** Strahlenabsorption von Körperkomponenten

Körperkomponente	Hounsfield-Einheiten (Hounsfield-Units; HU)
Knochen	1000 – 2000
Koagel	60 – 100
Leber	50 – 70
Milz	40 – 50
Niere	25 – 45
Hirnmark	20 – 35
Hirnrinde	35 – 45
Wasser	–5 – 5
Fett	–100 – –25
Lunge	–1000 – –400

die eigentlich für die Magnetresonanztomographie gedacht sind, können wegen ihrer hohen Atomzahl in der Computertomographie angewandt werden, v. a. dann, wenn die Iodgabe kontraindiziert ist. Zur besseren Abgrenzung des Darmes von der Umgebung wird dieser oft mit iod- oder bariumhaltigem Kontrastmittel gefüllt.

 Fett und Luft sind im Computertomogramm immer schwarz, Knochenkortex und Kontrastmittel immer weiß.

3.3 Sonographie

Die Sonographie ist die kostengünstigste und „harmloseste" Technologie in der Radiologie. Entsprechend ist sie auch in anderen Fachrichtungen verbreitet. Dort, wo sie ausreichende Informationen liefert und dort, wo jede Strahlendosis vermieden werden muss (Pädiatrie und Geburtshilfe), sollte sie primär eingesetzt werden. Für Blutflussmessungen gibt es die Dopplersonographie.

Funktionsweise

Die Ultraschalltechnik ist simpel – jede Fledermaus beherrscht sie. In der medizinischen Sonographie werden die Ultraschallwellen künstlich mit **piezoelektrischen Kristallen** erzeugt. Diese Kristalle sind kleine Wunderwerke: Legt man eine Wechselspannung an ein piezoelektrisches Kristall, schwingt es mit der Frequenz der Spannung und erzeugt somit Schallwellen. Treffen umgekehrt Schallwellen auf diese Kristalle, wird eine Wechselspannung mit der Frequenz der Schallwellen induziert.

 Für die medizinische Sonographie werden Schallwellen mit einer Frequenz von 1 – 15 MHz erzeugt, die Ultraschallwellen.

Koppelt man das Kristall über ein Ultraschallgel an den Körper an, pflanzen sich die **Ultraschallwellen** im Körper fort. Sie werden dort absorbiert, gebrochen oder reflektiert.

Die *Absorption* und auch die Auflösung steigen mit der Frequenz an. Dies hat Konsequenzen für die Eindringtiefe: Für die Mamma können (hoch auflösende) 10-MHz-Schallköpfe verwendet werden, während für das Abdomen eher solche mit 3,5 – 5 MHz geeignet sind. Knochen und Verkalkungen absorbieren den Schall total, weshalb sich hinter ihnen ein Schlagschatten bildet (Abb. **3.5**). In flüssigkeitsgefüllten Hohlräumen wird der Schall praktisch nicht absorbiert, sodass das Gewebe dahinter ein höheres Echosignal als die Umgebung aufweist.

In der Sonographie sind zystische Strukturen dunkel und zeigen Schallverstärkung. Knochen und Luft lassen keinen Schall durch, erscheinen dadurch hell und verursachen einen Schlagschatten.

Nur aus der *Reflexion* des Schalles zurück auf das Kristall resultiert das Bild. Reflektiert wird der Schall an Grenzflächen im Gewebe. Besteht die Grenzfläche zwischen Weichteil und Luft/Gas, so kommt es zur totalen Reflexion, weshalb alle Strukturen dahinter nicht dargestellt werden können (Abb. **3.5**). Aus den reflektierten Schallwellen wird ein Schnittbild rekonstruiert – wie nur? Aus der Zeit, die zwischen Blitz und Donner verstreicht, kann man die Entfernung des Gewitters berechnen. Das piezoelektrische Element misst nach jedem ausgesandten Schallimpuls die Zeit, bis es die verschiedenen Echos aus dem Gewebe wieder empfängt. Aus der Laufzeit ergibt sich pro Element eine Zeile der Bildmatrix, aus der Intensität des Echos der entsprechende Grauwert des Bildpunktes in dieser Zeile. Viele piezoelektrische Elemente nebeneinander machen das Schnittbild komplett.

Funktionsweise der Sonographie

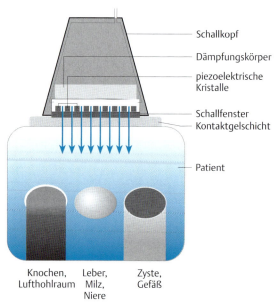

Abb. 3.5 Wird eine Wechselspannung an ein piezoelektrisches Kristall gelegt, schwingt es mit der Frequenz der Spannung und erzeugt Schallwellen. Bei diesen Schallwellen handelt es sich in der medizinischen Sonographie um Ultraschallwellen mit einer Frequenz von 1 – 15 MHz. Über ein Kontaktgel wird das Kristall an den Körper angekoppelt, sodass sich die Ultraschallwellen im Körper ausbreiten können. Dort werden sie absorbiert, gebrochen oder reflektiert. Zystische Strukturen erscheinen dunkel und zeigen eine Schallverstärkung, während Knochen und Luft hell erscheinen, da sie keinen Schall durchlassen, und einen Schlagschatten verursachen.

Farbkodierte Duplexsonographie: Stehen wir an einer Straße, können wir am Frequenzverlauf des Motorengeräusches eines Motorrades erkennen, ob es sich annähert oder entfernt und wie schnell es das tut. Treffen Ultraschallwellen unter einem Winkel von 10 – 60° auf sich bewegende Grenzflächen, z. B. auf die Blutkörperchen im strömenden Blut, kommt es zu demselben Effekt, einer Frequenzänderung des Echos abhängig von der Blutflussgeschwindigkeit und -richtung. Diese Information kann – auch farbkodiert – in ein gewöhnliches Ultraschallbild integriert werden. Es resultiert die farbkodierte Duplexsonographie, bei der die Farbwahl und Intensität der Echos Richtung und Geschwindigkeit des Blutflusses anzeigen. Die beschriebenen Effekte sind durch Ultraschallkontrastmittel noch zu steigern.

3.4 Magnetresonanztomographie

Die Magnetresonanztomographie ist technisch am aufwändigsten in der Radiologie, hat aber das größte diagnostische Potenzial. So manchem graut vor den Grundlagen der Magnetresonanz. Das ist jedoch ganz unnötig: Das Ding ist eigentlich nichts anderes als ein großer Fahrraddynamo. Aber eins nach dem andern.

Erzeugung des MR-Signals

Kennen Sie die Larmorfrequenz?

Jeder, der schon einmal auf einer Schaukel gesessen hat und sich durch die Bewegung seines eigenen Körpers immer höher schwingen konnte bzw. sein Kind beim Schaukeln angeschubst hat, weiß, dass Gegenstände eine Eigenfrequenz, die **Resonanzfrequenz**, haben. Wer diese Frequenz nicht erkennt oder nicht mit dem Körper nachmachen kann, wird, wie ein kleines Kind, nicht aus eigener Kraft schaukeln können. Wenn man jedoch diese Frequenz berücksichtigt, kann man mit geringen Kräften viel ausrichten. Das gilt auch für Atome.

Atome drehen sich mit einer hohen Frequenz um ihre Achse. Wenn sie unpaarige Ladungen tragen (wie z. B. das Proton des Wasserstoffs), werden Magnetfelder erzeugt. Wir haben also kleine, schnell rotierende „Magnete" vor uns. Diese „Magnete" taumeln mit ihrem Magnetfeld ziemlich chaotisch durch die Gegend und heben sich in ihrer Wirkung gegenseitig auf. Daher muss zunächst dieses Durcheinander geordnet werden.

An das Experiment mit dem Eisenstaub, der sich entlang der Magnetfeldlinien arrangiert, erinnern wir uns alle aus dem Physikunterricht. Ein *äußeres Magnetfeld* (von den MR-Physikern *B0* genannt) sorgt für Ordnung im Chaos. Die Protonen richten sich entlang der Magnetfeldachse aus und beginnen zusätzlich zu ihrer eigenen Rotation um die Achse des Magnetfeldes zu kreisen, wie dies ein Brummkreisel auch tut.

! Die Kreiselfrequenz entspricht der Resonanzfrequenz und wird nach dem irischen Physiker Sir Larmor auch **Larmorfrequenz** genannt.

Was hat es mit dem äußeren und „inneren" Magnetfeld auf sich?

Die Magneten für das **äußere (permanente) Magnetfeld** sind bei Magnetresonanztomographen groß und extrem stark (0,5, 1 oder 1,5 Tesla, letzteres entspricht dem 30000fachen des irdischen Magnetfeldes). Warum nur? Unsere Atome richten sich zwar in Reih und Glied aus und harren der Dinge, die da kommen sollen – sie können sich jedoch gleichsinnig oder entgegengesetzt zu den Feldlinien ausrichten (hier hört die simple Magnetenstory auf). Die gleichsinnige Ausrichtung zu den Feldlinien ist glücklicherweise die Energie sparendste, weshalb sie von etwas mehr als der Hälfte der Atome gewählt wird. Die übrigen Atome richten sich entgegengesetzt zu den Feldlinien aus. Mit steigender Kraft des äußeren Magnetfeldes wird die entgegengesetzte Ausrichtung jedoch immer energieintensiver und damit unpopulärer. Das Übergewicht der gleichsinnig orientierten Atome nimmt zu und damit die Magnetisierung des untersuchten Volumens. Dieses **„innere" Magnetfeld** hat zunächst die gleiche Ausrichtung wie das äußere Magnetfeld. Seine Achse entspricht der des MR-Untersuchungstunnels, auch Z-Achse genannt (Abb. 3.**6 a**). Das ist der Ausgangspunkt: Vorhang auf für die Untersuchung biologischen Materials, sagen wir, einer Salami.

Wie entsteht das MR-Signal in einer Salami?

Es fügt sich, dass Protonen, also Wasserstoff-Protonen, in der Salami (und im Körper) häufig vertreten sind und sich außerdem auch durch die MR-Tomographie am besten darstellen lassen. In der Wurst haben sich aufgrund des starken Magnetfeldes B0 die Protonen in der Mehrzahl gleichsinnig zu B0 ausgerichtet und ein „inneres" Magnetfeld gebildet. Die Protonen sollen nun etwas über sich preisgeben. Dazu müssen sie erregt werden. Dies geschieht durch einen **Radiofrequenzpuls** (RF-Puls), ein mit der Kreisel- oder Larmorfrequenz des Wasserstoffs pulsierendes temporäres äußeres *RF-Magnetfeld* (von MR-Physikern auch *B1* genannt). RF-Pulse höherer oder niedrigerer Frequenz lassen die Wasserstoffatome kalt. Je länger und stärker dieser RF-Puls B1 einstrahlt, desto stärker wird die Kreiselachse der Protonen vom Ausgangszustand abweichen. Für eine ganz bestimmte Zeitdauer und Stärke des RF-Pulses B1 wird dieser Winkel 90°. Da dies nicht nur für ein einzelnes, sondern synchron für viele Protonen in der Salami gilt, beginnt das „innere" Magnetfeld von der Achse des äußeren Magnetfeldes B0 abzuweichen und rotiert mit der Larmorfrequenz des Wasserstoffs wie der Magnet (Anker) in einem Fahrraddynamo (in der X/Y Ebene; Abb. 3.**6 a**). Legt man entlang der Salami im Messbereich ein paar Drahtwindungen (der MR-Messantenne entsprechend), wird in ihnen – wie in den Wicklungen des Fahrraddynamos – eine messbare Wechselspannung, also das MR-Signal, induziert.

Nach der erfolgten Ablenkung des „inneren" Magnetfeldes und der Abschaltung des RF-Pulses B1 nimmt der in der Antenne auftretende Strom, d. h. unser MR-Signal, wieder ab. Zum einen dreht sich die Achse des Feldes wieder in die Ausgangslage zurück – schließlich besteht ja ein starkes permanentes äußeres Magnetfeld. Zum anderen nimmt die durch den Magnetpuls erfolgte vorübergehende Synchronisierung der kreiselnden Atome wieder ab, sie dephasieren, wodurch auch die Stärke des „inneren" Magnetfeldes abnimmt. Darüber erfahren Sie später aber mehr. Dass Protonen in der Salami vorhanden sind, wissen wir nun. Um ein Schnittbild zu bekommen, müssten wir die einzelnen Protonen jedoch örtlich zuordnen können.

Räumliche Zuordnung des MR-Signals

Mit welcher Frequenz ich schaukle oder mein Kind anschubsen muss, hängt bei gegebener Schaukel v.a. von der Kraft der Erdanziehung ab. Mit welcher Frequenz man ein Atom anregen kann, hängt von der Stärke des umgebenden Magnetfeldes ab. Magnetfelder können so aufgebaut werden, dass sie entlang einer Achse an Stärke zunehmen. So etwas wird Gradient genannt.

Z-Gradient: Legt man über die zu untersuchende Salami *nur während der Anregung durch den RF-Puls* einen, entlang der Längsachse oder Z-Achse (Abb. 3.**6 a**) verlaufenden Gradienten (nennen wir ihn den Z-Gradienten), also ein ansteigendes statisches Magnetfeld, so bekommt jede Wurstscheibe ihre eigene „Larmorfrequenzadresse", die wir über den einstrahlenden RF-Puls B1 anwählen können (Abb. 3.**6 b**). Die Bandbreite und Form des RF-Pulses bestimmen dabei die Dicke der angeregten Scheibe.

Y-Gradient: Nach der Anregung wird über die selektierte Scheibe kurzzeitig ein zweiter Gradient entlang der Y-Achse (nennen wir ihn den Y-Gradienten) gelegt. Die Atome kreiseln also kurzzeitig mit unterschiedlichen Larmorfrequenzen, die ja Geschwindigkeiten entsprechen. Die resultierende Phasenverschiebung bleibt auch nach Wiederaufhebung dieses Gradienten bis zur Auslesung erhalten. Die Scheibe besteht nun aus Stäbchen unterschiedlicher Phase (Abb. 3.**6 c**). Zur Verdeutlichung: Wenn drei unterschiedliche Autos auf drei Autobahnspuren zunächst nur 60 km/h fahren dürfen, bleiben sie Seite an Seite. Hebt man die Geschwindigkeitsbegrenzung kurzzeitig auf, fahren sie unterschiedlich schnell und entfernen sich voneinander. Kommen sie anschließend wieder in eine 60-km/h-Zone, fahren sie wieder gleich schnell. Der Abstand zwischen ihnen, die Phasenverschiebung, bleibt jedoch bestehen. Den Gradienten kann man so gestalten, dass in einem Stäbchen die Larmorfrequenz gleicht bleibt und somit auch keine Phasenverschiebung auftritt. Frequenz und Phase sind somit identisch zum Anregungspuls. Dieses Stäbchen wollen wir weiter untergliedern in Würfel (Voxel).

X-Gradient: Während der Auslesung des Stäbchens legt man einen weiteren Gradienten über die X-Achse (nennen wir ihn den X-Gradienten). Er untergliedert das Stäbchen in Würfel mit jeweils eigener „Larmorfrequenzadresse" (Abb. 3.**6 d**). Jetzt haben wir die Würfel (oder Voxel), die wir für das Schnittbild brauchen: eine selektiv angeregte Scheibe bestimmter Dicke, ein Stäbchen in korrekter Phase, dessen Würfel unterschiedliche Larmorfrequenzen aufweisen und die somit einem Ort im Schnittbild zuzuweisen sind. Zur Erstellung des Bildes muss für jedes „Stäbchen", d. h. für jede Voxelreihe, eine separate Messung erfolgen, bei einer Matrix von 256×256 Voxeln also 256-mal hintereinander. Der Rest ist komplexe Elektrotechnik.

Analyse des MR-Signals

Welche Phänomene müssen wir kennen?

Wie bereits beschrieben, nimmt das nach dem RF-Puls B1 in der MR-Antenne gemessene Signal bald wieder ab. Dies geschieht auf der Basis von 2 Phänomenen, die separat ermittelt werden können:

- Longitudinale Relaxation: Die longitudinale Relaxation bezeichnet den Vorgang, wie schnell das „innere" Magnetfeld wieder die Orientierung entlang des äußeren Magnetfeldes B0 (Z-Achse) erreicht. Sie wird durch den **T1 – Wert** angegeben.
- Transversale Relaxation: Wie schnell die kreiselnden Atome ihre Synchronisation durch zufallsverteilte Störungen aufgrund der Magnetfelder der Nachbaratome

Magnetresonanztomographie

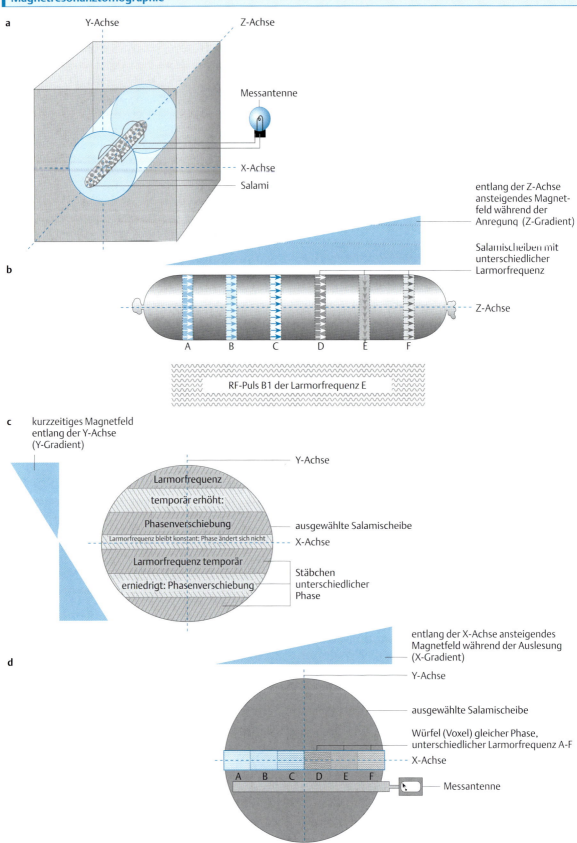

und Inhomogenitäten des äußeren Magnetfeldes verlieren und damit die Stärke des kreiselnden „inneren" Magnetfeldes abnimmt, wird auch als transversale Relaxation bezeichnet. Sie wird durch den **T2-Wert** angegeben. Der T2-Wert wird am meisten genutzt und steht lediglich für die zufallsverteilten Störungen aufgrund der Magnetfelder der Nachbaratome. Man kann sich vorstellen, dass dieser Wert einiges über die Struktur des Gewebes aussagen kann.

Wie messen wir den T1- und T2-Wert?

Den Anteil der **konstanten Inhomogenitäten** des statischen äußeren Magnetfeldes an dem Stärkeverlust des „inneren" Magnetfeldes durch Desynchronisation kann man dadurch kompensieren, dass man die Achse der kreiselnden Atome einfach umdreht und sie zurücklaufen lässt. Das geschieht mit einem 180°-RF-Magnetpuls. Zur Verdeutlichung: Fahren mehrere unterschiedliche Autos mit jeweiliger Höchstgeschwindigkeit von einer Startlinie weg, treten bald große Abstände auf. Erhalten alle Autos nach einer Weile den Funkbefehl, sofort mit Höchstgeschwindigkeit zurückzukehren, treffen sie wieder gleichzeitig an der Startlinie ein, egal welche Höchstgeschwindigkeit sie haben. Bei unseren kreiselnden Atomen bewirkt der Umkehrimpuls das Gleiche. Es kommt zu einem (Spin) Echo des primären Signals, das unabhängig ist von den konstanten Inhomogenitäten des Magnetfeldes.

! Der Unterschied zwischen der Stärke des primären Signals und seines Echos sagt uns etwas über das Zurückklappen des „inneren" Magnetfeldes in die Z-Achse (T1; longitudinale Relaxation) und die lokalen, zufallsverteilten Magnetfeldinhomogenitäten, die sich durch keinen Umkehrpuls kompensieren lassen (T2; transversale Relaxation).

Will man ein T1-gewichtetes Bild erhalten, legt man den Umkehrimpuls (und damit auch das Echo) ganz kurz hinter das primäre Signal. Dann dominiert die longitudinale Relaxation. Will man ein T2-gewichtetes Bild erhalten, gibt man den lokalen, zufallsverteilten Magnetfeldinhomogenitäten Zeit, einzuwirken und legt den Umkehrimpuls (und auch hier das Echo) weit hinter das primäre Signal. Dabei dominiert die transversale Relaxation. Die T1- und T2-Werte, z. B. von Wasser, Fett, Muskulatur und Leber, unterscheiden sich deutlich voneinander. So kommt der gute Weichteilkontrast der MRT zustande.

Verlassen die angeregten Wasserstoffatome (z. B. in strömendem Blut) die angeregte Schicht jedoch vor der Auslesung, kommt kein Signal zustande. Sind nur wenige Wasserstoffatome vorhanden (z. B. in der Kortikalis des Knochens oder in Sehnen), bleibt das Signal niedrig. Verschiedene MR-Kontrastmittel können die T1- und T2-Werte ändern. Am häufigsten werden gadoliniumhaltige Mittel verwandt.

! Auf T1-gewichteten Bildern ist Flüssigkeit (z. B. Liquor, Urin) dunkel, auf T2-gewichteten Bildern immer hell. Knochenkortex gibt kein MR-Signal, er ist immer schwarz.

3.5 Unsere Wahrnehmung

Das Ergebnis einer Bild gebenden Untersuchung (und einer Intervention) hängt natürlich nicht nur von der Indikation und technisch einwandfreien Durchführung ab. Der untersuchende Arzt mit seinem Wissen und seiner Erfahrung ist das letzte Glied in der diagnostischen Kette. Er nimmt die wesentlichen Bildinformationen über seine Augen auf, sortiert sie, wertet sie und formt sie zu einer hoffentlich schlüssigen Diagnose. Die Vorgänge der Informationsaufnahme, Sortierung und der vorläufigen Wertung kennzeichnen die Wahrnehmung.

! Ohne eine intakte, optimierte Wahrnehmung ist jede Bild gebende Untersuchung mit aufwendigsten Geräten Schall und Rauch.

Wie sehen wir am besten?

Bei der Analyse eines diagnostischen Bildes, z. B. einer Mammographie, müssen kleinste und kontrastschwache Details wie z. B. Mikroverkalkungen erkannt werden.

! Eine Struktur wird am besten wahrgenommen, wenn wir sie mit einem Bogenwinkel von 5° erblicken (Abb. 3.**7 a**).

Dieser physiologischen Tatsache entsprechen wir, indem wir für kleinere Details unseren Abstand zum Bild bis an die Grenzen unserer Akkommodation verringern. Diese ist bei Kindern phänomenal. Biologisch adäquat gealterte Radiologen tragen jedoch zu diesem Zweck eine Lupe in der Tasche. Interessanterweise gilt dies auch anders-

◀ Abb. **3.6** (siehe Seite 12)

a Dargestellt sind die Raumachsen in einem Magnetresonanztomographen und die Messantenne, in der das elektrische Signal induziert wird. **b** Wird über die Salami während der Anregung durch den RF-Puls ein ansteigendes statisches Magnetfeld entlang der Z-Achse (Z-Gradient) gelegt, kann jede Wurstscheibe über den einstrahlenden RF-Puls B1 angewählt werden, d. h. sie hat ihre eigene „Larmorfrequenzadresse". **c** Wird nach der Anregung über die ausgewählte Salamischeibe ein kurzzeitiges Magnetfeld entlang der Y-Achse (Y-Gradient) gelegt, kommt es zu einer Phasenverschiebung der Atome, da diese kurzzeitig mit unterschiedlichen Larmorfrequenzen kreiseln. Diese Phasenverschiebung bleibt auch nach Wiederaufhebung des Y-Gradienten bis zur Auslesung erhalten, sodass die Scheibe nun aus Stäbchen unterschiedlicher Phase besteht. **d** Während der Auslesung des Stäbchens wird ein ansteigendes Magnetfeld entlang der X-Achse (X-Gradient) gelegt, sodass das Stäbchen in Würfel (Voxel) mit jeweils eigener „Larmorfrequenzadresse" untergliedert wird. Diese Würfel können nun einem Ort im Schnittbild zugewiesen werden.

herum: Die Zahl der Radiologen, die zur besseren Wahrnehmung großer kontrastschwacher Läsionen ein Verkleinerungsglas bei sich tragen, ist allerdings deutlich geringer.

Wie gut wir kleine Strukturen sehen können, ist auch von der Lichtstärke abhängig – als Steppentiere sehen wir Kontraste am besten bei der Lichtstärke eines Sommernachmittags. Bei dieser Helligkeit arbeiten die Sehzapfen optimal, während die intraokuläre Streuung minimal ist. Sinkt die Lichtstärke deutlich ab, schalten wir auf Stäbchensehen um. Die Erkennbarkeit leidet deutlich (deshalb haben Sie eine Leselampe am Bett). Die Lichtstärke des Lichtkastens ist also sehr wichtig.

Da sich unser Auge auf die Lichtstärke des gesamten Gesichtsfeldes adaptiert, sollte das Bild auf dem Lichtkasten gut eingeblendet sein, will man nicht kontrastschwache Strukturen übersehen. Das Raumlicht muss so angepasst sein, dass weder Blendungen noch Reflexionen im Gesichtsfeld auftreten, sich die Pupille nicht weitstellt und das Stäbchensehen nicht aktiviert wird.

Die korrekte Betrachtung eines mit großem Aufwand erstellten Röntgenbildes ist also keineswegs trivial (Abb. 3.7 **b**). Spezielle, computerassistierte Lichtkästen, die auch die Umgebungsbeleuchtung kontrollieren, optimieren unsere Wahrnehmung (Abb. 3.7 **c**).

Wodurch wird unsere Wahrnehmung noch beeinflusst?

Ist eine Struktur optisch gut erkennbar, muss sie in einem zweiten Schritt auch wahrgenommen, in einem dritten Schritt gewertet werden. Ist sie pathologisch, normal oder entspricht sie einer Normvariante? Das Bild wird optisch überflogen und mit einem verinnerlichten Normalbild, auch „Engramm" genannt, verglichen. Je komplexer das Normalbild, also die radiologische Anatomie ist, desto schwieriger ist die Erkennung von pathologischen Befunden. Ein gegebener Rundherd wird in der Lungenperipherie leicht erkannt, im Lungenhilus jedoch übersehen, weil hier die Lungengefäße ähnliche Dimensionen

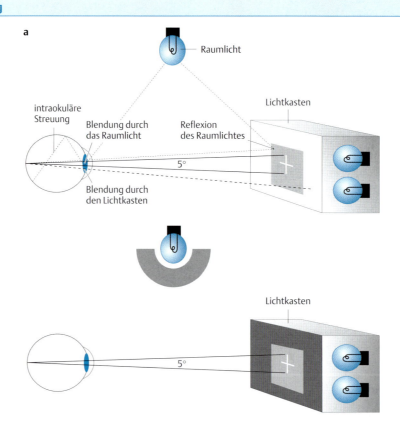

Abb. **3.7**
a Blendungen und Reflexionen im Gesichtsfeld, intraokuläre Streuung und fehlende Einblendung des Bildes auf dem Lichtkasten sind die Ursachen für eine schlechte Wahrnehmung (oben). Werden diese Fehlerquellen beseitigt und wird bei der Betrachtung des Bildes ein Bogenwinkel von 5° eingehalten, ist die Wahrnehmung am besten (unten). **b** Chefvisite auf der chirurgischen Station. Die Bilder wurden an den Fensterscheiben aufgehängt. Klar, dass die Visite hier vor der Dämmerung stattfinden muss. Praktisch ist außerdem, dass der Heilungsverlauf spätabends auch vom Parkplatz aus noch einmal überprüft werden kann. **c** So sieht ein automatisch einblendender und sehphysiologisch optimierter Lichtkasten aus, der den aufwändig erstellten Untersuchungen und unseren Wahrnehmungsfähigkeiten gerecht wird. **d** Dies ist ein moderner Bildschirmbefundungsplatz für die Mammographie, die die höchsten Qualitätsanforderungen stellt. ▶

wie der Rundherd aufweisen können. Den negativen Einfluss komplexer Anatomie auf die Erkennbarkeit pathologischer Befunde nennt man auch **„anatomisches Rauschen"** (s.S. 18 f.).

Wurde eine eindeutige pathologische Struktur erkannt, lässt die Aufmerksamkeit insbesondere bei Unerfahrenen häufig nach. Die **„Satisfaction of Search"** (s.S. 22) verhindert eine weitere sorgfältige Analyse des Bildes. Man sollte sich daher Zeit für einen zweiten Durchgang der Bildbetrachtung nehmen.

Die unabhängige nochmalige Befundung einer Untersuchung durch einen anderen Betrachter kann die diagnostische Aussagekraft deutlich verbessern („double reading") – vier Augen sehen eben mehr als zwei.

  Bild gebende Untersuchungen werden mit teuren und aufwändigen Geräten, teilweise mit Risiken für die Patienten, durchgeführt. Daher müssen die Bilder sorgfältig unter optimalen Bedingungen analysiert werden.

Wahrnehmung

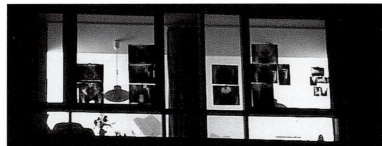

b

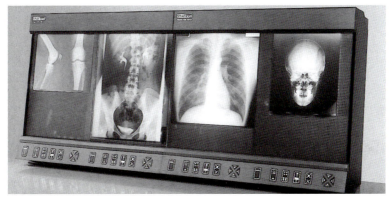

c

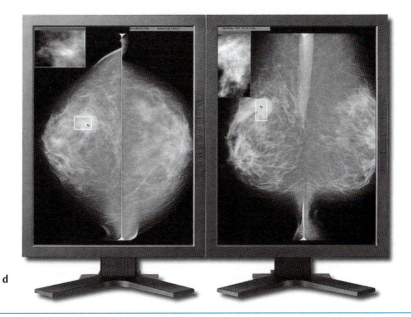

d

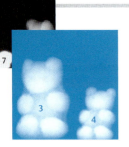

4 Phänomene der Bildgebung und Wahrnehmung

Die Kenntnis einiger Vorgehensweisen und Gesetzmäßigkeiten ist essenziell für das Verständnis der Radiologie, andere Phänomene sind sehr hilfreich bei der Deutung radiologischer Untersuchungen. Manche gelten für die Gesamtheit der Bildgebung, andere nur für einen Ausschnitt. Wie im normalen Leben gilt auch hier: Wer die Grundlagen und ein paar Tricks beherrscht, gilt schnell als heller Kopf.

4.1 Was muss ich für die Bildanalyse wissen?

Ist die Qualität der Untersuchung ausreichend?

> **Checkliste:** Bestimmung der Untersuchungsqualität
> - Wurde die richtige Untersuchungsmethode für die gegebene Indikation gewählt?
> - Wurde die richtige Körperregion für die gegebene Indikation abgebildet und komplett erfasst?
> - Konnte die Untersuchung ordnungsgemäß durchgeführt werden oder waren Einschränkungen aufgrund des Zustandes des Patienten und der Untersuchungssituation notwendig?

Jeder erfahrene Radiologe beäugt zunächst einmal die „Untersuchungsqualität" selbst, bevor er sich an die Bildanalyse macht. Dies erfolgt jedoch nicht, um die Untersuchung und ihren Befund zu verwerfen (obwohl man das auch gelegentlich tun muss), sondern um sich seiner Entscheidungsgrundlage klar zu werden. Das sollten auch Sie beherzigen.

Zur Bestimmung der **Qualität einer Untersuchung** stellen wir uns also folgende Fragen:
- Wurde die richtige Untersuchungsmethode für die gegebene Indikation gewählt?: Die Indikationslisten in diesem Buch werden Ihnen bei dieser Entscheidung helfen.
- Wurde die richtige Körperregion für die gegebene Indikation abgebildet und komplett erfasst?: Dies ist eine wesentliche Frage, wie die Abb. 4.1 a–c belegen. In der Skelettradiologie ist außerdem eine (richtige) zweite Aufnahmeebene Pflicht (Abb. 4.2).
- Konnte die Untersuchung ordnungsgemäß durchgeführt werden oder waren Einschränkungen aufgrund des Zustandes des Patienten und der Untersuchungssituation notwendig?: Hier geht es nicht nur um die Untersuchungstechnik (z. B. Aufnahmespannung, Rastergebrauch im konventionellen Röntgen, Filter- und Fensterwahl im CT, Schallkopfanwahl im Ultraschall,

Achtung, aufgepasst!

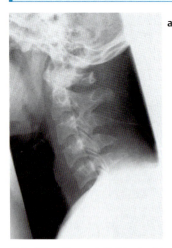
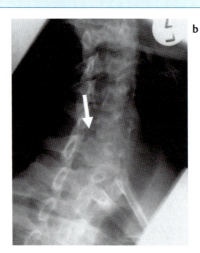
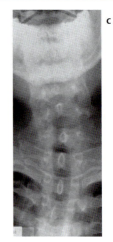

Abb. 4.1 a Dargestellt ist die laterale Halswirbelsäule eines Patienten nach Sturz vom Fahrrad. Darf die Halsmanschette gelöst werden? Es sind nur 5 Halswirbelkörper (HWK) sichtbar – damit ist die Untersuchung insuffizient. b Die zusätzliche Schrägaufnahme, bei der zwei kräftige Unfallchirurgen die Schultern nach fußwärts zogen, zeigt die Dislokation von HWK 6 gegenüber HWK 7 (Pfeil). c Die Aufnahme im a.-p. Strahlengang lässt auch die Gefügestörung in diesem Segment erkennen. Die Abnahme der Halsmanschette hätte zum Querschnitt führen können.

Diagnose auf den zweiten Blick

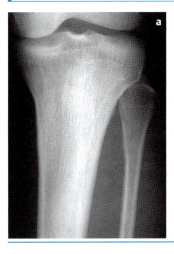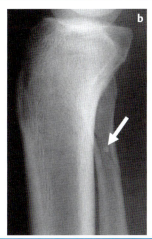

Abb. 4.2 a Die a.-p. Aufnahme zeigt einen Normalbefund. b Erst die laterale Projektion lässt die proximale Fibulafraktur im Rahmen einer Maisonneuve-Fraktur erkennen (Pfeil).

Nein, Doktor

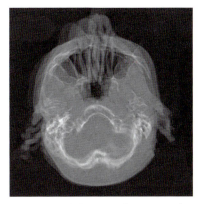

Abb. 4.3 Auf die Frage des Untersuchers, ob er nicht für die letzten Sekunden der CT-Untersuchung des Kopfes doch noch einmal stillhalten könne, antwortete dieser Patient nur mit einem Kopfschütteln.

adäquate Sequenz- und Schnittrichtungswahl im MRT), sondern auch um die Positionierung (Stand der Patient gerade?) und Kooperation des Patienten (Lag er ruhig [Abb. 4.3]? Hielt er die Luft an? Hat er tief eingeatmet?).

Nach der Lektüre dieses Buches sollten Sie die beiden ersten Fragen in 95 % aller Fälle beantworten können. Ist die Untersuchung von ausreichender Qualität, folgt der nächste Erkenntnisschritt.

Wie betrachte ich ein Bild?

Wenn man die Blickbewegungen eines erfahrenen Radiologen registriert, so erscheinen sie nur wenig systematisch. Die Erkennung von Befunden erfolgt hier im Subsekundenbereich. Der Neuling muss zunächst einmal einem rigiden Schema folgen. Ein Vorschlag für dieses Schema bei den verschiedenen Untersuchungen finden Sie in den einzelnen Kapiteln.

Wie stellt sich welche Struktur dar?

Der menschliche Körper besteht aus verschiedenen Komponenten, z. B. Fett, Wasser, Weichteile und Knochen. Komponenten, die durch Krankheit oder menschliche Einwirkung, z. B. Kalk oder Metall, hinzukommen können, zählen ebenfalls dazu. Auch Funktionen des Körpers sind mittels Bildgebung zu beobachten, z. B. der Fluss in Blutgefäßen und im Liquorraum oder die Kontrastmittelaufnahme in ein Gewebe.

Jede Bildgebungsmethode hat ihre Eigenheiten, Stärken und Schwächen, wenn es um die Abbildung dieser Komponenten und ihrer Funktionen geht. Zusätzlich gibt es innerhalb der einzelnen Methoden spezielle Techniken, um das eine oder andere besser herauszuarbeiten. Für den Neuling ist es daher schwierig – jedoch nicht unmöglich – eine Übersicht zu erhalten. Die Abb. 4.4 a soll dabei helfen und zeigt die wesentlichen Komponenten mit ihren relevanten Abbildungsmethoden. Die Abb. 4.4 b stellt Sie gleich mal auf die Probe. Zu beachten ist außerdem, dass in der Projektionsradiographie nicht nur die Dichte (Abb. 4.4), sondern auch die Dicke eines durchstrahlten Gegenstandes die Signalstärke, hier die Strahlenschwächung, bestimmt.

Was ist ein normaler, was ist ein pathologischer Befund?

Das Ziel der Bildgebung ist das Erkennen und Lokalisieren von relevanten Erkrankungen bzw. der Ausschluss wesentlicher Befunde. Was wir als pathologisch betrachten, hängt stark vom Patienten, der Gesellschaft und den aktuellen politischen Umständen ab (eine Depression infolge einer Katastrophe, z. B. des Terroranschlages in New York im September 2001, erscheint uns normal). Kalk in der Aortenwand oder eine Bandscheibendegeneration sind bei einem 90-jährigen z. B. keine pathologischen Befunde, bei einem 20-jährigen jedoch Grund zu weiterführender Diagnostik und Therapie. Nebenbefunde, z. B. ein fehlender Schluss des Wirbelbogens von S1, ein pul-

Wie stellt sich welche Struktur dar?

a Körperkomponenten:
Luft Öl Wasser Leber Muskel Calcium Metall

Untersuchungsmethoden:

Auge

Röntgen (28 kV)

Röntgen (100 kV)

CT

Sonographie (in H_2O)

MR T1

MR T2

MR FLAIR

MR T1 fs

MR HASTE

MR T2 fs

MR T1 GRE

b Testen Sie sich!

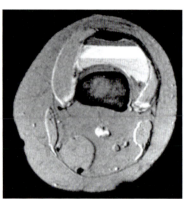

Abb. 4.**4 a** Hier sind die Körperkomponenten mit verschiedenen Untersuchungsmethoden abgebildet. Die Materialien sind von Luft umgeben, die Flüssigkeiten und Gewebe in Latexfingerlingen eingeschlossen. Für die Ultraschalluntersuchung wurden die Objekte in frisch gezapftes Leitungswasser getaucht – daher die kleinen Luftblasen. Die Calciumbrausetablette ließ sich in Wasser natürlich nicht abbilden – dafür musste mein Radius herhalten. Übrigens, um welches Metall handelt es sich wohl? Kupfer, Blei oder Eisen? Und warum?

Es handelt sich um Blei, Kupfer wäre bei 100 kV besser durchstrahlt worden, Eisen wäre in die Bohrung des MR-Magneten geflogen und hätte das Gerät (und meinen Kontostand) schädigen können.

b Sie sehen eine radiologische Aufnahme von einer Patientin, die sich eine Tibiakopfimpressionsfraktur zugezogen hat. Versuchen Sie, die Art der Untersuchung so genau wie möglich zu klassifizieren. Nutzen Sie dafür die Abb. 4.**4 a**.

Es handelt sich um ein Schnittbild des Kniegelenkes in axialer Schnittrichtung. Sie sehen den Umriss, also kann es kein Ultraschall sein. Knochen und Sehnen stellen sich schwarz dar, es ist also ein MRT. Der Knochenmarkraum und das subkutane Fett erscheinen dunkel, es wurde eine Fettsättigung eingesetzt. Sie erkennen drei Schichtungen in der Bursa suprapatellaris. Die ventrale Schicht mit niedrigem Signal ist Fett. Die mittlere Schicht ist Gelenkflüssigkeit und stellt sich hell dar (es liegt eine T2-Wichtung vor). Die dorsale Schicht hat ein intermediäres Signal. Dies ist das abgesunkene Blut. Nicht vergessen, die Patientin liegt.

monaler Lobus venae azygos oder eine retroaortal verlaufende Nierenvene, sind meist anatomische Varianten, die nur in Ausnahmefällen von Bedeutung sind.
Wie bereits im vorigen Kapitel erwähnt, kann schon die normale Anatomie so verwirrend sein, dass die Orientierung und Zuordnung von Befunden schwer fällt. So stellt sich z. B. der Gefäßbaum der Lunge mit den Venen und Pulmonal- und Bronchialarterien sowie den überlagerten Bronchien im Röntgenbild so komplex dar, dass große Rundherde darin unauffindbar sein können (Abb. 4.**5**).

„Anatomisches Rauschen"

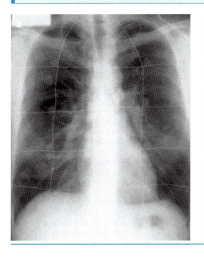 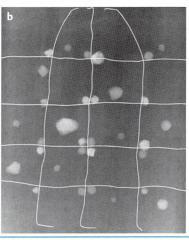

Abb. 4.**5 a** Dargestellt ist der Thorax eines Freiwilligen mit aufgelegtem Wachskugelphantom. Große Kugeln werden v. a. hilusnah übersehen. **b** Hier sehen Sie das Wachskugelphantom allein.

Darf es eine Scheibe mehr sein?

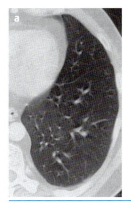 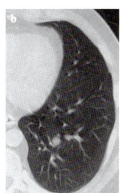 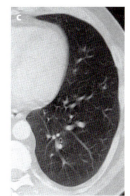 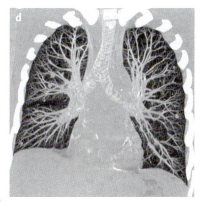

Abb. 4.**6** Die Ausschnittsvergrößerung eines Lungen-CT's zeigt eine Reihe von kleinen Verdichtungen (**b**). Auf der nächsthöheren (**a**) und nächstunteren Schicht (**c**) zeigt sich, dass die zentrale Verdichtung ein Rundherd, die anderen Verdichtungen Gefäße sind. (**d**) Eine dreidimensionale Rekonstruktion macht die Sache natürlich viel einfacher.

Mit der Zweiten sieht man besser

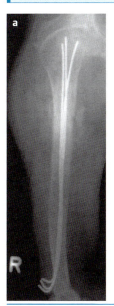 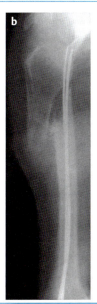

Abb. 4.**7 a** Dargestellt ist eine mit Rushpins (dünnen Marknägeln) versorgte Fraktur, die in der einen Ebene regelrecht versorgt erscheint. **b** Die zweite Ebene bringt das böse Erwachen. Die Rushpins liegen proximal außerhalb des Knochens.

Grenzflächen

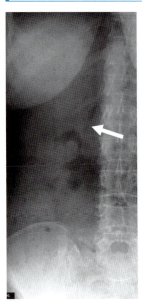

Abb. 4.**8** Der Ausschnitt einer Abdomenübersichtsaufnahme zeigt den schräg von der Beckenschaufel zur Wirbelsäule verlaufenden M. iliopsoas, erkennbar durch seine Grenzfläche zum umgebenden Fett (Pfeil). Die Nierenkontur ist sichtbar. Der Niere aufsitzend stellt sich angedeutet die Nebenniere dar, die kranial von der Brust der Patientin überlagert wird. Die dunklen unregelmäßigen Flecken sind durch Darmluft verursacht.

Dieser negative Einfluss der normalen Anatomie auf das Erkennen von pathologischen Befunden wird auch „**anatomisches Rauschen**" (analog zum störenden Rauschen in Ihrer alten Stereoanlage) genannt.

Wo liegt der Befund?

Zur örtlichen Zuordnung eines Herdes brauchen wir wie beim räumlichen Sehen **drei Dimensionen**. Bei den Schnittbildverfahren sind es die *angrenzenden Schichten* oder *Rekonstruktionen*, die die dritte Dimension vermitteln. Nur durch sie können wir zwischen einer Kugel (z. B. ein Lungenrundherd) und einem Zylinder (z. B. ein Gefäßanschnitt im Thorax-CT) unterscheiden (Abb. 4.**6**). In der Projektionsradiographie, v. a. des Skeletts, ist es die obligate *zweite Ebene*, die uns diese Information liefert (Abb. 4.**7**). Aber auch die einfache Projektion im *sagittalen Strahlengang* kann uns Informationen über die Lokalisation eines Herdes liefern. Diese Informationen nutzen wir dann, wenn die zweite Ebene nicht vorliegt oder sie den Herd nicht eindeutig zeigt.
Zwischen unterschiedlichen Strukturen lassen sich **Grenzflächen** erkennen, und zwar dann, wenn sich die Signalstärken mit der gegebenen Untersuchungsmethode ausreichend voneinander unterscheiden. Das spielt in der Projektionsradiographie eine besondere Rolle. Die Nierenkontur und die Begrenzung des M. iliopsoas in der Abdomenübersicht sind z. B. deshalb so deutlich, weil dort eine Grenzfläche zwischen Weichteil und umgebendem

Geht's noch schärfer?

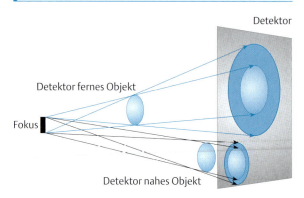

Abb. 4.**9** Die räumliche Ausdehnung des Brennpunktes oder Fokus verursacht Unschärfen, die mit zunehmendem Abstand des Objektes zum Detektor zunehmen.

Fett besteht (Abb. 4.**8**). Ist so eine Grenzfläche aufgehoben (oder in ihrem Verlauf verändert), weist das auf ein pathologisches Geschehen an diesem Ort hin. An der Niere wäre das z. B. ein Kapsel übergreifendes Karzinom, am M. iliopsoas eine Retroperitonealfibrose. Bei der Analyse der Lungenaufnahme werden wir dieses Phänomen (auch *„Silhouettenzeichen"* genannt) noch einmal intensiv nutzen.
Auch die **Aufnahmegeometrie** hat einen Einfluss auf die Abbildung und kann uns bei der Zuordnung eines Befundes helfen. In unserem Auge werden ferne Dinge klein und nahe Dinge groß auf der Retina abgebildet. In der Projektionsradiographie ist es genau umgekehrt. Auf dem Film schauen wir sozusagen durch den Patienten hindurch auf eine punktförmige Strahlenquelle, den Fokus. Was näher am Fokus, was also auch weiter vom Film entfernt ist, projiziert sich größer auf den Film (für alle Freunde von Michael Ende, Jim Knopf und Lukas, dem Lokomotivführer: dies ist der „TurTur"-Effekt – nach dem Scheinriesen aus der chinesischen Wüste, der in der Ferne riesengroß und in der Nähe klein erscheint). Außerdem müssen wir beachten, dass der Fokus auch einen Durchmesser von 0,1 – 1,2 mm hat, mit dem die *Unschärfe* ansteigt. Ist der Fokus größer oder liegt die Struktur näher am Fokus, wird auch ihre Begrenzung unschärfer (Abb. 4.**9**).
Anhand der Abb. 4.**10 b – f** können Sie Ihre neu gewonnenen Erkenntnisse gleich einsetzen. Die Abb. 4.**10 a** zeigt einen Gummibär, die anderen Gummibärchen waren alle gleich groß.

Was kann bei der Wahrnehmung schiefgehen?

Dass ein Herd vorhanden ist, bedeutet nicht automatisch, dass er sichtbar ist. Dass ein Herd sichtbar ist, bedeutet nicht, dass er immer wahrgenommen wird. Die Diagnosefindung ist praktisch erst dann beendet, wenn die Diagnose mündlich oder schriftlich übermittelt worden ist. Bei der Wahrnehmung eines sichtbaren Herdes werden Effekte wirksam, die man kennen sollte.

Gummibärchen zum Üben

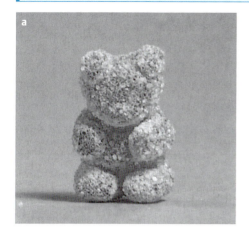

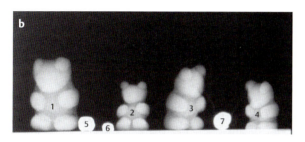

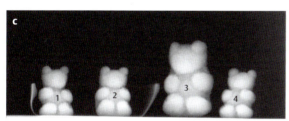

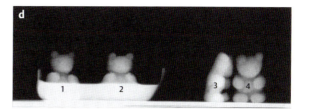

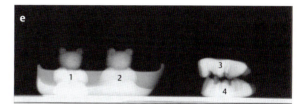

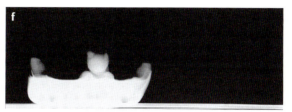

Abb. 4.10 a Sie sehen ein Gummibärchen aus Weichteiläquivalentem Weingummi mit Zuckerüberzug. **b** Vier Gummibärchen (1–4) spielen Blei-Ball (5–7). Welche stehen filmnah, welche filmfern? Welcher Ball ist der kleinste? Welcher Ball ist der größte?

Die Bären 2 und 4 stehen filmnah, der Bär 1 steht am weitesten filmfern. Die Bälle 5 und 6 sind gleich groß und liegen jeweils neben Bär 1 und 2. Der Ball 7 ist am kleinsten – die unscharfen Konturen verraten seine Lage wenige Zentimeter vom Fokus entfernt.

c Nach dem Spiel: Die Gummibärchen sind nun im Badezimmer. Die Bären 1 und 2 wollen baden, 3 und 4 sind sich noch unschlüssig. Welcher Bär sitzt in der Badewanne? Worin badet er? Wie nahe sind sich Bär 3 und 4? Haben sie Augenkontakt?

In der Wanne ist Luft, welcher Bär in ihr sitzt, kann man nicht sagen. Die Bären 3 und 4 sind weit voneinander entfernt, Bär 3 sitzt filmfern. Die Bären 3 und 4 schauen sich an, aber wir können das aus dem Bild nicht schließen.

d 10 Minuten später: Ein Bär badet. Welcher? Bär 3 hat seinen Standort verändert.

Bär 2 muss in der Wanne sitzen, da sich seine Kontur („Silhouette") verliert und er Flüssigkeit verdrängt. Bär 1 sitzt außerhalb der Wanne, sein Schatten addiert sich zum Badewanneninhalt hinzu, seine Kontur bleibt sichtbar. Bär 3 und 4 sind sich näher gekommen. Beide stehen jetzt filmnah und beraten den weiteren Verlauf des Abends. Bär 4 steht Bär 4 schräg zugewandt. Dadurch absorbiert er mehr Strahlung. Das ist auch beim Menschen so. Eine seitliche Thoraxaufnahme erfordert die dreifache Dosis einer üblichen Aufnahme im posterior-anterioren Strahlengang.

e Der Abend treibt seinem Höhepunkt zu. Analysieren Sie die Situation. Was ist in der Badewanne passiert?

In der Wanne sind jetzt zwei Flüssigkeiten. Bär 2 muss immer noch in der Wanne sitzen, da er in der unteren Flüssigkeitsschicht seine Kontur verliert. In der Flüssigkeit darüber ist seine Kontur gut abgrenzbar – die Dichte dieser Flüssigkeit muss daher deutlich unter der Weichteildichte des Weingummis liegen. Nun, worin badet Bär 2? Natürlich in einem Ölbad zur Entspannung: unten Wasser, oben Öl. Bär 1 sitzt immer noch apathisch außerhalb der Wanne. Die Bären 3 und 4 werden nun lateral von den Strahlen getroffen und stellen sich entsprechend heller dar, weil sie mehr Strahlung absorbieren.

f Der Abend klingt aus. Alle Bären sitzen in der Wanne – oder fehlt doch einer? Nein, zwei Bären in der Mitte sitzen sich gegenüber. Aber was ist mit der Wanne los?

In der Wanne ist jetzt eine andere Flüssigkeit. Man sieht die Bären als Aussparung. Die Flüssigkeit muss in der Strahlenabsorption also deutlich höher liegen als das Weingummi. Es handelt sich um iodhaltiges Kontrastmittel.

Wie menschliche Gesichter haben auch radiologische Aufnahmen eine „Gestalt", die bereits nach kurzer Schulung sehr schnell erkennbar ist. Wenn wir das Gesicht eines Freundes im Bus erblicken, erkennen wir ihn sofort – den neuen Pickel in seinem Gesicht werden wir mit einem Augenaufschlag wahrnehmen. Einen Rundherd auf einer Thoraxaufnahme wird der Radiologe ebenfalls sofort – meist in weniger als 1 Sekunde und damit ohne systematische Suche – entdecken. Diese schnelle Erkennung wird durch die standardisierte Abbildung der Lunge begünstigt. Läge ihr Freund auf dem Rücken am Strand und gingen Sie hinter seinem Kopf entlang, hätten Sie Schwierigkeiten, ihn (geschweige denn seinen Pickel) einwandfrei zu erkennen, obwohl es dasselbe Gesicht ist. Die „Gestalt" ist gestört, weil die Orientierung ungewöhnlich ist. Auch das Betrachten von Teilen eines Bilddatensatzes (z. B. durch enge Fensterungen des Bildes oder ausschließliche Betrachtung mit einem Vergrößerungsglas) ist nicht mit der Beurteilung des Gesamtbildes gleichzusetzen. Viel spricht also dafür, radiologische Aufnahmen (z. B. eine Thoraxaufnahme) hoch standardisiert anzufertigen und sie immer auf die gleiche Weise zu präsentieren und auch *anzuschauen*.

Gelegentlich entdecken wir bei der Analyse des Röntgenbildes Herde, die vor unserem geistigen Auge aus verschiedenen anatomischen Strukturen „konstruiert" werden, also nicht real, sondern **„Summationseffekte"** sind. Die Rippenkreuzung, die als „Rundherd" interpretiert wird, ist ein Beispiel. Die fälschlich wahrgenommene „Überblähungszone" in der Lungenspitze, die sich durch die Begrenzung aus erster und zweiter Rippe sowie der Klavikula ergibt, ist ein weiteres Beispiel (Abb. 4.**11**). Vermuten wir ein solches Phänomen, müssen wir versuchen, die Kontur des Befundes in seine Einzelteile zu zerlegen.

Was wir bereits wissen, kann unsere Analyse beeinflussen und uns Befunde übersehen lassen. Ob man die *Anamnese* vor der Bildbeurteilung gelesen haben sollte oder ob man zunächst einmal das Bild ohne Vorinformation auswerten sollte, ist umstritten. Ich neige dazu, das Bild erst einmal unvoreingenommen zu betrachten und dann die Anamnese für eine zweite Musterung zu Rate zu ziehen. Die Zentrierung des behandelnden Arztes auf die Beschwerden

| Summationseffekt |

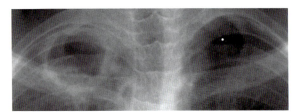

Abb. 4.**11** Es finden sich Aufhellungszonen in der Lungenspitze. Rechts (vom Patienten aus) handelt es sich um einen Abszess mit dicker Wand, die sich rundum ohne Unterbrechung verfolgen lässt. Die linksseitige Aufhellungszone wird durch die erste und zweite Rippe, Klavikula und Wirbelsäule begrenzt und entspricht somit einem Summationseffekt.

| „Satisfaction-of-Search"-Effekt |

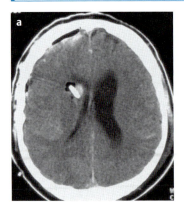

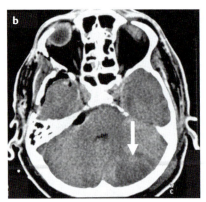

Abb. 4.**12 a** Dieses Kopf-CT eines Patienten mit Kopftrauma zeigt eine fehlplatzierte Ventrikeldrainage, die zu einer Einblutung ins Hirnmark geführt hat. Der Befund wird diskutiert, übermittelt, anderen Kollegen gezeigt. **b** Der zusätzliche Infarkt in der linken zerebellären Hemisphäre (Pfeil) entgeht so der ersten Aufmerksamkeit.

des Patienten ist nicht immer ein Vorteil, sondern kann auch blind machen für bisher noch nicht erwogene Diagnosen. Ganz unbestritten ist die Rolle der Anamnese für die Interpretation von Befunden, weshalb die wesentlichen Punkte auf jeder Untersuchungsanforderung vermerkt sein sollten.

Ein besonders gefährliches Phänomen ist der im Kapitel „Das Werkzeug in der Radiologie" bereits erwähnte **„Satisfaction-of-Search"-Effekt** (s. S. 14). Hat man erst einmal einen wichtigen Befund im Bild wahrgenommen, lässt die Aufmerksamkeit so rasch nach, dass weitere wesentliche Informationen im Bild übersehen werden (Abb. 4.**12**). Vor lauter Begeisterung über die erste Diagnose sollte man also nicht vergessen, das Bild in aller Ruhe und Gründlichkeit weiter durchzumustern.

4.2 Wie nähern wir uns der histologischen Diagnose?

Hat man einen pathologischen Befund erkannt, muss er klassifiziert und müssen Differenzialdiagnosen erwogen werden. Ein Katalog von Fragen hilft hier weiter.

Kommt es zu Volumenänderungen?

Narben an Organen und pulmonale Atelektasen zeigen einen Volumenverlust, d.h. elastische benachbarte Gewebe verlagern sich zum pathologischen Befund hin. Abszesse, Organtumoren und Metastasen „fordern" dagegen meist „Raum", verdrängen also angrenzende Strukturen.

Wie wird die umgebende Anatomie einbezogen?

Erkennt man eine Gefäßinvasion, Destruktion angrenzender Knochen, Infiltration von Fettsepten, Muskeln, Organen, eine unregelmäßige Begrenzung und/oder Kontrastmittelaufnahme, handelt es sich eher um ein aggressives Geschehen entzündlicher oder maligner Genese. Weist der Prozess eine Kapsel, eine sklerotische Begrenzung im Knochen und/oder eine glatte Kontur auf, handelt es sich eher um ein langsam verlaufendes, benignes Geschehen.

Welche Binnenstruktur hat die Veränderung?

Die Binnenstruktur und die etwaige Kontrastmittelaufnahme können homogen oder inhomogen sein. Fett, Flüssigkeit, Kalk, Verknöcherungen oder gar Zähne (z. B. bei einem Teratom) in der Läsion engen die Differenzialdiagnose ein. Schichtungen in Flüssigkeiten lassen Rückschlüsse auf ihre Zusammensetzung zu (s. Abb. 4.**4 b**, S. 18).

Welche Erkrankungen gibt es in dieser Region?

Für jede Region sind eine Anzahl von pathologischen Befunden typisch, die meist von den örtlichen Organen ausgehen oder sich durch die Funktion des Körperteils ergeben. Ein schönes Beispiel ist die differenzialdiagnostische Annäherung an eine Raumforderung des vorderen Mediastinums, die vier neudeutschen T's: „**t**hymoma, **t**hyroid, **t**eratoma and – **t**errible lymphoma".

Die Erwägung des Geschlechts, des Alters sowie der akuten und allgemeinen Anamnese vermindert die Zahl der wahrscheinlichen Differenzialdiagnosen weiter. Am Ende atmet man tief durch und nennt die verbliebenen Diagnosen. Je nach Temperament und Sinn für Spannung nennt man die wahrscheinlichste als erste oder letzte Diagnose. Die Genugtuung über eine durch glasklare Logik, umfassendes Wissen und gutes Quellenstudium erreichte relevante komplexe Diagnose ist durch andere Erfahrungen kaum zu überbieten – na ja, nur durch ganz wenige.

> **!** Nur eines nicht vergessen: Seltenes ist selten und häufiges ist häufig.

Pferdegetrappel deutet in unseren Breiten auf die Ankunft eines Pferdes hin, nicht eines Zebras. Mehr als eine „Zebra-Diagnose" pro Woche ist hoch verdächtig, auch an Lehrkrankenhäusern.

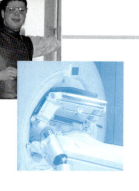

5 Risiken, Risiko mindernde und prophylaktische Maßnahmen

Jede diagnostische und interventionelle Maßnahme kann sich auch zum Nachteil des Patienten auswirken. Diese Nachteile können sehr direkt sein, z. B. eine Gesundheitsbeeinträchtigung im Verlauf der Prozedur, oder eher indirekt wie die Veranlassung weiterer Untersuchungen, die einen zunächst erhobenen Verdachtsbefund widerlegen müssen. Dem Risiko der Untersuchung steht jedoch der Nutzen gegenüber, der sich für den Patienten ergibt. Die weiterführende Diagnose wird gestellt, und/oder es wird auch gleich therapiert wie z. B. bei der Angiographie mit Ballondilatation.

> ! Der Patient sollte im Rahmen der ärztlichen Aufklärung Nutzen und Risiko einer Untersuchung selbst abwägen können, um dann als mündiger Bürger der Untersuchung zuzustimmen oder sie abzulehnen.

Die Ausgangslage ist für jeden Patienten unterschiedlich. Eine Computertomographie des Abdomens bei einer frühschwangeren Frau wird man wegen der Strahlenbelastung nur bei vitaler Indikation (z. B. Polytrauma) durchführen. Bei einem alten Tumorpatienten, der eine Strahlentherapie erhalten soll, spielt das keine Rolle. Natürlich birgt auch das Unterlassen einer Untersuchung Risiken wie z. B. die Nichtdiagnose eines Tumors oder die Wahl einer falschen Therapie. Es besteht also aller Anlass, das vertrauensvolle Gespräch mit dem Patienten zu suchen und sich der Risiken und Relevanz eigenen Tuns bewusst zu sein.

> ! Die schriftliche Einwilligung des Patienten oder seines gesetzlichen Vertreters ist für eine Untersuchung mit höherem Risiko (Kontrastmittelgabe, Intervention) zwingend erforderlich. Voraussetzung ist die ärztliche Aufklärung in ausreichendem Abstand zur Untersuchung.

Bei Kontrastmittelgabe sollte die Aufklärung noch außerhalb des Untersuchungsraumes erfolgen, bei einer elektiven Angiographie muss der Patient z. B. mindestens 24 Stunden vorher über die Untersuchung aufgeklärt werden. Keinesfalls darf der Patient auf dem Untersuchungstisch um Einwilligung gebeten werden. Ausnahmen sind vitale Indikationen. Die Gegenzeichnung des aufklärenden Arztes ist erforderlich. Erläuternde Zeichnungen und Notizen auf dem Einwilligungsbogen sollte man sich zur Gewohnheit machen, da sie die Qualität der Aufklärung dokumentieren. Wird die vorgeschlagene Maßnahme dann vom geschäftsfähigen Patienten abgelehnt – aus welchen Gründen auch immer – muss das akzeptiert werden, d. h. der Patient muss ohne Schwierigkeiten von einer Maßnahme zurücktreten können. Eine trotzdem durchgeführte Untersuchung bzw. Maßnahme wäre Körperverletzung. Verliert der Patient seine Geschäftsfähigkeit im weiteren Verlauf – wird er z. B. bewusstlos – muss wieder neu entschieden werden.

5.1 Die nicht indizierte Untersuchung

Eine Untersuchung ist nicht indiziert, wenn von ihr bei gegebener klinischer Ausgangssituation keine Informationen zu erwarten sind, die die weitere Behandlung beeinflussen könnten. Das hört sich harmlos an. De facto führt jedoch eine solche Untersuchung zur Verzögerung oder Verhinderung der indizierten Diagnostik oder Therapie, was für den Patienten im Extremfall tödlich sein kann:

Fall Franz Zeckenhauer: Franz Zeckenhauer (56) ist nach einem Auswärtssieg „seiner" Elf angeheitert aus dem Bus gefallen. Er hat zwar eine blutende Kopfplatzwunde, ist aber – wie seine Begleitung – in gehobener Stimmung und voll orientiert über die Tabellenlage. Eine Röntgenaufnahme seines Schädels zum Ausschluss einer Fraktur ergibt keinen Befund. Nach der Wundversorgung wird er von Freunden in seine Junggesellenwohnung gebracht. In der Nacht bekommt er Bewusstseinsstörungen, kann sich nicht helfen und landet gegen morgen vor dem großen „Schiedsrichter". Die durch den Staatsanwalt veranlasste Sektion ergibt ein letales epidurales Hämatom (s. S. 271). Die Krankenakte wird beschlagnahmt. Was ist hier dumm gelaufen?

Zunächst einmal darf jemand mit einer Kopfverletzung in den folgenden 24 Stunden nicht ohne Überwachung sein, möglich auch durch den Lebenspartner. Die unauffällige Schädelaufnahme hat den behandelnden Arzt jedoch zusätzlich in falscher Sicherheit gewogen. Es ist nämlich nicht die etwaige Schädelfraktur, die den Krankheitsverlauf bestimmt, sondern die intrakranielle, Raum fordernde, potenziell letale Blutung, die sich auch langsam entwickeln kann. Die Röntgenaufnahme kann diese Blutung nicht ausschließen und ist daher irrelevant. Bei Bewusstseinsstörungen nach einem Trauma ist ein Kopf-CT indiziert.

Viel häufiger allerdings werden Untersuchungen durchgeführt, die den Patienten belasten und Zeit und Geld kosten, ohne dass die Gesundheit des Patienten oder seine Lebensqualität davon profitieren könnten. Hier

Primum nil nocere

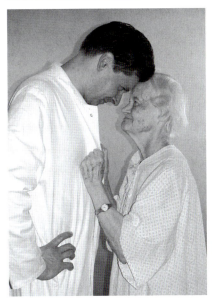

Abb. 5.1 „Primum nil nocere" („Zu allererst nicht schaden"), sagten schon Hippokrates und/oder Galen. Allerdings auf Griechisch. Unverändert ist, die Patienten vertrauen sich uns an.

wie überall im Leben weiß ein Erfahrener, wann alle Mühen enden müssen. Die Patienten vertrauen sich uns an und die, die unser ärztliches Tun nicht dauernd hinterfragen wollen oder können, dürfen nicht enttäuscht werden (Abb. 5.1).
Wie kann man nun schnell die Indikation zur geplanten Untersuchung überprüfen bzw. die richtige Untersuchung ermitteln, wenn man noch wenig Erfahrung hat? Eine Indikationsliste des britischen Royal College of Radiologists gibt eine Orientierung und ist in modifizierter Form den jeweiligen Kapiteln dieses Buches vorangestellt.

! Die diagnostische Bildgebung ersetzt keine klinische Untersuchung und keine Therapie. Besonders bei Notfallpatienten müssen die Indikation stimmen und die Aussagekraft der Untersuchung bekannt sein.

5.2 Die schlecht vorbereitete Untersuchung

Jede Untersuchung kann dann in die Irre und zu Fehlbefunden führen, wenn sie schlecht ausgeführt wird. Gründe dafür können die mangelnde Erfahrung des Untersuchers, v. a. bei seltenen Fragestellungen, aber auch technische Probleme sein.

! Viel häufiger jedoch scheitern die Untersuchungen daran, dass der Patient nicht ausreichend vorbereitet ist.

Hier liegt die Verantwortung v. a. beim überweisenden Arzt. Ist der Patient unruhig und kooperationsunfähig, muss er sediert werden. Über besondere vorbereitende Maßnahmen ist der Patient vom Arzt aufzuklären. Die Ultraschallpatientin z. B. sollte bis zu ihrer Untersuchung nüchtern bleiben, da sonst ihr Magen voller Luft ist und sich die Bauchspeicheldrüse nicht mehr optimal darstellen lässt. Der nervöse ältere Herr, der eine Magen-Darm-Passage bekommen soll, muss ebenfalls nüchtern bleiben, damit das Kontrastmittel an der Magenwand haften bleibt. Nüchtern in diesem Zusammenhang heißt: Kein Frühstück, kein Kaffee, keine Zigarette, kein Zähneputzen, natürlich auch kein Alkohol. Klar, dass die Untersuchung für den Vormittag geplant werden muss und Diabetiker zuerst drankommen. Gerade weil Überweiser und Untersucher in diesen Fällen gut zusammenarbeiten müssen, sind Fehler nicht nur für den direkt betroffenen Patienten bedauerlich:

Fall Margarete Zatcher: Frau Margarete Zatcher (78) klagt seit einiger Zeit über Stuhlunregelmäßigkeiten. Die rektale Untersuchung ist unauffällig, aber es lässt sich Blut im Stuhl nachweisen. Sie schicken die Patientin zum Doppelkontrasteinlauf, um einen Dickdarmprozess auszuschließen. Sie haben jedoch vergessen, die Patientin richtig vorzubereiten. Die medikamentöse Reinigung des Kolonrahmens in üblicher Weise ist damit unterblieben. Außerdem hat die Patientin in den zwei Tagen vor der Untersuchung keine klaren Brühen, sondern Milchsuppen gegessen. Der Radiologe Schmidt bricht die Untersuchung nicht direkt ab, um der Patientin (und Ihnen) einen Wiederholungstermin zu ersparen. Die Untersuchung dauert dreimal so lange, weil jede verbliebene Verunreinigung von einer intraluminalen Raumforderung differenziert werden muss. Schmidt kann keinen Tumor feststellen. Vier Wochen später wird nach guter Vorbereitung in der gleichen Untersuchung ein pflaumengroßer bösartiger Polyp diagnostiziert – von Schmidts Intimfeind PD Dr. Neumann. Um Schmidt sollten Sie für die nächsten Monate einen großen Bogen machen. Und bei Frau Zatcher haben Sie ebenfalls an Kredit eingebüßt.

! Eine schlecht vorbereitete Untersuchung kann Sie Zeit, Nerven, Freunde und den Kragen kosten.

5.3 Die Untersuchung mit Kontrastmittel

Kontrasterhöhende Mittel werden im Röntgen, im Ultraschall und in der Magnetresonanztomographie eingesetzt. Sie dienen – je nach Art – der besseren Sichtbarmachung von Hohlorganen, Gefäßen und parenchymatösen Organen sowie der Erfassung der Gewebedurchblutung und des Gewebestoffwechsels. Gegenüber der Umgebung können sie Signal erhöhend oder vermindernd sein (im Röntgen absorptionserhöhend oder -vermindernd).

Röntgenkontrastmittel

Iodhaltige intravaskulär gegebene Röntgenkontrastmittel

☐ **Definition:** Iodhaltige Kontrastmittel (KM), intravaskulär oder anderweitig appliziert, sind zur Zeit noch die am häufigsten gegebenen Kontrastmittel. Es handelt sich dabei v. a. um *nichtionische KM* niedriger Osmolalität, die zum Erniedrigen ihrer relativ hohen Viskosität vor der Applikation aufgewärmt werden müssen. *Ionische KM* werden wegen ihrer höheren Komplikationsrate, Neuro- und Nephrotoxizität nur noch selten eingesetzt.

☐ **Dosierung:** Die Dosierung intravaskulär sollte bei Erwachsenen 1 g Iod/kg Körpergewicht, bei Kindern 0,6 g Iod/kg Körpergewicht nicht überschreiten. Da die Kontrastmittel v. a. über die Niere ausgeschieden werden, muss der Patient ausreichend hydriert werden, also viel trinken oder eine Infusion erhalten.

! Bei jeder Iodkontrastmittelgabe ist auf die Hydrierung zu achten, ggf. muss infundiert werden.

Herzerkrankung, hämatologisch-onkologische Erkrankung: Patienten mit schwerer Herzinsuffizienz und Herzrhythmusstörungen können durch die KM-Gabe dekompensieren. Hier sollte das KM so niedrig wie möglich dosiert werden. Gleiches gilt für Patienten mit einem Plasmozytom, einer Polycythaemia vera oder einer Sichelzellanämie.

Stoffwechselerkrankung: Bei Patienten mit Diabetes mellitus sollte die Gabe von Metformin wegen des Risikos einer renal induzierten Laktazidose für 2 Tage nach der KM-Gabe eingestellt werden. Danach kann bei normalen Kreatinin-Werten Metformin wieder gegeben werden. Liegt eine Homozystinurie vor, ist das KM so niedrig wie möglich zu dosieren.

Nierenerkrankung: Bei Patienten mit einer latenten oder manifesten Niereninsuffizienz (Kreatinin 2 mg/dl) kann sich durch iodhaltiges KM die Nierenfunktion weiter verschlechtern bzw. ganz aussetzen. Hier ist besonders auf eine gute Hydrierung, wenn nötig als Infusion isotoner Kochsalzlösung, zu achten, die KM-Menge zu minimieren und eine Dialyse zu erwägen. Ist die Niere bereits funktionslos, also bei terminaler Niereninsuffizienz mit regelmäßiger Dialyse, kann das KM normal dosiert werden.

! Bei Nierenerkrankungen darf das KM nur nach Kontrolle des Serum-Kreatinin gegeben werden.

Schilddrüsenerkrankung: Im Fall einer (latenten) Hyperthyreose, einer Struma oder eines autonomen Adenoms darf iodhaltiges KM nur nach genauer Klärung und Rücksprache mit dem behandelnden Arzt gegeben werden. Anderenfalls kann die Überschwemmung der Schilddrüse mit iodhaltigem KM eine fulminante Hyperthyreose, die thyreotoxische Krise, auslösen. Hierbei handelt es sich um ein lebensgefährliches und intensivbehandlungspflichtiges Krankheitsbild, das auch noch Wochen und Monate nach der KM-Gabe auftreten kann. Die Gabe von Iod darf daher bei entsprechenden Hinweisen nur unter strenger Indikation und nach *Blockade der Schilddrüse* mit Thyreostatika erfolgen:

- vor der Untersuchung: 20 Tropfen Natriumperchlorat (z. B. Irenat),
- 1 Woche lang nach der Untersuchung: 3 × 15 Tropfen Natriumperchlorat und 20–40 mg Carbimazol (z. B. Neo-Thyreostat) oder Thiamazol (z. B. Favistan) pro Tag.

Der Einsatz der Thyreostatika Carbimazol oder Thiamazol ist allerdings auch nicht risikofrei, da sie eine Agranulozytose auslösen können.

☐ *Allergische Kontrastmittelreaktion:* Iodhaltige Kontrastmittel können schwerste Komplikationen verursachen. Eine leichte Unverträglichkeitsreaktion wird durchschnittlich bei jedem hundertsten Patienten gesehen, eine lebensbedrohliche bei jedem tausendsten. Mit der Behandlung muss man sich auskennen und die wesentlichen Rettungsmittel bereit halten. Bei einem Zwischenfall ist die Teamarbeit extrem wichtig, weshalb sie regelmäßig geübt werden sollte.

! Zu einer Untersuchung mit iodhaltigem Kontrastmittel gehören ein großlumiger, sicher venöser Zugang, ein komplett ausgestatteter Notfallwagen und eine deutlich sichtbare Notfalltelefonnummer an der Wand.

Patienten mit Asthma, Neurodermitis und Allergien (z. B. Heuschnupfen) sowie mit KM-Reaktionen bei früheren Untersuchungen bedürfen der besonderen Beachtung. KM-Reaktionen, die mehr als 15 Jahre zurückliegen, sind nicht so bedrohlich wie solche, die in den letzten Jahren vorkamen (Grund: In den 90er Jahren wurden neue, verträglichere Kontrastmittel eingeführt). Lassen Sie sich immer die genauen Umstände der KM-Reaktion schildern, eine stationäre Aufnahme nach dem Vorfall ist besonders gravierend. Zunächst sollte daraufhin die Indikation der geplanten KM-Untersuchung noch einmal überprüft werden. Wiegt der Informationsgewinn durch die Untersuchung und der Effekt auf die Therapie das erhöhte Untersuchungsrisiko auf? Wenn dies bejaht werden kann, sind bei leichteren KM-Reaktionen in der Anamnese Antihistaminika zu verabreichen (Tab. 5.1). Da diese sedierend wirken, ist der Patient nach der Untersuchung nicht mehr fahrtauglich, d. h. eine Begleitung ist erforderlich. Bei schweren KM-Reaktionen erfolgt die Untersuchung nur unter Überwachung durch einen Anästhesisten und in Intubationsbereitschaft.

Leichte Unverträglichkeitsreaktion: Dazu zählen Hitzegefühl, Unruhe, Hustenreiz, Gähnen, Niesen, Übelkeit, Erbrechen, Juckreiz, Lidödem, Urtikaria sowie Rötung und Ödem der Haut und/oder Schleimhaut. Bei diesen Symptomen ist es am besten, dem Patienten gut zuzusprechen, ruhig (!) Puls und Blutdruck zu kontrollieren sowie H_1-(z. B. Fenistil) und H_2-(z. B. Tagamet)Antagonisten in 50 ml physiologischer Kochsalzlösung durch das Assistenzpersonal anmischen und innerhalb weniger Minuten über den venösen Zugang einlaufen zu lassen. Zusätzlich können 40 mg (1 Ampulle) Dexamethason (z. B. Forte-

Tab. 5.1 **Prophylaxe von Kontrastmittelreaktionen bei allergischer Prädisposition**

Patientenparameter	Therapie
Kinder ≤ 8. Lebensjahr	10–16 Tropfen Fenistil (Dimetindenmaleat; H1-Antagonist) p.o.
Kinder > 8. Lebensjahr, Erwachsene < 45kg Körpergewicht	4mg (1 Ampulle) Fenistil und 200mg (1 Ampulle) Tagamet (Cimetidin; H2-Antagonist) in 100 ml isotonischer Kochsalzlösung als Infusion (über 30 min)[1]
Erwachsene zwischen 45–90kg Körpergewicht	[1]Verdopplung o.g. Dosis
Erwachsene > 90 kg Körpergewicht	[1]Verdreifachung o.g. Dosis

cortin Mono) i. v. appliziert werden. Der verantwortliche Arzt bleibt beim Patienten und strahlt v. a. Ruhe aus! Hier kommt die „Droge Arzt" zum Einsatz. Nach so einem unkomplizierten Zwischenfall muss der Patient ein paar Stunden überwacht werden. Er darf die Abteilung nicht verlassen, bevor er nicht noch einmal begutachtet worden ist.

Checkliste: Leichte Unverträglichkeitsreaktion

1. Vor allem Ruhe bewahren.
2. Intravenösen Zugang sichern.
3. Patienten aufmerksam beobachten, Blutdruck und Puls messen.
4. H_1- und H_2-Antagonisten (Dosis s. Tab. 5.1) i. v. (in Infusion) applizieren.
5. Glucocorticosteroide bereit halten.

Schwere Unverträglichkeitsreaktion: Diese zeigt sich durch Schweißausbrüche, Blässe, generalisiertes Exanthem, Schüttelfrost, Angstgefühl, Rückenschmerz, Dyspnoe, Bronchospasmus, Asthmaanfall, Glottisödem, Tachykardie, Blutdruckabfall, Bewusstlosigkeit, Krampfanfälle, Pulslosigkeit. Die erste Maßnahme nach der Erkennung einer schweren Unverträglichkeitsreaktion ist die Auslösung des Reanimationsnotfalls, d. h. die Information des Reanimationsteams im Krankenhaus bzw. des Notarztdienstes von der Praxis aus. Falls noch kein großlumiger Zugang liegt, muss jetzt einer gelegt werden. Eine Infusion wird angeschlossen, ein EKG angelegt (wenn verfügbar). Die Beine werden hochgelagert. Der Arzt bleibt beim Patienten! Und ruhig bleiben – „It's the patient, who is sick!" Auch jetzt gibt man den Antihistaminikacocktail (Tab. 5.1), die Dexamethason-Dosis wird auf 80–120 mg (2–3 Ampullen) erhöht. Erleidet der Patient einen Schock, gilt die übliche **ABC-Regel**:

- **A**temwege freimachen: Kopf überstrecken, Unterkiefer im Esmarch-Handgriff nach vorne ziehen, Guedel-Tubus einlegen;
- **B**eatmung: Mund-zu-Mund- oder Mund-zu-Nase-Beatmung, mit Guedel-Tubus und Maskenbeatmung, Sauerstoffgabe (3–6 l/min), die Intubation erfolgt nur durch Erfahrene;
- Herz-Kreislauf-Funktion (**C**irculation) wiederherstellen: bei Asystolie zunächst präkordialer Faustschlag; hat

das keinen Effekt, folgt die Herzdruckmassage mit intermittierender Beatmung (15:2 bei einem Helfer oder 5:1 bei zwei Helfern); der Patient muss auf harter Unterlage liegen; das untere Sternumdrittel wird mit einer Frequenz von 70/min 4–5 cm eingedrückt; bei Kindern wird entsprechend schneller und weniger tief eingedrückt; dosiert drücken: Rippenfrakturen nach Reanimation sind normal, aber nicht erwünscht.

Checkliste: Schwere Unverträglichkeitsreaktion[1]:

1. Sofort Notfallteam rufen.
2. Intravenösen Zugang sichern, Volumen geben, 80–120 mg Dexamethason (z. B. 2–3 Ampullen Fortecortin) i. v., H_1- und H_2-Antagonisten (in Infusion) i. v.
3. Atemwege freimachen, Sauerstoff 3–6 l/min, Beatmen über Mund/Nase oder Maske.
4. Blutdruck und Puls messen, EKG anlegen.
5. Bei Blutdruckabfall Volumengabe; Noradrenalin 1:10000 (z. B. Suprarenin 0,1 ml auf 1 ml verdünnt) langsam i. v.
6. Bei Asystolie präkordialer Faustschlag, wenn erfolglos Herzdruckmassage; Noradrenalin 1:10000 (z. B. Suprarenin 0,5 ml auf 5 ml verdünnt) langsam i. v.

[1] Es handelt sich um Empfehlungen.

Ist das Risiko einer schweren Unverträglichkeitsreaktion zu groß, werden die Untersuchung ohne KM (z. B. im CT) durchgeführt oder – bei vielen Fragestellungen – Ultraschall oder MR eingesetzt. Wird nur wenig Kontrastmittel gebraucht, z. B. für die sichere Lagekontrolle eines zentralvenösen Zugangs, kann man auch einmal das (teure) iodfreie MR-Kontrastmittel einsetzen, das auch im Röntgen sichtbar ist.

Kontraindikationen: Die von den iodhaltigen Kontrastmitteln ausgehenden zahlreichen, zum Teil schweren Nebenwirkungen stellen bei entsprechender Anamnese eine relative oder absolute Kontraindikation dar. Eine geplante Radioiodtherapie, z. B. eines Schilddrüsenkarzinoms oder eines Morbus Basedow mit endokriner Orbitopathie, wird unmöglich, wenn das Iodaufnahmevermögen der Schilddrüse durch vorherige Iodkontrastmittelapplikation bereits erschöpft ist. Ein Schilddrüsenkarzinom ist daher in aller Regel eine Kontraindikation für die Gabe iodhaltiger KM.

Nicht intravaskulär gegebene Röntgenkontrastmittel

❏ **Definition:** Sowohl barium- als auch iodhaltige KM werden v. a. für die Untersuchung des Magen-Darm-Traktes benötigt. Häufig werden die bariumhaltigen KM auch mit Luft oder Zellulose zur Doppelkontrastuntersuchung kombiniert.

❏ **Dosierung:** Diese KM werden per oral und rektal verabreicht. Die Dosierung hängt dabei von der Fragestellung ab.

❏ **Kontraindikationen:** Bei Aspirationsgefahr und Verdacht auf Ruptur oder Fistelausbildung des untersuchten Gastrointestinalabschnittes sind bariumhaltige KM kontraindiziert, da sie bei Verlassen des Gastrointestinaltraktes zu ausgeprägten Fremdkörperreaktionen führen können. Bei Ileuszuständen ist ihre Gabe ebenfalls kontraindiziert, weil sie verklumpen und den Ileus weiter verstärken können. Auch direkt präoperativ sollte ihre Gabe gut abgewogen werden, da nach abdominellen Operationen häufig peristaltische Störungen auftreten. In diesem Fall können iodhaltige hyperosmolare Kontrastmittel verabreicht werden, die allerdings aufgrund ihrer geringeren Dichte und schnellen Verdünnung eine geringere Aussagekraft haben. Sie haben aber einen therapeutischen Effekt, denn sie regen durch ihre Hyperosmolarität den Flüssigkeitseinstrom in das Darmlumen und damit die Darmperistaltik an. Daher muss der Patient gut hydriert werden. Die Hyperosmolarität führt natürlich auch innerhalb des Bronchialbaums zum Flüssigkeitseinstrom, in diesem Fall zum unerwünschten Lungenödem. Ist daher, z. B. bei schweren Schluckstörungen, von einer Aspiration auszugehen, sollte nichtionisches, niedrig osmolares, normalerweise intravenös verwandtes KM eingesetzt werden, um die Gefahr des Lungenödems niedrig zu halten.

Magnetresonanztomographie-Kontrastmittel

Kontrastmittel für die Magnetresonanztomographie verkürzen die Relaxationszeiten der Protonen. Das meistverwandte KM ist ein **Gadoliniumchelat**. Es wird in einer Dosierung von 0,1–0,3 mmol/kg Körpergewicht gegeben und renal ausgeschieden. Diese Verbindung ist sehr gut verträglich – deutlich besser als die iodhaltigen Röntgen-KM – und kaum allergoid.
Eine weitere Art der Kontrastmittel sind **Eisenverbindungen**, die sich im retikuloendothelialen System (RES), insbesondere im Milz- und Lebergewebe, anreichern und somit den Kontrast zwischen normalem und pathologischem Gewebe erhöhen. Die Entwicklung auf dem Gebiet der MR-Kontrastmittel ist stürmisch und für manche zukünftige Überraschung gut.

Ultraschall-Kontrastmittel

Die Kontrastmittel für die Sonographie bestehen aus mikroskopisch kleinen, galenisch stabilisierten Luftbläschen, die sich im Gefäßraum auch duplexsonographisch vorzüglich darstellen lassen. In der Klinikroutine werden sie aber kaum eingesetzt.

5.4 Der Falschbefund

Es gibt zwei Arten von Falschbefunden, den falsch-negativen Befund, das Übersehen einer wesentlichen Erkrankung, und den falsch-positiven Befund, die vermeintliche, jedoch nicht reale Erkrankung. Beide Arten können enorme Konsequenzen für den Patienten haben und sind in der täglichen Praxis nicht zu vermeiden. Es gilt jedoch, ihre Anzahl so gering wie möglich zu halten.

Falsch-negativer Befund: Ein Tumor in der Lungenaufnahme z. B. wird diagnostiziert, wenn er die Erkennungsschwelle des Betrachters überschreitet. Wie hoch diese Schwelle ist, hängt von der Erfahrung und der Aufmerksamkeit des Betrachters ab. Ist der Herd erkannt, muss er gewertet werden. Handelt es sich um eine benigne Läsion, z. B. ein harmloses postentzündliches Granulom, oder kann es doch ein malignes Geschehen, z. B. ein Bronchialkarzinom, sein? Untersuchungen von Patienten mit einem Bronchialkarzinom haben gezeigt, dass in 30 % der Fälle die Läsion bereits auf als normal befundeten Vorbildern zu erkennen war – wenn man noch einmal ganz genau nachschaute (Die Radiologen sind mit dieser schlichten Leistungsbilanz nicht allein. Bis zu 50 % aller Herzinfarkte werden auch in Lehrkrankenhäusern durch die Kliniker übersehen – wenn man den Pathologen befragt [Anderson et al., 1989]). Ganz vermeiden lassen sich falsch-negative Befunde auch bei ganz erfahrenen Kollegen nicht. Im schlimmsten Falle wird durch so eine Verzögerung eine lebensrettende Therapie nicht rechtzeitig eingeleitet.

Falsch-positiver Befund: Auch der falsch-positive Befund birgt für den Patienten Gefahren. Wird z. B. in der Mammographie ein Kalkherd fälschlich für maligne gehalten, erfolgt eine Biopsie, die häufig chirurgisch in Vollnarkose durchgeführt wird. Zu der Gefährdung durch die Operation selbst kommt die psychische Belastung der Frau hinzu, die zu weiteren Komplikationen führen kann. Trotzdem sind gerade diese falsch-positiven Befunde in der Mammographie in Anbetracht der großen Brustkrebsinzidenz bei Frauen unvermeidbar. Nur jede vierte Biopsie eines suspekten Brustherdes ergibt wirklich ein Karzinom.

Eine geeignete wissenschaftlich untermauerte Maßnahme zur Minderung sowohl der falsch-positiven als auch der falsch-negativen Befunde ist das „double reading" des Befundes durch einen weiteren Erfahrenen. Im Rahmen der Mamma-Reihenuntersuchung in Schweden und den Niederlanden wird so erfolgreich vorgegangen.

5.5 Risiken radiologischer Verfahren

Risiken der Projektionsradiographie und Computertomographie

Die Gefährdung durch ionisierende Strahlen illustrieren die leidvollen Erfahrungen der frühen Pioniere und Patienten sowie der Opfer von Hiroshima, Nagasaki und Tschernobyl nur zu deutlich. Trotzdem überwiegt bei weitem die Zahl der Menschen, denen durch Röntgenstrahlen geholfen wurde. Die Schäden, die durch eine normale Anwendung diagnostischer Röntgenstrahlen entstehen können, sind außerdem im Vergleich zu denen, die durch gängige Therapien (z. B. Intoxikation bei Herzglykosiden) oder andere diagnostische Maßnahmen (z. B. Pankreatitis nach ERCP) entstehen können, seltener und weniger gravierend. Nichtsdestotrotz besteht die Angst des Patienten vor Röntgenstrahlung und ihr muss man mit einer zielsicheren Indikation und einer sauberen Argumentation begegnen.

Wirkung ist nicht gleich Wirkung

Stochastischer Effekt: Auch *geringe Strahlendosen* haben einen Effekt. Je nach Stärke erhöhen sie die Wahrscheinlichkeit strahleninduzierter Malignome (somatische Wirkung) und genetischer Schäden (genetische Wirkung). Hier gibt es keine Schwellenwerte. Dieser Effekt wird auch stochastischer Effekt genannt. Er ist der wesentliche Effekt in der Diagnostik und der Hauptgrund für den heutigen allgemeinen Strahlenschutz.

Nichtstochastischer Effekt: Bei *höheren Strahlendosen* treten direkte Effekte auf. Dazu gehören z. B. Schäden der Haut, des blutbildenden Marks, der Linse und die Strahlenkrankheit. Hier besteht eine klare Beziehung zur Dosis. Diese nichtstochastischen Effekte treten v. a. in der Strahlentherapie auf. In der Diagnostik müssen nichtstochastische Effekte sowohl für den Patienten als auch für die Beschäftigten unbedingt vermieden werden.

Die Abbildung 5.2 zeigt einen typischen nichtstochastischen Effekt aus der Frühzeit der Radiologie, wie ihn Röntgenpionier Max Levy-Dorn, der erste Radiologe des Virchow-Krankenhauses in Berlin, erlitten hat.

Stochastischer Effekt?
Wilhelm Conrad Röntgen ist 28 Jahre nach seiner Entdeckung der Röntgenstrahlen an einem Ileus verstorben. Der junge Sauerbruch hat ihn noch zu retten versucht, aber vergebens. Der wahrscheinlich vorliegende Dickdarmkrebs war im schlimmsten Falle Folge eines stochastischen Effekts. Röntgenröhren waren schon zu Röntgens Zeiten teuer, überdauerten aber nur wenige Aufnahmen. So blieb W.C. Röntgens Exposition wohl in Grenzen. Außerdem verließ der alte Fuchs während seiner Experimente meist den Raum. Röntgenaufnahmen von ihm selbst gibt es bezeichnenderweise nicht, wohl aber von seiner Frau.

Dosis ist nicht gleich Dosis

Energiedosis: Die *Bestrahlung eines leblosen Objektes* ist mit der Energiedosis gut zu beschreiben. Sie entspricht der Strahlungsenergie (J; Joule), die pro Masse (kg) absorbiert wird und wird in Gray (Gy) gemessen (1 Gy = 1J/kg). Die biologische Wirkung bleibt vollkommen unberücksichtigt.

Äquivalenzdosis: Die *Wirkung von Röntgenstrahlen auf einen lebenden Organismus* wird durch die Äquivalenzdosis ausgedrückt. Die Energiedosis wird mit einem Faktor für die biologische Wirksamkeit multipliziert und in Sievert (Sv) angegeben. Für Röntgenstrahlen beträgt der Umrechnungsfaktor praktischerweise 1, weshalb 1 Sv = 1Gy = 1J/kg ist. Die Energie- bzw. Äquivalenzdosis ist allerdings am lebenden Objekt nur unter Schwierigkeiten messbar. Sie müssten Dosimeter schlucken und nach der Darmpassage auswerten – das ist einfach unpraktisch.

Personendosis: Hier hilft die Personendosis (ebenfalls in Sv), die der Äquivalenzdosis an repräsentativen Stellen

Nichtstochastischer Effekt

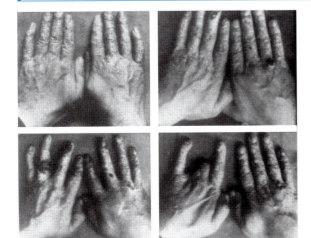

Abb. 5.2 Die historischen Aufnahmen zeigen die Entwicklung eines Strahlenschadens der Hand, den sich Max Levy-Dorn, der erste Radiologe des Virchow-Krankenhauses, über den Zeitraum von mehreren Jahren zugezogen hat. Ursache für diesen Strahlenschaden war die regelmäßige Testung der Röhrenleistung mit der eigenen Hand als Testkörper.

Tab. 5.2 Dosisgrenzwerte für beruflich Strahlenexponierte

Organe	Dosisgrenzwert (mSv/J)
Keimdrüsen, Gebärmutter, rotes Knochenmark	50
Schilddrüse, Periost, Haut	300
Hände, Unterarme und Schenkel, Knöchel	500
alle anderen Organe	150

der Körperoberfläche, d. h. dort wo Sie die Röntgenplakette oder andere Dosimeter tragen, entspricht. Nun ist die Dosis handhabbar. Es wurden Grenzwerte festgelegt (Tab. 5.2). Um diese Grenzwerte besser einschätzen zu können, hier noch ein Vergleich: Die natürliche Strahlenexposition der Keimdrüsen beträgt ca. 1,1 mSv/J, die zivilisatorische Strahlenexposition ca. 0,6 mSv/J.

Schutz des Patienten

 Der beste Strahlenschutz ist die strenge Indikationsstellung und das Ausweichen auf andere Methoden, wenn dies sinnvoll ist.

Gleich danach kommt die technische Durchführung der Untersuchung durch erfahrene Kollegen, die die Durchleuchtungszeiten gering, das durchstrahlte Volumen klein, den Abstand des Patienten zum Bildempfänger kurz und die Untersuchungsprotokolle (z. B. im CT) Dosis minimiert halten. Dosis minimiert heißt, dass die Dosis so gewählt werden soll, dass die diagnostische Aussagekraft gerade noch nicht eingeschränkt wird (**ALARA**-Prinzig: **a**s **l**ow **a**s **r**easonably **a**chievable). Wesentlich ist außerdem die Wahl eines Dosis sparenden Detektorsystems, d. h. der passenden Film-Folienkombination oder eines optimierten digitalen Flächendetektors sowie eine adäquate Strahlenfilterung. Beim Patienten selbst sind die Einblendung des Strahlenbündels (s.o.) wichtig, um die Streustrahlungsbelastung gering zu halten, und ein Gonadenschutz zu gewährleisten, wenn dies die Diagnostik nicht unmöglich macht (beim Polytrauma einer Frau sind die Ovarien nicht abzudecken, weil der Beckenring dann nicht beurteilbar ist).

Strahlen sind überall
Eine Thoraxaufnahme im p.-a. Strahlengang erfordert 0.02 mSv, die CT-Untersuchung des Thorax liegt bei 8 mSv. Eine Mammographie belastet mit 2 mSv. Ein schicker Wochenendflug nach New York schlägt mit 0,1 mSv kosmischer Strahlung zu Buche. Das gesunde Leben auf Hochgebirgsalmen erhöht die natürliche Strahlenexposition auf bis zu 10 mSv/Jahr.

Rechnete man die Dosis der Einzeluntersuchungen auf eine Ganzkörperdosis um, die das gleiche Risiko auf einen genetischen Schaden oder eine maligne Erkrankung mit sich brächte, ergäbe sich folgendes Bild (Tab. 5.3).

Schutz des Untersuchers

Die meisten Dinge, die dem Strahlenschutz des Patienten dienen, mindern auch die Exposition des Radiologen. Dazu gehören eine ausreichende Erfahrung des Untersuchers, kurze Durchleuchtungszeiten, strenge Einblendung, Dosis minimierte Röntgenausrüstung, strenge Indikationsstellung. Weitere Schutzmaßnahmen sind der größtmögliche Abstand – die Dosis fällt mit dem Quadrat des Abstandes – zu Primär- und Streustrahlungsquellen (Röhre und Patient) sowie Schutzwände aus Bleiglas oder -blech. Bleischürzen, -handschuhe, Schilddrüsenschutz und ziemlich klobige Bleiglasbrillen tun ein Übriges (Abb. 5.3).

Übrigens: Britische Radiologen, die von 1920–1945 tätig waren, zeigten keine höhere Tumorinzidenz als andere Ärzte und wurden älter als die praktischen Ärzte im Vereinigten Königreich.

Paul macht Ernst

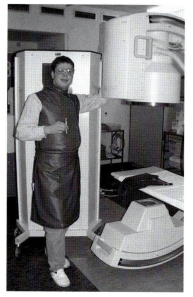

Abb. 5.3 Für den interventionellen Einsatz ist Paul mit dem Bleirock, dessen Gewicht auf dem Becken und nicht auf der Wirbelsäule lastet, gut ausgerüstet. Die Bleiweste, der Schilddrüsenschutz und die Bleibrille im Trenddesign tun ein Übriges. In der Hand hält er ein Stabdosimeter, das während der Untersuchung, genau wie das Filmdosimeter, unter der Weste getragen wird. Hinter ihm steht eine mobile Bleischutzwand. Auf dem Interventionstisch liegen Bleihandschuhe, wie sie bei nichtinterventionellen Durchleuchtungsuntersuchungen getragen werden.

Tab. 5.3 **Effektive Gesamtkörperdosis bei radiologischen Untersuchungen**

Untersuchung von Organen/Körperteilen	effektive Gesamtkörperdosis (mSv)	äquivalente Anzahl von p.-a. Thoraxaufnahmen	äquivalenter Zeitraum der üblichen natürlichen Hintergrundstrahlung
Röntgen:			
Extremitäten	0,01	0,5	1,5 Tage
Thorax p.-a.	0,02	1	3 Tage
Schädel	0,1	5	2 Wochen
HWS	0,1	5	2 Wochen
BWS	1,0	50	6 Monate
LWS	2,4	120	14 Monate
Hüfte	0,3	15	2 Monate
Becken	1,0	50	6 Monate
Abdomen	1,5	75	9 Monate
Ösophagusbreischluck	2,0	100	1 Jahr
Magen, Duodenum	5,0	250	2,5 Jahre
Dünndarm	6,0	300	3 Jahre
Dickdarm	9,0	450	4,5 Jahre
Computertomographie:			
Kopf	2,0	100	1 Jahr
Thorax, Abdomen	8,0	400	4 Jahre
Szintigraphie:			
Knochen	5,0	250	2–5 Jahre
Schilddrüse	1,0	50	6 Monate
Herz (Thallium)	18	900	9 Jahre

nach: RCR Working Party. Making the best use of a Department of Clinical Radiology. Guidelines For Doctors (Fourth Edition). London: The Royal College of Radiologists, 1998

Risiken der Sonographie

Direkte, relevante Risiken der sonographischen Technik sind nicht nachweisbar. Die Ergebnisse der Sonographie sind allerdings sehr untersucherabhängig und schwierig zu dokumentieren. Die indirekte Gefährdung des Patienten durch nichtsonographische Folgeuntersuchungen nach sonographischen Fehlbefunden ist daher höher anzusetzen als die direkten Risiken. Es herrscht allerdings weitgehende Übereinstimmung, dass die vielfache Sonographie des Embryos im Mutterleib („Baby-Video") wegen der großen Empfindlichkeit des werdenden Lebens ohne medizinische Indikation unterbleiben sollte.

Risiken der Magnetresonanztomographie

Die hohen Magnetfeldstärken verursachen Funktionsstörungen mechanischer und elektronischer Geräte. Der Selbstversuch mit der geerbten Rolex und der American Express Card wird nicht empfohlen, aber – in Abwandlungen – immer wieder gerne durchgeführt. Auch der metallene Putzeimer, mit dem die Reinigungskraft zu nachtschlafender Zeit in den Untersuchungsraum trottet und der sich dann wie von Geisterhand und unhaltbar in die Untersuchungsröhre stürzt, um sich dort zu entleeren und das Gerät für Wochen still zu legen, kommt immer wieder vor. Die Abbildung 5.**4** zeigt die Folgen eines besonders unausgegorenen Annäherungsversuches an ein

Fatale Affinität

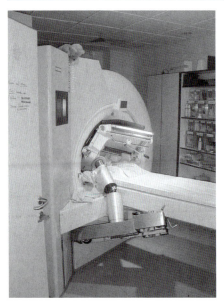

Abb. 5.4   Wo rohe Kräfte sinnlos walten....was man dort in der Öffnung des Gerätes sieht, ist ein 200 kg schwerer OP-Tisch.

Magnetresonanztomographen mit üblicher 1,5 Tesla Magnetfeldstärke, bei dem glücklicherweise nur das Gerät demoliert wurde. In den USA soll ein in der Untersuchungsröhre liegender Ingenieur bei der Reparatur eines laufenden, auf einem LKW-Anhänger montierten mobilen Gerätes ums Leben gekommen sein, weil ein Gabelstapler mit ungesicherter Gabel vorbeifuhr. Die schwere Gabel durchschlug die Wand des Anhängers und schoss in die Röhre hinein. Die Magnetresonanztomographie ist somit keinesfalls eine „harmlose" Technik. Folgende Gefahren sind zu bedenken:
- die Induktion von Strömen,
- die Bewegung metallischer Gegenstände sowie
- der Lärm, der bei der Schaltung der Gradienten entsteht.

Induktion von Strömen: Nicht nur in der Antennenspule werden elektrische Ströme induziert. Dies kann in allen leitenden Strukturen geschehen. Das fließende Blut ist so ein Leiter. Die resultierende Spannung pfropft sich dem EKG zum Zeitpunkt des schnellsten Blutflusses auf. Es kommt zu einer Erhöhung der T-Welle. In Kabeln, insbesondere in Kabelschlaufen (Herzschrittmacher!), werden Ströme induziert, die zur Überhitzung und schließlich zu Verbrennungen führen können. So eine Schlaufe kann der Patient auch selbst erzeugen, indem er die Hände zusammenlegt oder sich seine nackten Waden berührt.

! Ohrimplantate, Herzschrittmacher und Defibrillatoren (einschließlich verbliebener Elektroden dieser Geräte), Neurostimulatoren sowie implantierte elektronische Infusionspumpen verbieten eine MR-Untersuchung.

Fest verankerte Osteosynthesematerialien können die Bildgebung stören und sich erwärmen. Bei Unbehagen des Patienten sollte die Untersuchung abgebrochen werden. Auch paramagnetische Materialien, die von magnetischen Feldern schwach angezogen werden, und ferromagnetische Materialien, die sich magnetisieren lassen, können im Abbildungsbereich die Bildgebung erheblich stören. Daher müssen Schmuck abgelegt und Piercing-Elemente entfernt werden (Abb. 5.5).

Bewegung metallischer Gegenstände: Die außerordentliche Gefährdung durch die Bewegung metallischer Gegenstände außerhalb des Körpers wurde bereits erwähnt. Wie ist es mit Materialien im Körper? Granatsplitter oder metallische Fremdkörper sollten z. B. nicht in der Nähe der Augen liegen. Die üblichen Herzklappen stellen keine Kontraindikation für eine MR-Untersuchung dar. Patienten mit lockeren Gefäßspiralen, Stents oder Filtern sollten jedoch nicht untersucht werden. Nach der Implantation dieser Materialien sollten 6 Wochen bis zu einer MR-Untersuchung verstreichen. Gefährlich sind Aneurysmaclips an den hirnversorgenden Gefäßen. Hier hat es bereits Todesfälle gegeben. Die Art der Clips – hoffentlich dokumentiert im OP-Bericht – und ihre MR-Fähigkeit muss genau ermittelt werden. Entsprechende Listen sind im Internet über die Homepage der International Society for Magnetic Resonance in Medicine (http://www.ismrm.org/) verfügbar.

Piercing, ja aber ...

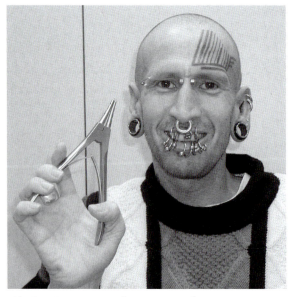

Abb. 5.5   Dieser Patient kommt gut vorbereitet zur Untersuchung. Zur Entfernung seines Schmucks hat er eine spezielle Zange dabei.

5.6 Risiken der Intervention

 Was sagt die Federal Drug Agency?
„For a properly operating system, the hazards associated with direct interactions of these fields (static magnetic, pulsed gradient and radio frequency) and the body are negligible. It is the interaction of these fields with medical devices ... that create concerns for safety."

Lärm, der bei der Schaltung der Gradienten entsteht: Die schnelle Schaltung der Gradienten, v. a. bei den modernen komplexen Messsequenzen, kann einen erheblichen Geräuschpegel von über 100 dB verursachen. Gehörschutz ist daher für den Patienten Pflicht.

Weitere Gefährdungen des Menschen durch die gebräuchlichen MR-Techniken sind bisher nicht bekannt. Die elektive Untersuchung von frühschwangeren Frauen (bis zum 3. Schwangerschaftsmonat) wird trotzdem aus Sicherheitsgründen abgelehnt. Bei vitaler Indikation ist die MRT- der CT-Untersuchung wegen der fehlenden Strahlenbelastung vorzuziehen, vorausgesetzt die Aussagekraft von MRT und CT sind vergleichbar.

! Der MR-Untersuchungsraum darf nur nach eingehender Aufklärung und in Begleitung des Bedienungspersonals betreten werden. Kabel im Körper jeglicher Art verbieten MR-Untersuchungen.

Ein erheblicher Anteil der Risiken bei invasiver Diagnostik (z. B. der Angiographie) ist auf den bereits besprochenen Kontrastmittelgebrauch zurückzuführen. Weitere wesentliche Risiken sind:
- während der **Angiographie** die Gefäßverletzung mit Gefäßwanddissektion, Hämatom, arteriovenöser Fistel oder Ausbildung eines falschen Aneurysmas im Punktionsbereich, die Ablösung von embolisierenden Thromben (bei älteren Patienten) und die Auslösung von Gefäßspasmen (bei jüngeren Patienten);
- bei der **Embolisation** eines Tumors oder Aneurysmas die Verschleppung des Embolisats (Kleber, Spiralen, Ballons) in andere als den gewünschten Zielbereich;
- bei der **Einbringung eines Stents** (intravaskuläre Gefäßprothese) oder **Cavafilters** die Ruptur oder der Verschluss des Zielgefäßes;
- bei der **Einlage einer Drainage** in ein Organ oder einen Abszess und der **Entnahme einer Gewebeprobe** die Blutung in das Parenchym, Peritoneum oder den Pleuraraum, die Verletzung des Darms (mit der Gefahr der Peritonitis), der Lunge (mit Ausbildung eines Pneumothorax) oder der Gefäße sowie die Ausbildung von Fisteln.

! Vieles spricht dafür, die Aufklärung des Patienten bei einer Intervention dem durchführenden Arzt zu überlassen, jedoch bitte mindestens 24 Stunden vor der Maßnahme, wenn es kein Notfall ist.

Vom Bild zur Diagnose ...

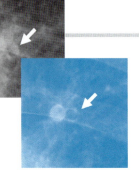

6 Thorax

Die Röntgenuntersuchung des Thorax ist die häufigste radiologische Untersuchung überhaupt. Sie ist auch eine der wichtigsten Untersuchungen, v. a. für den Berufsanfänger und im Nacht- und Notfalldienst. Die umfassende Analyse der Röntgen-Thoraxaufnahme ist dann eine ziemlich intellektuelle Angelegenheit – wie ein guter Krimi – und macht glücklicherweise auch so viel Spaß.

Die Grundvoraussetzung für die richtige Bildanalyse ist das Wissen um die wesentlichen Phänomene, die im Bild zu beobachten sind. Die Anatomie und Physiologie der Thoraxorgane muss man kennen, aber auch die wesentlichen Wahrnehmungseffekte, die die Diagnosestellung beeinflussen können (s. S. 20 ff). Kontinuierliches Training der Bildanalyse gehört natürlich auch dazu – glücklicherweise mangelt es an Aufnahmen zum Üben nicht. Beherrscht man das Handwerkszeug, kann man punkten, bei den Kollegen, in der Prüfung und am wichtigsten beim Patienten.

Mit den Indikationen für eine Röntgen-Thoraxaufnahme – also dem, was die Diagnostik überhaupt leisten kann – muss man sich natürlich auskennen (Tab. 6.1). Die akuten Thoraxprobleme bei Unfallpatienten werden im Kapitel „Notfalldiagnostik" auf Seite 262 ff behandelt.

6.1 Wie betrachtet man ein Röntgen-Thoraxbild?

Ein Röntgen-Thoraxbild betrachtet man zunächst einmal ohne Angst – die Deutung ist keine schwarze Magie. Wichtig ist, dass Sie sich eine feste Abfolge der Bildanalyse zurechtlegen. Folgen Sie doch fürs erste nachfolgendem Schema und nutzen Sie dazu einen Normalbefund einer Röntgen-Thoraxaufnahme (Abb. 6.**1 a, b**).

Bestimmen Sie zunächst die Bildqualität!

Ist die Belichtung ausreichend? Sehe ich Lungengefäße hinter dem Herzen und unter der Zwerchfellkontur (dort befindet sich ein Drittel der Lunge und somit auch der pathologischen Befunde). Kann ich die Gefäße im Lungenkern, den hilusnahen Lungenabschnitten, gut erkennen?

Ist die Belichtungszeit ausreichend kurz? Ist die Herzkontur scharf? Sie bewegt sich im Thorax am schnellsten (Spitzengeschwindigkeit um 7 km/h!).

Stand oder lag der Patient? Sehe ich einen Flüssigkeitsspiegel in der Magenblase (Abb. 6.**1 c**, Abb. 6.**2 a**) oder außerhalb des Lungenfeldes liegende Skapulae (Abb. 6.**1**, Abb. 6.**2**, stehender Patient)? Projiziert sich die mediale Skapulakontur in die Lunge oder ist das Mediastinum gestaucht und verbreitert (Abb. 6.**3**, liegender Patient)?

Ist die Positionierung korrekt? Steht die Reihe der Processus spinosi genau zwischen den Sternoklavikulargelenken (Abb. 6.**1 c**)? Zeigt die 1. Rippe mit ihrem ventralen Ende auf den 4. Brustwirbelkörper (Abb. 6.**1 c**)?

Stand der Patient still und hielt den Atem an? Ist die Kontur der Rippen scharf?

Analysieren Sie nun das Röntgen-Thoraxbild!

Nach einem kurzen Blick auf Alter und Geschlecht des Patienten beginnt die eigentliche Analyse der Übersichtsaufnahme des Thorax.

Folgen Sie der Zwerchfellkontur! Ist sie gut abgrenzbar und der Pleurasinus normal tief und spitz? Oder läuft der Pleurasinus kurvig aus (wie bei einem Pleuraerguss)? Der Lungenunterlappen liegt dem Zwerchfell auf. Ist er in den basalen Anteilen nicht mehr lufthaltig, verliert sich die Zwerchfellkontur („Silhouettenzeichen", s. S. 20 ff).

Folgen Sie nun der Pleuragrenze bis zur Lungenspitze! Ist die Pleura glatt, liegt sie der knöchernen Thoraxwand direkt an, oder ist das nicht der Fall (z. B. Pleuraschwiele, auslaufender Pleuraerguss im Liegen, Pneumothorax)?

Mustern Sie den Lungenkern! Ist die Lungendichte gleichmäßig und mit der Lungendichte der Gegenseite vergleichbar oder nicht (z. B. auslaufender Pleuraerguss im Liegen)? Sind Transparenzerhöhungen und/oder -minderungen vorhanden (z. B. Überblähungen, Infiltrate)? Sieht man umschriebene Verdichtungen (Rundherde, Infiltrate)? Erscheinen die Gefäße scharf und normal groß, oder sind sie verwaschen und prominent (z. B. pulmonalvenöse Stauung), verzweigen sie sich harmonisch oder wie die Äste eines alten Obstbaumes (z. B. Emphysem)? Kontrollieren Sie kurz die Lage der Fissura minor, des Lappenspalts zwischen Ober- und Mittellappen der rechten Lunge (s. Abb. 6.**1 a**, S. 38).

Jetzt beschauen Sie das kraniale Mediastinum! Ist es normal breit, die Trachea mittig und von regelrechter Weite? Oder ist die Trachea verlagert und eingeengt (z. B. Struma)? Ist der Aortenknopf normal konfiguriert oder verbreitert (z. B. bei einem Aneurysma)? Ist er

Tabelle 6.1 **Empfehlungen für die radiologische Diagnostik**[1]

Indikation	radiologisches Untersuchungsverfahren	Bemerkungen
unspezifischer Thoraxschmerz	Röntgen-Thorax	ist nicht primär erforderlich, wird im Wesentlichen jedoch zur Absicherung empfohlen
obere Atemwegsinfektion	Röntgen-Thorax	nicht indiziert!
chronisch-obstruktive Atemwegserkrankung, Asthma	Röntgen-Thorax	nur bei Änderung der Symptomatik indiziert
Pneumonie bei Erwachsenen (Kontrolle)	Röntgen-Thorax	ist zur Dokumentation der Rückbildung der Pneumonie indiziert, Mindestintervall 10 Tage
akute Pneumonie bei Kindern	Röntgen-Thorax	ist zur Dokumentation der Rückbildung der Pneumonie indiziert, Mindestintervall 10 Tage
Pleuraerguss	Röntgen-Thorax	Cave: kleine Pleuraergüsse können übersehen werden
	Sonographie	dient der Beurteilung der Konsistenz von Befunden und zur Durchführung von Pleurapunktionen
	Computertomographie (CT)	wird gelegentlich durchgeführt, um feste Komponenten zu beurteilen
Hämoptoe	Röntgen-Thorax (p.-a. und lateral)	dient als Übersichtsuntersuchung
	CT	wird vor einer Bronchoskopie empfohlen
okkulte Lungenerkrankung	hoch auflösendes Thorax-CT (HRCT)	zeigt Veränderungen, die im Röntgenbild nicht sichtbar sind
Intensivpatient	Röntgen-Thorax	hilfreich bei Symptomwechsel sowie nach Einbringung oder Entfernung von Intensivmaterialien
Einstellungs- oder Reihenuntersuchung	Röntgen-Thorax	ist nur bei Hoch-Risiko-Patienten (z. B. Immigranten aus Endemiegebieten (z. B. Tuberkulose) oder bei Patienten mit einer Hoch-Risiko-Tätigkeit (z. B. Taucher) indiziert
präoperative Untersuchung	Röntgen-Thorax	wird nicht routinemäßig durchgeführt, nur vor einer kardiopulmonalen Operation, bei V.a. Malignom oder Tuberkulose, bei Dyspnoe, bekannter kardialer Erkrankung, hohem Alter
Krebspatient:		
Diagnostik	Röntgen-Thorax (p.-a. und lateral)	Cave: es können zentrale Tumoren übersehen werden
	CT	ist der Bronchoskopie bei Hämoptoe überlegen
Staging	CT-Thorax, CT-Abdomen	sind zur Dokumentation der Ausbreitung des Malignoms erforderlich
	Skelettszintigraphie	stellt Skelettmetastasen dar
	Magnetresonanztomographie (MRT)	ist Spezialindikationen vorbehalten (V.a. tumoröse Thoraxwand-/Mediastinalinvasion, Differenzierung von Inzidentalom und Metastase der Nebenniere)

[1] nach: RCR Working Party. Making the best use of a Department of Clinical Radiology. Guidelines For Doctors (Fourth Edition). London: The Royal College of Radiologists, 1998

Röntgen-Thorax im Stehen: Normalbefunde

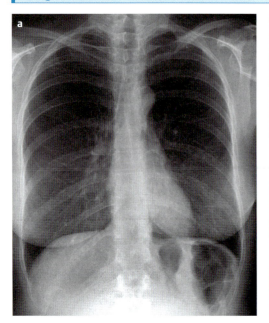
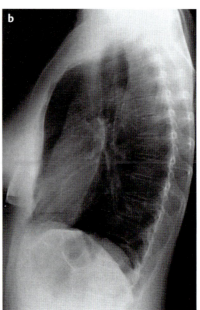
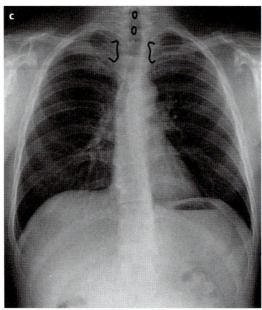

Abb. 6.1 a Dies ist ein normales Röntgen-Thoraxbild einer Frau. Beachten Sie in den unteren Lungenabschnitten die erhöhte Dichte durch die Brustdrüsen. Nicht immer sind die Konturen der Brust so gut erkennbar. Bei einem Zustand nach Brustablation (nicht ganz so selten bei älteren Frauen) sind ipsilateral eine Transparenzerhöhung oder kontralateral eine Transparenzverdichtung festzustellen! Außerdem kann die Patientin etwas rotiert stehen – wie man das kontrolliert, sehen Sie in Abb. **c**. **b** Hier sehen Sie die normale Thorax-Seitaufnahme einer schlanken Frau. Wenn Sie herausfinden, welches Zwerchfell welches ist (Silhouettenzeichen des Herzens, Kolon- und Magenluft!), können Sie auch den dorsalen Pleurarezessus und die dorsale Lungengrenze seitlich zuordnen. Finden Sie den Aortenbogen! Zeichnen Sie im Geiste die Pulmonalarterie ein (s. auch Abb. 6.**2a**)! **c** Dargestellt ist ein normales Röntgen-Thoraxbild eines Mannes. Hier ist die körpereigene „Wasserwaage" gut zu sehen, die Magenblase. Die medialen Skapulakonturen liegen außerhalb der Lungenfelder. Kein Zweifel – diese Aufnahme ist aufrecht angefertigt. Eingezeichnet sind die Processus spinosi C7 und T1 als dorsaler Referenzpunkt sowie die medialen Konturen der Claviculae als ventraler Referenzpunkt: Dieser Patient steht gerade!

nach lateral abgrenzbar („Silhouettenzeichen", s.S. 20 ff)? Liegt die Trachea dem Aortenknopf direkt an, oder befindet sich etwas dazwischen (z. B. vergrößerte Lymphknoten)? Erscheint die V. azygos im Azygoswinkel normal groß (ca. 1 cm; Abb. 6.**1 c**) oder ist sie verbreitert (z. B. bei einer Einflussstauung, aber auch bei vergrößerten Lymphknoten)? Ist die Trachealaufzweigung mit der Carina tracheae normal konfiguriert (Abb. 6.**1 c**)? Oder erscheint sie angehoben und verbreitert (z. B. bei vergrößerten Lymphknoten)?

Nun analysieren Sie die Hili! Steht der linke Hilus etwa einen Querfinger höher als der rechte, wie es sich gehört (die linke Pulmonalarterie überquert den linken Hauptbronchus)? Oder ist einer der Hili verlagert (z. B. durch einen raffenden Prozess in den Oberfeldern)? Ist das aortopulmonale Fenster, der Winkel zwischen Aortenknopf und linker Pulmonalarterie, frei? Sind die Hili beidseits vergrößert (z. B. bei pulmonaler Hypertonie, beidseitigen Lymphknotenschwellungen), oder fällt nur ein Hilus aus dem Rahmen (z. B. durch einen Tumor)?

Jetzt beschauen Sie das kaudale Mediastinum! Ist das Herz normal groß und normal konfiguriert? Die Herzbreite darf etwa die Hälfte des Thoraxdurchmessers betragen. Stellen sich Verdichtungen im Herzschatten dar (z. B. Pericarditis constrictiva, Koronargefäß- oder Klappenkalk, Klappenersatz, Herzschrittmacher, Defibrillator)? Sind die Herz-

„Silhouettenzeichen"

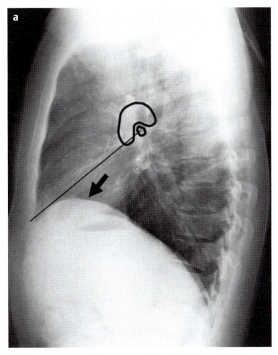

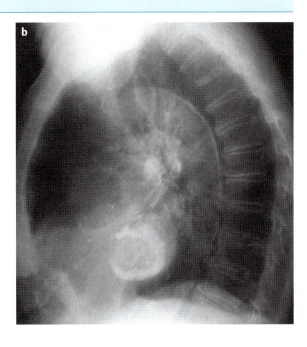

Abb. 6.2 a Das „Silhouettenzeichen" hilft uns bei der Zuordnung der Zwerchfelle. Dem linken Zwerchfell liegt das Herz auf, weshalb sich ventral die linke Zwerchfellkontur nicht mehr abgrenzen lässt. Außerdem liegen unter dem linken Zwerchfell die Magenblase und die Flexura lienalis des Kolons. Alles klar? Der Pfeil zeigt also auf das rechte Zwerchfell. Damit können wir auch die dorsalen Pleuragrenzen und die Rezessus (und Pleuraergüsse!) einer Seite zuordnen. Das umgekehrte Komma ist zur Orientierung eingezeichnet, es entspricht der linken Pulmonalarterie. Erkennen Sie das „dunkle Loch", um das es sich schlingt? Unterhalb der schräg nach vorne verlaufenden Linie liegt die Mitralklappe, oberhalb die Aortenklappe. Die Fissura major und minor sind auf guten Röntgenaufnahmen beide zu erkennen und helfen bei der Lappenzuordnung einer Läsion. Sehen Sie wie weit nach oben sich der Unterlappen erstreckt? b Wenden Sie Ihre neu erworbenen Kenntnisse (Seite 40) nun einmal auf diese Abbildung an. Welche Herzklappe ist bei dieser Patientin verkalkt?

Es ist v. a. die Mitralklappe, aber auch die Aortenklappe bildet sich ab.

Röntgen-Thorax im Liegen: Normalbefund

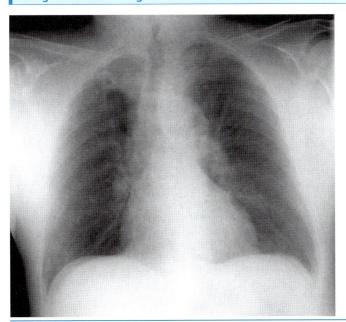

Abb. 6.3 Diese Röntgenaufnahme des Thorax wurde bei einem im Bett liegenden Patienten ohne Streustrahlenraster gemacht – deshalb ist der Kontrast geringer. Das Mediastinum ist gestaucht, die Zwerchfelle stehen höher. Die kranialen Gefäße sind aufgrund des ausgeglichenen hydrostatischen Drucks im Liegen kräftig gefüllt. Das obere Mediastinum ist etwas breiter als im Liegen üblich. Haben Sie die Rotation des Patienten überprüft?

konturen abgrenzbar? Der rechten Herzkontur liegt der Mittellappen an, der linken die Lingula des Oberlappens (schon wieder ist ein „Silhouettenzeichen", s.S. 20 ff). Ist die untere linke Herzkontur sehr bauchig und reicht weit nach lateral, ist die linke Herzkammer vergrößert (z.B. bei Herzwandhypertrophie infolge eines arteriellen Hypertonus oder einer Aortenstenose)? Ist die Herzbucht, die obere linke Herzkontur, aufgehoben, spricht das für eine Belastung des rechten Herzens (z.B. bei pulmonaler Hypertonie oder Mitralklappeninsuffizienz).

Schauen Sie nun hinter das Herz und unter die Zwerchfellkontur! Insgesamt befindet sich dort ein Drittel der Lunge, damit also auch etwa ein Drittel aller pathologischen Befunde. Versuchen Sie den Verlauf der Gefäße im Herz- und Zwerchfellschatten zu erkennen! Bei sehr guten Aufnahmen sind die ventrale und dorsale Pleuragrenze zu sehen!

Einen letzten Blick werfen Sie auf die Weichteile! Wie breit ist der Weichteilmantel des Thorax, wie kräftig, adipös oder aufgeschwemmt ist der Patient? Nun analysieren Sie die Halsregion: Ist Luft im Gewebe zu sehen (z.B. bei einem Weichteilemphysem), sind die Stimmlippen am oberen Ende der Trachea zu erkennen (wichtig für die Positionierung eines Tubus!)?

Schließlich schauen Sie noch kurz auf das Thoraxskelett! Ein erster Blick wird auf die Schulter, ein zweiter auf die Brustwirbelsäule geworfen. Dann drehen Sie den Film um 90° auf die Seite, weil Sie sich so besser von Herz und Lunge lösen und auf die Rippen konzentrieren können (Abb. 6.4). Echte Radiologen geben in der Prüfung dafür Pluspunkte. Jetzt folgen Sie den einzelnen Rippen von dorsal nach ventral. Dabei achten Sie auf Konturunterbrechungen und begleitende Weichteilschatten: Liegen Normvarianten wie z.B. Gabelrippen oder Frakturen, Metastasen oder Plasmozytomdestruktionen vor?

Holen Sie sich zusätzliche Informationen durch das Thorax-Seitbild!

Hier schauen wir durch noch mehr Mensch hindurch, durch zwei Lungen statt durch eine, durch zwei Hili statt durch einen. Die Sache wird dadurch sicher nicht einfacher. Es gilt also, die Anatomie zu ordnen.

Fangen Sie mit den Zwerchfellen an! Welches ist das rechte Zwerchfell (s. Abb. 6.2 a, S. 39)? Verfolgen Sie beide Zwerchfelle bis in den dorsalen Pleurarezessus. Folgen Sie dann der dorsalen Pleuragrenze nach kranial. Lokalisieren Sie die beiden Fissurae majores und die Fissura minor (Auf welcher Seite war die Fissura minor noch?).

Analysieren Sie jetzt die Hili! Die linke Pulmonalarterie schwingt sich aus dem Pulmonaltrunkus in einem Bogen über den linken Hauptbronchus, einem umgekehrten Komma ähnelnd. Der linke Hauptbronchus wird dort angenommen, wo sich auf den meisten Aufnahmen ein „dunkles Loch" abbildet (Abb. 6.2 a)). Alles, was jetzt noch an Strukturen drum herum übrig bleibt, ist beim Normalbefund durch seinen Verlauf als Gefäß gut erkennbar.

Was sagen Ihnen die Herzkonturen? Die vordere Herzkontur, die im Wesentlichen der rechten Herzkammer entspricht, lässt sich hinter der vorderen Thoraxwand erkennen. Liegt sie der Thoraxwand breitflächig an, ist die rechte Herzkammer groß. Die hintere Herzkontur entspricht in ihrem kranialen Anteil dem linken Vorhof, im kaudalen Anteil dem linken Ventrikel. Ein bisschen Bariumbrei im Ösophagus lässt uns die Vorhofkontur besser erkennen, wenn das gewünscht wird.

Ordnen Sie nun den Rest! In einem breiten Bogen über dem Hilus verläuft der Aortenbogen, dessen äußere Kontur großteils zu erahnen ist. Eine Aortensklerose ist hier gut zu erkennen. Das erwähnte „dunkle Loch" kann uns noch einmal helfen (s. Abb. 6.2, S. 39): Ziehen wir eine Linie von dort zum ventralen Pleurarezessus, dann liegt die Aortenklappe kranial und die Mitralklappe kaudal davon. Ziemlich praktisch, nicht? Schließlich schauen Sie auf den retrosternalen Raum, der ziemlich transparent sein sollte, denn dort treffen sich die Lungen vor dem Mediastinum. Bei einem Emphysem ist dieser Raum verbreitert, bei Raumforderungen im vorderen Mediastinum verdichtet.

Ich sehe eine Auffälligkeit – was nun?

Sie gehen genauso systematisch wie bei der soeben beschriebenen Bildanalyse vor. Zuerst einmal muss die grobe Richtung stimmen! Wenn es um die **Lunge** geht, sind folgende Fragen zu beantworten:
- Ist es eine Verschattung oder eine Aufhellung?
- Ist es eher eine umschriebene oder eine diffuse Veränderung?
- Handelt es sich um einen singulären Herd, oder sind mehrere Herde zu sehen?
- Ist die Veränderung homogen oder inhomogen?
- Ist die diffuse Veränderung fleckförmig, oder ist sie eher aus feinen Linien aufgebaut (linear oder netzig)?

Betrifft die Veränderung das **Mediastinum**, reicht es zunächst aus, die Lokalisation der Veränderung festzulegen: Hilusgegend, oberes oder unteres Mediastinum. Betrifft die Veränderung die **Thoraxwand**, ist eine Rippenbeteiligung zu klären.

Röntgen-knöcherner Thorax: Normalbefund

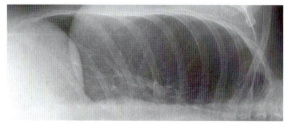

Abb. **6.4** So sieht man sich den knöchernen Thorax am besten an – um 90° gedreht. Folgen Sie jeder einzelnen Rippe in ihrem gesamten Verlauf. Für gezielte Fragestellungen muss eine Röntgenaufnahme des knöchernen Hemithorax mit einer anderen Aufnahmespannung (ca. 80 kV) angefertigt werden.

Hyperlordotische Röntgenaufnahme

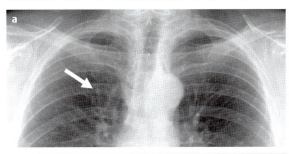

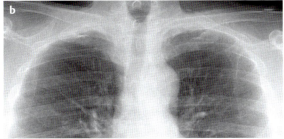

Abb. 6.5 a Oberhalb des rechtes Hilus stellt sich ein kleiner Rundherd dar (Pfeil). Ist er real? b Die hyperlordotische Aufnahme – der Patient lehnt sich bei der Aufnahme weit nach hinten zurück und dreht so u. a. die Claviculae aus der Lunge – zeigt den Herd nicht mehr. Es handelt sich also um ein orthograd getroffenes kräftiges Gefäß.

Zusatzuntersuchungen können helfen, um die Veränderung noch besser ins Bild zu bringen, z. B. die schnelle Durchleuchtung oder die hyperlordotische Aufnahme, z. B. bei Herden in der Lungenspitze (Abb. 6.5). Danach ist die diagnostische Herangehensweise unterschiedlich. Wir werden das bei den verschiedenen Fällen durchexerzieren. Jetzt sind wir aber weitgehend gerüstet für das erste Problem.

6.2 Transparenzminderungen der Lunge

Singuläre, umschriebene Transparenzminderung der Lunge

Checkliste: Singuläre, umschriebene Transparenzminderung der Lunge

- Ist die Binnenstruktur homogen oder inhomogen?
- Ist die Begrenzung scharf oder unscharf?
- Ist die Kontur glatt oder unregelmäßig, gerade oder lobuliert?
- Sind Grenzflächen (Zwerchfell, Herzkontur, Aortenbogen) aufgehoben?
- Verdrängt oder rafft die Läsion ihre Umgebung (Volumenzunahme oder -abnahme der Lunge)?

*P*lötzlich – ein Fleck in der Lunge

Norbert Deckblatt (78) muss sich seinen Leistenbruch operieren lassen. Weil er sich in letzter Zeit nicht so gut gefühlt hat (auch seine Zigarren schmecken ihm nicht mehr) und er doch schon etwas älter ist, wird eine präoperative Thoraxaufnahme angefertigt. Paul ist bei einem Patienten dieser Altersgruppe auf einiges gefasst, ein langes Arbeitsleben, Krieg, Mangelernährung, Erkrankungen, Operationen und Laster aller Art können ihre Spuren im Thorax hinterlassen. Er erwartet apikale (Abb. 6.6 a) und vielleicht auch basale Pleuraschwielen, eine unregelmäßige Gefäßzeichnung wie bei einem Altersemphysem oder vielleicht ein paar Narbenzüge nach abgelaufenen Pneumonien (Abb. 6.6 b). Voraufnahmen hat Herr Deckblatt nicht dabei, warum auch? Vor 30 Jahren hat er zum letzten Mal ein Krankenhaus von innen gesehen. Paul und Hazim begutachten gemeinsam die Lungenaufnahmen (Abb. 6.7) anhand des Analyseschemas (s. S. 36 ff).

❑ **Welche Diagnose stellen Sie?:** Paul hat eine singuläre Transparenzminderung in der rechten basalen Lunge entdeckt. Kann das eine Täuschung sein? Bei einer Patientin könnte vielleicht ein Zustand nach Ablatio mammae der

Altersentsprechende Röntgen-Thoraxbefunde

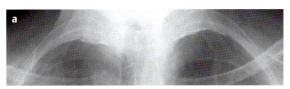

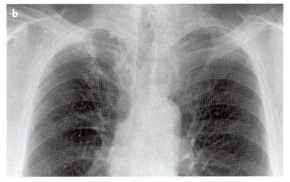

Abb. 6.6 a Nach den üblichen Lungeninfektionen eines langen Lebens hat dieser Patient eine apikale Pleuraschwarte mit feiner Verkalkung entwickelt. Kein Grund zur Aufregung, dieser Befund ist altersentsprechend. b Bei diesem älteren Patienten muss eine schwere Pneumonie abgelaufen sein, die so ein großes Narbenfeld hinterlassen hat. Kann sich dahinter auch ein Bronchialkarzinom verstecken? Natürlich! Jede Narbe kann entarten („Narbenkarzinom"). Nur der gewissenhafte Vergleich mit Voraufnahmen bringt hier ausreichende Sicherheit. Der Patient wird Ihnen beruhigend erzählen, dass er schon lange eine Narbe in der Lunge hat. Wie groß sie bei der letzten Röntgen-Thoraxaufnahme war, weiß er jedoch nicht!

Fall Norbert Deckblatt

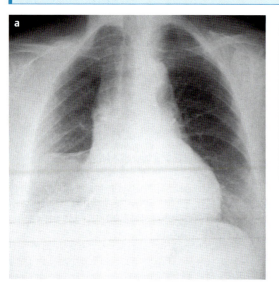
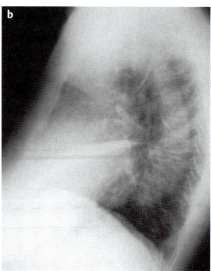

Abb. 6.7 Sie sehen hier die Röntgen-Thoraxaufnahmen von Norbert Deckblatt. Was fällt Ihnen auf?

anderen Seite vorliegen, meint Hazim. Oder eine Thoraxwandanomalie? Die MTA meint, der Patient sehe normal aus. Bei dem Alter kann es vielleicht auch eine emphysematöse Überblähung der linken basalen Lunge sein? Dann müssten dort aber die Gefäße deutlich rarefiziert sein, was nicht der Fall ist. Die beiden sind sich aber einig, es ist wirklich ein Befund im rechten Lungenunterfeld zu sehen. Sie stellen sich die Schlüsselfragen aus unserer Checkliste:

Ist die Binnenstruktur der Läsion homogen oder inhomogen?
Läsion mit homogener Binnenstruktur: Hier ist die gesamte

Bronchialkarzinom

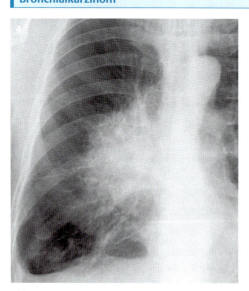
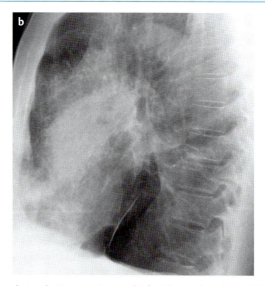

Abb. 6.8 a Dieser Tumor hat eine relativ homogene Binnenstruktur, weil er keine belüfteten Anteile hat. Er ist sehr unregelmäßig begrenzt. Durch ihn hindurch sehen Sie die dahinterliegende Lungenstruktur. Wo liegt der Tumor, im Unter- oder Mittellappen? b Auf der Seitaufnahme des Patienten erkennen Sie das Gesamtgeschehen: Der Mittellappen (Suchen Sie die Fissura major und minor!) ist homogen verdichtet und Volumen gemindert – die Fissura minor verläuft viel zu steil und zu weit kaudal. Dieser Befund ist typisch für eine Atelektase. Kranial der Fissura minor geht die Verdichtung allerdings noch weiter. Dort ist sie jedoch unscharf und unregelmäßig begrenzt. Bei diesem Patienten hat ein Bronchialkarzinom zunächst zu einer Mittellappenatelektase geführt, und ist dann weiter in das Lungengewebe vorgewachsen.

6.2 Transparenzminderungen der Lunge

Pleuraerguss

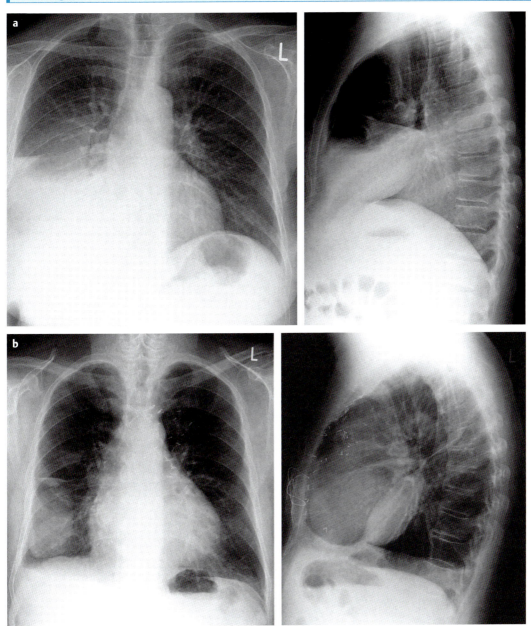

Abb. 6.9 a   Hier liegt ein großer rechtsseitiger Pleuraerguss vor, der strukturlos (homogen) ist. Der Mittellappen schwimmt; Unter- und Mittellappen sind durch die Flüssigkeit im Pleuraraum komprimiert. Links sehen Sie im Mittelfeld hilusnah eine dunkle, sich verästelnde Struktur – das Bronchopneumogramm der Kompressionsatelektase.

b   Bei diesem Patienten hat sich ein großer Pleuraerguss bis auf einen basalen (links) und einen abgekapselten Rest im Verlauf der Fissura major (rechts) zurückgebildet. Dieser abgekapselte Rest kann lange verbleiben und sich organisieren (verschwielen).

Läsion luftleer. Bei einem soliden Tumor sind Alveolen und Bronchien durch Tumorgewebe ersetzt (Abb. 6.8). Bei einem Pleuraerguss, ob frei verlaufend (Abb. 6.9 a) oder abgekapselt (Abb. 6.9 b), ist die Lunge intakt, aber komplett verdrängt. Bei einem Bronchusverschluss wird die Luft distal des Verschlusses resorbiert: Es kommt zur Obstruktionsatelektase (Abb. 6.10).

Läsion mit inhomogener Binnenstruktur: Diese ist weiter zu analysieren. Sehen wir tubuläre, sich verästelnde Strukturen, das positive Bronchopneumogramm (Abb. 6.11 a)? Bei einer Pneumonie füllen sich die Alveolen mit Eiter und die größeren Bronchien bleiben zunächst luftgefüllt. Deshalb werden sie plötzlich sichtbar (Abb. 6.11 b). Füllen sich die Alveolen mit Flüssigkeit aus dem Interstitium, z. B. bei

Obstruktionsatelektase

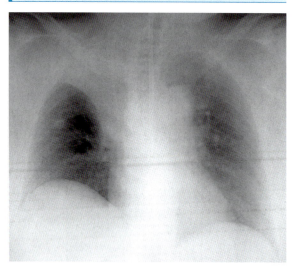

Abb. 6.10 Die Verdichtung des rechten Oberlappens hat eine homogene Binnenstruktur. Die Fissura minor und der Hilus sind deutlich nach kranial verlagert, was auf einen Volumenverlust hinweist. Der Oberlappenbronchus ist verlegt, sodass sich eine Obstruktionsatelektase entwickelt hat. Die Luft in den Alveolen und im Bronchus ist resorbiert.

einem Ödem (Abb. 6.12), oder mit Blut, z. B. bei einer Lungenkontusion (s. Abb. 14.6, S. 266), zeigt sich der gleiche Effekt. Wird die Lunge von außen komprimiert, z. B. durch einen großen Pleuraerguss, verlieren die Alveolen auch zuerst ihre Luftfüllung, während die Bronchien aufgrund der stabileren Wände noch offen bleiben: Es bildet sich eine Kompressionsatelektase (Abb. 6.9a).
Auch Raumforderungen in der Lunge können z. T. einschmelzen. Findet die Einschmelzung Anschluss an den Bronchialbaum, entleert sie sich. Damit entsteht eine Kaverne (Abb. 6.13a), deren Inhalt im Bronchialbaum weiter verteilt werden kann (Abb. 6.13b). Fast alle Infektionen, v. a. die Tuberkulose, können Kavernen ausbilden. Aber auch Tumoren schmelzen gelegentlich ein (Abb. 6.14). Heilen die infektiös bedingten Kavernen ab, werden die Kavernenwände dünner. In diesen dunklen, feuchten und warmen Räumen herrschen ideale Bedingungen für – na klar – Pilze (Abb. 6.15).
Schließlich muss man sich vergegenwärtigen, dass man auf ein dreidimensionales Gebilde schaut. Auch viele vor- und hintereinander liegende Verdichtungen können sich übereinander projizieren. Ebenso können fokale Infiltrationen miteinander verschmelzen. Dies kann bei entzündlichen und neoplastischen Prozessen der Fall sein.

Ist die Transparenzminderung scharf oder unscharf begrenzt? Die Begrenzung sagt etwas über die Lokalisation und Art der Läsion aus. Glatte, gerade Begrenzungen innerhalb der Lunge sind in der Regel Fissuren (s. Abb. 6.10). Lässt sich die Fissur zuordnen, weiß man auch, in welchem Lungenlappen das Problem sitzt. Grenzt sich die Läsion zur Thoraxwand glatt ab, prüft man, ob ein Pleuraerguss vorliegt oder die Rippen destruiert sind. Grenzt sich die Transparenzminderung sowohl zur Lunge als auch zur Thoraxwand glatt ab, kann eine pleurale Raumforderung, z. B. ein abgekapselter Pleuraerguss oder ein Lipom (Abb. 6.16), vorliegen.

Ist die Kontur glatt oder unregelmäßig, gerade oder lobuliert? Eine lobulierte, relativ scharfe Begrenzung findet sich v. a. bei Rundherden, z. B. bei Metastasen (Abb. 6.17). Eine unregelmäßige, zipflige Begrenzung weist auf eine Störung der umgebenden Lungenarchitektur hin und tritt v. a. bei einem lungenständigen Tumor, z. B. bei einem Bronchialkarzinom (Abb. 6.18), aber auch bei einer Infektion auf.

Pneumonie

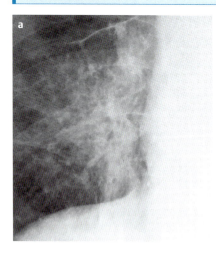
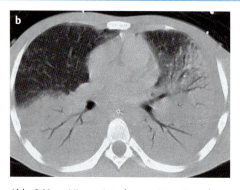

Abb. 6.11 a Hier zeigt das positive Bronchopneumogramm eine Pneumonie im Unterlappen an. Kann ein Tumor auch so aussehen? Leider ja! Das bronchioalveoläre Karzinom zerstört zuallererst die Alveolen und lässt die Bronchien zunächst noch frei. Die komplette Rückbildung jedes „pneumonischen" Infiltrats muss daher, v. a. bei älteren Menschen, radiologisch dokumentiert werden. **b** Dargestellt ist der Befund einer Pneumokokkenpneumonie bei einem Jungen, der deshalb intensivmedizinisch behandelt wird. Die Alveolen sind mit Eiter gefüllt, die Bronchien sind weit bis in die Peripherie abgrenzbar.

6.2 Transparenzminderungen der Lunge

Alveoläres Lungenödem

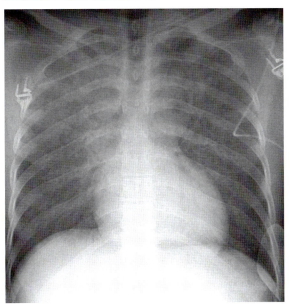

Abb. 6.**12** Dargestellt ist das Röntgen-Thoraxbild eines polytraumatisierten Patienten, der aufgrund seines ausgeprägten Blutverlustes schnell und großzügig auftransfundiert wurde. Dabei wurde ein bisschen über das Ziel hinausgeschossen: Die symmetrische Verschattung beider Lungenkerne mit positivem Bronchopneumogramm deutet auf ein alveoläres Lungenödem hin. Die Fissura minor ist akzentuiert, die Bronchialmanschetten sind verdickt und die Interlobulärseptensind v. a. rechts basal in der Lungenperipherie deutlich zu erkennen (Kerley-B-Linien). Das Interstitium ist also auch mit Flüssigkeit aufgeladen. Fazit: Jetzt muss die Diurese angeworfen werden.

Bronchialkarzinom

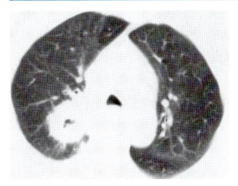

Abb. 6.**14** Dieses Bronchialkarzinom ist zentral nekrotisch geworden. Der Patient hustete Blut, das war sein erstes Symptom.

Offene Lungentuberkulose

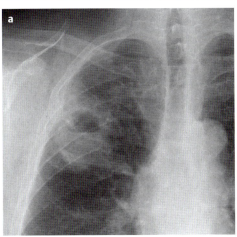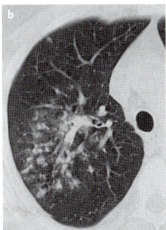

Abb. 6.**13 a** Sie sehen ein Infiltrat mit zentraler Aufhellung, die einer Kaverne entspricht. Diese Aufnahme eines jungen Gefängnisinsassen versetzte die gesamte Mannschaft des Thoraxarbeitsplatzes in Aufregung. Noch bevor der herbeigeeilte Gregor entscheiden konnte: „He, Leutchens, das ist eine vollfette, offene TB", hatte die junge MTA den Lungenaufnahmeraum schon gesperrt und den Desinfektor gerufen. Ein ziemlich typischer Befund eben. Die begleitenden Justizbeamten organisierten sich umgehend einen Termin beim Personalarzt. **b** Das CT dieses Patienten zeigt schön, wozu der Einbruch einer Kaverne ins Bronchialsystem außerdem noch führt: Material verteilt sich im Bronchialbaum und führt zu Satelliteninfektionen.

Aspergillom

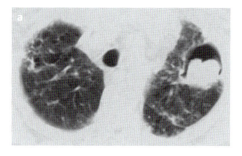
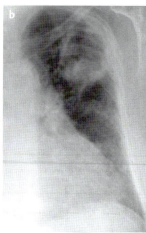

Abb. 6.**15a** Bei diesem Patienten mit einer Lungengerüsterkrankung aufgrund einer Asbestexposition ist eine der Bullae durch Aspergillen besiedelt worden.
b In dieser Bulla kann man unter Durchleuchtung den Pilzball herumrollen lassen! Eine Sternstunde für jeden Radiologen und das pathognomonische Zeichen für ein Aspergillom.

Sind Grenzflächen (Zwerchfell, Herzkontur, Aortenbogen) aufgehoben? Normale Grenzflächen zwischen Weichteilstrukturen wie dem Zwerchfell, dem Herzen, dem Aortenbogen und der luftgefüllten Lunge verschwinden, wenn die Lunge an der Kontaktstelle luftleer wird (s.S. 20 ff). Durch dieses Zeichen, auch „Silhouettenzeichen" genannt, lassen sich Transparenzminderungen auch auf der Thoraxübersichtsaufnahme einer bestimmten Tiefe zuordnen:
- Verlust der Herzkontur: ventrale Lage,
- Verlust der Aortenbogenkontur: mittlere Lage,
- Verlust der Kontur der Aorta descendens und/oder des paravertebralen Weichteilschattens: dorsale Lage.

In Abb. 6.**19a** können Sie nun Ihre Erkenntnisse gleich einmal anwenden. Wo liegt der pathologische Befund?

Wie ist der Volumeneffekt der Transparenzminderung? Der Volumeneffekt ist von besonderer Bedeutung. Eine Verlagerung von umgebenden Strukturen (z.B. der Fissuren, des Zwerchfells, des Mediastinums) zum Geschehen hin deutet auf einen *Volumenverlust oder eine Raffung* hin: Eine Lungenbelüftungsstörung (Atelektase, Abb. 6.**19**) oder ein Narbenfeld (s. Abb. 6.**6b**, S. 41) machen so auf sich aufmerksam, auch ein Tumor oder eine chronische Infektion sind dazu in der Lage. Eine *Volumenzunahme* spricht eher für eine akute Infektion oder einen Tumor (s. Abb. 6.**8a**, S. 42).

❏ ***Diagnose:*** Paul und Hazim haben sich zusammengerauft. Fieber hat Herr Deckblatt nicht. Die Binnenstruktur des Herdes halten sie für homogen. Die Kontur ist scharf und gerade: Es ist die Fissura minor. Die rechte Herzkontur ist nicht mehr abgrenzbar. Die Läsion neigt eher zur Volumenabnahme. Ihre Diagnose steht: Es handelt sich um eine Mittellappenobstruktionsatelektase. Als sie die Station informieren wollen, kommt der gute Gregor auf der Suche nach Alexa vorbei und pfeift sie erst einmal zurück: Weshalb der Herr Deckblatt wohl eine Atelektase habe? In seiner Altersgruppe müsse man immer an ein Bronchialkarzinom denken! Der Hilus ist noch einmal akribisch zu analysieren und die Lymphknotenstationen zu kontrollieren. Gemeinsam prüfen sie das aortopulmonale Fenster, den Azygoswinkel und die Karina. Fehlanzeige! Gregor

Lipom der Pleura

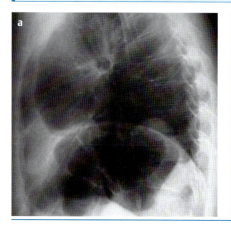
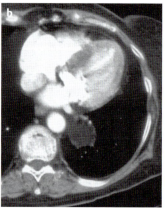

Abb. 6.**16a** Bei einer präoperativen Thoraxuntersuchung wurde in der Seitaufnahme diese Raumforderung auf dem Zwerchfell (Linkes oder rechtes Zwerchfell?) erkannt. Sie ist glatt begrenzt, ein Pleuraerguss besteht nicht. Eine benigne Natur ist wahrscheinlich.

Es ist das linke Zwerchfell. Die Luft im Kolon direkt darunter beweist das.

b Das CT bestätigt die Annahme: Die Raumforderung ist eindeutig fettdicht (Vergleichen Sie die Dichte des subkutanen Fettgewebes!). Es handelt sich um ein Lipom.

Metastasen

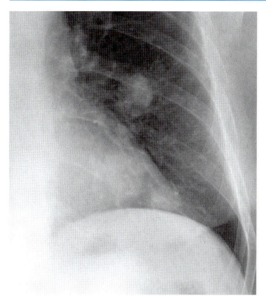

Abb. 6.**17** So sehen typische Metastasen aus, rund und relativ scharf begrenzt im Lungenparenchym liegend.

Bronchialkarzinom

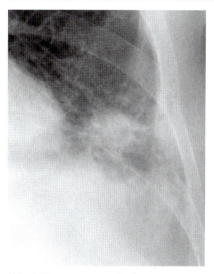

Abb. 6.**18** Dieses Bronchialkarzinom zeigt eine szirrhöse Begrenzung. Der Tumor wächst mit kleinen Ausläufern in die Peripherie und verzieht dabei das normale Lungengerüst (s. auch Abb. 6.**8 a**, S. 42).

zieht grummelnd wieder ab. Eine Bronchoskopie wird notwendig sein, um den Grund der Obstruktion auch histologisch zu sichern.

Sollte ein Bronchialkarzinom die Ursache sein, wäre zur korrekten Stadieneinteilung nach TNM und somit zur Beurteilung der Operabilität und Festlegung der Chemotherapie immer ein Thorax-CT notwendig (Abb. 6.**20 a, b**). Dieses sollte regelmäßig auch die Nebennieren darstellen (Abb. 6.**20 c**). Selten ist ein spezielles MRT erforderlich (Abb. 6.**20 d**). Kann Gewebe nicht im Rahmen der Bronchoskopie gewonnen werden, wird computertomographisch gezielt eine Gewebestanze entnommen (Abb. 6.**20 e**).

Atelektase

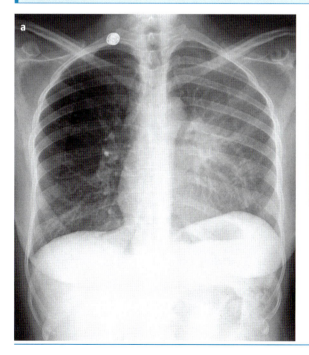

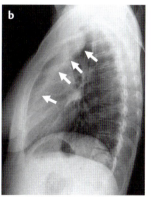

Abb. 6.**19 a** Die Verschattung in der Thorax-Übersichtsaufnahme lässt die Grenzfläche zwischen linker Herzkontur und linker Lunge verschwinden, sie liegt also im Oberlappen. Sie hat eine homogene Binnenstruktur, ist demzufolge luftleer, und führt zu Volumenverlust (das linke Zwerchfell ist nach kranial verlagert). **b** Die Seitaufnahme zeigt einen dichten Streifen retrosternal (Pfeile). Hierbei handelt es sich um den luftleeren Oberlappen, also um eine Oberlappenatelektase.

Staging bei einem Bronchialkarzinom

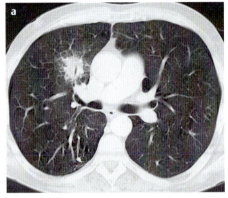
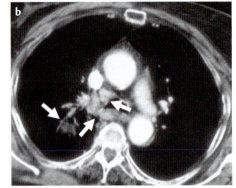
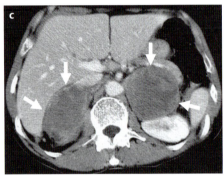
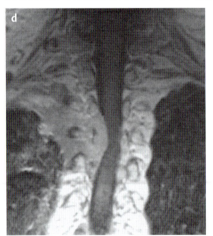
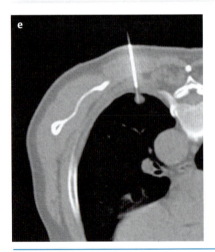

Abb. 6.**20 a** Das CT in der Lungenfensterung zeigt die szirrhöse Kontur und die Größe des Tumors. Er wächst nicht ins Mediastinum ein, ist also kein T4-Tumor. **b** Im Weichteilfenster eines anderen Patienten sind vergrößerte Lymphknoten im Verlauf der V. azygos und prätracheal (Pfeile) zu sehen. Sie entsprechen einem N2-Stadium eines rechtsseitigen Bronchialkarzinoms. **c** Häufig metastasiert ein Bronchialkarzinom in die Nebennieren (Pfeile). **d** Das MRT eines dritten Patienten zeigt ein Bronchialkarzinom im T4-Stadium, da der Tumor, ein typischer Pancoast-Tumor, sich nach kranial und bis in den Spinalkanal erstreckt. **e** Sind die Gerinnungsparameter im Normbereich, ist die CT-gestützte Punktion eines Lungenherdes mit einer Stanznadel der schnellste, risikoärmste und für den Patienten angenehmste Weg zur histologischen Diagnose.

 Obstruktionsatelektase bei Kindern
Bei Kindern kommen Obstruktionsatelektasen ebenfalls vor. Hier sind sie aber eher durch Schleimpfropfen oder Fremdkörper verursacht. Typische Fremdkörper im Kleinkindalter sind die abgekauten Glasaugen von Teddybären und aspirierte Erdnüsse, die wegen ihres Kalibers – sie passen genau in die Trachea – auch besonders gefährlich sind. In Holland kennen alle Kinder eine einfache Regel: Wer es schafft, seinen rechten Zeigefinger über den Kopf ins linke Ohr zu stecken, der darf schon Erdnüsse essen. Wie Sie auf der Abbildung sehen, kann es Philipp, aber Paula muss noch warten. Ihre Luftwege sind noch nicht kaliberstark genug (Abb.).

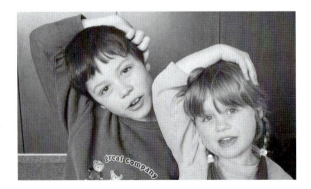

! Die Zeiten der rein „kontemplativen" Radiologie sind lange vorbei. Die Analyse eines Befundes ist zwar wesentlich, am Ende jedoch sollte der nächste diagnostische oder therapeutische Schritt bedacht werden. Versuchen Sie sich an den Entscheidungen, die das weitere Management des Patienten direkt beeinflussen. Minimalinvasiv den Patienten schnell auf den richtigen Weg bringen – das ist die Devise.

Multiple Herde in der Lunge

Checkliste: Multiple Herde in der Lunge

- Sind die Herde gut oder schlecht abgrenzbar?
- Sind sie verkalkt oder verknöchert?
- Sind sie solide oder eingeschmolzen?
- Kennen Sie das Alter, die Anamnese und die Symptomatik des Patienten?

Und es werden immer mehr

Annedore Praschke (65) klagt seit einigen Monaten über Antriebsverlust und Schwäche. Ihr Gewicht hat abgenommen und der Hausarzt hat eine Anämie diagnostiziert. Zur Klärung der Beschwerden wird sie jetzt durchuntersucht. Eine Ultraschalluntersuchung des Abdomens war negativ. Hazim wacht über den Thoraxaufnahmeplatz und begutachtet als erster Frau Praschkes Röntgenbild (Abb. 6.**21**). Der Befund ist offensichtlich: multiple Herde in beiden Lungen. Hazim erwägt die wesentlichen Differenzialdiagnosen.

Fall Annedore Praschke

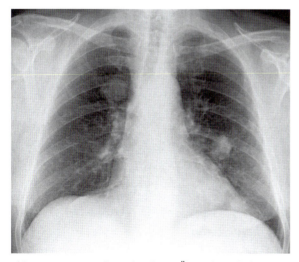

Abb. 6.**21** Dargestellt ist die Thorax-Übersichtsaufnahme von Frau Praschke. Welche Diagnosen kommen in Frage?

Metastasen eines Hodenkarzinoms

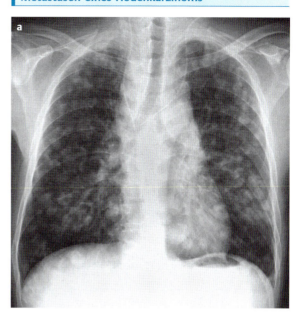

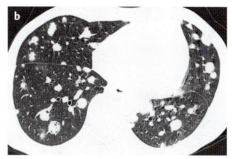

Abb. 6.**22 a** Sie sehen das erschreckende Röntgen-Thoraxbild eines jungen Mannes mit einem Hodenkarzinom. Über die Lunge verstreut sind bis wallnussgroße Metastasen zu erkennen. Beachten Sie die Herde im Herzschatten und unter der Zwerchfellkontur. Auch dort müssen Sie suchen! Haben Sie außerdem die Verbreiterung des oberen Mediastinums bemerkt? Das aortopulmonale Fenster und der Azygoswinkel sind mit vergrößerten Lymphknoten aufgefüllt, der Paratrachealstreifen rechts ist aus dem gleichen Grund enorm verbreitert (vergleichen Sie mit Abb. 6.**1**, S. 38!). **b** Alle diese Herde werden mit etwas Glück bei der heutigen Therapie bis auf kleine Närbchen verschwinden.

❏ *Welche Diagnose stellen Sie?:*

Metastasen: Die häufigsten multiplen Herde in der Lunge sind Metastasen (Abb. 6.**22**). Meist sind sie rund und gut abgrenzbar (s. Abb. 6.**17**, S. 47). Mamma-, Nieren-, und Kolorektalkarzinome sowie Karzinome im Hals-Nasen-Ohren-Bereich sind insgesamt die häufigsten Primärtumoren; bei jungen Männern sind es jedoch v. a. die Hodenkarzinome, die in die Lunge metastasieren. Einige Tumorarten zeigen besondere Eigenschaften. So produzieren die Knochen bildenden Osteosarkome auch verknöchernde Metastasen, die – in der passenden, leider jungen Altersgruppe – so gut wie pathognomonisch sind (Abb. 6.**23**).

Metastasen eines Osteosarkoms

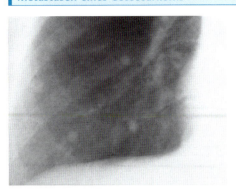

Abb. 6.23 Die Herde in dieser Lunge sind sehr dicht, dichter als die Rippenkreuzungen! Alles deutet auf eine Knochenbildung hin; ein Osteosarkom ist bei diesem 17-jährigen Patienten sehr wahrscheinlich. Auch Granulome als Folge einer Tuberkulose können sehr dicht erscheinen, da sie verkalken. Wir erwarten sie aber v. a. bei älteren Patienten und bei Patienten aus Entwicklungsländern.

Septische Embolien: Durch septische Embolien können ebenfalls multiple Herde in der Lunge entstehen, die häufig eine Einschmelzung zeigen. Bei einem immunsupprimierten Patienten (Krebserkrankung, Organtransplantation, länger andauernde Corticosteroidtherapie, HIV-Infektion) können ubiquitär vorkommende *Pilze*, v. a. Candida albicans und Aspergillus, zu lebensbedrohlichen, multiplen Infektionen der Lunge führen (Abb. 6.24). Die Gründe für eine septische Embolie können abenteuerlich sein. So kann es z. B. bei Drogenabhängigen durch Verunreinigung des gespritzten Stoffs zu multiplen Infektionen und Abszessbildungen in der Lunge kommen (Abb. 6.25). Zum Glück ist das heutzutage eher selten.

Morbus Wegener: Beim Morbus Wegener, einer immunologischen, granulomatös-entzündlichen Erkrankung mit häufig assoziierter Glomerulonephritis und Vaskulitis, können multiple, aber auch einzelne pulmonale Herde (Granulome) auftreten. Auch sie neigen zur Einschmelzung (Abb. 6.26).

Septische Embolien durch Pilze

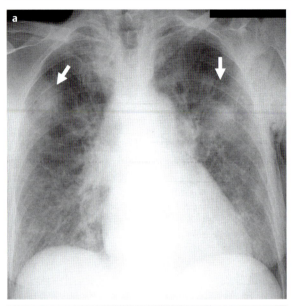

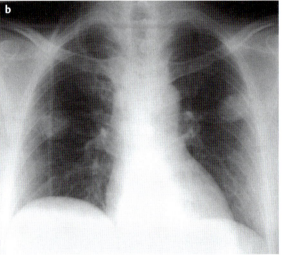

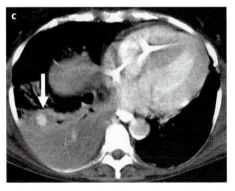

Abb. 6.24 a Dieser Patient ist im Verlauf der Behandlung seiner chronisch-myeloischen Leukmie (CML) neutropenisch geworden. Die in seinem Bronchialsystem auch normalerweise vorhandenen Aspergillen haben daraufhin das Immunsystem ˇberwinden und durch die Bronchialwand die Pulmonalarterien infiltrieren k˛nnen. Der Blutstrom hat sie in die Gefperipherie verschleppt, wo sie zu „Pilzinfarkten" gefˇhrt haben. (Pfeile) b Durch die „Pilzinfarkte" wird das Lungengewebe zerrissen, und es bilden sich Kavernen aus. c Auch Gefe k˛nnen arrodiert werden. Dieser Patient entwickelte z. B. ein Aneurysma (Pfeil) und verstarb an einer schweren Lungenblutung.

Septische Embolien bei Drogenabhängigkeit

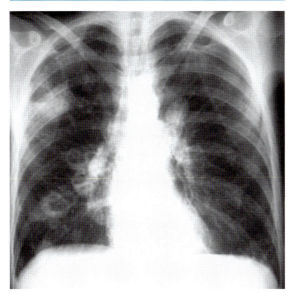

Abb. 6.**25** Diese junge Drogenabhängige wurde vollkommen verwahrlost und schwerkrank aus der Nachbarschaft des Bahnhofs Berlin Zoologischer Garten in das Krankenhaus eingeliefert. Wir sehen viele Herde in der Lunge, von denen die meisten bereits zerfallen sind – septische Embolien. Können so auch Metastasen aussehen? Ja, aber selten. Falls man ein Argument für die Methadonsubstitution Heroinsüchtiger sucht – hier ist es.

Hauttumoren, Mamillen: Ausnahmsweise können auch einmal Hauttumoren wie multiple Lungenherde aussehen – denken Sie an die Neurofibromatose (Abb. 6.**27**). Mamillen können ebenfalls verdächtig aussehen. Hier hilft eine schnelle Durchleuchtung, nachdem man auf die Brustwarze eine Büroklammer geklebt hat.

❏ *Diagnose:* Hazim hat kurz mit Frau Praschke gesprochen. Sie war bisher redlich gesund und hat offensichtlich nicht zu Ausschweifungen geneigt. Damit handelt es sich bis zum Beweis des Gegenteils um Metastasen. Vorerst liegt ein **C**arcinoma-**u**nknown-**p**rimary-Syndrom (**CUP**-Syndrom) vor. Eine Untersuchung der Mamma wäre sicherlich ein nächster Schritt. Findet sich in dieser und in anderen Untersuchungen nicht schnell der Primärtumor, ist kurzfristig eine CT-gestützte Gewebeentnahme aus einer der Metastasen indiziert (s. Abb. 6.**20 e**, S. 48). Das wäre wegen des dringlichen Entscheids über die richtige Therapie auch bei einer möglichen Pilzinfektion bei einem immunsupprimierten Patienten der nächste Schritt. Voraussetzungen für eine CT-gestützte Gewebeentnahme sind jedoch eine ausreichende Gerinnung und ein fehlender bronchoskopischer Nachweis der Läsionen.

Hauttumoren

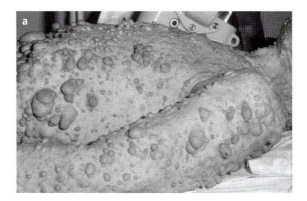

Morbus Wegener

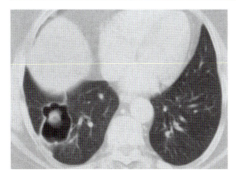

Abb. 6.**26** Dieser Lungenherd ist zentral eingeschmolzen. Wird der Patient von den klinischen Kollegen nicht ganzheitlich untersucht, gehen die Diagnostik und Therapie in die Irre. Es sei denn, eine helle Radiologin oder ein heller Radiologe bringt den Wegener ins Spiel und fragt nach entsprechender Klinik (Nasennebenhöhlen- und Gelenkprobleme, Glomerulonephritis und Nachweis von anti**n**eutrophilic **c**ytoplasmatic **a**ntibodies [c-**ANCA**]).

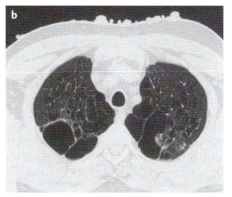

Abb. 6.**27 a** Die Hauttumoren der Neurofibromatose stellen sich natürlich auch im Röntgenbild dar, wie das übrigens auch prominente Mamillen tun. Eine genaue Inspektion und evtl. eine kurze Durchleuchtung nach Markierung der Mamillen bringen Aufklärung. **b** Wird das Röntgenbild zu unübersichtlich, ist ein CT erforderlich. Dieses zeigt auch das häufige Lungenemphysem der Neurofibromatose-Patienten.

Diffuse, homogene Transparenzminderung der Lunge

Checkliste: Diffuse, homogene Transparenzminderung der Lunge

unilateral:
- Liegt der Patient gerade?
- Ist die kontralaterale Mamma abladiert?
- Besteht Volumenverlust?

bilateral:
- Hat der Patient richtig inspiriert?
- Ist die Aufnahme richtig belichtet?
- Besteht eine ausgeprägte Adipositas?

Atemnot sucht eine Ursache

Gabriel Stiefelmacher (53) hat unter der Dialyse Atemnot bekommen, sodass eine Thoraxuntersuchung erbeten wurde (Abb. 6.**28**). Hannah studiert das Bild eingehend. Sie erwägt die Differenzialdiagnosen.

❏ Welche Diagnose stellen Sie?

Pleuraerguss: Eine Vielzahl von Erkrankungen, u. a. ein Pleuratumor (Mesotheliom, Metastasen), kann zu einem *einseitigen* Pleuraerguss führen. Eine homogene Transparenzminderung beider Lungenfelder kann natürlich auch durch *beidseitige* Pleuraergüsse bedingt sein. Diese beidseitigen Pleuraergüsse, die auch unilateral betont sein können (Abb. 6.**29**), entwickeln sich oft bei kardialer Dekompensation und subsequenter pulmonalvenöser Stauung.

Kennen Sie noch weitere Ursachen für eine homogene Transparenzminderung der Lunge?
Thorax-Röntgenaufnahmen im Liegen werden meist ohne Streustrahlenraster angefertigt, weshalb die Lungenfelder bedingt durch die vermehrt einfallende Streustrahlung sowieso dichter erscheinen. Bei **mangelnder Inspiration** steigt die Lungendichte ebenfalls beidseits an. Schließlich scheitert die **Aufnahmetechnik** gelegentlich, sei es, weil falsche Aufnahmeparameter benutzt werden, sei es, weil der Patient ganz einfach nicht für die Bildgebung gebaut ist (jenseits von 140 kg Lebendgewicht muss oft auf veterinärmedizinische Geräte umgestiegen werden).

Posttraumatisch bedingte Transparenzminderung: Als Unfallfolge kann es ebenfalls zu einer einseitigen Verschattung des Thorax kommen. Ein großes Thoraxwandhämatom, z. B. im Rahmen einer Rippenserienfraktur, oder ein Hämatothorax (Abb. 6.**30**) gehen mit einer Transparenzminderung der Lunge einher.

Atelektase: Schließlich verursacht eine Atelektase des linken Oberlappens oder einer gesamten Lunge eine einseitige Transparenzminderung (s. auch Abb. 6.**19a**, S. 47).

Fall Gabriel Stiefelmacher

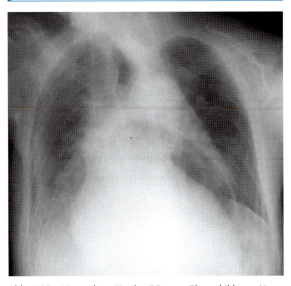

Abb. 6.**28** Hier sehen Sie das Röntgen-Thoraxbild von Herrn Stiefelmacher. Was fällt Ihnen auf?

Pleuraerguss

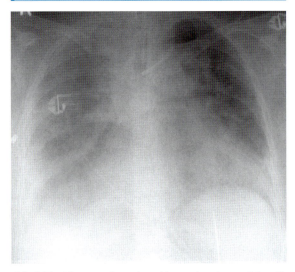

Abb. 6.**29** Dieser große rechtsseitige und geringere linksseitige Pleuraerguss läuft nach kranial aus, weil es sich um eine Röntgenaufnahme im Liegen handelt. Die gesamte Lunge erscheint daher homogen verdichtet. Die Grenzfläche zwischen Zwerchfell und Unterlappen ist auf der rechten Seite verloren gegangen – vergleichen Sie mit der linken Seite. Die hilusnahen Gefäße sind außerdem verplumpt und ihre Konturen unscharf. Die Bronchien sind weit in den Lungenkern zu verfolgen. Das Herz ist – auch für eine Röntgenaufnahme im Liegen – vergrößert. Es handelt sich um eine kardial bedingte pulmonalvenöse Stauung.

Hämatothorax

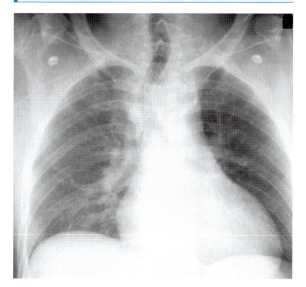

Abb. 6.**30** Diese rechtsseitige Transparenzminderung aufgrund eines Hämatothorax ist nur diskret, doch sie ist Folge eines schwersten Traumas: Das obere Mediastinum ist verbreitert, sodass der dringende Verdacht auf eine Gefäßruptur besteht.

Swyer-James-Syndrom: Manchmal ist es schwierig, zwischen einer Transparenzminderung der einen und einer Transparenzerhöhung der anderen Seite zu unterscheiden. Beim Swyer-James-Syndrom kommt es aufgrund einer frühkindlichen Pneumonie zu einer Hypoplasie der Lunge in einem Areal. Dieses Lungenareal ist an der Gefäßarmut und dem vermehrten Luftgehalt zu erkennen (Abb. 6.**31**).

☐ **Diagnose:** Hannah wollte Herrn Stiefelmacher eigentlich einen Pleuraerguss attestieren, aber der dunkle Streifen entlang der rechten Thoraxwand hat sie zurückschrecken lassen: Kann das auch ein Pneumothorax sein? Grübelnd sitzt sie vor dem Lichtkasten, als Hazim und Alexa auf dem Weg zur Cafeteria bei ihr vorbeikommen. „Das is'ne Hautfalte", meint Alexa, „die Dichte steigt langsam nach lateral an und fällt dann plötzlich ab. Auf der linken Seite oberhalb des Aortenbogens kannst Du sogar zwei Speckfalten sehen." „Das erklärt es aber noch nicht", wirft Hazim ein, „der Patient ist auch massiv nach rechts verdreht. Schau nur, die Trachea und den aufgedrehten Aortenbogen! Ein Einstellfehler ist der Grund für die Dichteerhöhung." „Jetzt ist mir alles klar", stöhnt Hannah, „und wer von Euch beiden Schlaubergern sagt mir jetzt, weshalb der Patient dyspnoisch ist?" Ratloses Schulterzucken. „Na, es ist die große luftgefüllte Struktur im Herzschatten, eine riesige Hiatushernie oder ein ‚Upside-down-Stomach'!" Die beiden anderen sind begeistert: „Apropos Magen – schreib's auf und lass uns essen gehen!"

6.3 Akute Lungenveränderungen

Akutes diffus lineares, netziges, feinknotiges (interstitielles) Muster

Checkliste: Akutes diffus interstitielles Muster

- Ist die Zeichnungsvermehrung linear, netzig oder feinknotig?
- Geht sie mit fleckigen und flächigen Verdichtungen einher?
- Erscheinen die Gefäße unscharf oder kranial betont?
- Zeigt sich ein positives Bronchopneumogramm?
- Ist die Zeichnungsvermehrung zentral oder basal betont?
- Sind Areale erhöhter Transparenz und Gefäßarmut zu erkennen?
- Stellen sich dilatierte, Wand verdickte Bronchien dar?
- Ist das Herz vergrößert?
- Sind die Hili verplumpt?

Swyer-James-Syndrom

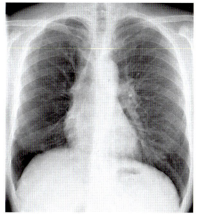
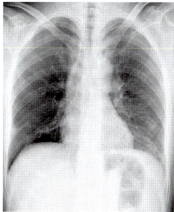

Abb. 6.**31** Diese Röntgen-Thoraxaufnahmen in Inspiration (links) und Exspiration (rechts) zeigen die Rarefizierung der Gefäße im rechten Hemithorax (vergleichen Sie auch beide Hili) und die Überblähung der rechten Lunge (auch „air trapping" genannt). Das rechte Zwerchfell bewegt sich kaum. (Die Aufnahmen stammen aus der Internetsammlung von Prof. Dr. Hans-Holger Jend, Chefarzt des Zentrums für Radiologie im Zentralkrankenhaus Bremen-Ost. Herzlichen Dank für die Erlaubnis, sie zu nutzen.)

Muster, die von Argem zeugen

Hans Hockmann (57) ist in die Notaufnahme gebracht worden. Er hat schon einige Male über Druckgefühle in der Brust geklagt. Jetzt ist es bei der Arbeit sehr schlimm geworden, und er hat auch Atemnot entwickelt. Seine Kollegen von der Baustelle sind mit ihm über die Autobahn ins Krankenhaus gehetzt. Auf der Fahrt hat es ihm sehr geholfen, den Kopf aus dem Fenster zu halten und gegen den Fahrtwind anzuatmen. Während die Internisten sich um ihn kümmern, die Labor- und EKG-Veränderungen studieren, wird eine Röntgen-Thoraxaufnahme angefertigt (Abb. 6.**32**). Paul steht neben der Entwicklungsmaschine, um schnell an das Bild zu kommen.

❏ **Welche Diagnose stellen Sie?**

Linksherzversagen mit pulmonalvenöser Stauung: Eine pulmonalvenöse Stauung ist eine typische Folge eines Linksherzversagens, z. B. bei einem Herzinfarkt. Es kommt zu einer Erhöhung des pulmonalvenösen Drucks, der sich anhand bestimmter Zeichen im Röntgen-Thoraxbild erkennen lässt:

- *Kranialisation:* Die erste Reaktion des Lungenkreislaufs auf eine Erhöhung des pulmonalvenösen Drucks ist die Ausschöpfung seiner Reservekapazität. Dazu wird das Blut aus den basalen Lungengefäßen, die aufgrund des hydrostatischen Drucks kräftiger als die kranialen Lungengefäße gefüllt sind (s. Abb. 6.**1**, S. 38), in die kranialen Lungengefäße umverteilt. Dieser Vorgang wird auch Kranialisation genannt.

! Das normale Verhältnis von basalen zu kranialen Gefäßkalibern beträgt etwa 2 : 1 (bei identischem Abstand zum Hilus).

Gleichzeitig können sich die basalen Gefäße sogar etwas kontrahieren (Erinnern Sie sich an den Euler-Liljestrand-Effekt?). Diese Veränderungen sind natürlich (hydrostatischer Druck!) nur im Stehen zu beobachten (Abb. 6.**33**). Im Liegen lässt sich eine Kranialisation nicht feststellen (s. Abb. 6.**3**, S. 39)!

Kranialisation

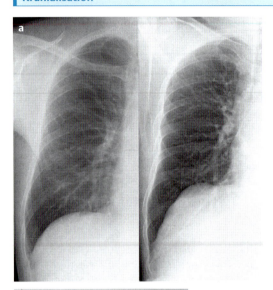

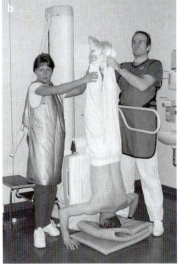

Abb. 6.**33 a** Links sehen Sie einen Normalbefund einer Röntgen-Thoraxaufnahme im Stehen. Vergleichen Sie die Gefäßkaliber in gleichem Abstand zum Hilus jeweils basal und kranial. Das Verhältnis der basalen zu den kranialen Gefäßkalibern beträgt etwa 2 : 1. Beim gleichen Probanden ist nun aufgrund einer Lageveränderung eine deutliche Umverteilung des Blutes in der Lunge festzustellen (rechts). Messen Sie die Gefäßkaliber nach! **b** Die gezeigte Position ist im universitären Alltag nicht unüblich und kehrt natürlich die hydrostatischen Verhältnisse um. (Dr. Jürgens, Frau Fahrenkrug sowie Frau Dr. Bostanioglo danke ich für die Mitwirkung bei der Aufnahme).

Fall Hans Hockmann I

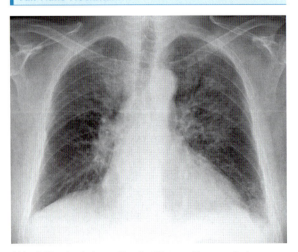

Abb. 6.**32** Analysieren Sie die Röntgen-Thoraxaufnahme von Herrn Hockmann. Was stellen Sie fest?

- *Flüssigkeitsaustritt in das Interstitium:* Ist die Reservekapazität ausgeschöpft, tritt Flüssigkeit in das Interstitium aus. Dieser Vorgang ist in der Röntgen-Thoraxaufnahme v. a. an vier Strukturen zu beobachten:
1. Interlobulärsepten: Flüssigkeit in den radiär ausgerichteten Interlobulärsepten lässt sich dort am besten erkennen, wo die Septen vom Röntgenstrahl orthograd getroffen werden und nicht mit Gefäßen verwechselt werden können, also in der 1 cm dicken Schicht entlang der Pleurabegrenzung, in der Gefäße kaum darstellbar sind. Die resultierenden Linien im Röntgenbild werden basal Kerley-B-Linien (b = basal) (Abb. 6.**34 a**) und apikal Kerley-A-Linien (a = apikal) genannt. Ist die Verdickung der Interlobulärsepten so ausgeprägt, dass sie als netzige Zeichnung auch im Lungenkern, den hilusnahen Lungenabschnitten, sichtbar wird, spricht man von Kerley-C-Linien (c = central). Diese Linien werden bei einer pulmonalvenösen Stauung selten, bei einer Infiltration des Interstitiums mit malignen Zellen, der gefürchteten Lymphangiosis carcinomatosa (Abb. 6.**34 b**), z. B. bei fortgeschrittenem Mammakarzinom, häufiger gesehen.
2. Fissuren: Schließlich können wir an den Fissuren gleich zwei Lagen Interstitium beobachten. Sind die Fissuren besonders betont, kann das an einer Einlagerung von Flüssigkeit liegen (Abb. 6.**34a**).
3. Bronchialwand: Die Dicke des Interstitiums lässt sich ebenfalls an der Wandung der Bronchien beurteilen, die – in der Nähe des Hilus liegend – ebenfalls orthograd vom Röntgenstrahl getroffen werden.

! Der Bronchus ist an der ihn begleitenden Bronchialarterie zu erkennen: Das Ganze sieht aus wie eine 8 mit einem gefüllten Ring.

„Bronchialmanschette"

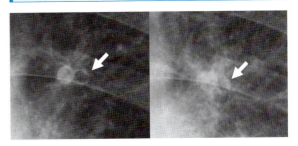

Abb. 6.**35** Bronchus und Arterie zeigen bei orthograder Darstellung die typische 8 – Konfiguration. Die Bronchuswand ist normalerweise bis zu 1mm dick (linker Bildausschnitt, Pfeil). Bei einem Lungenödem nimmt die Dicke des den Bronchus und die Arterie umhüllenden Interstitiums zu (rechter Bildausschnitt, Pfeil).

Die Bronchialwand ist normalerweise ca. 1 mm dick. Nimmt sie bei interstitiellen Prozessen zu und wird unschärfer, nennt man das auch „Bronchialmanschette" oder auf neudeutsch „Bronchial cuffing" (Abb. 6.**35**).

4. Gefäßwand: Gleiches geht natürlich auch an den Gefäßwänden vor sich, nur lässt es sich nicht so gut beobachten (Weshalb eigentlich?). Letztendlich nimmt das Kaliber der Gefäße zu, und die Kontur wird unscharf (Abb. 6.**35**).

Kerley-Linien

a Kerley-B-Linien

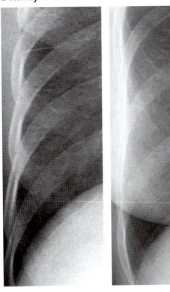

b Kerley-C-Linien

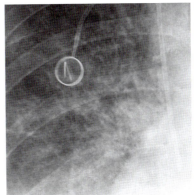
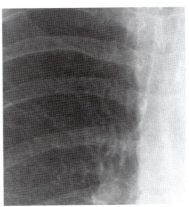

Abb. 6.**34a** Links sehen Sie einen Ausschnitt aus einer Thorax-Übersichtsaufnahme bei schwerem Lungenödem. Achten Sie auf die Verdickung der Fissura minor und auf die waagerecht verlaufenden Interlobulärsepten in der Lungenperipherie. Gefäße stellen sich dort nie dar. Vergleichen Sie die Aufnahme mit einem Normalbefund rechts. **b** Links ist ein Ausschnitt aus einer Thorax-Übersichtsaufnahme im Stehen dargestellt. Die Lungengrundstruktur aus Gefäßen, Bronchien und umhüllendem Bindegewebe ist unregelmäßig, kleinknotig und netzig verändert. Hier hat sich in der Folge eines Mammakarzinoms eine Lymphangiosis carcinomatosa entwickelt. Die Tumorzellen wachsen entlang des Interstitiums und bilden dort knotige Zellnester. Vergleichen Sie die Aufnahme mit einem Normalbefund rechts.

Akutes alveoläres Lungenödem

a „positives Bronchopneumogramm" **b** „Schmetterlingsödem" **c**

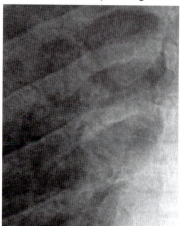 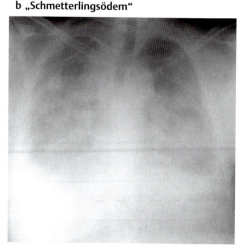 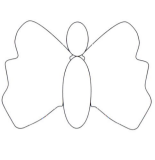

Abb. 6.**36a** Ist der Bronchialbaum vom Hilus bis in den Lungenkern zu verfolgen, spricht man auch von einem „positiven Bronchopneumogramm". **b** Das Ödem spart zunächst die Lungenperipherie aus. **c** Daraus ergibt sich das Bild eines Schmetterlings.

- *Flüssigkeitsaustritt aus dem Interstitium in die Alveolen:* Bleibt der erhöhte pulmonalvenöse Druck bestehen oder steigt der Druck weiter an, versagt schließlich der pulmonale Lymphabfluss, und die Flüssigkeit tritt aus dem Interstitium in die Alveolen aus. Das Muster wird damit fleckig, flächig – eben alveolär. Radiologisch wird das Lungengewebe nun deutlich dichter als die Bronchien, sodass diese sich als luftgefüllte, verästelte Strukturen von der Umgebung abheben. Dieses Phänomen wird auch als „positives Bronchopneumogramm" bezeichnet, das bei alveolären Veränderungen zu sehen ist (Abb. 6.**36a**). Häufig beginnt der Flüssigkeitsaustritt perihilär und entwickelt sich zentrifugal in der ansonsten gesunden Lunge und zwar zeitgleich auf beiden Seiten: Es kommt zum „Schmetterlingsödem" (Abb. 6.**36b**).

Virale Pneumonie: Zu einer Einlagerung von Flüssigkeit in die Interlobulärsepten (Kerley-Linien) kommt es auch bei einigen viralen Pneumonien, z. B. bei der CMV-Pneumonie (Abb. 6.**37**). Dabei fehlt dann natürlich der Vorgang der Kranialisation, und die Symptomatik ist eine ganz andere.

Miliartuberkulose: Akute feinknotige Strukturen bei einem Patienten mit den klinischen Zeichen einer Infektion deuten auf eine Miliartuberkulose hin (Abb. 6.**38a**). Wird diese überlebt, verkalken die kleinen Granulome (Abb. 6.**38b**).

❏ *Diagnose:* Paul findet genug Zeichen der pulmonalen Überwässerung, um in Zusammenschau mit der Symptomatik ein kardial bedingtes, interstitiell betontes Lungenödem zu diagnostizieren. Die Folgeuntersuchung zeigt die Entwicklung eines alveolären Ödems (Abb. 6.**39**). Die Internisten haben inzwischen den Herzinfarkt auch im EKG und im Labor nachweisen können und die Therapie eingeleitet. Jetzt rätseln sie über die Sache mit dem Autofenster. Paul ist schon alles klar: Bei schneller Fahrt atmete Herr Hockmann gegen den Fahrtwind an und bekam so eine PEEP (positive end expiratory pressure)-Beatmung hin, die die terminalen Atemwege besser offen hält. Das hat ihm sehr geholfen. (Probieren Sie es auf der Heimfahrt aus – aber bitte vorher anschnallen, Seitenabstand halten und Insektenschwärmen ausweichen!)

Virale Pneumonie

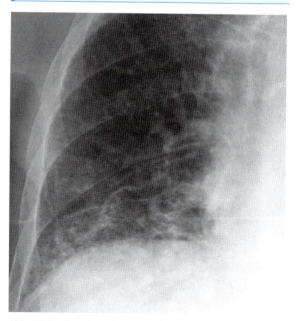

Abb. 6.**37** Sie sehen einen Ausschnitt aus einer Röntgen-Thoraxaufnahme eines Patienten mit einer Cytomegalie-Virus (CMV)-Pneumonie; die Interlobulärsepten sind verdickt. Dieser Patient wurde nach einer Organtransplantation immunsuppressiv behandelt.

Miliartuberkulose

a aktiv

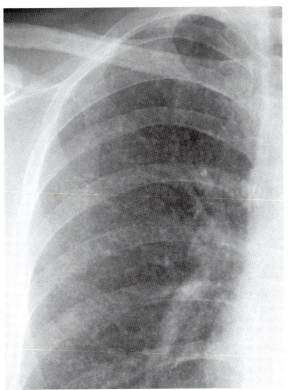

b inaktiv

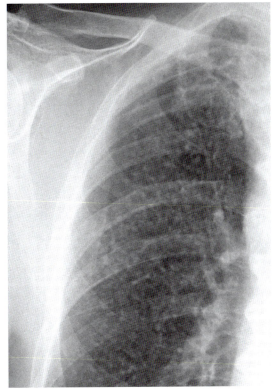

Abb. 6.**38 a** Bei diesem immunsupprimierten HIV-Patienten liegt eine aktive miliare Tuberkulose vor. **b** Die kleinen, sehr dichten Noduli auf diesem Röntgenbild sind typisch für eine inzwischen inaktive Miliartuberkulose (Milium = der Hirsekern). Dieser Patient kam zum Hüftprothesenwechsel.

Fall Hans Hockmann II

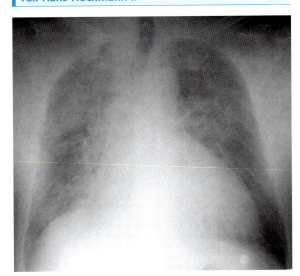

Abb. 6.**39** Die Kontrolluntersuchung von Herrn Hockmann – diesmal im Liegen – zeigt eine weitere Zunahme der pulmonalvenösen Stauung. Perihilär ist der Austritt von Flüssigkeit in die Alveolen an der fleckig-wolkigen Verdichtung zu erkennen. Das Herz ist deutlich vergrößert.

! Auf die Frage: „Ist der Patient gestaut?" bekommt man häufig von verschiedenen Leuten unterschiedliche Antworten – weil die Sache eben nicht ganz einfach ist. Orientieren Sie sich an den genannten Kriterien, und erfragen Sie den klinischen Befund des behandelnden Arztes. Nach einiger Zeit stimmt dann Ihr Koordinatensystem.

Akutes diffus fleckiges, flächiges (alveoläres) Muster

Checkliste: Akutes diffus alveoläres Muster

- Ist die Verschattung zentral oder peripher betont?
- Erscheinen die Gefäße unscharf oder kranial betont?
- Lassen sich Wand verdickte Bronchien erkennen?
- Ist das Herz vergrößert?
- Könnte ein Herzinfarkt vorliegen?
- Könnte eine Überwässerung vorliegen (Dialyse, Intensivtherapie, Polytraumaversorgung, ARDS)?
- Gibt es Anhalt für eine Infektion?
- Kann eine allergische oder toxische Reaktion vorliegen (organische Stäube, Gase, Medikamente)?

Fall Petra Seiler

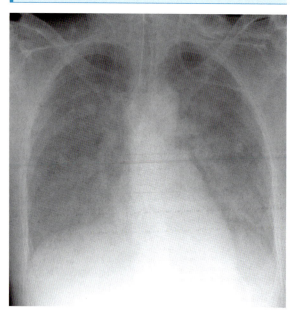

Abb. 6.**40** Sie sehen das Röntgen-Thoraxbild von Frau Seiler. Welche Diagnosen kommen in Frage?

Da läuft was voll

Petra Seiler (57) ist direkt aus ihrer Wohnung in die Notaufnahme gebracht worden. Ihre Nachbarin hatte den Notarztwagen geholt, nachdem sie Frau Seiler röchelnd im Wohnungseingang liegend aufgefunden hatte. Auskünfte sind von der Patientin nicht zu erhalten, da der Notarzt die panische Frau sedieren und intubieren musste. Alexa versucht, von der begleitenden Nachbarin Einzelheiten zu erfahren: Lauter Streit und Türenschlagen sei einige Zeit vorher aus der Wohnung zu hören gewesen. Man kenne sich aber ansonsten kaum. Alexa kehrt ratlos an ihren Arbeitsplatz zurück, an dem das Röntgen-Thoraxbild und Hannah bereits auf sie warten (Abb. 6.**40**). In der Notaufnahme hat Hannah einen Polizisten in Zivilbegleitung gesichtet.

❏ *Welche Diagnose stellen Sie?*

Lungenödem: Natürlich kann ein durch Druckerhöhung im Lungenkreislauf bedingtes Lungenödem vorliegen (s. Abb. 6.**36b**, S. 56, Abb. 6.**39**). Akut könnte dieses durch einen Herzinfarkt hervorgerufen worden sein. Auch ein Patient mit verpasster Dialyse könnte ein solches Bild bieten.

Lungenblutung: Bei einer Lungenblutung, möglicherweise bedingt durch eine Wegner-Granulomatose oder ein Goodpasture-Syndrom, füllen sich die Alveolen mit Blut (Abb. 6.**41**).

Heftige alveoläre Reaktion: Die akute Überflutung der Lunge mit Partikeln, z. B. durch die Benutzung eines Sandstrahlers ohne Atemschutz, kann zu heftigen alveolären Reaktionen führen.

Lungenblutung

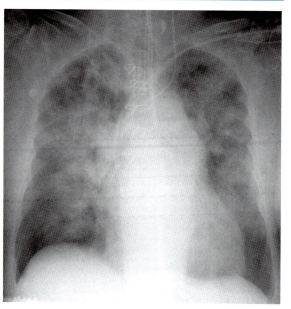

Abb. 6.**41** Dieser älteren Frau ist eine Herzklappe implantiert worden. Postoperativ kam es zu einer fulminanten Lungenblutung erkennbar an der hohen Dichte der Verschattung (Eisengehalt!).

Exogen-allergische Alveolitis: Die Inhalation allergisch wirksamer organischer Stoffe, z. B. Vogelexkremente, Federnstaub, schimmeliges Heu oder schimmelige Gerste, Papier-

Pneumocystis-carinii-Pneumonie

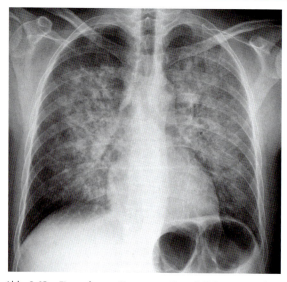

Abb. 6.**42** Eine schwere Pneumocystis-carinii-Pneumonie liegt bei diesem HIV-infizierten Patienten vor. Bei den meisten Patienten sind die Veränderungen jedoch viel subtiler. Dann empfiehlt sich die Durchführung eines hoch auflösenden Thorax-CT (HRCT).

6.3 Akute Lungenveränderungen

Acute-respiratory-distress-syndrome (ARDS)

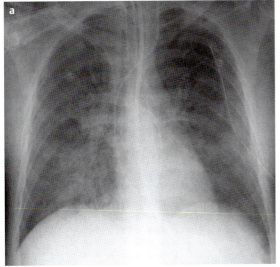
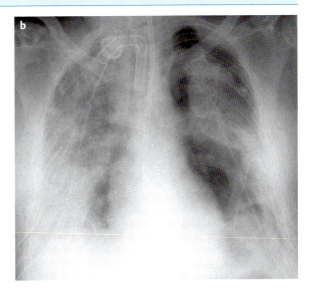
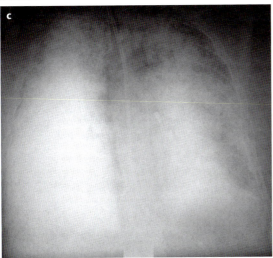

Abb. 6.**43 a** Dieser Patient hat eine schwere Permeabilitätsstörung im Sinne eines ARDS infolge einer Pneumonie entwickelt. **b** Patienten mit einem ARDS müssen oft langfristig mit hohen Beatmungsdrücken beatmet werden. Dabei kommt es häufig zu Komplikationen wie z. B. zur Ausbildung eines behandlungsbedürftigen Pneumothorax. Bei diesem Patienten wurden bereits mehrere Pleuradrains eingelegt. Die linke Lunge hat sich trotzdem nicht komplett entfaltet. **c** Die Beatmung der ARDS-Patienten kann über eine Flüssigkeit erfolgen, die Fluorverbindungen (Perfluorcarbon) enthält und demzufolge eine höhere Dichte als Wasser hat. (Herrn Prof. Dr. Kaisers von der Anästhesie der Charité danke ich herzlich für die Überlassung dieses Bildes.)

staub und Sägemehl, kann zu einer Exsudation in die Alveolen führen.

Pneumocystis-carinii-Pneumonie: Bei einem AIDS-Patienten mit den Symptomen eines pulmonalen Infekts kann eine Pneumocystis-carinii-Pneumonie vorliegen (Abb. 6.**42**).

Acute-respiratory-Distress-Syndrome (ARDS): Schließlich kann auch ein akutes ARDS vorliegen. Während beim normalen Lungenödem aufgrund eines erhöhten pulmonalvenösen Drucks intakte Barrieren überschritten werden, kann es bei einer Schädigung der Barrieren (Permeabilitätserhöhung) auch ohne Druckerhöhung im Lungenkreislauf zu einem Austritt von Flüssigkeit in die Alveolen kommen. Es resultiert das sog. ARDS (Abb. 6.**43 a**), auch Schocklunge oder (früher) „Da-Nang-Lunge" genannt. Die Permeabilitätserhöhung kann allerdings auch andere Ursachen haben. Immer aber kommt es zu einer Hypoxämie, die durch hohe Sauerstoffanteile im Atemgas gemindert werden muss. Da die Patienten mit hohen Drücken beatmet werden, ist ein Pneumothorax regelmäßig auszuschließen (Abb. 6.**43 b**). In manchen Fällen kann man mit einer ganz ausgebufften Technik helfen: Die Patienten werden über eine Flüssigkeit beatmet, die einen extrem guten Gasaustausch ermöglicht und gleichzeitig wie eine Kurpackung auf die Membranen wirkt (Abb. 6.**43 c**).

Woher kommt die Bezeichnung „Da-Nang-Lunge"?
Da Nang ist ein Ort in Indochina, der während des Vietnamkrieges (1961–1975) traurige Berühmtheit erlangte. Ihre Eltern werden sich an die bedrückenden Bilder in der Tagesschau noch erinnern: Hubschrauber, die Angriffe flogen oder Verwundete in die modernen amerikanischen Feldlazarette nach Da Nang brachten. Dort konnten Schwerstverletzte mit hohen Blutverlusten zum ersten Mal auftransfundiert werden und überleben. Bei ihnen beobachtete man jedoch nach erfolgreicher Therapie des Schocks ein Lungenödem, das vorher in dieser Art unbekannt war und einer langwierigen Beatmung mit hohen Sauerstoffdrücken bedurfte, das ARDS.

❏ *Diagnose:* Alexa und Hannah bleiben ein bisschen ratlos. Auch Gregor kann ihnen ohne klinische Informationen nicht helfen. Das Herz sei gesund, sagen die Internisten nach den normalen EKG- und Laborbefunden. Eine Blutung hat man in der Bronchoskopie ausgeschlossen. Eine HIV-Infektion erscheint unwahrscheinlich. Unter Beatmung und Corticosteroidbehandlung geht es Frau Seiler allerdings schnell besser. Wie sie Tage später schließlich berichten kann, hatte sie nach einem kurzen Besuch ihres Ex-Mannes das Gästeklo mit einer Mischung aus den Putzmitteln „Mister Fopper" und „Der Korporal" gereinigt. Beim Polieren der Klobrille in dem kleinen Raum hatte sie dann nach Atem gerungen und war beinahe kollabiert. Es war ein toxisches Lungenödem, das ihr beinahe den Garaus gemacht hätte. Ihr Ex-Mann war nur am Rande beteiligt, da er – schusselig oder in böser Absicht – wie in alten Zeiten auf die Klobrille gepinkelt hatte.

! Die Lunge kennt nur eine begrenzte Anzahl von Reaktionen auf Einwirkungen von außen. Die richtige Schublade zu finden, ist der wichtige erste Schritt. Dann ordnet man nach Symptomen, Häufigkeit der in Frage kommenden Erkrankungen und Plausibilität.

6.4 Chronische Lungenveränderungen

Chronisches lineares, netziges, feinknotiges (interstitielles) Muster

Checkliste: Chronisches interstitielles Muster
- Ist es ein Zufallsbefund ohne Symptomatik?
- Ist der Befund ausreichend deutlich, oder bedarf es eines hoch auflösenden Thorax-CT (HRCT)?
- Welche Vorerkrankungen bestehen?
- Welche Berufs- und Hobbyanamnese ist zu erheben?

Spuren eines Lebens

Robert Hauer (47) hat in seinem Leben im wahrsten Sinne des Wortes hart gearbeitet. Seit seiner Frühberentung wegen einer Hüftgelenksarthrose verbringt er viel Zeit in seiner Laubenkolonie. Beim Frühjahrsputz in seiner Parzelle hat die Kurzatmigkeit, die ihn schon seit geraumer Zeit plagt, bedrohliche Ausmaße angenommen. Seine Frau hat ihn gezwungen, den Hausarzt aufzusuchen. Der hat ihn zum Röntgen geschickt. Paul ist heute am Thoraxarbeitsplatz eingeteilt. Er mustert die Aufnahme (Abb. 6.44), die die MTA ihm vorlegt und erwägt die Differenzialdiagnosen generalisierter Veränderungen der Lungengrundstruktur.

❏ *Welche Diagnose stellen Sie?*

Fall Robert Hauer

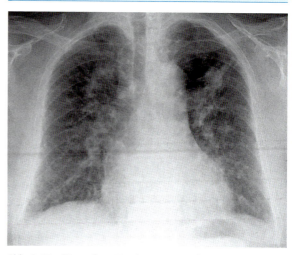

Abb. 6.**44** Hier sehen Sie die Röntgen-Thoraxaufnahme von Robert Hauer.

Chronische Linksherzinsuffizienz: Die anhaltende Stauung der Lungengefäße bei chronischer Linksherzinsuffizienz bringt es mit sich, dass kontinuierlich Flüssigkeit im Interstitium eingelagert wird. Mit der Zeit kommt es zu einer reaktiven Induration (Vernarbung) des interstitiellen Raumes. Dies geschieht v. a. in den Regionen des höchsten hydrostatischen Drucks, also in der basalen Lunge. Im Röntgen-Thoraxbild zeigt sich ein feines knötchenartiges Muster (Abb. 6.**45**).

Pneumokoniose: Die meist berufliche chronische Exposition mit Stäuben (Kohlenstaub, silikathaltiger Staub) und auch Fasern (Asbest) bleibt nicht ohne Folgen für die

Chronische Linksherzinsuffizienz

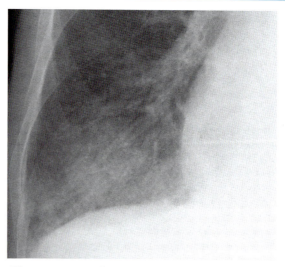

Abb. 6.**45** Dargestellt ist ein Ausschnitt aus einer Röntgen-Thoraxaufnahme, der die basale Lunge bei einem schweren Mitralklappenschaden zeigt. Die anhaltende Flüssigkeitsüberladung der Lunge hat zu kleinen knotigen Indurationen geführt.

6.4 Chronische Lungenveränderungen

Silikose

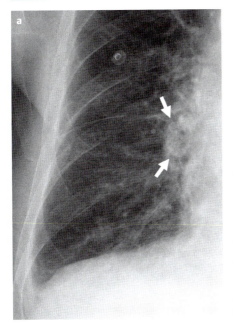
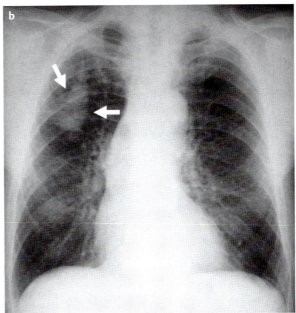

Abb. 6.46 a So sehen feinnoduläre Lungenveränderungen bei einer Pneumokoniose aus. Die hilären Lymphknoten zeigen eine „Eierschalenverkalkung" (Pfeile), die charakteristisch für die Silikose ist.

b Zu den feinnodulären Veränderungen kommen bei der Silikose noch Geweberaffungen hinzu, hier im rechten Oberfeld (Pfeile), die durch genaue Verlaufsbeobachtung von einem Bronchialkarzinom unterschieden werden müssen.

Lunge. Die Bronchien und das Interstitium wehren sich mit Entzündungsreaktionen, die schließlich zu fortdauernden nodulären Veränderungen der Lungenarchitektur führen (Abb. 6.46 a). Es kann zur Ausbildung von Bullae und Überblähungszonen, narbigen Strängen und Verdichtungen des Lungengewebes kommen.

Silikose: Bei der Silikose werden außerdem noch die gutartigen „Silikobome" (Abb. 6.46 b) und typische eierschalenartige Lymphknotenverkalkungen (Abb. 6.46 a) gesehen. Dabei lassen sich die akuten Entzündungsreaktionen einigermaßen beherrschen, ihre Folgen jedoch sind nur begrenzt zu mildern.

Asbestose: Bei der Asbestexposition treten neben der Lungenfibrose (Abb. 6.47 a) auch noch Pleurareaktionen auf. Es kommt zu Pleuraergüssen, zu den berühmten pleuralen „Tafelbergen" (Abb. 6.47 a) und gelegentlich zu den durch rezidivierende Pleuraergüsse verursachten „Rundatelektasen" (Abb. 6.47 b).

Asbestose

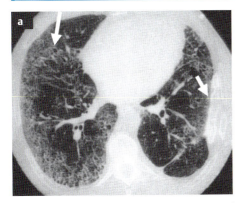
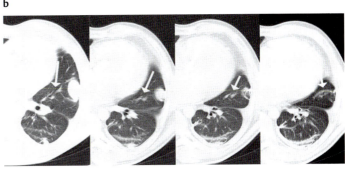

Abb. 6.47 a Die Asbestose führt zu einer peripher betonten Lungenfibrose mit Indurationen, kleinen Bullae und Bronchusektasien (a, langer Pfeil). Pathognomonisch sind die ausgeprägten Pleuraverdickungen mit verkalkter Kuppe (a, kurzer Pfeil) – aus diesem Grunde auch „Tafelberge" genannt. **b** In den immer wiederkehrenden Reizergüssen können Lungenanteile kollabieren und sich für immer wie Rollmöpse eindrehen: Diese sog. „Rundatelektasen" müssen von bösartigen Prozessen unterschieden werden, was durch den typischen Kometenschweif (b, Pfeile) der sich miteindrehenden Gefäße häufig gelingt.

Sarkoidose: Ein chronisch feinknotiges Muster findet man häufig bei einer Sarkoidose, einer granulomatösen Erkrankung, die fast immer auch die Lungen befällt. Die Symptomatik kann diskret sein. Die Sarkoidose geht häufig mit einer Vergrößerung der hilären und mediastinalen Lymphknoten einher (Abb. 6.**48 a**), die natürlich von einem Lymphom oder einer Tuberkulose abgegrenzt werden müssen. Gelegentlich sind die Granulome auch ziemlich groß. Wird die Erkrankung nicht beherrscht, entwickelt sich eine schwere Lungenfibrose (Abb. 6.**48 b, c**).

Miliartuberkulose, Histoplasmose: Die inaktive Miliartuberkulose wurde bereits besprochen (s. Abb. 6.**38 b**, S. 57). Wenn Sie in der Nähe des Mississippi River Valley praktizieren, müssen Sie auch eine Histoplasmose erwägen. Diese kann ganz ähnlich aussehen.

Lymphangiosis carcinomatosa: Feine Knoten entlang der interstitiellen Leitstrukturen, also der Fissuren, Bronchien, der Interlobulärsepten, findet man auch bei einer Tumorinfiltration des Interstitiums, der Lymphangiosis carcinomatosa (s. Abb. 6.**34 b**, S. 55). Meist beginnt sie hilär und wächst dann in den Lungenkern hinein. Die Abgrenzung zur Sarkoidose ist natürlich extrem wichtig für die Einleitung einer Therapie.

Idiopathische Lungenfibrose: Die idiopathische Lungenfibrose tritt auch bei einem Patienten ohne pulmonale Risikofaktoren auf. Hier kommt es basal betont zu Verdickungen der Septen, zu Bullae und Bronchiektasien. Die Erkrankung wird dann auch „Usual interstitial Pneumonitis" (UIP, Abb. 6.**49 a**) genannt und ist kaum therapierbar. Sind allerdings parallel dazu noch alveoläre Verschattungen im hoch auflösenden Thorax-CT zu sehen, ist es eher eine „Desquamative interstitial Pneumonitis" (DIP, Abb. 6.**49 b**). Die Unterscheidung von UIP und DIP ist für die Therapie und Prognose wesentlich, denn die alveoläre Komponente bei der DIP lässt sich mit Corticosteroiden erfolgreich bekämpfen. Die Prognose ist damit im Vergleich zur UIP eine viel bessere. In schwersten Fällen, v. a. bei der UIP, ist die Lungentransplantation die einzige Lösung.

Mukoviszidose: Wäre Herr Hauer jünger, müsste man bei einer generalisierten Veränderung der Lungenarchitektur auch eine Mukoviszidose in Betracht ziehen (Abb. 6.**50**). Hinter dem typischen Bild verbergen sich dilatierte Bronchien, die z. T. mit verdicktem Schleim gefüllt sind. Nur durch die heutige konstante mukolytische Therapie erreichen diese Patienten das Erwachsenenalter. Sie leiden unter rezidivierenden Entzündungsschüben.

Sarkoidose

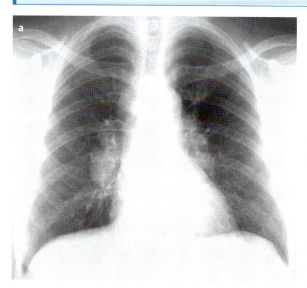

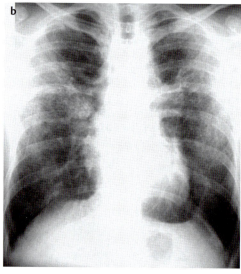

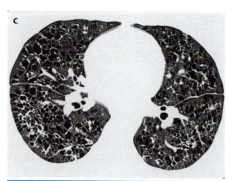

Abb. 6.**48 a** Der Lungenkern (s. auch **b**) zeigt ein feinnoduläres Muster. Der Hilus ist deutlich verplumpt – dahinter stecken vergrößerte Lymphknoten. **b** Ein Spätzustand kann die Lungenfibrose sein. **c** Gelegentlich entwickelt sich eine Honigwabenlunge. Die blasigen Strukturen sind im hoch auflösenden CT am besten sichtbar.

Idiopathische Lungenfibrose

a „Usual interstitial Pneumonitis" (UIP)

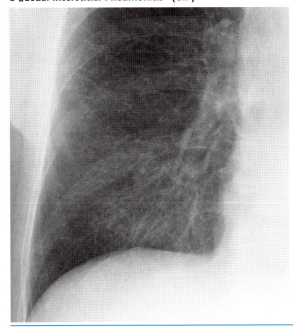

b „Desquamative interstitial Pneumonitis" (DIP)

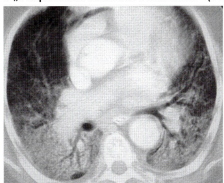

Abb. 6.**49 a** Die feinen linearen und netzigen Strukturen in der Peripherie – in der Art von Kerley-Linien – zeigen die Veränderung des Interstitiums bei der Lungenfibrose an. Das Herz ist klein, die Gefäßfüllung normal, und klinisch bestehen keine Zeichen der pulmonalvenösen Stauung. **b** Zusätzliche Verdichtungen in den Alveolen bei der desquamativen interstitiellen Pneumonitis (DIP) deuten auf einen aktiven, behandelbaren Prozess hin.

Mukoviszidose

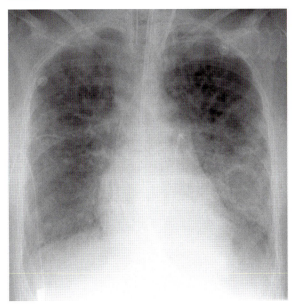

Abb. 6.**50** Die generalisiert vorhandenen, unregelmäßig erweiterten Luftwege bei der Mukoviszidose führen zum typischen blasigen Bild. Dieser Patient wird gerade wegen einer Pneumonie intensivmedizinisch versorgt.

Lymphangiomyomatose: Die Lymphangiomyomatose ist eine Erkrankung ausschließlich jüngerer Frauen, die ohne Lungentransplantation innerhalb weniger Jahre zum Tode führt. Dabei proliferiert die glatte Muskulatur im Lungengewebe.

Es gibt noch eine Vielzahl weiterer, spezieller Erkrankungen des Lungeninterstitiums. Sie sind schwierig voneinander zu unterscheiden, und man muss sie als Student nicht unbedingt kennen.

❏ *Diagnose:* Paul hält das Ganze für eine idiopathische Lungenfibrose. In einem Gespräch mit dem Patienten hat er keine relevante Berufsanamnese erhoben: Herr Hauer war Maurer und viel an der frischen Luft – nun gut, geraucht hat er schon bis vor 8 Jahren. Ein hoch auflösendes Thorax-CT könnte Hinweise darüber geben, inwiefern eine Therapie mit Corticosteroiden Erfolg versprechend ist.

 Ganze Legionen von ergrauten Radiologen und auch die WHO haben sich der Klassifikation von Knötchen im Thoraxbild gewidmet, v. a. wegen der Renten relevanten Pneumokoniosen. Das hoch auflösende Thorax-CT (HRCT) erleichtert uns heutzutage die Beurteilung solcher Knötchen enorm.

6.5 Pulmonale Symptomatik ohne eindeutiges Korrelat im Röntgen-Thoraxbild

> **Checkliste:** Pulmonale Symptomatik ohne Korrelat im Röntgen-Thoraxbild
> - Wurde ein Herzinfarkt ausgeschlossen?
> - Spricht die Symptomatik für eine Lungenembolie?
> - Spricht die Symptomatik für eine Aortendissektion?

Die im Dunklen sieht man nicht

Heidelinde Zeiss (65) klagt akut über vernichtende Schmerzen thorakal und über eine zunehmende Dyspnoe. In der Notaufnahme wurden ein EKG durchgeführt und die Labordiagnostik angeleiert, bisher ohne klares Ergebnis. Die Röntgen-Thoraxaufnahme liegt vor (Abb. 6.**51**).
Alexa mustert sie gründlich. Auf den ersten Blick fällt ihr nichts Rechtes auf. Eine relevante pulmonalvenöse Stauung als Folge eines Herzinfarkts kann sie jedenfalls ausschließen. Der internistische Aufnahme-Doc Friedbert kommt vorbei und kratzt sich den Kopf: Das Wahrscheinlichste sei doch eine Lungenembolie. Er wolle eine Phlebographie oder eine Dopplersonographie der unteren Extremitäten sowie eine Ventilations-/Perfusionsszintigraphie der Lunge, und Alexa soll das alles organisieren. Sie verdreht die Augen und schlägt vor, Frau Zeiss sofort ins CT zu bringen, um alle Fragen auf einmal zu klären – „one-stop-shop"-Diagnostik sozusagen (neudeutsch für: eine Untersuchung, die alles klärt). Damit könne man sämtliche relevante Differenzialdiagnosen erfassen.

❏ *Welche Diagnose stellen Sie?*

Lungenembolie: Die Lungenembolie wird häufig, d. h. in >50 % der Fälle, nicht diagnostiziert; die Thorax-Übersichtsaufnahme ist in der Regel unauffällig.

! Die meisten Lungenembolien werden nicht diagnostiziert, weil man nicht daran denkt.

Erst bei einer ausgeprägten Lungenembolie können sich Plattenatelektasen (Abb. 6.**52**), Lungeninfarkte (Abb. 6.**53 a**) und Begleitergüsse ausbilden. Aufgrund der fehlenden Perfusion kommt es zur Engstellung der Lungengefäße („Westermark-Zeichen"), die am besten im CT zu erkennen ist (Abb. 6.**53 a**). Die Ventilations-/Perfusionsszintigraphie zeigt ein Missverhältnis zwischen erhaltener Ventilation und fehlender Perfusion (Abb. 6.**54 a**).

! Eine komplette CT-Untersuchung bei der Fragestellung „Lungenembolie?" umfasst heutzutage eine CT-Angiographie der Lungengefäße (Abb. 6.**53 b**) und eine CT-Venographie (sofort danach und ohne weitere Kontrastmittelgabe) vom Poplitealniveau bis knapp unter den Nierenveneneinfluss in die V. cava (Abb. 6.**53 c**). Oberhalb des Nierenveneneinflusses gibt es praktisch keine Thrombose. Unterhalb des Poplitealniveaus sind sie nicht therapierelevant.

Fall Heidelinde Zeiss I

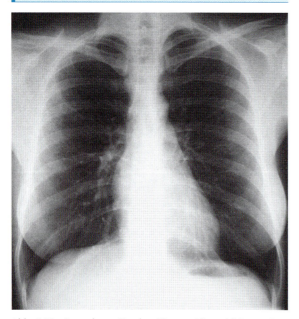

Abb. 6.**51** Betrachten Sie das Röntgen-Thoraxbild von Frau Zeiss. Stimmen Sie mit Alexa überein?

Lungenembolie: Röntgen-Thoraxbild

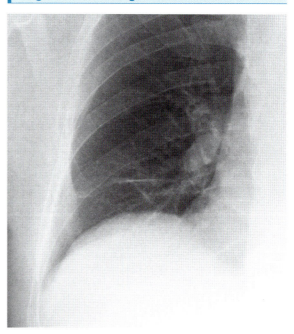

Abb. 6.**52** Dargestellt ist eine typische Plattenatelektase rechts basal, wie sie bei Patienten mit einer Lungenembolie, v. a. aber bei Patienten, die nicht tief durchatmen können (z. B. nach einer abdominellen Operation) gesehen wird.

Lungenembolie: CT-Diagnostik

a Thorax-CT

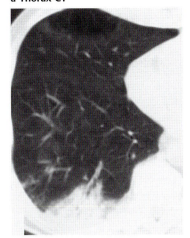
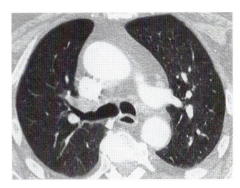

b CT-Angiographie

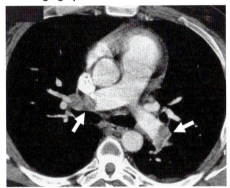

Abb. 6.53 a Die Verdichtung im Unterlappen hat die dreieckige Form eines Gefäßterritoriums. Dies ist ein typischer Lungeninfarkt infolge einer Lungenembolie (links). Die verminderte Perfusion der rechten Lunge lässt sich an der Gefäßrarefizierung erkennen (rechts). **b** Der frische Embolus stellt sich als zentrale Kontrastmittelaussparung in beiden Pulmonalarterien dar (Pfeile). Ein bereits länger vorhandener Embolus modelliert sich eher der Gefäßwand an. **c** Die CT-Venographie zeigt die mutmaßliche Ursache der Embolie, einen Thrombus in der V. femoralis sinistra (links, Pfeil), der sich bis in die V. cava inferior erstreckt (rechts, Pfeil). Dort kann ihn keine andere Untersuchungsmethode mit dieser Sicherheit entdecken.

c CT-Venographie

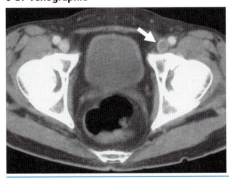
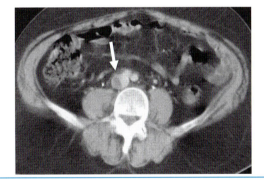

Lungenembolie: Ventilations-/Perfusionsszintigraphie

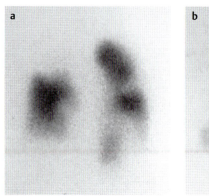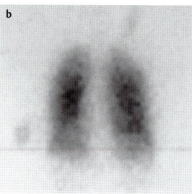

Abb. 6.**54 a** Eine Perfusion ist im rechten Oberlappen nicht nachweisbar. **b** Die Ventilation im rechten Oberlappen ist unauffällig. Dieses Missverhältnis („mismatch") von Ventilation zu Perfusion weist auf eine Lungenembolie hin. Die Bedeutung dieser Methode im Nachweis einer Lungenembolie nimmt aber kontinuierlich ab.

Aortendissektion: Die Aortendissektion entsteht durch einen Intimaeinriss – häufig in der aszendierenden Aorta oberhalb der Klappenebene – durch den das Blut in die Aortenwand eindringt, die Media zerstört und die Adventitia von der Intima separiert. Die Aortendissektion tritt v. a. bei Patienten mit einer arteriellen Hypertonie oder mit einem Marfan-Syndrom auf. Vernichtungsschmerz und Dyspnoe sind ebenso wie bei der Lungenembolie häufige Symptome. Die CT-Angiographie der Lungengefäße stellt auch die Aorta dar, und zwar so, dass eine Aortendissektion erkannt wird. Wichtig ist, die Ausdehnung der Dissektion auf die Aorta aszendens zu erkennen (Typ A), da dann eine Amputation der Koronarien droht (Abb. 6.**55 a, b**) und eine sofortige Operation erforderlich ist. Glücklicherweise wird die Dissektion häufig durch die Abgänge der Halsgefäße auf ihrem Weg herzwärts gestoppt (Typ B, Abb. 6.**55 c**), sodass keine wesentlichen Organe von der Zirkulation abgehängt werden und mit der Therapie gewartet werden kann. Ist dies aber nicht der Fall, muss der Gefäßchirurg ran oder der interventionelle Radiologe kommt zum Einsatz: Die Dissektionsmembran wird mit einer speziellen Technik perforiert und/oder mit einem Stent wieder angelegt (Abb. 6.**56**).

Aortendissektion

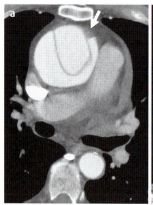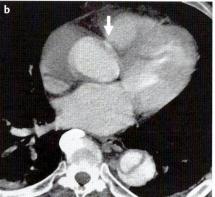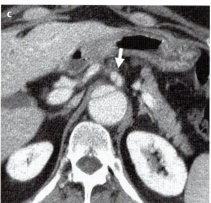

Abb. 6.**55 a** Auf diesem Schnittbild ist die Dissektionsmembran deutlich in der erweiterten Aorta aszendens zu sehen: Es handelt sich um die abgelöste Intima. Dass sie sich in den Randbereichen nicht immer ganz von ihrer Unterlage, der Adventitia, löst (Pfeil), hilft bei der Entscheidung, welches das wahre Gefäßlumen ist. In diesem Fall ist es das ventrale. **b** Vom wahren Lumen gehen auch die großen Gefäße aus. Gefäße können allerdings auch amputiert werden. Bei diesem Patienten ist der Abgang der Koronarien gerade noch zu erkennen (Pfeil) – eine sofortige Operation war notwendig. Übrigens lässt sich die Aortendissektion – wie auch in Abb. **a** in der Aorta deszendens erkennen. **c** Schließlich kann die Dissektionsmembran auch in wichtige Gefäße hineinlaufen, z. B. in die A. mesenterica superior (Pfeil).

Therapie der Aortendissektion

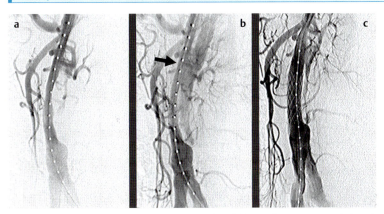

Abb. 6.56 Dargestellt ist eine Angiographie der abdominellen Aorta von einem Patienten, der nach iatrogener Typ-A-Dissektion eine ausgeprägte Claudicatio entwickelte. **a** Das wahre Lumen wird durch das nicht mit Kontrastmittel gefüllte falsche Lumen komprimiert. Die Nierenarterien stellen sich nicht dar. **b** Nach einer Fensterung der Dissektionsmembran (Pfeil) mit einem Ballon werden die Nierenarterien wieder perfundiert. **c** Bei anhaltenden Beschwerden wurde die Dissektionsmembran unterhalb der Fensterung mit einem Stent (einem expandierbaren Schlauch aus Drahtgewebe) im wahren Lumen wieder angelegt. Daraufhin verschwanden die Symptome. (Diese Aufnahmen verdanke ich Prof. Ajay Chavan von der Medizinischen Hochschule Hannover. Herzlichen Dank dafür.)

Pneumonie: Eine Pneumonie kann mit einer ähnlichen Symptomatik einher gehen und in der Thorax-Übersichtsaufnahme schlecht zu erkennen sein, z. B. wenn sie retrokardial liegt und der Patient adipös ist (s. Abb. 6.**11 a**, S. 44). Auch sie ist dann nur computertomographisch eindeutig nachzuweisen.

Mediastinaler/pulmonaler Tumor: Ein mediastinaler oder pulmonaler Tumor kann sich ebenfalls hinter den Symptomen einer Lungenembolie verstecken (Abb. 6.**57**).

❑ **Diagnose:** Alexa hat sich gegenüber Doc Friedbert durchgesetzt. Eine CT-Untersuchung zeigt den eindeutigen Befund (Abb. 6.**58**). Es liegt eine Aortendissektion vom Typ A vor, die „stante pede" (also stehenden Fußes bzw. sofort) den Thoraxchirurgen vorgestellt werden muss. Der Aufnahme-Doc ist heilfroh und telefoniert den thoraxchirurgischen Dienst herbei. Und sein Oberarzt hat sich erkundet, wer denn diese helle PJlerin am Thoraxarbeitsplatz sei.

Non-Hodgkin-Lymphom

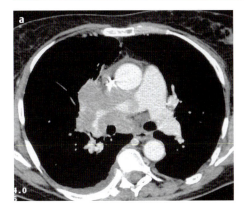
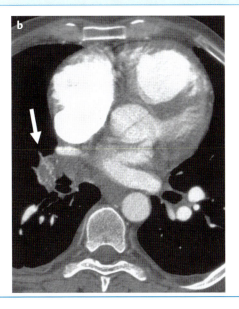

Abb. 6.**57 a** Auch dieser Patient kam unter dem akuten Verdacht einer Lungenembolie in die Notaufnahme. Die dargestellten Tumormassen um den rechten Hauptbronchus stellten sich als Non-Hodgkin-Lymphom heraus. **b** Es hätte aber ebenso gut ein Bronchialkarzinom (Pfeil) sein können.

Fall Heidelinde Zeiss II

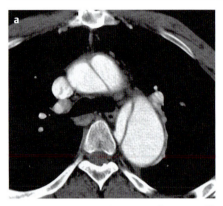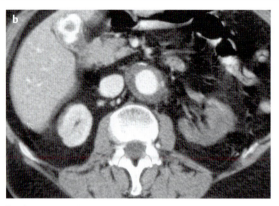

Abb. 6.**58 a** Die Dissektionsmembran sowohl in der Aorta aszendens als auch in der Aorta deszendens ist gut zu erkennen. Die Koronarien sind akut bedroht. **b** Abdominell zeigt sich ein weiteres Problem: Die linke Niere wird nicht mehr perfundiert.

6.6 Veränderungen und Befunde des Mediastinums

Verbreiterung des oberen Mediastinums

Checkliste: Verbreiterung des oberen Mediastinums
- Steht oder liegt der Patient wirklich gerade?
- Ist die Trachea eingeengt und/oder verdrängt?
- Pulsiert die Raumforderung unter Durchleuchtung?
- Liegt die Raumforderung ventral oder dorsal?

! Für Raumforderungen im vorderen oberen Mediastinum gelten die 4 anglophilen T's: thyroid, teratoma, thymus und – terrible lymphoma.

Wirklich dick oder nur unvorteilhaft aufgenommen?

Robert Wegner (36) hat eine Dickenzunahme seines Halses bemerkt. Er ist außerdem leicht außer Atem in der letzten Zeit. Bei der Nassrasur stören ihn v. a. die prallen Venen am Hals. Sein praktischer Arzt hat ihn umgehend zur Röntgen-Thoraxaufnahme geschickt. Hazim mustert das Bild (Abb. 6.59): Das obere Mediastinum erscheint verbreitert (Herr Wegner steht ganz gerade), die Trachea ist eingeengt. Im Kopf rekapituliert Hazim die Differenzialdiagnosen.

❏ *Welche Diagnose stellen Sie?*

Struma: Die häufigste Raumforderung des oberen Mediastinums ist die Struma (Abb. 6.**60**). Sie kann sehr groß werden, die Trachea verlagern und stenosieren und zur Belastungsdyspnoe führen. Typischerweise bewegt sie sich beim Schlucken mit. Häufig entwickeln sich grobscholllig verkalkte Knoten, die auch in der Thorax-Übersichtsaufnahme sichtbar sind.

Lymphom: Ein Lymphom entsteht häufig im oberen Mediastinum und umwächst und verdrängt dort die Trachea und Gefäße. Gelegentlich führt es zu einer oberen Einflussstauung, die schnellstens behandelt werden muss (am besten nach schneller CT-gestützter Biopsie durch den Radiologen). Vergrößerte Lymphknoten können natürlich auch entzündlich bedingt sein, z.B bei der Tuberkulose.

Fall Robert Wegner I

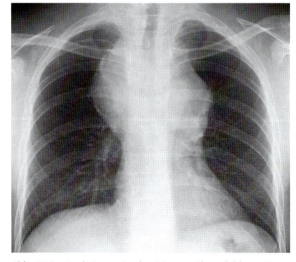

Abb. 6.**59** Analysieren Sie das Röntgen-Thoraxbild von Herrn Wegner. Welche Erkrankungen müssen Sie in Betracht ziehen?

Struma

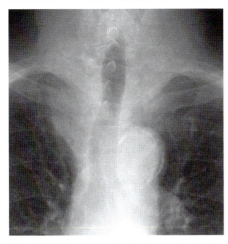

Abb. 6.**60** Das obere Mediastinum ist verbreitert, die Trachea ist durch die Struma stenosiert. Verkalkte Strumaknoten sind nicht sichtbar.

Teratom: Das Teratom (Keimzelltumor) kann Elemente aller Keimblätter in sich tragen, also auch Fett, Zahn und Knochenanlagen (Abb. 6.**61**). Ist dies der Fall, steht die Diagnose schnell fest.

Thymus/Thymom: Bei kleinen Kindern ist der Thymus groß. Er verdrängt jedoch nicht die Trachea, dazu ist er zu weich. Seine Größe nimmt manchmal nur langsam ab, sodass er bis ins junge Erwachsenenalter als zeltförmige Struktur im vorderen Mediastinum sichtbar ist. Probleme kann dieser Rest bei einem Lymphom machen: Unter einer Chemotherapie schrumpfen die Lymphommassen und auch der gesunde Thymus. Ist die Therapie abgeschlossen, erholt sich der Thymus (auf Neudeutsch auch „Thymic Rebound" genannt). Das muss von einem Lymphomrezidiv oder Lymphomrest unterschieden werden. Außerdem gibt es natürlich auch echte Thymustumoren (Thymome), die z. B. mit der Myasthenia gravis assoziiert sind.

Aortenaneurysma: Eine Verbreiterung des oberen Mediastinums kann auch durch ein Aneurysma der Aorta oder eines ihrer Abgangsgefäße verursacht werden (Abb. 6.**62**).

Achalasie: Natürlich können auch Ösophagusveränderungen im Röntgen-Thoraxbild auffällig werden. Sie sind dann eher dem dorsalen Mediastinum zuzuordnen. Besonders einprägsam ist dabei die Aufweitung der Speiseröhre durch Speisebrei im Rahmen der Achalasie (Abb. 6.**63**).

 Die Achalasie ist eine Präkanzerose.

❑ *Diagnose:* Hazim veranlasst ein CT (Abb. 6.**64**). Danach ist er sich sicher: Hier liegt ein Lymphom vor. Die schnelle CT-gesteuerte Biopsie organisiert er für den gleichen Tag.

 Wird eine Raumforderung vermutet, empfiehlt sich die klassische Frage: Was lebt da? Welche normalen Strukturen können Ausgangspunkt der Raumforderung sein?

Befunde des unteren Mediastinums

Checkliste: Befunde des unteren Mediastinums

- Ist die Herzkontur in typischer Weise verändert?
- Ist die Herzkontur erhalten?

Bei Raumforderung:
- Enthält die Raumforderung Luft?
- Ist die Raumforderung verkalkt?

Teratom

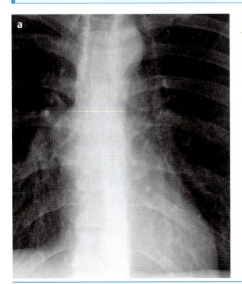
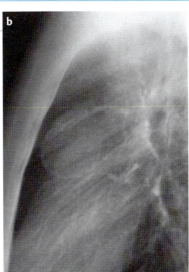

Abb. 6.**61 a** Die p.-a. Aufnahme des Thorax zeigt eine Raumforderung in Projektion auf den Azygoswinkel. **b** Die Seitaufnahme lässt die ventrale Lage des z. T. verkalkten Herdes erkennen. Auch wenn wir hier keine Zähne sehen, dies ist ein Teratom.

Aortenaneurysma

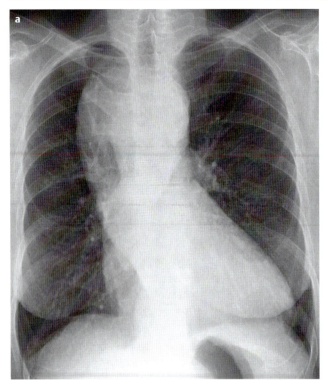
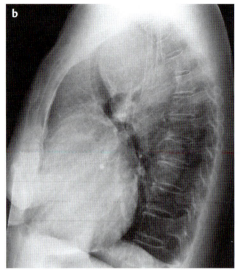
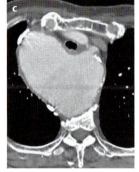

Abb. 6.**62 a** Sie sehen ein großes Aneurysma des Aortenbogens, das dem Verlauf der Aorta folgt und unter Durchleuchtung stark pulsieren würde. **b** Die Seitaufnahme zeigt die Verdrängung der Trachea nach vorne sowie die Druckarrosion der Wirbelsäule. **c** Im CT erscheinen diese Veränderungen noch eindrucksvoller.

Achalasie

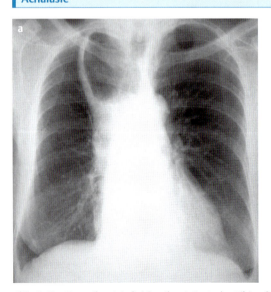
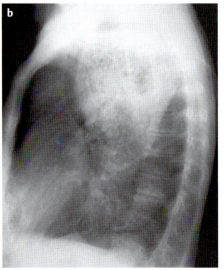

Abb. 6.**63** Der teils mit Luft (**a**), teils mit Speisebrei (**b**) gefüllte Ösophagus stellt sich im dorsalen Mediastinum deutlich dilatiert dar.

6.6 Veränderungen und Befunde des Mediastinums

Fall Robert Wegner II

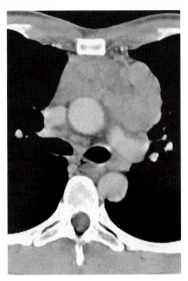

Abb. 6.**64** Ein Lymphknotenkonglomerat liegt im vorderen Mediastinum. Links am Sternum vorbei wird man mit der Gewebestanze eine Probe entnehmen.

Fall Hanne Hensch

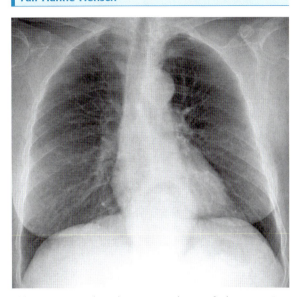

Abb. 6.**65** Sie sehen die Röntgen-Thoraxaufnahme von Frau Hensch. Was fällt Ihnen sofort auf? Können Sie bereits eine Diagnose stellen?

Ein echtes Figurproblem

Hanne Hensch (56) leidet an einer Harninkontinenz und kommt nun zu einer operativen Korrektur ihres Beckenbodens. In der präoperativen Röntgen-Thoraxaufnahme fällt Alexa eine Veränderung des unteren Mediastinums auf (Abb. 6.**65**). Sie geht die wichtigsten Befunde des unteren Mediastinums durch und denkt dabei v. a. an kardiale Veränderungen.

❑ Welche Diagnose stellen Sie?

Kardiomyopathie: Die generalisierte Herzvergrößerung ist meist Resultat einer Kardiomyopathie, die am häufigsten vaskulär bedingt ist (Abb. 6.**66**).

Perikarderguss: Ein Perikarderguss kann die Herzsilhouette ebenfalls allseitig vergrößern. Am besten ist er im CT (s. Abb. 14.**29 c**, S. 277) und natürlich in der Echokardiographie erkennbar.

Pericarditis constrictiva: Die Pericarditis constrictiva ist eine postentzündliche Veränderung, die sich durch Verkalkungen im Perikard zu erkennen gibt (Abb. 6.**67**).

Klappenkalk: Klappenkalk lässt sich v. a. auf den Seitaufnahmen des Thorax erkennen und den einzelnen Herzklappen entsprechend zuordnen (s. Abb. 6.**2 b**, S. 39).

Linksherzvergrößerung: Die Linksherzvergrößerung ist an der anormalen Ausbuchtung der linken unteren Herzkontur zu erkennen. Sie tritt bei einer Linksherzhypertrophie, z. B. bei einem arteriellen Hypertonus oder einer Aortenklappenstenose (Abb. 6.**68**), sowie bei einer Dilatation der linken Herzkammer, z. B. bei einer Aortenklap-

Kardiomyopathie

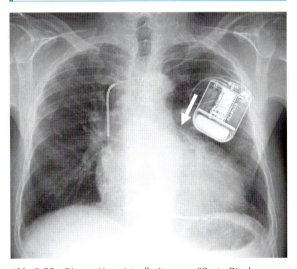

Abb. 6.**66** Dieses Herz ist allseits vergrößert. Die koronare Herzerkrankung hat bereits zu einer Stenteinlage geführt (Pfeil), Herzrhythmusstörungen haben die Implantation eines Defibrillators erzwungen.

peninsuffizienz oder einer Linksherzinsuffizienz, auf. Die Linksherzvergrößerung kann auch mit einer Elongation der Aorta vergesellschaftet sein, die v. a. bei einem arteriellen Hypertonus angetroffen wird.

Rechtsherzvergrößerung: Die Rechtsherzvergrößerung ist an einer Abflachung oder Auswölbung der Herzbucht an der linken oberen Herzkontur zu erkennen. Dort wird die Pulmonalarterie vom vergrößerten rechten Ventrikel

Pericarditis constrictiva

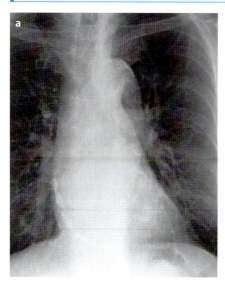
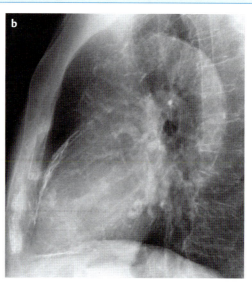

Abb. 6.**67** Grobe Verkalkungen markieren das Perikard bei diesem Patienten. Die Perikardbeweglichkeit ist dadurch eingeschränkt (sog. Panzerherz).

Linksherzvergrößerung

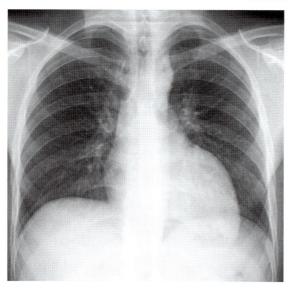

Abb. 6.**68** Die linke Herzkontur ist deutlich ausgebuchtet als Hinweis auf eine Linksherzvergrößerung bedingt durch eine Aortenklappenstenose.

nach oben und lateral verdrängt. Der vergrößerte rechte Ventrikel legt sich an die Rückseite des Sternums langstreckig an, was in der Seitaufnahme des Thorax zu sehen ist (Abb. 6.**69**). Ist der rechte Ventrikel nur hypertroph, z. B. als Folge einer höheren Druckentwicklung bei einer Lungenfibrose, ist die Pulmonalarterie zentral erweitert. Das ergibt das typische Bild eines Cor pulmonale (s. Abb. 6.**75**, S. 75).

Herzwandaneurysma: Das Herzwandaneurysma kann sich nach einem ausgedehnten Herzinfarkt entwickeln. Es ist an einer unharmonischen Ausbuchtung der Herzkontur zu erkennen (Abb. 6.**70**).

Trichterbrust: Eine Trichterbrust kann im Röntgenbild ebenfalls die Herzsilhouette verformen (Abb. 6.**71**).

Hiatushernie: Die häufigste Raumforderung retrokardial ist natürlich die Hiatushernie (Abb. 6.**72**). Sie ist aufgrund der Luftfüllung und der Wandung gut zu erkennen. Verifizieren lässt sie sich schnell, indem die laterale Röntgen-Thoraxaufnahme nach Gabe eines Schluckes Bariumbrei wiederholt wird. Differenziert werden muss die Hiatushernie lediglich von den Divertikeln des unteren Ösophagus.

❏ *Diagnose:* Alexa hat bereits einige Hiatushernien gesehen. Eigentlich hat sie von Anfang an nichts anderes erwogen. Konsequenzen ergeben sich für Frau Hensch nur bei Beschwerden.

! Die Analyse einer komplexen Herzkonfiguration anhand der Röntgen-Thoraxaufnahme verbraucht viel Hirnschmalz und arbeitet mit vielen Variablen. Es ist eine intellektuelle Herausforderung, deren Ergebnis durch eine Herzultraschalluntersuchung sehr viel schneller erreicht werden kann. Früher hatte man für die Bildanalyse mehr Zeit – und keine Alternative. Die wesentlichen Herzkonfigurationen im Röntgenbild sollte man aber erkennen und benennen können.

Rechtsherzvergrößerung

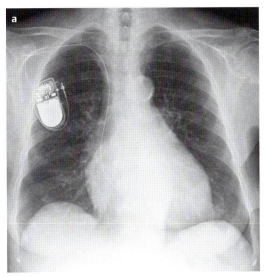 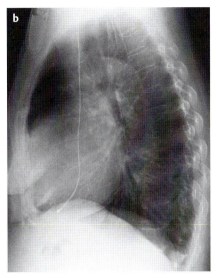

Abb. 6.**69** Die Aufhebung der Herzbucht (**a**) und die vermehrte sternale Anlagefläche (**b**, s. Abb. 6.1, S. 38) beweisen die Rechtsherzvergrößerung.

Herzwandaneurysma

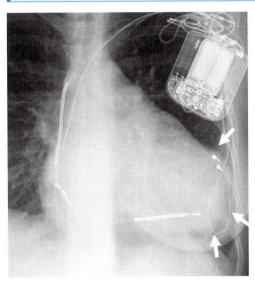

Abb. 6.**70** Die ballonartige Vorwölbung der linken Herzkontur (Pfeile) ist ein Herzwandaneurysma als Spätfolge eines großen Herzinfarktes.

Trichterbrust

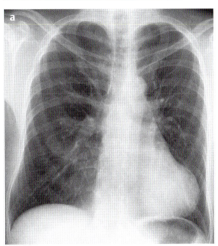

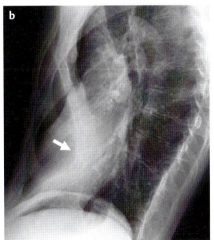

Abb. 6.**71 a** Die atypische Form dieses Herzens (Sehen Sie die Ausbuchtung der linken Herzkontur?) sowie der Verlust der Herzkontur auf der rechten Seite („Silhouettenzeichen"?) erklären sich erst nach Inspektion der Seitaufnahme. **b** Das Sternum (Pfeil) liegt bei dieser Trichterbrust wenige Zentimeter vor der Wirbelsäule. Das Herz wird dadurch schwer deformiert.

Hiatushernie

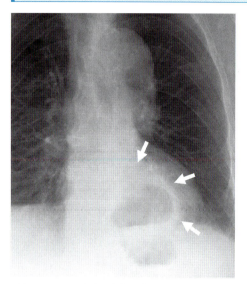

Abb. 6.**72** Der luftgefüllte, dickwandige Hohlraum im Herzschatten (Pfeile) ist eine große Hiatushernie.

6.7 Verplumpung der Hili

Checkliste: Verplumpung der Hili

- Ist die Hilusverplumpung ein- oder beidseitig?
- Ist der betroffene Hilus lobuliert?
- Ist der betroffene Hilus verkalkt?
- Liegen begleitende Lungenveränderungen (Fibrose, Knötchen) vor?
- Pulsiert die Raumforderung unter Durchleuchtung?

Ein paar Rundungen zu viel

Heike Baumann (42) hat wegen Unwohlsein und eines trockenen Hustens ihren Hausarzt aufgesucht. Der hat sie zum Röntgen-Thorax geschickt. Paul sitzt am Thoraxarbeitsplatz, als ihre Aufnahme auf dem Monitor erscheint (Abb. 6.**73**). Die Verplumpung der Hili ist offensichtlich.

❑ *Welche Diagnose stellen Sie?*

Sarkoidose, Lymphom, Tuberkulose, Silikose: Bihiläre Lymphknotenvergrößerungen können durch die Sarkoidose, das Lymphom, die Tuberkulose und die Silikose verursacht werden. Es sind zusätzliche Befunde – klinisch und radiologisch – die die Unterscheidung zwischen diesen Erkrankungen möglich macht. Bei der *Sarkoidose* sind häufig noch interstitielle Noduli vorhanden (s. Abb. 6.**48a**, **b**, S. 62). Beim *Lymphom* sind Lymphknoten meist auch an anderen Orten vergrößert (s. Abb. 6.**59**, S. 68). An eine *Tuberkulose* muss v. a. bei immunsupprimierten Patienten

Fall Heike Baumann

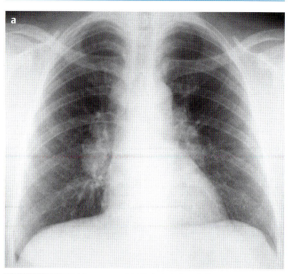

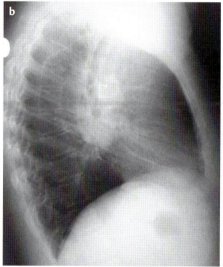

Abb. 6.**73** An welche Erkrankungen denken Sie bei der Betrachtung des Röntgen-Thoraxbildes von Frau Baumann?

und bei Patienten, die aus medizinisch unterversorgten Ländern stammen, gedacht werden. Bei der *Silikose* tendieren die vergrößerten Lymphknoten zur charakteristischen Verkalkung (s. Abb. 6.**46a**, S. 61).

! Eine einseitige Hilusvergrößerung ist bis zum Beweis des Gegenteils verdächtig auf ein Bronchialkarzinom (Abb. 6.**74**).

Pulmonale Hypertonie: Eine pulmonale Hypertonie, die z. B. bei einer Lungenfibrose oder einem Lungenemphysem auftritt (Abb. 6.**75**), führt zu einer Dilatation der Pulmonalarterien als Reaktion auf den erhöhten Gefäßwiderstand. Es resultiert eine Verplumpung der Hili, die durch ein kontrastmittelgestütztes CT sehr schnell als gefäßbedingt erkannt werden kann.

Bronchialkarzinom

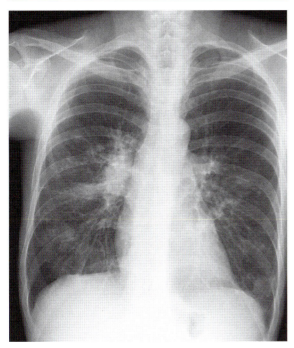

Abb. 6.74 Der rechte Hilus ist eindeutig vergrößert und unscharf. Hier wurde ein Bronchialkarzinom nachgewiesen.

Pulmonale Hypertonie

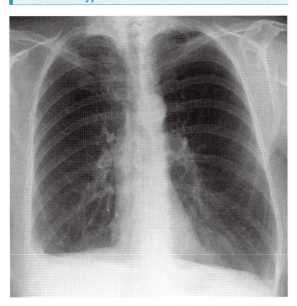

Abb. 6.75 Die Lunge ist massiv expandiert, das Zwerchfell entsprechend abgeflacht, und die Gefäße sind unregelmäßig: Hier liegt ein ausgeprägtes Emphysem vor, das zu einer pulmonalen Hypertonie geführt hat. Die Pulmonalarterie ist reaktiv erweitert, die Hili sind kräftig mit einem deutlichen Kalibersprung im Lungenkern.

❏ *Diagnose:* Paul sieht in der Röntgen-Thoraxaufnahme keinen Anhalt für eine Lungenfibrose oder ein Lungenemphysem. Die beidseitige Hilusvergrößerung muss durch Lymphknoten bedingt sein. Das Wahrscheinlichste ist eine Sarkoidose. Wenn andere klinische Parameter diese nicht bestätigen, müsste Gewebe entnommen werden, am ehesten im Rahmen einer Bronchoskopie.

6.8 Reifeprüfung

Paul hat heute seinen letzten Tag am Thoraxarbeitsplatz und hat für alle eine große Packung Kekse mitgebracht. Es ist Nachmittag, und Alexa futtert genüßlich einen Keks nach dem anderen, während Paul seine großen Pläne für die Zukunft entwickelt. Da biegt Gregor mit einem Packen Filme um die Ecke, peilt blitzschnell die Situation und peitscht ein paar Filme auf den Lichtkasten. „Kleine Prüfung, Paule", dröhnt er und klopft Paul auf die Schulter. Alexa legt interessiert die Kekspackung aus der Hand. „History withheld", schiebt Gregor gleich noch in seinem gruseligen teutonischen Akzent hinterdrein (neudeutsch für: Anamnese unbekannt) – so redet er, seit er mal drei Monate in den Staaten war. „Das Ti-Eitsch musst Du aber noch üben", meint Alexa beiläufig. Gregor grinst blöd. Alexas Englisch ist ziemlich gut, ihr weiches Russisch hat er leider noch nie zu hören bekommen. Paul setzt sich auf, jetzt geht es um die Wurst. Eine Überraschung hat Gregor für die beiden eingebaut (Abb. 6.76 a – d).

Testfälle

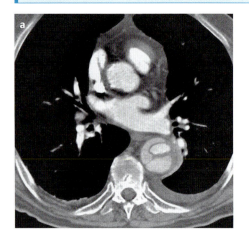
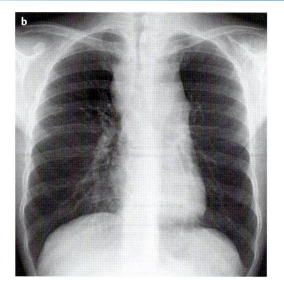
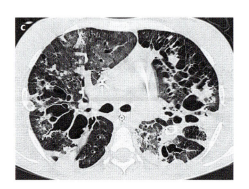
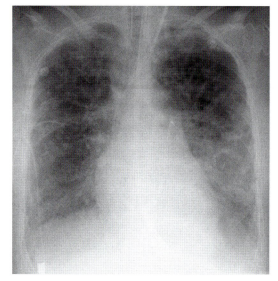
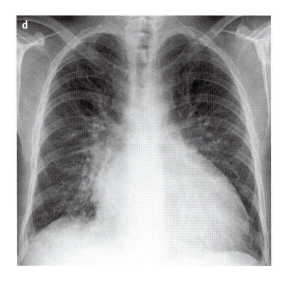
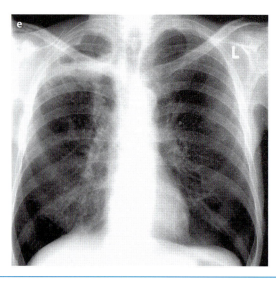

Abb. 6.**76 a–e**

7 Gefäße und Interventionen

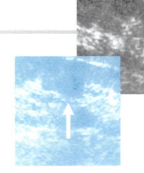

Während dieses Kapitel geschrieben wird, nimmt die Bedeutung der rein diagnostischen Angiographie kontinuierlich ab. Gefäße sind in ihrem Verlauf und mit ihren Verzweigungen heutzutage mit vielen nichtinvasiven Methoden abzubilden, mit der Sonographie, der farbkodierten Doppler-Sonographie, dem Spiral-CT und dem MRT (Abb. 7.1). Die Aussagekraft dieser Untersuchungen reicht für die meisten diagnostischen Fragestellungen aus. Erst wenn es darum geht:
- die Gefäße zu erweitern (z. B. bei der Arteriosklerose),
- die Gefäße zu schienen (z. B. bei einem Aneurysma),
- die Gefäße zu verschließen (z. B. bei einer Blutung oder einem Tumor),
- in ein Gefäß einen Filter einzubauen (z. B. bei einer Thromboembolie) oder
- Gefäßsysteme zu verbinden (z. B. bei der Anlage eines **t**ransjugulären **i**ntrahepatischen **p**ortosystemischen **S**tent-**S**hunts, **TIPSS**)

muss der direkte intravaskuläre Zugang gewählt werden. Wenn die Intervention jedoch sehr wahrscheinlich und nicht zu aufwändig ist, kann die Diagnostik auch gleich in angiographischer Technik und als Vorstufe des Eingriffs durchgeführt werden.

Die Angiographie der Venen, die Phlebographie, hat schon vor Jahren an Wichtigkeit verloren. Gründe dafür sind neue Untersuchungstechniken und ein geändertes internistisches Regime in der Therapie der tiefen Beinvenenthrombose. Die Sonographie und Doppler-Sonographie stehen jetzt an erster Stelle der Diagnostik. Bei Verdacht auf eine Lungenembolie rückt das CT immer mehr in den Vordergrund (s. S. 64).

Aufgrund der Entwicklung kleinkalibriger Zugangssysteme nimmt die Schnittbild-gesteuerte Intervention ebenfalls stetig an Bedeutung zu. Gewebeproben aller Art können heute von fast allen Körperregionen in ausreichender Menge entnommen werden bei deutlich geringerem Risiko und geringeren Kosten als bei chirurgischen Eingriffen. Ein Abszess oder ein Verhalt kann schnell drainiert, gestaute Gallenwege können schnell entlastet werden. Schließlich lassen sich auch Materialien in den Körper einbringen: Bei einer osteoporotischen Wirbelkörperfraktur wirkt die Stabilisierung des Wirbelkörpers mit Metacryla-

MR-Angiographie

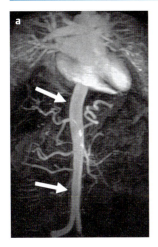
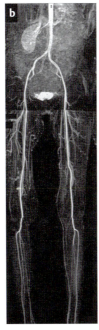
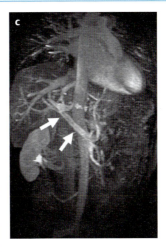

Abb. 7.1 Sowohl die Aorta (**a**, Pfeile) mit ihren Verzweigungen bis in die Extremitäten hinein (**b**) als auch die V. portae (**c**, Pfeile) können mit der kontrastmittelgestützten Magnetresonanztomographie dargestellt werden – alles komplett noninvasiv.

ten schmerzlindernd (s. Abb. 8.**24 c**, S. 106), bei schwersten Schmerzen aufgrund eines infiltrierenden Pankreaskarzinoms kann die Alkoholdenervierung des Plexus coeliacus eine wirksame Schmerztherapie sein.

Für den Radiologie-Anfänger sind die Angiographie und die Intervention zunächst einmal eine ganz neue, von der üblichen Radiologie abweichende Erfahrung. Fingerspitzengefühl im wörtlichen Sinne, Materialkunde, handwerkliche Präzison und Sorgfalt sind gefragt und werden entwickelt. Kaltblütigkeit und Fortune (das sprechen wir elegant französisch aus) sind weitere Zugaben, die den erfolgreichen Interventionalisten ausmachen. Eine gewisse Arroganz gegenüber den nichtinterventionellen „Sesselradiologen" wird von diesen gerne toleriert, wenn der Interventionalist etwas taugt.

! Bei allen elektiven Interventionen muss der Patient mindestens am Vortag aufgeklärt werden. Die Gerinnung sollte ausreichend sein, d. h. Thromboplastinzeit (engl.: Prothrombinzeit, früher „Quick") > 50 %, Thrombinzeit < 35 sec, Thrombozytenzahl > 50000/µl. Acetylsalicylsäure (ASS) muss bei einer Intervention tief im Körper eine Woche vorher abgesetzt werden.

Da alle Gefäßdarstellungen Spezialuntersuchungen sind, wird man von Ihnen die Interpretation nicht erwarten. Sie sollten die Möglichkeiten der Methoden jedoch einschätzen können und die wichtigsten Interventionen kennen. Auch hier gilt allerdings, dass die Entwicklungen sehr schnell gehen. Für Probleme, die heute noch unlösbar scheinen, kann schon in einem halben Jahr ein heller

Tab. 7.1 Empfehlungen für die radiologische Diagnostik

Für welche Indikation ist welche Bildgebung zu empfehlen?	
Indikation	*Bildgebung*
arterielles Problem	je nach Verfügbarkeit, Expertise und Problem Angiographie, Sonographie, Doppler-Sonographie, Magnetresonanztomographie (MRT), Computertomographie (CT)
venöses Problem	je nach Verfügbarkeit, Expertise und Problem Sonographie, Doppler-Sonographie, Phlebographie, CT, MRT

Welche Intervention ist für welche Indikation zu empfehlen?	
Intervention	*Indikation*
Angiographie	geplante Rekanalisation, Thrombolyse, Ballondilatation, Stentschienung des Gefäßes, Blutung vor geplanter Embolisation (z. B. gastrointestinale Blutung)
Ballondilatation	Gefäßstenose, nach Rekanalisation, häufig nach Thrombolyse, vor Stenteinlage (Cave: kleine Gefäße und starke Kollateralisation)
Einlage eines Stents	unzureichende Plaqueglättung nach Ballondilatation, elastische Stenose, Dissektion
Einlage eines Vena-cava-Filters	Lungenembolie bei unmöglicher oder frustraner Antikoagulation
Einlage eines transjugulären intrahepatischen portosystemischen Stent-Shunts (TIPSS)	Pfortaderhochdruck mit rezidivierenden oder unkontrollierbaren gastrointestinalen Blutungen und Aszites (Cave: bestehende hepatische Enzephalopathie, Herzinsuffizienz)
CT-gestützte Gewebeentnahme	zyto- und histopathologische Sicherung einer Diagnose bzw. Entnahme von Material zur mikrobiologischen Analyse
Embolisation	gelegentlich bei einem inoperablen Tumor, präoperativ bei einem hypervaskulären Tumor, Therapie einer arteriovenösen Malformation oder einer arteriellen Blutung
Einlage eines Ports	wenn ein intravenöser Zugang über Wochen erforderlich ist, z. B. bei Chemotherapie
Nervenblockade	wenn übliche Schmerzmedikation versagt oder nicht vertragen wird, zur Reduktion der Dosis systemischer Analgetika bei speziellen Schmerzsyndromen

Kopf die geniale Lösung gefunden haben – vielleicht ist dieser helle Kopf ja sogar der Ihrige!
Bei allen Interventionen sollten Patientenbelastung, Risiko, Zeit, Kosten und therapeutische Effizienz nicht aus dem Blickwinkel verloren werden. Wie immer gilt: Die Indikation muss stimmen (Tab. 7.1)! Schauen wir uns nun die erste Intervention an.

7.1 Interventionen bei einem Gefäßverschluss

Arterieller Gefäßverschluss

Checkliste: Arterieller Gefäßverschluss

- Ist das Gefäß von außen komprimiert oder liegen Gefäßwandveränderungen vor?
- Sind die Gefäßwandveränderungen generalisiert, disseminiert oder fokal?
- Bestehen ein Diabetes mellitus oder Tabakabusus?
- Besteht ein Blutabstrom nach distal durch andere Gefäße oder neu gebildete Kollateralen?
- Wie groß ist das normale Gefäßkaliber?

Von einem Schaufenster zum anderen

Gerhard Süßbluth (45) hat schon seit geraumer Zeit Beschwerden beim Gehen. Schon nach kurzer Strecke verspürt er Krämpfe in seiner rechten Wade und muss pausieren. So braucht er für den Weg zum Zigarettenautomaten immer länger. Sein praktischer Arzt hatte Schwierigkeiten, seine Fußpulse auf der rechten Seite zu tasten und hat ihn zur Diagnostik und etwaigen Therapie vorgestellt. Oberarzt Dr. Poznansky hat Hazims Begabung und sein großes Interesse an der Intervention mit Freude zur Kenntnis genommen und lässt ihn unter Aufsicht den Patienten untersuchen – auch Hazim hat keine Fußpulse und die A. poplitea nur schwach ertasten können –, die A. femoralis sinistra punktieren und den Katheter vorschieben.

❏ *Durchführung:*

Arterielle Punktion und Schleuseneinlage: Nachdem der Patient bequem auf dem Angiographietisch gelagert und die linke Leiste desinfiziert ist, tastet Hazim unter dem Leistenband den Puls der A. femoralis sinistra (Cave: Die Punktion erfolgt am gesunden Bein!) mit den Fingerkuppen von Zeigefinger (distal) und Mittelfinger (proximal) der linken Hand (Abb. 7.2 a). Nachdem er so den Gefäßverlauf zweifelsfrei bestimmt hat, injiziert er 10–20 ml 1%iges Xylocain subkutan, inzidiert die Haut mit einem Stilett und schiebt nun bei aufliegenden Fingerkuppen der linken Hand (wie oben beschrieben) mit der rechten

Intervention bei einem arteriellen Gefäßverschluss

a Technik der arteriellen Punktion in der Leiste

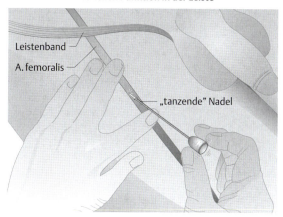

b Angiographie **c** Stenteinlage

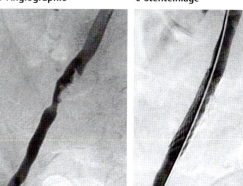

Abb. **7.2 a** Nach Lagerung des Patienten auf dem Angiographietisch und Desinfektion der Leiste wird unter dem Leistenband der Puls der A. femoralis mit den Fingerkuppen von Zeige- und Mittelfinger der linken Hand getastet. Der Zeigefinger liegt dabei distal, der Mittelfinger proximal. Dann werden 10–20 ml 1%iges Xylocain s.c. injiziert und die Haut mit einem Stilett inzidiert. Mit der rechten Hand wird nun – bei aufliegenden Fingerkuppen der linken Hand – die Punktionsnadel leicht in kranialer Richtung auf das Gefäß zugeschoben. Lässt sich ein pulssynchrones Tanzen der Nadel feststellen, ist die Gefäßwand erreicht und sanft zu perforieren. Der spritzige Fluss hellroten Blutes beweist die arterielle Punktion. **b** Die primäre Angiographie zeigt eine sehr zerklüftete Plaque, die die A. iliaca externa rechts um mehr als 50 % stenosiert. **c** Nach der Einlage des Stents ist die Stenose komplett beseitigt. (Für die Überlassung dieser Bilder danke ich ganz herzlich Herrn Dr. Böttcher, Charité)

Hand die Punktionsnadel leicht in kranialer Richtung auf das Gefäß zu. Ein pulssynchrones Tanzen der Nadel zeigt das Erreichen der Gefäßwand an. Nun wird die Gefäßwand sanft perforiert. Der spritzige Fluss hellroten Blutes beweist die arterielle Punktion. Bei dunklem Blut und langsamen Fluss lag man mit der Nadel zu weit medial, dort befindet sich die Vene. Nach korrekter Punktion wird nun ein kurzer Führungsdraht durch die Nadel in das Gefäß eingeführt. Bei fest im Gefäß liegendem Führungsdraht wird die Nadel entfernt und eine Katheterschleuse über den Draht eingeführt. Über das Dichtungsventil der Schleuse können Katheter in das Gefäß ein- und ausgeführt werden.

Hazim führt nun unter Poznanskys wachsamen Augen einen Katheter in die distale Aorta ein. Etage für Etage stellt er sich mit Kontrastmittelgaben das arterielle System beider Beine dar. Der Hauptbefund, eine stenosierende arteriosklerotische Plaque, liegt in der Beckenetage rechts (Abb. 7.2 b). „Schick gemacht, Hazim", brummt Dr. Poznansky und übernimmt. „Das dilatieren und stenten wir jetzt. Ist der Patient gestern Abend aufgeklärt worden?" Herr Süßbluth und Hazim nicken: „Klar doch, haben wir bis ins Kleinste besprochen."

Ballondilatation: Über die Schleuse werden 5000 IE Heparin gegeben. Dann wird ein Führungsdraht von der linken A. iliaca externa über die Aortenbifurkation in die rechte A. iliaca externa und durch die Stenose gelegt. Über diesen gleitet der Ballonkatheter in Position. Der wurstförmige Ballon, dessen Kaliber dem Gefäßdurchmesser außerhalb der Stenose angepasst ist, wird aufgeblasen und eine Minute in diesem Zustand belassen. Die Kontrastmitteldarstellung nach der Dilatation zeigt noch eine geringe Reststenose. Hazim weiß, dass es bei der Ballondilatation regelmäßig zu Intimaeinrissen, gelegentlich auch zu einer richtigen Dissektion mit drohendem Gefäßverschluss kommen kann. Poznansky lässt sich einen Metallstent reichen.

Kennen Sie den Begründer der Ballondilatation?

Andreas Grüntzig war der geniale Entwickler des Ballondilatationskatheters in der Schweiz. Glück hat er aber auch gehabt. Man sagt, er habe am Anfang mit Ballons gekämpft, die sich ganz unregelmäßig entfalteten und den Weg des geringsten Widerstandes suchten. Mit solchen Ballons konnte man natürlich nichts anfangen. Sein Leid soll er u. a. der Abteilungssekretärin geklagt haben, deren Mann in einer eidgenössischen Fabrik für druckfeste Gartenschläuche beschäftigt war. Dieser gab schließlich einen wesentlichen Tip: Die Form des Ballons wird durch ein aus spiralförmig verwobenen Kunstfasern gefertigtes Netz in der Ballonwand gesichert. Danach lief es wie am Schnürchen. Grüntzig verließ das Glück jedoch später – er stürzte im Privatflugzeug ab. Immerhin hatte er aber eins. (Die Quelle der Episode ist mir entfallen, auch für die Richtigkeit kann ich mich nicht verbürgen. Aber so soll es gewesen sein ...)

Stenteinlage: Der noch kollabierte Stent wird auf einem Ballonkatheter aufgefädelt, damit direkt in den dilatierten Bereich gebracht und dort mit Hilfe des Ballons entfaltet. Er modelliert sich der Gefäßwand an, glättet die Plaqueoberfläche und legt etwaige Dissektionsmembranen wieder an (Abb. 7.2 c). Kunststoffummantelte Stents können auch eingesetzt werden, um Blutungen aus größeren Gefäßen zu stoppen (Abb. 7.3).

Hazim staunt über das gute Ergebnis und Süßbluth strahlt nach dem Blick auf den Monitor: „Doktorchen, is' ja wie neu! Darauf muss ich eine rauchen." Poznansky entlässt ihn gut gelaunt auf die Station, nicht ohne die Gabe von weiteren 25000 IE Heparin über den Perfusor für 24 Stunden, 2-mal täglich 1 Fertigspritze Fraxiparin 0,3 s.c. für 2 Wochen und 1 × 100mg ASS als Dauermedikation anzu-

Intervention bei einer Blutung aus großem Gefäß

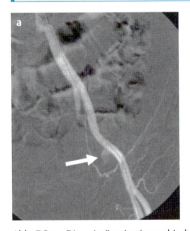
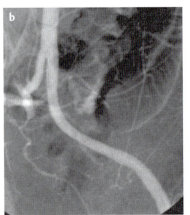
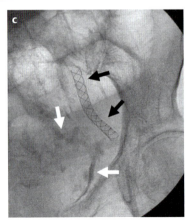

Abb. 7.3 a Die primäre Angiographie bei dieser Patientin mit einem weit fortgeschrittenen gynäkologischen Tumor des kleinen Beckens zeigt eine spritzende Blutung (Pfeil) aus der A. iliaca externa. b Die sofortige Einbringung eines mit einem Textil ummantelten Stents (auf neudeutsch: der Stent ist „gecoated") überbrückt den arrodierten Gefäßabschnitt und stoppt die Blutung. c Die Nativabschlussaufnahme zeigt die Struktur des Stents (schwarze Pfeile) sowie das kontrastmittelmarkierte freie Blut im kleinen Becken (weiße Pfeile). (Für die Überlassung dieser Bilder danke ich ganz herzlich Herrn Prof. Dr. Ricke, Charité)

ordnen. Mit Hazim bespricht er eine weitere mögliche Gefäßintervention, die bei Herrn Süßbluth glücklicherweise nicht durchgeführt werden musste.

Thrombolyse: Muss ein frischer Thrombus aus dem Gefäß entfernt werden, kann man versuchen, ihn vor Ort zu lysieren. Dafür wird ein Katheter mit seinen Öffnungen in den Thrombus gelegt. Über diesen Katheter werden dann über viele Stunden lokal hoch dosiert thrombolytische Mittel (Streptokinase; Urokinase; Gewebe-Plasminogen-Aktivator, t-PA) gegeben. Die Thrombolyse kann Blutungen an anderer Stelle induzieren und muss daher eng überwacht werden.

Die beschriebenen Interventionstechniken sind – in Abwandlungen – auch bei Dialyseshunts anzuwenden.

> ! Nach einem rekanalisierenden therapeutischen Gefäßeingriff bei peripherer arterieller Verschlusskrankheit hat der Patient täglich 100mg ASS als Dauermedikation einzunehmen.

Venöser Gefäßverschluss

Checkliste: Venöser Gefäßverschluss

- Ist das Gefäß von außen komprimiert oder liegen Thromben vor?
- Liegen die Thromben frei im Gefäß oder liegen sie der Gefäßwand an?
- Bestehen die Risikofaktoren Rauchen und Einnahme von Ovulationshemmern, Adipositas, Immobilisation oder Schwangerschaft?
- Besteht eine Tumorerkrankung?

Plötzlich wurde das Bein dick

Gunhilde Bleibtreu (52) hat gestern Abend eine Schwellung des linken Beines bemerkt, die über Nacht noch zugenommen hat. Auftreten kann sie nur noch unter Schmerzen. Ihre praktische Ärztin hat sie geschickt, da sie eine tiefe Beinvenenthrombose vermutet. Dr. Wannenmacher hat heute Hannah an seiner Seite. Er erläutert ihr das Vorgehen bei dem Verdacht auf Thrombose. „Seit die Internisten Patienten mit einer Unterschenkelthrombose nicht mehr immobilisieren, ist die Phlebographie nicht mehr so wichtig. Nur phlebographisch konnte man kleine Thromben in den Venen des Unterschenkels mit ausreichender Sicherheit entdecken. Außerdem ist die Durchführung der Phlebographie bei geschwollenen Beinen nicht immer leicht. Die Sonographie und die Doppler-Sonographie reichen für den Nachweis der meisten (relevanten) Thrombosen aus. Bei Verdacht auf eine Lungenembolie sollte man gleich zur Computertomographie übergehen." (Dazu siehe S. 64 ff)

❏ Durchführung:

Phlebographie: Bei der Phlebographie wird Kontrastmittel in eine Fußrückenvene injiziert, während die oberflächlichen Venen der Wade mit einem Gummischlauch oberhalb des Knöchels komprimiert werden. Der Untersuchungstisch ist dabei zunächst halb aufgerichtet, sodass sich die Beinvenen von unten füllen. Für die Abbildung der Venen im Becken wird der Patient dann schnell in die Kopftieflage gebracht. Thromben stellen sich als intravaskuläre, umflossene Kontrastmittelaussparungen dar (Abb 7.4).

Thrombose: Phlebographie

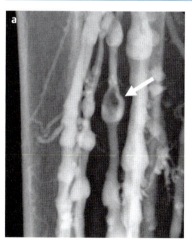 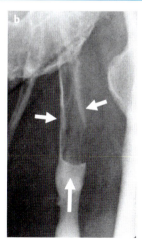

Abb. 7.4 **a** Die Ausschnittsaufnahme des Unterschenkels zeigt einen kleinen von Blut umflossenen Thrombus (Pfeil) in einer Vene oberhalb einer Venenklappe. **b** Am Oberschenkel stellt sich in der V. femoralis ein großer Thrombus (Pfeile) dar, der bis in die Leiste reicht. Dieser Befund zwingt zur Immobilisation des Patienten, um die Gefahr der Lungenembolie gering zu halten.

Thrombose: Doppler-Sonographie

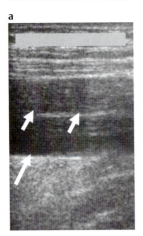
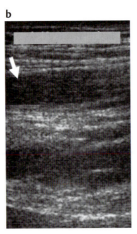
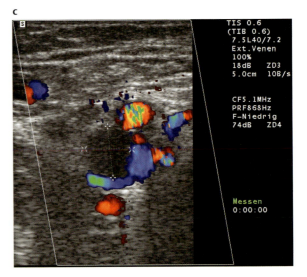

Abb. 7.5 Die gesunde Vene (**a**, langer Pfeil) – auf diesem Bild unter der Arterie (**a**, kurze Pfeile) gelegen – ist einfach zu komprimieren (**b**). Die Kompression der Arterie bedarf eines höheren Drucks. Der Thrombus (**c**) zeigt im Doppler keinen Fluss und verhindert die Kompression des Gefäßes.

Doppler-Sonographie: Bei der Doppler-Sonographie, die Dr. Wannenmacher nun bei Frau Bleibtreu durchführt, folgt man dem Verlauf der Venen vom Poplitealniveau bis in das Becken hinein. Normale Venen sind gut komprimierbar, was mit dem Schallkopf systematisch überprüft wird. Eine Vene mit einer Thrombose lässt sich nicht komprimieren und zeigt keinen Fluss. Im Bereich der tiefen Venen des Oberschenkels findet Wannenmacher bei Frau Bleibtreu eine langstreckige Thrombose (Abb. 7.**5 c**), die unter dem Leistenband abbricht. „Die Diagnose steht: Thrombose der tiefen Oberschenkelvenen", meint Wannenmacher zu Hannah gewandt. „Sie kommen jetzt eine Woche gemütlich ins Bett", muntert er die Patientin auf.

7.2 Entnahme von Gewebeproben

Checkliste: Entnahme von Gewebeproben

- Ist die zu punktierende Läsion ausreichend dokumentiert (CT, Sonographie, MRT)?
- Ist die Läsion groß genug, ist sie von außen erreichbar (mit Punkteur klären)?
- Ist die Gerinnung adäquat?
- Kann der Patient kurzzeitig einen einseitigen Pneumothorax tolerieren (bei Thoraxläsion)?

Jetzt muss dringend die Histologie her

Anneliese Huchzermeyer (62) ist von ihrem praktischen Arzt bei den Onkologen vorgestellt worden. Sie hatte sich schon eine ganze Weile nicht wohl gefühlt und deutlich an Gewicht verloren. Schon die ersten Untersuchungen fanden dann Metastasen verdächtige Herde in allen möglichen Körperregionen. Der Primärtumor hat sich bisher nicht klären lassen, sodass man hier von einem carcinoma unknown primary (CUP) spricht. Die histologische Untersuchung dieser Herde ist für die Onkologen nun unbedingt notwendig, zum einen um die Chemotherapie zu planen und zum anderen, um dem Primärtumor doch noch näher zu kommen.

Die Entnahme von Gewebeproben ist ein ganz besonderes Hobby von Oberarzt PD Schicke. Vor seinen Nadeln, so erzählt man sich in der Abteilung, ist keine Körperregion sicher. Er mustert die bisherigen Bild gebenden Untersuchungen zusammen mit Hannah, um den sichersten und Erfolg versprechendsten Punktionsort zu bestimmen. Dann setzt er sich zur Patientin. Er klärt sie über Komplikationen der Punktion (Blutung, Entzündung, Nerven-, Gefäß- und Organverletzung) sowie über die Möglichkeit einer erforderlichen Operation auf. Frau Huchzermeyer wird nun doch ein bisschen unruhig nach dieser Aufzählung. Da legt Schicke ihre Hand zwischen die seinen, schaut ihr tief in die Augen: „An die letzte Komplikation dieser Art kann ich mich schon gar nicht mehr erinnern. Außerdem bin ich doch die ganze Zeit bei Ihnen! Wir beide kriegen das schon hin", beruhigt er sie. Frau Huchzermeyer lächelt ein wenig.

Hannah erklärt er danach die wesentlichen Vorgehensweisen bei der Gewebeentnahme. Ziel ist es natürlich, genug Gewebe für die histologische und mikrobiologische Analyse zu gewinnen und dieses Gewebe schnellstens in optimaler Form für die Untersuchungen weiterzugeben:

- Gewebestanzen für die histologische Untersuchung in der Pathologie kommen in Töpfchen mit 5%igem Formaldehyd.
- Flüssigkeiten für die zytologische Untersuchung werden als kleine Tröpfchen auf ein Ende eines Glasobjektträgers aufgetragen, dann mit einem zweiten Objektträger über die Glasfläche ausgezogen und zum Trocknen gelegt.

- Material für die bakteriologische Analyse wird in sterilen, trockenen Kunststoffgefäßen oder in mit Agar gefüllten Anzuchtröhrchen deponiert.
- Material für die mykologische Analyse wird in trockene Kunststoffgefäße getan (bei längerer Transportzeit einige Tropfen physiologische Kochsalzlösung hinzufügen).
- Material für die virologische Analyse wird in physiologische Kochsalzlösung gegeben.

Durchführung:

Probeentnahme aus der Lunge: Bei der Probeentnahme aus der Lunge gilt es, einen relevanten Pneumothorax zu verhindern. Bei pleuranahen Prozessen liegen häufig bereits Verklebungen vor, die das Risiko eines Pneumothorax mindern. Um mehrere Gewebeproben ohne größere Pleuraverletzungen entnehmen zu können, sollte zunächst eine Führungsnadel (Koaxialnadel) durch den Pleuraspalt in die direkte Nähe der Läsion vorgeführt werden (Abb. 7.**6 a**). Durch diese Nadel wird eine Stanznadel, die aus einem Stilett mit seitlicher Aussparung für das Gewebe und einer schneidenden Hohlnadel besteht, direkt vor die Läsion gelegt (Abb. 7.**6 b**). Langsam schiebt man dann das Stilett durch die Läsion, wo sich das Gewebe in die Aussparung legt (Abb. 7.**6 c**). Dieses Gewebestück wird durch die vorschießende Hohlnadel abgetrennt (Abb. 7.**6 d**) und mitsamt der Stanznadel herausgezogen (Abb. 7.**6 e**). Dieses Manöver wird wiederholt, bis genug Material entnommen worden ist.

Ist es dabei doch zu einem Pneumothorax gekommen, kann am Ende der Intervention die Luft aus dem Pleuraspalt über die Führungsnadel abgesaugt werden (Abb. 7.**7**). Ist das nicht erfolgreich, muss eine kleine Drainage gelegt werden.

Probeentnahme aus dem Mediastinum: Bei einer Biopsie aus dem Mediastinum muss der Punkteur mit einigen Schwierigkeiten fertig werden:

- Häufig liegt die Läsion retrosternal, immer in der Nähe großer Gefäße oder des Herzens und meist nicht weit von der Pleura entfernt.
- Das Nadelkaliber muss entsprechend des Risikos ausgewählt werden. Die Gefahr der Punktion von Arterien ist mit einer Stanznadel, die langsam vorgeschoben werden kann, gering, da so die Pulsation der Gefäßwand – wie bei der arteriellen Punktion (s.S. 79) – zu fühlen ist.
- Gefährliche Strukturen können aus dem Wege gedrängt werden – und das geht so: Die Führungsnadel wird bis in die direkte Nachbarschaft der Pleura oder des Gefäßes vorgeschoben (Abb. 7.**8**). Dann wird das Stilett entfernt und über die Nadel ein anständiges Polster aus Kochsalzlösung gesetzt, das die gefährdete Struktur zur Seite drängt (auf neudeutsch heißt diese Technik „Saline-Tunnel-Technik").

Probeentnahme aus dem Abdomen, Becken und Retroperitoneum: Zugangswege in der Bauchhöhle müssen Darmschlingen und Gefäße schonen und die Ausbildung von Leckagen ins Peritoneum vermeiden. Mit einem Com-

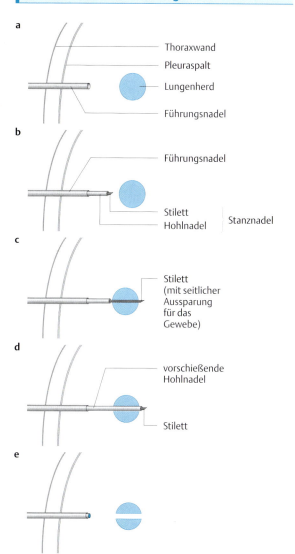

Abb. 7.**6 a** Um eine größere Pleuraverletzung bei Entnahme mehrerer Gewebeproben zu vermeiden, wird zuerst eine Führungsnadel durch den Pleuraspalt in die direkte Nähe der Läsion vorgeführt. **b** Durch diese Führungsnadel wird eine Stanznadel, die aus einem Stilett mit seitlicher Aussparung für das Gewebe und einer schneidenden Hohlnadel besteht, direkt vor die Läsion gelegt. **c** Dann wird das Stilett langsam durch die Läsion geschoben, wo sich das Gewebe in die seitliche Aussparung legt. **d** Dieses Gewebestück wird von der vorschießenden Hohlnadel abgetrennt. **e** Die Stanznadel wird nun mitsamt dem Gewebestück herausgezogen und kann nochmals zur Gewebeentnahme eingesetzt werden.

putertomographen, der einen Durchleuchtungsmodus hat, kann man Strukturen leichter ausweichen (Abb. 7.**9**). Eine Punktion der parenchymatösen Oberbauchorgane ist eigentlich kein Problem, wenn die Läsion nicht zu klein und der Patient kooperativ ist. Die Entnahme einer Gewebestanze aus einem Nierentumor ist wegen der Gefahr der Verschleppung maligner Zellen kontraindiziert.

Pneumothorax nach Probeentnahme aus der Lunge

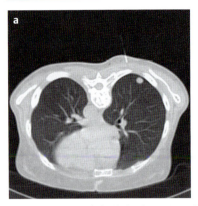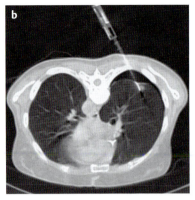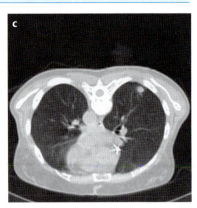

Abb. 7.7 a Die Lokalanästhesienadel markiert den Einstichort für die Führungsnadel in direkter Nachbarschaft des peripher gelegenen Rundherdes der Lunge. **b** Unter der Gewebeentnahme entwickelt sich – wahrscheinlich wegen der Randlage des Rundherdes – ein Pneumothorax. **c** Nach Absaugen der Luft über die Führungsnadel am Ende der Intervention ist der Pneumothorax verschwunden. Die Kontroll-Thoraxaufnahme 4 Stunden später war normal.

„Saline-tunnel-Technik"

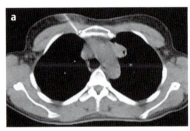

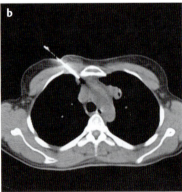

Abb. 7.8 a Die Führungsnadel liegt direkt an Sternum und Pleura an. **b** Nach Gabe von Kochsalzlösung löst sich die Pleura vom Sternum. Die Nadel wird nun durch diesen Flüssigkeitstunnel vorsichtig in die Zielregion vorgeschoben.

Probeentnahme aus dem Becken

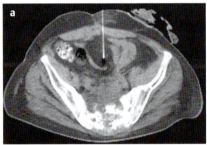

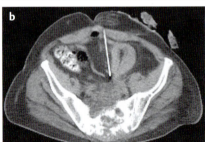

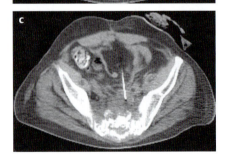

Abb. 7.9 a Eine Darmschlinge liegt im direkten Weg der Führungsnadel in die präsakrale Infiltration. **b** Durch Angulation der Nadel während des Vorschubs wird der Darmschlinge ausgewichen. **c** Nun kann die Stanznadel in den Tumor vorgeschoben werden. Es handelt sich hier um ein Rezidiv eines Rektumkarzinoms.

Probeentnahme aus dem Knochen: Eine Knochenstanze erfordert eine etwas andere Technik und kann auch schmerzhafter sein als andere Gewebeentnahmen. Nach subkutaner und periostaler Lokalanästhesie (Abb. 7.**10 a**) und kleinem Hautschnitt wird ein Hohlbohrer mit Führungsstachel auf den Knochenkortex zugeführt und in ihn eingedrückt. Er sollte möglichst senkrecht auftreffen, um nicht abzurutschen (Abb. 7.**10 b**). Dann wird der Führungsstachel entfernt und der Hohlbohrer in den Knochen eingedreht (Abb. 7.**10 c**). Der gewonnene Knochenzylinder wird durch Vakuum während der Retraktion des Bohrers aus dem Knochen herausgelöst und mit einem Stößelstift aus dem Bohrer in die Formaldehydlösung befördert.

Probeentnahme aus dem Knochen

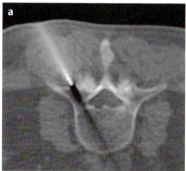

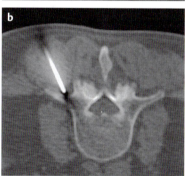

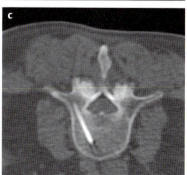

Abb. 7.**10 a** Zunächst wird eine lange Nadel bis auf das Periost vorgeschoben, um dort ein Xylocaindepot zu setzen. **b** Dann wird die Knochenstanznadel an gleicher Stelle aufgesetzt und in den Knochen gedreht. **c** Die Lage der Knochenstanznadel im Zielgebiet wird kontrolliert.

PD Schicke wählt bei Frau Huchzermeyer eine größere paravertebrale Läsion für die Punktion aus. Er entnimmt eine ganze Anzahl von Gewebestanzen durch seine Führungskanüle, um dem Pathologen ausreichend Material für seine histologische Untersuchung geben zu können. Hannah und er sprechen während des Eingriffs viel mit der Patientin, um sie abzulenken und aufzuheitern. Und Schicke arbeitet schnell. Als er die Führungsnadel wieder entfernt, fragt die Patientin, wann es denn nun richtig losginge. „Alles schon erledigt, Frau Huchzermeyer. Sie kommen jetzt zurück auf Station und trinken eine schöne Tasse Kaffee. Wollen Sie die Würmchen mal sehen, die wir herausgeholt haben?" Die Patientin schaut interessiert auf die feinen Gewebestreifen, die im Röhrchen schwimmen, bedankt sich und wird zurück auf die Station gebracht. Hannah hat sich während der Punktion so ihre Gedanken gemacht und vertraut sie Schicke nun an: „Was, wenn nun wirklich die Aorta getroffen würde? Oder ein anderes wichtiges Gefäß?" „Man macht erst mal nichts. Die Gerinnung muss stimmen, na klar. Aber früher haben unsere Altvordern regelmäßig für unsere Verhältnisse riesige Nadeln von dorsolumbal direkt in die Aorta geschoben – für die Becken-Bein-Angiographie. Da ist auch kaum was passiert. Natürlich konnten die ihre Komplikationen in der Ära vor CT und Ultraschall auch nicht sehen", lacht Schicke.

> **!** Gewebeprobe, Patient und Kliniker müssen richtig behandelt werden und haben keine Zeit zu verschenken.

7.3 Einlage einer Drainage

Checkliste: Einlage einer Drainage

- Ist das zu drainierende Material eingedickt, flockig oder sehr flüssig?
- Wie lange soll die Drainage liegen bleiben?

Wir haben da ein Problem!

Bobbie Kanthak (54) hat schon seit geraumer Zeit Schwierigkeiten mit seiner Bauchspeicheldrüse. Er trinkt gerne mal ein Bier oder zwei und einen Schnaps zum guten Essen dazu. Nun hat er seine zweite Pankreatitis entwickelt. Die Ärzte auf seiner Station sind beunruhigt, weil er große Nekroseareale und Nekrosestraßen entwickelt hat. Jetzt kommt auch noch Fieber hinzu. Man befürchtet, dass sich die nekrotischen Areale infiziert und Abszesse ausgebildet haben. Die Situation duldet keinen Aufschub. PD Schicke lässt den Patienten von Station kommen, nachdem er sich mit Hannah das gestrige CT des Patienten (Abb. 7.**11 a**) angesehen und sich überzeugt hat, dass die Gerinnungslage ausreichend ist. Wegen der Dringlichkeit des Eingriffes klärt er den Patienten direkt vor dem Eingriff auf.

Einlage einer Drainage

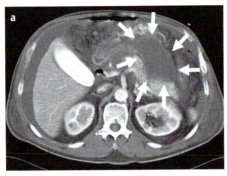

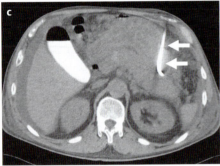

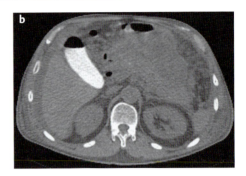

Abb. 7.11 a Im Rahmen einer schweren Pankreatitis hat sich ein großer Flüssigkeitsverhalt (Pfeile) vor dem Pankreas ausgebildet, eine infizierte Pseudozyste. b Die native Untersuchung vor der Einlage der Drainage zeigt die gleiche Konfiguration des Flüssigkeitsverhaltes. c Nach Einlage der Drainage (Pfeil) ist der Verhalt leer und die Dünndarmschlingen haben sich umarrangiert.

☐ **Durchführung:** Herr Kanthak hat von Station ein starkes Schmerzmittel mitbekommen. Hannah injiziert es, als er auf dem CT-Tisch gelagert ist. Schicke stellt sich die richtige CT-Schicht ein (Abb. 7.11 b), injiziert ein Lokalanästhetikum und macht eine Hautinzision mit dem Stilett direkt ventral des Zielgebietes. Eine Nadel führt er in den Verhalt vor und aspiriert zur Probe: Blutig tingierter Eiter kommt heraus. Er schaut Hannah bedeutungsvoll an. Die Kliniker hatten Recht mit ihrer Befürchtung. Über die liegende Nadel schiebt er nun einen stabilen Führungsdraht mit weicher Spitze in den Verhalt. Die Nadel wird herausgezogen, und über den Draht werden nacheinander Dilatatoren ansteigenden Kalibers in den Verhalt vorgeschoben und wieder entfernt. Schließlich legt er auf gleichem Wege die kaliberstarke Drainage mit vielen Löchern an der Spitze in den Verhalt ein. Nun entfernt er den Führungsdraht und aspiriert über die liegende Drainage. Wieder entleert sich rahmiger Eiter. Die Drainage wird mit einem festen Faden in der Haut verankert, und es wird ein Beutel angeschlossen. Über einen Dreiwegehahn zieht Schicke mit einer Perfusorspritze 150 ml Eiter aus der Höhlung (Abb. 7.11c). Herr Kanthak spürt eine Abnahme des Druckes im Bauch. Eine Probe des Materials schickt Schicke zur mikrobiologischen Untersuchung. Das Kontroll-CT zeigt die Drainage in korrekter Lage und den Kollaps des Verhalts. Als Hannah den Patienten in der Nachbeobachtungszone in Schwester Mariannes Obhut übergibt, ist Kanthak schon wieder guter Dinge.

! Die Drainage ist gut an der Haut zu fixieren. Eine Abszessdrainage muss zur Offenhaltung regelmäßig gespült werden.

7.4 Einlage eines transjugulären intrahepatischen portosystemischen Stent-Shunts (TIPSS)

Checkliste: Einlage eines TIPSS
- Ist die Leber arteriell ausreichend versorgt?
- Ist die Pfortader offen?
- Ist die Gerinnung trotz Leberschadens ausreichend?

Wir müssen die Ösophagusvarizenblutung zum Stehen kriegen!

Helene Baumann (49) hat als Folge einer chronischen Hepatitis vor einigen Jahren eine Leberzirrhose entwickelt. Der resultierende Pfortaderhochdruck hat zur Ausbildung von venösen Umgehungskreisläufen und zum Aszites geführt. Nun ist es bereits mehrere Male zu einer Blutung aus Ösophagusvarizen gekommen. Mal hat man das Problem mit einer endoskopischen Sklerosierung der Varizen lösen können, mal sind die Venen mit dem Gewebekleber Histoacryl obliteriert worden. An die Behandlung mit der Ballonsonde in der Speiseröhre (Blakemore-Sengstaken-Sonde) denkt Frau Baumann mit Schrecken zurück.
Die jetzige Blutung jedoch ist intensiv und hat sich endoskopisch nicht stoppen lassen. Die Gastroenterologen haben dringend um Hilfe gebeten. Der Patientin steht die Angst ins Gesicht geschrieben. Professor Segner hat Hazim im Schlepptau, als er Frau Baumann untersucht und mit ihr

7.4 Einlage eines transjugulären intrahepatischen portosystemischen Stent-Shunts (TIPSS)

den Eingriff, die Implantation eines Stents zur Herstellung einer Verbindung zwischen Pfortader- und Lebervenenast, bespricht. Er sagt ihr, dass mit diesem Eingriff die Gefahr weiterer Blutungen deutlich sinken und auch der Aszites weniger werden wird. Das Risiko einer hepatischen Enzephalopathie verschweigt er nicht. Als die Patientin in den Interventionsraum geschoben wird, kann sie schon wieder ein wenig lächeln. Segner und Hazim ziehen sich steril an, Hazim deshalb, da er Segner zur Hand gehen möchte. Gregor macht zur Zeit seine Interventionsrotation und führt den Schallkopf des Ultraschallgerätes.

> ! Die Einlage eines TIPSS gehört in erfahrene Hände.

Durchführung: Nachdem die Patientin auf dem Interventionstisch gelagert und steril abgedeckt wurde, punktiert Segner zunächst die V. jugularis dextra sauber unter Ultraschallkontrolle. Mit einem TIPSS-Spezialbesteck schiebt er eine Nadel in den rechten Lebervenenast vor. Er misst den Druck: 6 mmHg. Unter Ultraschallkontrolle („Gregor, die Nadelspitze will ich sehen!") führt er nun die Nadel durch das Lebergewebe in Richtung auf das portalvenöse System. Schon beim ersten Anlauf trifft er auf einen redlich großen Pfortaderast. Er gibt etwas Kontrastmittel und kontrolliert die Verteilung im Gefäßbaum. Nochmals misst er den Druck, diesmal in der Pfortader: 31 mmHg. „Normalerweise darf der Gradient zwischen venösem und portalvenösem System 12 mmHg nicht überschreiten. Hier haben wir bereits 25 mmHg!", erläutert Segner. Dann schiebt er einen steifen Führungsdraht mit weicher Spitze bis in den Pfortaderstamm. „Drin sin' mer", hesselt er und lächelt Hazim an. „Man muss aufpassen, dass man das Pfortadersystem innerhalb des Parenchyms und nicht im Hilus trifft, sonst kann es lebensbedrohliche Blutungen geben. Jetzt wird der Parenchymkanal mit Ballons aufgeweitet und dann ein schöner Stent eingelegt." Auch die Einlage des Stents gelingt ohne Schwierigkeiten. Harmonisch verläuft dieser von der Lebervene bis in einen starken Pfortaderast (Abb. 7.12 b). Segner wiederholt die Druckmessungen in der V. cava und im Pfortaderstamm. Die Drücke betragen jetzt 14 mmHg (V. cava) und 21 mmHg (Pfortader). „Der Gradient ist deutlich gefallen – von 25 auf 7 mmHg. Ein gutes Ergebnis. Die Blutungsgefahr sollte gebannt sein, Frau Baumann", wendet er sich an die Patientin. „Da wir jetzt einen exzellenten Zugang in das Pfortadersystem haben, könnten wir weiterblutende Varizen auch direkt transvaskulär embolisieren", erklärt Segner Hazim. Das Zugangsbesteck wird entfernt und die Punktionsstelle sorgfältig von Hand komprimiert. Hazim darf nach einiger Zeit übernehmen. 40 Minuten später ist Frau Baumann wieder auf Station. Sollte sie eine durch proteinarme Kost, Lactulosegabe und Flüssigkeitssubstitution nicht beherrschbare hepatische Enzephalopathie entwickeln, kann das Stentlumen nachträglich verkleinert werden.

> ! Die hepatische Enzephalopathie kann konservativ und interventionell behandelt werden. Regelmäßige sonographische Kontrollen des TIPSS sind erforderlich, um Einengungen frühzeitig erkennen und behandeln zu können.

Einlage eines TIPSS

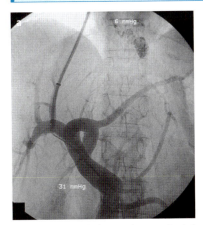
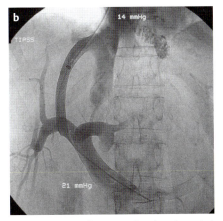

Abb. 7.12 a Nach der Sondierung der Lebervene wird ein Kurzschluss zwischen V. portae und V. cava hergestellt. Das Pfortadersystem lässt sich dann retrograd bis in die V. lienalis und V. mesenterica superior darstellen. In Projektion auf die Wirbelsäule erkennt man außerdem Histoacryl in kaudalen Ösophagusvarizen – die Spur einer vergangenen Intervention. b Nach der Aufweitung des Parenchymkanals und der Einlage eines Stents aus Drahtgeflecht besteht nun eine großlumige Verbindung zwischen der Pfortader und der V. cava, der portovenöse Shunt. (Für die Überlassung dieser Bilder danke ich ganz herzlich Prof. Wagner, Uniklinik Marburg)

7.5 Einlage eines Vena-cava-Filters

> **Checkliste:** Einlage eines Vena-cava-Filters
> - Ist der Zugangsweg frei von Thromben?
> - Wird ein permanenter oder ein temporärer Filter gewünscht?

Noch eine Lungenembolie können wir uns nicht leisten

Christian Zischke (35) hat einige Tage nach einem schweren Sturz aus dem vierten Stock mit Frakturen an der Wirbelsäule und den Extremitäten eine Schwellung des rechten Oberschenkels entwickelt. Kurz danach bekam er plötzlich Luftnot. Die Diagnose der Lungenembolie und der Thrombose der tiefen Beinvenen wurde bereits im Nachtdienst mittels kombinierter CT-Angiographie der Pulmonalarterien und CT-Phlebographie gestellt (s.S. 64).
Die Lungenembolie war schwer – pulmonal kann Herr Zischke eine weitere Verschlechterung nicht verkraften. Die Internisten haben Dr. Poznansky gebeten, einen Filter in die V. cava einzulegen, eine von Poznanskys Spezialitäten.

Durchführung: Alexa ist heute Poznanskys Team zugeteilt und genießt das Arbeiten in der Gruppe. Sie darf den Schallkopf für die Punktion der rechten V. femoralis führen. „Eigentlich nehme ich immer die V. jugularis, aber Herr Zischke hat dort schon eine Thrombose", erklärt Poznansky Alexa sein Vorgehen. Er legt einen Führungsdraht in die V. femoralis, über den er dann das Einführungsbesteck des Filters vorschiebt. Mittels einer Kontrastmittelserie stellt er sich über das Einführungsbesteck die V. cava dar (Abb. 7.13 a). „Ich lege den Filter eigentlich immer unter den Zufluss der Nierenvenen", meint er zu Alexa. „Oberhalb der Nierenvenen wird das nur in Notfällen gemacht – um das Risiko der Nierenvenenverlegung gering zu halten." Er schiebt den Filter langsam vor, positioniert ihn unter der Einmündung der Nierenvenen und entfaltet ihn (Abb. 7.13 b). „Sitzt, wackelt und hat Luft", scherzt er zu Herrn Zischke hinüber. „Jetzt dauert es nicht mehr lange. In 1–2 Wochen holen wir den Filter wieder raus." Das Einführungsbesteck wird entfernt (Abb. 7.13 c) und die Punktionsstelle sorgfältig für ca. 20 Minuten komprimiert, bis zum Blutungsstillstand. Das Abdrücken lässt sich Poznansky auch von Alexa nicht abnehmen. „Wer punktiert, drückt auch ab – alte Angiographenregel."

7.6 Einlage eines Ports

> **Checkliste:** Einlage eines Ports
> - Ist die zu punktierende Vene offen?

Wie kriegen wir die Infusion ins Gefäß?

Karl-Friedrich zum Berge (53) hat nach mehreren Zyklen Chemotherapie wegen eines Lymphoms keine punktable periphere Vene mehr. Der Tumor hat gut reagiert, ist aber noch nicht komplett verschwunden. Die Onkologen brauchen für den nächsten und hoffentlich letzten Zyklus einen zuverlässigen Zugang für mindestens 6 Wochen.

Einlage eines Vena-cava-Filters

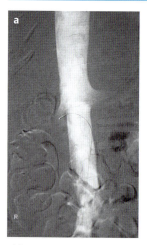
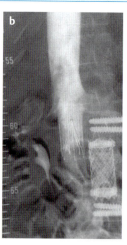
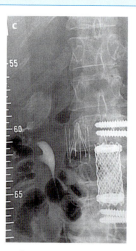

Abb. 7.13 a Die Kavographie zeigt die genaue Position der Nierenvenen an. b Nach der Platzierung des Vena-cava-Filters wird seine Lage kontrolliert. c Die native Abschlussaufnahme zeigt den Filter in korrekter Höhe. Außerdem stellen sich ein Zustand nach Versorgung einer Wirbelkörperfraktur mit einem Körbchen und Fixateur interne sowie Kontrastmittel im Nierenbecken nach der Intervention dar. (Für die Überlassung dieser Bilder danke ich ganz herzlich Dr. Podrabksy, Charité)

Was sie wollen, ist ein Port. Dr. Deichgruber legt diese Ports mit wachsender Begeisterung. Heute schaut ihm Alexa zu.

❏ **Durchführung:** Unter Ultraschallkontrolle – Alexa darf den Schallkopf wieder halten – punktiert er zunächst nach Lokalanästhesie und kleinem Hautschnitt die V. jugularis interna. Dafür legt er den Kopf von Herrn zum Berge ganz tief, um Luftembolien zu vermeiden. Er legt einen Führungsdraht ein, dann schiebt er darüber eine Schleuse vor.

Wissen Sie, was eine Schleuse ist?
Als eine Schleuse in der Gefäßintervention wird ein feiner stabiler Schlauch bezeichnet, an dessen einem Ende ein Ventil befestigt ist, durch das ein Katheter vorgeschoben werden kann. Die Ventilmembran ist eine Silikonscheibe mit zentraler Perforation. Ist kein Katheter in der Schleuse, dichtet die Ventilmembran die Schleuse nach außen ab, und es dringt kein Blut heraus. Für die Porteinlage wird eine Spezialschleuse ohne Ventil verwandt.

Deichgruber führt nun den Portschlauch durch die Schleuse und unter Durchleuchtung in die korrekte Höhe in der V. cava. Dann eröffnet er in etwa einer Handbreit Entfernung von der Punktionsstelle auf dem M. pectoralis eine Hauttasche für das Portreservoir. Das Portreservoir ist eine kleine Kammer mit einem Membrandeckel, der von Nadeln mit speziell geformter Spitze ohne Schaden durchstoßen werden kann (Portnadel). Deichgruber untertunnelt mit einem stumpfen biegsamen Stab die Haut von der Punktionsstelle zur Hauttasche und zieht den Portschlauch hindurch. „Jetzt kommt der Knaller", grinst er zu Alexa hinüber. „Wie werden wir die Schleuse los?" Alexa schaut ratlos. „Wir nennen das die ,Bananenpeel-Technik'. Man zieht die Schleuse aus dem Gefäß, fasst dann das Ventil an diesen beiden Laschen und zieht es auseinander. Die Schleuse zerfällt in zwei Hälften und gibt den Portschlauch frei. Schick, was?" Der Schlauch wird auf korrekte Länge geschnitten, Schlauch und Reservoir werden verbunden und beide Hautinzisionen vernäht. Deichgruber testet die Funktionsfähigkeit des Ports mit einer speziellen Portnadel und beschaut zufrieden das Endergebnis (Abb. 7.**14**).

! Ein Port darf nur mit einer sog. Portnadel punktiert werden. Normale Nadeln führen zu Leckagen. Nach Gebrauch des Ports muss dieser mit heparinisierter Kochsalzlösung aufgefüllt werden, um eine Thrombosierung des Schlauchs zu vermeiden.

Einlage eines Ports

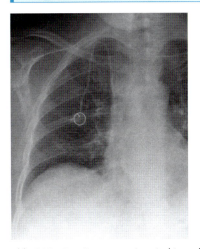

Abb. 7.**14** Das Portreservoir mit binnenliegender Portnadel liegt auf dem M. pectoralis, und die Katheterspitze ist in der V. cava in korrekter Höhe, d. h. direkt über dem rechten Vorhof, zu erkennen.

7.7 Embolisation

Checkliste: Embolisation
- Ist das zu embolisierende Gebiet Endstromgebiet?
- Entspringen aus dem Gefäßbett wesentliche Versorgungsgefäße?
- Besteht die Gefahr der Kollateraleneröffnung in vulnerable Gebiete?

Dieses Gefäßbett wird stillgelegt!

Florian Adomat (64) ist schon seit einem halben Jahr linksseitig nephrektomiert wegen eines Nierenzellkarzinoms. Jetzt hat er nach einer ungeschickten Bewegung eine große Schwellung im Hüftbereich entwickelt. Die Übersichtsaufnahme hat eindeutig eine pathologische Femurfraktur direkt unterhalb des Trochantermassivs gezeigt (Abb. 7.**15a**). Die Unfallchirurgen wollen die Fraktur gerne stabilisieren, fürchten jedoch das stark blutende Metastasengewebe. Sie haben deshalb um die präoperative Embolisierung des Herdes gebeten. PD Dr. Schicke schaut sich mit Paul das Ausgangsbild an.

❏ **Durchführung:** Dann punktiert Schicke die A. femoralis antegrad und stellt das fragliche Gefäßareal dar (Abb. 7.**15 b**). Die Metastase nimmt massiv Kontrastmittel auf und ist damit bestens vaskularisiert – das Hilfe ersuchen der Chirurgen ist nachzuvollziehen. Schicke injiziert Gewebekleber in die zuführenden Gefäße und gibt noch einige Metallspiralen oben drauf (Abb. 7.**15 c**). „Jetzt können

Embolisation einer Metastase

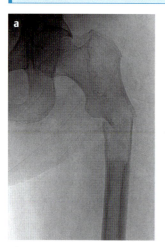 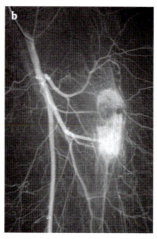 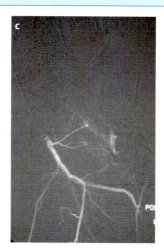

Abb. 7.**15 a** Die Metastase hat die Knochenspongiosa ausgelöscht und den Kortex infiltriert. Die Fraktur steht in deutlicher Varus-Fehlstellung. **b** Die selektive Darstellung der A. femoralis zeigt das von der A. profunda femoris versorgte Tumorgefäßbett. **c** Die Abschlussuntersuchung nach Embolisation zeigt nur einen kleinen Tumorrest, der noch durchblutet wird.

Embolisation einer arteriovenösen Malformation

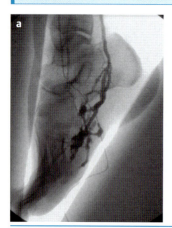 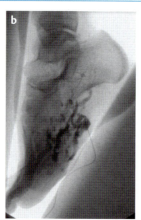

Abb. 7.**16 a** Bei diesem jungen Mann besteht eine Gefäßmalformation am Fuß, die zunehmend Beschwerden bereitet: So passen u. a. die Schuhe nicht mehr. Nach perkutaner Punktion des Gefäßkonvoluts mit einer Butterflynadel erkennt man das Ausmaß des Befundes. **b** Nun wird unter Durchleuchtung ein mit Kontrastmittel markierter Gewebekleber injiziert. In den folgenden Wochen wird das Konvolut dann schrumpfen und mit etwas Glück nicht wieder symptomatisch werden.

die Kollegen von der schneidenden Zunft ran", meint er zu Paul. „Diese Embolisationen können bei allen Arten von Tumorblutungen durchgeführt werden. Man kann z. B. Uterusmyome in dieser Weise behandeln. Auch Angiome und arteriovenöse Malformationen (Abb. 7.**16 a**, s. auch S. 208) werden so behandelt. Die Sache kann extrem kitzlig werden, wenn man in vitalen Gefäßgebieten arbeitet, z. B. am Rückenmark. Der Verschluss von wichtigen Gefäßen durch verschlepptes Embolisationsmaterial oder durch interventionsbedingte Dissektionen ist die wichtigste und folgenschwerste Komplikation", sagt Schicke ernst. Paul ist beeindruckt. Er hat genug gesehen – die Intervention ist eindeutig nichts für ihn.

 Eine Embolisation ist nur etwas für echte Profis.

7.8 Nervenblockaden

Checkliste: Nervenblockaden

- Ist die konservative Schmerztherapie wirklich ausgereizt?

Allein mit Medikamenten gehen die Schmerzen nicht mehr weg

Otto Stuhr (68) leidet schon seit geraumer Zeit an der „Schaufensterkrankheit". Dilatationen und Stenteinlagen in den Oberschenkelarterien hat er bereits hinter sich, doch auch diese Maßnahmen waren immer nur teilweise erfolgreich. Bei ihm sind die kleinen Gefäße, die mit den Ballonkathetern nicht zu dilatieren sind, das Problem. Na ja, und das Rauchen sei der einzige Spaß, den er im Leben noch hat, meint er, während seine Frau missmutig neben ihm dreinschaut. Das rechte Bein schmerzt jetzt fast immer, und die Zehen zeigen bereits eine Verfärbung. Sein praktischer Arzt hat diesen Termin für ihn arrangiert. Dr. Stollmann klärt ihn kurz auf, bevor er mit Paul im Kontrollraum des CTs die Prozedur bespricht.

Durchführung:

Blockade des Plexus lumbalis: „Herr Stuhr soll eine lumbale Grenzstrangblockade erhalten. Dies ist eine Kombination aus Gefäß- und Schmerztherapie. Wir blockieren den sympathischen Plexus auf der rechten Seite, damit weiten sich die peripheren Gefäße und die Schmerzen nehmen ab. Messen wir einmal die Temperatur am Unterschenkel vor dem Eingriff!" Herr Stuhr liegt schon bequem bäuchlings auf dem CT-Tisch. Das Thermometer zeigt 26,5 °C an der Innenseite des rechten Unterschenkels. Links sind es ein paar Grad mehr. Nach einem orientierenden CT-Schnitt stellt Stollmann sich den Übergang 3. – 4. Lendenwirbelkörper ein, desinfiziert die Einstichstelle eine Handbreit medial des Processus spinosus und injiziert ein Lokalanästhetikum. Dann schiebt er eine lange Nadel auf die Wirbelkörpervorderkante zu und positioniert die Spitze ganz knapp vor dem Wirbelkörper (Abb. 7.**17 a**). Er gibt etwas Xylocain mit Kontrastmittel vermischt und wartet 5 Minuten (Abb. 7.**17 b**). „Miss noch mal die Temperatur", fordert er Paul auf. Auch Stuhr ist rege geworden. „Ick merk schon wat, Dokter", lässt er verlauten. Die Messung ergibt 32 °C. Jetzt gibt Stollmann 15 ml einer stark alkoholhaltigen Lösung bei gleicher Nadelposition, um die Blockade endgültig zu machen. Die endgültige Verteilung dokumentiert er noch einmal im CT (Abb. 7.**17 c**). Stuhr ist zufrieden: „So warm war mein Bein vor 10 Jahren zum letzten Mal. Die Schmerzen sind auch weg. Wenn ick jetzt noch loofen kann, bin ick seelig." Während Stuhr zu seiner Frau in die Nachbeobachtungszone geschoben wird, erklärt Stollmann Paul noch ein paar andere schmerztherapeutische Eingriffe, die mit dem CT blendend durchzuführen sind:

Blockade des Plexus coeliacus: Die Blockade des Plexus coeliacus wird bei schweren Schmerzen in diesem Bereich, meist durch infiltrierend wachsende Pankreaskarzinome, vorgenommen. Das Ziel der Punktion, die von dorsal und ventral erfolgen kann, ist das Gewebe um den Abgang des Truncus coeliacus. Nach Testinjektion werden ca. 30 ml einer stark alkoholhaltigen Lösung gegeben.

Infiltrationen mit Xylocain und Corticosteroiden: Infiltrationen um die lumbalen Nervenwurzeltaschen herum werden bei radikulären Beschwerden durchgeführt. Eine peridurale Infiltration des Spinalkanals erfolgt bei einer Spinalkanalstenose. Möglich sind auch Infiltrationen der Intervertebral- und Iliosakralgelenke. Alle diese Infiltrationen werden unter CT-Kontrolle durchgeführt.

Lumbale Grenzstrangblockade

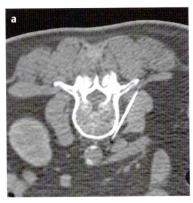
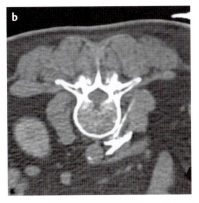
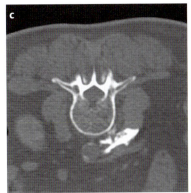

Abb. 7.**17 a** Die Nadel liegt direkt vor dem Wirbelkörper im Geflecht des Plexus lumbalis. **b** Die Markierungslösung, eine Mischung von Xylocain und Kontrastmittel, verteilt sich regelrecht im Zielgebiet. **c** Nun werden bei gleicher Nadelposition 15 ml einer stark alkoholhaltigen Lösung injiziert, um den lumbalen Grenzstrang endgültig auszuschalten. Die abschließende Aufnahme dokumentiert die sympathikolytische Lösung im Plexus lumbalis.

7.9 Gregors Test

Alexa, Hazim und Paul sitzen bei einer Tasse Kaffee mit Keksen und lassen den Arbeitstag ausklingen, als Hannah um die Ecke biegt. „Das müsst Ihr Euch ansehen", grinst sie in die Runde. „Der Segner hat den Gregor am Wickel und prüft ihn bis aufs Blut. Der hat schon richtig Pickel vor Aufregung." „Wir sollten zuhören gehen, vielleicht kann man was lernen", meint Hazim. „Lass das lieber, dem Gregor ist das wahrscheinlich echt peinlich", wirft Alexa ein. „Das wäre mal ein echter Grund", meldet sich Paul und hieft sich aus seinem Stuhl. „Auf gehts, Freunde!"

„Das hätte ganz schön schiefgehen können, Gregor", knarrt Segner gerade, als die PJler um die Ecke biegen. Gregor sitzt geknickt auf einer Trage, das feuchte Hemd angeklatscht am Oberkörper. Segner lässt sich durch unsere Studenten in seiner Predigt nicht stören. „Bei einer elektiven Intervention kann man den Patienten doch nicht auf dem Tisch aufklären! Wann und wo muss das geschehen? Und dann die Gerinnung nicht kontrolliert! Welche Parameter braucht man, und welche Werte dürfen nicht über- bzw. unterschritten werden? Und zu guter Letzt nicht selbst abdrücken – Gregor, Sie müssen ja wohl einen Black-out gehabt haben! Erzählen Sie mir nichts von langem Eingriff! Wir wollen hoffen, dass das Leistenhämatom nicht noch größer wird. Die auf Station werden nicht schlecht lästern." Gregor holt tief Luft und schweigt. Alexa stubst die anderen vor sich aus dem Raum heraus.

Gregor war sehr leichtsinnig. Alexa weiß, warum: Heute hat Gregor erfahren, dass ein Artikel von ihm in „Radiology" erscheinen wird. Er war total aus dem Häuschen. Die Hybris hat ihm nicht gut getan. Können Sie Gregor bei der Beantwortung der Fragen helfen? Die Antworten finden Sie auf Seite 291.

8 Skelett und Weichteile

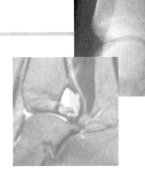

Die Bild gebende Diagnostik des Skeletts und der Weichteile ist Stammgebiet der Radiologie. Hier muss sich der gestandene Radiologe beweisen. Er teilt das Interesse an dieser Thematik mit einer ansehnlichen Zahl von klinischen Spezialisten, denen er – zum Wohle des Patienten – ein kompetenter Partner sein muss. Jahrelange Erfahrung, das Interesse an den Hintergründen der Bildgebungsphänomene, eine ansehnliche Bibliothek – das umfangreichste Werk zu diesem Gebiet umfasst fast 5000 eng bedruckte Seiten – sowie die Freude an der Ergründung des interessanten Falls machen den „Skelettradiologen" aus. Man wird es also nicht im Handumdrehen. Für den Studenten und jungen Arzt gilt es, Pflöcke einzuschlagen, die die Orientierung in diesem Gebiet erleichtern. Das beginnt mit dem Wissen um die richtige Indikation (Tab. 8.1).

Tabelle 8.1 Empfehlungen für die radiologische Diagnostik[1]

Indikation	radiologisches Untersuchungsverfahren	Bemerkungen
Knochenschmerzen	konventionelles Röntgen Knochenszintigraphie	Untersuchung der symptomatischen Region zeigt Anzahl der Läsionen
V.a. primären Knochentumor	konventionelles Röntgen Magnetresonanztomographie (MRT) Computertomographie (CT)	ausreichend in vielen Fällen indiziert in schwierigen Fällen, vor der Biopsie wenn ein Knochendetail wesentlich ist (z. B. Osteoidosteom)
V.a. Osteomyelitis	Knochenszintigraphie konventionelles Röntgen Leukozytenszintigraphie MRT	ist hochsensitiv und zur Detektion geeignet zeigt erst nach 2 – 3 Wochen einen auffälligen Befund dient der Abgrenzung zum Knochentumor v. a. bei spinalen Infektionen indiziert
V.a. Skelettmetastasen	Knochenszintigraphie konventionelles Röntgen MRT	ist hochsensitiv und zur Detektion von Skelettmetastasen geeignet dient der Beurteilung der Knochenstabilität, der Differenzierung der Metastasen ist für die Untersuchung der Wirbelsäule Methode der 1. Wahl
V.a. multiples Myelom	konventioneller Röntgenskelettstatus MRT (der Wirbelsäule, langen Röhrenknochen)	für Diagnose und Ausbreitung sensitiveres und kosteneffektiveres Verfahren im Vergleich zum Röntgen
V.a. Osteomalazie	Knochenszintigraphie konventionelles Röntgen	zeigt fokale Läsion wie Pseudofraktur Untersuchung der symptomatischen Region
V.a. renale Osteopathie	konventionelles Röntgen	Untersuchung der Hände, evtl. des Beckens und der LWS
V.a. Osteoporose	konventionelles Röntgen Knochendensitometrie	Untersuchung der BWS und LWS, Kompressionsfrakturen werden sichtbar objektiviert den Kalksalzgehalt
V.a. entzündliche Gelenkerkrankung	Knochenszintigraphie konventionelles Röntgen	zeigt betroffene (= aktive) Gelenke Untersuchung der symptomatischen Gelenke
V.a. rheumatoide Arthritis	konventionelles Röntgen	Untersuchung der Hände *und* Füße indiziert

▶

Tabelle 8.1 **Empfehlungen für die radiologische Diagnostik**[1] *(Fortsetzung)*

Indikation	radiologisches Untersuchungsverfahren	Bemerkungen
Wirbelsäulenbeschwerden:		
diffuse Schmerzen der HWS/BWS	konventionelles Röntgen	detektiert den Grund meist nicht, Cave: degenerative knöcherne Veränderungen sind häufig symptomlos
	MRT	zeigt relevante Läsionen
chronische Rückenschmerzen ohne Zeichen von Infektion oder Tumor	konventionelles Röntgen	ermöglicht Diagnose: bei jungen Patienten Spondylolisthesis oder Morbus Bechterew, bei alten Patienten Wirbelkörperkollaps
Schulterbeschwerden:		
Schulterschmerzen	konventionelles Röntgen	zeigt wesentliche pathologische Veränderungen nicht
V.a. Impingement der Rotatorenmanschette	MRT	bei Versagen der konservativen Therapie und präoperativ
V.a. Schulterinstabilität	CT-Arthrographie MRT	zeigen den Status des Labrum glenoidale und der Gelenkkapsel
V.a. Ruptur der Rotatorenmanschette	Sonographie MRT	zur präoperativen Beurteilung der Manschette
Kniebeschwerden:		
Kniegelenksschmerzen	konventionelles Röntgen	ist bei Blockierung oder Bewegungseinschränkung des Knies indiziert
	MRT	ist definitiv vor einer Arthroskopie indiziert
Morbus Osgood-Schlatter		klinische Diagnose, keine Bildgebung erforderlich
Becken- und Hüftbeschwerden:		
V.a. Sakroileitis	konventionelles Röntgen MRT	zeigt eindeutige Befunde ist bei Zweifeln auch nach dem Röntgen indiziert
Hüftgelenksschmerzen	konventionelles Röntgen	nur bei eingeschränkter Beweglichkeit der Hüftgelenke
V.a. Hüftkopfnekrose	MRT	primäre Untersuchung zum Nachweis oder zum Ausschluss der Hüftkopfnekrose, v.a. in Risikogruppen
schmerzende Endoprothese	konventionelles Röntgen Knochenszintigraphie Leukozytenszintigraphie	zeigt Lage der Prothese negativer Befund schließt relevante Komplikation aus ermöglicht die Unterscheidung zwischen einer Lockerung der Endoprothese und einer Infektion
beim Kind:		
V.a. Coxitis fugax	Sonographie	zeigt Gelenkerguss, der diagnostisch oder therapeutisch punktiert werden kann
Hüftschmerzen	konventionelles Röntgen	Untersuchung des Beckens (a.-p.) und der Hüftgelenke, Cave: Gonadenschutz

[1] nach: RCR Working Party. Making the best use of a Department of Clinical Radiology. Guidelines For Doctors (Fourth Edition). London: The Royal College of Radiologists, 1998

Tabelle 8.1 **Empfehlungen für die radiologische Diagnostik** *(Fortsetzung)*

Indikation	radiologisches Untersuchungsverfahren	Bemerkungen
Weichteilschwellung:		
V.a. Weichteiltumor	MRT	erfasst Ausdehnung und Eigenschaften des Tumors am besten
	Sonographie	zeigt den Unterschied zwischen einem zystischen und soliden Tumor, ermöglicht die Biopsieentnahme
	CT	kann zur Biopsieentnahme eingesetzt werden

8.1 Wie betrachtet man ein Skelettbild?

Die Betrachtung eines Skelettbildes sollte man sich immer in die Betrachtung der Knochen, der Gelenke und der umgebenden Weichteile einteilen.

Knochen

Jeder Knochen hat eine absolute und relative Lebensalter typische Größe sowie eine für seine Funktion typische Form und Achse. Für den Radiologen kann der Vergleich des Knochens mit dem auf der Gegenseite hilfreich sein. Der Knochen besteht aus dem äußeren festen Knochenkortex und der inneren wabenartigen Spongiosa. Der **Knochenkortex** ist dicht wie Elfenbein und wird nur gelegentlich von Gefäßkanälen durchzogen, nach außen und innen ist er glatt begrenzt. Besteht ein Hyperparathyreoidismus oder befinden sich aggressive Metastasen in der Nachbarschaft, wird der Knochenkortex von außen her aufgefasert, bei einem Plasmozytom von innen her angenagt. Die äußere normalerweise glatte Begrenzung stellt sich im Röntgenbild unscharf dar, wenn eine periostale Reaktion auf Verletzungen (periostale Kallusbildung), Entzündungen oder maligne Prozesse vorliegt.

Die **Spongiosa** mit ihrer Architektur verleiht dem Knochen Stabilität (bei nur geringem Gewicht). In ihren Zwischenräumen sitzt das ausgezeichnet durchblutete Knochenmark. Entzündliche und maligne Prozesse kommen hier häufig vor und zerstören die röntgenologisch typische Spongiosazeichnung. Bei dicken Knochen und Darmüberlagerungen können große Defekte in der Spongiosa unerkannt bleiben. Dann helfen die Knochenszintigraphie, die einen erhöhten Knochenumsatz abbildet, und die Magnetresonanztomographie, die Verdrängungen des Fettmarks aufzeigt. Im Alter (das leider bereits mit dem 40. Lebensjahr beginnt) nimmt die Knochendichte langsam ab. Corticosteroide beschleunigen diesen Vorgang, der typischerweise zu Wirbelkörper- und Schenkelhalsfrakturen führt. Auch in langen Phasen der Inaktivität (nach Knochenbrüchen, Weltraumflug) nimmt die Knochendichte ab, allerdings bevorzugt in Gelenknähe. Wird die körperliche Betätigung dann wieder aufgenommen, bleibt gelegentlich eine vergröberte Spongiosa zurück.

Gelenke

Die Gelenke bestehen aus den knöchernen Konturen, dem Knorpel, etwaigem Faserknorpel (z. B. Menisci), Bändern, Sehnen, der mit einer Synovialmembran ausgekleideten Gelenkkapsel und ihrer Flüssigkeit. Röntgenologisch sind die Gelenke nur teilweise darstellbar. Zu beurteilen ist v. a. die Stellung der Knochen zueinander. Mit Hilfe der Magnetresonanztomographie können die Gelenkkomponenten vollständig abgebildet werden.

Bei der *Degeneration* eines Gelenkes sind osteophytäre Anbauten, Gelenkspaltminderungen in der Belastungszone, Sklerosierungen und subchondrale Zystenbildungen zu beobachten. Bei der primären *Entzündung* eines Gelenks kommt es zu subchondralen Entkalkungen des Knochens, generalisiertem Gelenkspaltverlust, knöchernen Usuren im Bereich der Synoviainsertion und gelegentlich zu Ankylosierungen. Verkalkte freie Körper im Gelenk lassen sich erkennen. Gelenkergüsse zeigen sich anhand der Verlagerung von Fettpolstern, die der Gelenkkapsel aufliegen oder die im Gelenk liegen (Hoffa-Fettkörper im Knie). Normalerweise kollabierte Ausbuchtungen der Gelenkkapsel werden, wenn sie von Fettlamellen umgeben sind, als Raumforderung sichtbar.

Weichteile

Die Weichteile – Muskeln, Sehnen, Fettschichten, Nerven und Gefäße – sind röntgenologisch sehr begrenzt abzubilden. So sind nur deutlich verkalkte Gefäßwände gut zu erkennen. Bestehende Grenzflächen zwischen Fett und anderen Weichteilen können in Übersichtsaufnahmen sehr hilfreich sein (z. B. zum Nachweis von Lipomen oder Ergüssen). Eine optimale Beurteilung der Weichteile ist mit der Magnetresonanztomographie aufgrund ihrer hohen Weichteilkontraste möglich.

Ich sehe eine Auffälligkeit – was nun?

Gehen Sie nach diesem Schema vor und versuchen Sie, folgende Fragen zu beantworten:
- Ist es eher eine fokale Veränderung des Knochens oder ein generalisierter Knochenprozess?
- Ist es eher eine lytische oder eher eine blastische Knochenveränderung?
- Ist das Leitsymptom Gelenkschmerz?
- Ist das Leitsymptom Rückenschmerz?
- Ist es eine Weichteilraumforderung?

Alle möglichen akut traumatischen Veränderungen werden im Notfallkapitel abgehandelt (s.S. 259). Nun können wir mit unserem ersten Fall beginnen.

8.2 Erkrankungen und Veränderungen der Knochen

Fokale Knochenveränderungen

Checkliste: Fokale Knochenveränderungen
- Wie alt ist der Patient?
- Bestehen klinische Beschwerden?
- Wo befindet sich die Läsion im Knochen?
- Wie ist ihr biologisches Verhalten (Tab. 8.2)?

Ohne Gwilym Lodwick geht es nicht

Boris Wecker (17) hat sich bei einem seiner überregionalen Turniere das Kniegelenk schwer geprellt. Bei der Röntgenuntersuchung hat man eine Fraktur ausschließen können. Unserem PJler Paul fiel jedoch bei genauer Betrachtung ein umschriebener Herd im distalen Femur auf (Abb. 8.1). Beschwerden hat Boris vor dem Turnier nie gehabt. Wir haben also einen Zufallsbefund vor uns. Handelt es sich um einen kleinen malignen Herd, dessen frühe Entdeckung Boris das Leben rettet? Oder ist es eine benigne Veränderung, die nicht weiter beachtet werden sollte, um Boris die Risiken weitergehender Diagnostik zu ersparen? Paul erinnert sich an die Klassifikation der Knochenläsionen des guten alten Gwilym Lodwick (Tab. 8.2). Er definiert die Läsion als Lodwick Grad IA und damit als am ehesten benigne.

Wer ist Gwilym Lodwick?
Gwilym Lodwick war ein bedeutender amerikanischer Knochenradiologe. Nach seiner Emeritierung von der University of Missouri-Columbia zog er samt seiner großen Fallsammlung in ein kleines Büro im Massachussetts General Hospital der Harvard Medical School ein und widmete sich bis ins hohe Alter dem Studentenunterricht. Er war nicht einfach im Umgang, aber ein Vollblutradiologe.

Tabelle 8.2 Klassifikation der Knochenläsionen nach Gwilym Lodwick[1]

Kriterien der Läsion \ Grad	IA	IB	IC	II	III
Muster	geographisch[2]	geographisch	geographisch	mottenfraßartig/ geographisch	immer permeativ[3]
Kontur	regelmäßig lobuliert multizentrisch, (aber scharf)	regelmäßig lobuliert multizentrisch gezackt/unscharf	regelmäßig lobuliert multizentrisch gezackt/unscharf mottenfraßartig (< 1 cm)	wenn geographisch, dann mottenfraßartiger Rand >1 cm	jede Begrenzung
Kortexpenetration	keine/partielle	keine/partielle	total	total	total
Sklerosesaum	immer	möglich	möglich	möglich, aber selten	möglich, aber selten
Kortexexpansion	möglich, Expansion = 1 cm	bei Sklerosesaum, Expansion >1 cm	möglich	möglich, aber selten	möglich, aber selten
Dignität	eher benigne				eher maligne

[1] Lodwick et al. Determining growth rates of focal lesions of bone from radiographs. Radiology 1980;134:577–583
[2] landkartenartig, zusammenhängend
[3] den Kortex infiltrierend, auflockernd

8.2 Erkrankungen und Veränderungen der Knochen

Fall Boris Wecker

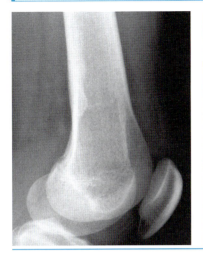
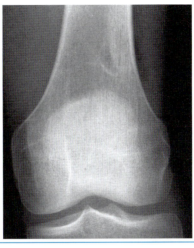

Abb. 8.1 Sie sehen einen Ausschnitt aus der Kniegelenksaufnahme von Boris Wecker. Fällt Ihnen etwas auf?

Welche Diagnose stellen Sie? Häufige benigne Knochentumoren im Kindes- und Jugendalter sind:

Enostom: Bei einem Enostom, auch „bone island" genannt, handelt es sich um eine Insel kortikalen Knochens im Spongiosaraum. Röntgenologisch stellt es sich als eine fokale, meist runde oder ovale Sklerosierung des spongiösen Knochens mit reizloser Umgebung dar (Abb. 8.2). Das Enostom ist szintigraphisch oft inaktiv und lässt sich so in Zweifelsfällen von osteoblastischen Metastasen unterscheiden.

Osteom: Das Osteom besteht aus sehr dichtem Knochen, kommt v. a. im Inneren der Nasennebenhöhlen vor (Abb. 8.3) und kann auf eine intestinale Polyposis hinweisen (Gardner-Syndrom).

Osteoidosteom: Dieser im Knochenkortex v. a. von Femur und Tibia, aber auch des Achsenskeletts gelegener Tumor weist eine deutliche periostale Knochenneubildung um einen Nidus genannten Gefäß- und Nervenzapfen auf (Abb. 8.4). Typisch sind besonders nachts auftretende Schmerzen, die durch geringe Dosen Salicylate gebessert werden. Die Therapie kann durch den interventionellen Radiologen erfolgen, indem er eine Nadel in den Nidus vorschiebt und diesen dann durch Alkoholinstillation oder Elektrokoagulation inaktiviert.

Enchondrom: Bei einem Enchondrom handelt es sich um einen knorpeligen, lobulierten Tumor im Markraum des Knochens, v. a. der Handknochen (Abb. 8.5). Er ist scharf begrenzt, kann den Kortex arrodieren und ist gelegentlich popcornähnlich verkalkt. Bei Beschwerden, insbesondere

Enostom

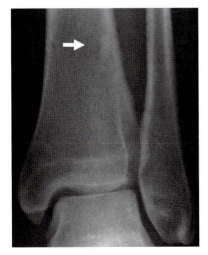

Abb. 8.2 Das Enostom liegt hier in der distalen Metaphyse der Tibia in der Nähe des Kortex (Pfeil).

Osteom

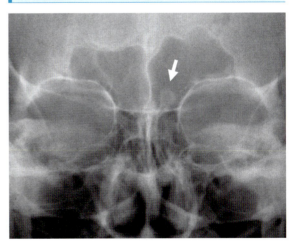

Abb. 8.3 Diese erbsengroße Verdichtung liegt im linken Sinus frontalis (Pfeil). Es handelt sich um eine typische Lokalisation für ein Osteom.

Osteoidosteom

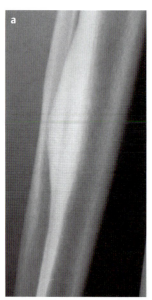

Abb. 8.**4 a** Der Kortex der Tibia ist deutlich verdickt, einen Nidus kann man nur vermuten. **b** Das CT hilft weiter. Man erkennt hier die reaktive Knochenneubildung um den Nidus herum. Dieser muss ausgebohrt oder durch Alkoholinstallation bzw. Elektrokoagulation verödet werden.

Enchondrom

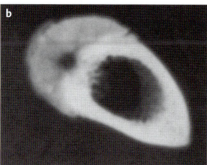

Abb. 8.**5** Es stellen sich hier typische Enchondrome dar. Sie können zu Frakturen führen.

im höheren Alter, muss eine maligne Entartung zum *Chondrosarkom* ausgeschlossen werden. Treten Enchondrome multipel und unilateral auf, kann eine *Enchondromatose* (Syn.: *Ollier-Syndrom*) vorliegen, die durch Frakturen im Kindesalter gekennzeichnet ist und zur malignen Entartung im Erwachsenenalter (bis zu 30 %) neigt. Kommen Weichteilhämangiome hinzu, kann es sich um ein *Mafucci-Syndrom* handeln.

Osteochondrom

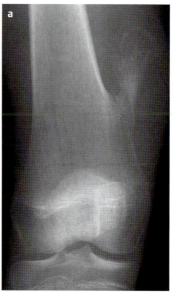

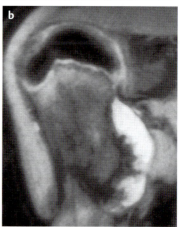

Abb. 8.**6 a** Diese typische kartilaginäre Exostose stülpt sich nach medial aus dem Knochen heraus und nimmt dabei den Kortex mit. Bei direkter Nachbarschaft zu einem Gefäßnervenbündel kann dieses mechanisch geschädigt werden. **b** Hier befindet sich eine breitbasig aufsitzende kartilaginäre Exostose an der proximalen Metaphyse des Humerus eines jungen Menschen (die Epiphysenfuge ist noch geöffnet). Sie zeigt eine dicke Knorpelkappe. Mit zunehmendem Alter wird die Knorpelkappe jedoch an Dicke verlieren. Bei der Aufnahme handelt es sich um eine knorpelsensitive eher T2-gewichtete MR-Sequenz, die den Knorpel sehr hell darstellt.

Osteochondrom: Ein Osteochondrom oder eine kartilaginäre Exostose (Abb. 8.**6 a**) ist häufig eine gestielte Ausstülpung des metaphysären Knochens mit einer Knorpelkappe (Abb. 8.**6 b**), die verkalken kann und mit abgeschlossenem Skelettwachstum an Dicke abnimmt. Nimmt die Dicke der Kappe wieder zu oder treten Beschwerden auf, muss v. a. bei multiplen Manifestationen eine maligne Entartung zum *Chondrosarkom* (bis zu 25 %) ausgeschlossen werden. Die Exostosen können zu Bewegungseinschränkungen, Gefäß- und Nervenschädigungen führen.

8.2 Erkrankungen und Veränderungen der Knochen

Nichtossifizierendes Knochenfibrom

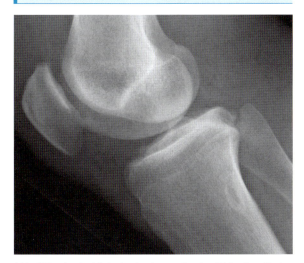

Abb. 8.**7** An der Hinterkante der proximalen Tibia, dem Kortex von innen anliegend, stellt sich eine blasige Knochenläsion dar. So sieht ein typisches nichtossifizierendes Knochenfibrom aus, das tunlichst in Ruhe gelassen werden sollte. Es heilt von selber aus.

Nichtossifizierendes Knochenfibrom: Dieser Tumor liegt als blasiger, teils traubenförmiger, sklerotisch begrenzter Herd dem Kortex von innen an und wandert mit steigendem Skelettalter nach epiphysär (Abb. 8.**7**). Er ist ein häufiger Nebenbefund bei Kindern und Jugendlichen.

Riesenzelltumor: Ein Riesenzelltumor tritt im jungen Erwachsenenalter (nie in der Kindheit) auf und sitzt häufig in der Nähe des Knies (ca. 50 %). Es besteht eine meist exzentrische Osteolyse, die den Kortex aufbrauchen oder expandieren kann (Abb. 8.**8 a**). Ein Durchbruch in die Weichteile ist möglich und unterstreicht den semimalignen Charakter dieses Tumors. In den Schnittbildverfahren sind gelegentlich Flüssigkeitsspiegel innerhalb des Tumors zu erkennen (Abb. 8.**8 b**).

Paul muss jedoch auch andere Diagnosen ausschließen:

Fibröse Dysplasie: Bei dieser Knochenfehlbildung, die singulär und multipel (vergesellschaftet mit Café-au-lait-Flecken und Pubertas praecox im Rahmen des McCune-Albright-Syndroms) vorkommen kann, ist der Röhrenknochen aufgetrieben und oft verbogen, der Knochenkortex häufig arrodiert, jedoch nicht durchbrochen. Die Binnenstruktur des Knochens erscheint „milchglasartig" (Abb. 8.**9 a**). Am Schädel überwiegen die unregelmäßige Sklerosierung und Expansion des Knochens (Abb. 8.**9 b, c**), welche zu einer Beeinträchtigung der Hirnnerven führen kann.

Knochenzyste:
Einfache Knochenzyste: Die einfache Knochenzyste wird meist erst durch den Bruch des geschwächten Röhrenknochens auffällig. Es handelt sich um einen im metaphysären Markraum, aber epiphysennah gelegenen, blasigen Herd, häufig mit sklerotischem Randsaum. Dieser ist mit Flüssigkeit gefüllt und expandiert den Kortex leicht. Kommt es zu einer Fraktur, fällt häufig ein Teil des Kortex in das Innere der Zyste, in die es außerdem auch einblutet. Das resultierende „Fallen-Fragment"-Zeichen ist so pathognomonisch, wie es in der Radiologie eben geht (Abb. 8.**10 a**).
Aneurysmatische Knochenzyste: Diese entsteht durch einen osteolytischen Prozess und stellt einen mit Blut gefüllten Hohlraum dar. Die aneurysmatische Knochenzyste liegt in den Röhrenknochen, v. a. exzentrisch in der Metaphyse. Der Kortex kann aufgetrieben und durchbrochen sein. Die Abgrenzung zu malignen Prozessen ist daher nicht immer möglich. Im MRT oder CT können Schichtungsphänomene der Zystenflüssigkeit gesehen werden (Abb. 8.**10 b**).

Stressfraktur: Stressfrakturen an den Mittelfußknochen („Marschfraktur", Abb. 8.**11**) oder an den langen Röhrenknochen wie Tibia und Femur treten bei chronischer Überlastung auf. Es kommt zur reaktiven periostalen und endostalen Knochenneubildung sowie zu Mikrofrakturen, die als feine Aufhellungslinien imponieren können. Die Knochenszintigraphie ist hoch positiv.

Riesenzelltumor

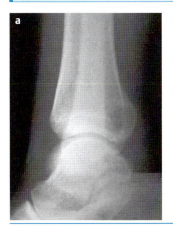
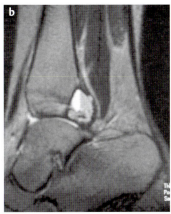

Abb. 8.**8 a** Die Begrenzung dieses Knochendefekts in der hinteren Tibiaepiphyse ist sehr unregelmäßig, der Kortex ist nicht erkennbar durchbrochen. Hier liegt ein Riesenzelltumor vor. **b** Das MRT zeigt einen Schichteffekt in derselben Läsion. Nun können Sie auch die punktuelle Arrosion des Kortex erkennen.

Fibröse Dysplasie

a
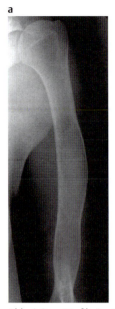

b
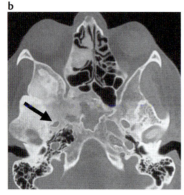

c
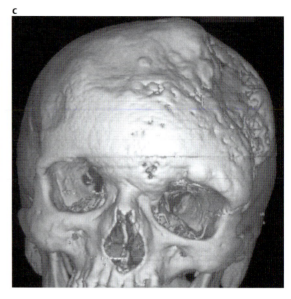

Abb. 8.9 a Die fibröse Dysplasie ist durch eine Auftreibung der Knochenkontur und eine milchglasartige Binnenstruktur des Knochens gekennzeichnet. Hier ist sie in der Diaphyse und distalen Metaphyse des Humerus zu sehen. Häufig kommt sie auch an der Schädelbasis und an den Gesichtsknochen vor. **b** Auf der rechten Seite sind die Knochen der Schädelbasis aufgetrieben, die normale Spongiosastruktur ist aufgehoben. Das rechte Foramen ovale (zu erkennen an dem kleinen Foramen spinosum direkt laterodorsal, Pfeil) ist deutlich kleiner als das linke. Klar, dass bei der fibrösen Dysplasie Gehirnnerven an ihren Durchtrittsstellen durch den Knochen komprimiert werden können. **c** Dargestellt ist die drastische Veränderung der Schädelkalotte durch eine fibröse Dysplasie. Bei dem berühmten „Elephant Man" aus dem London des 19. Jahrhunderts könnte ebenfalls eine fibröse Dysplasie vorgelegen haben.

Knochenzysten

a einfache Knochenzyste

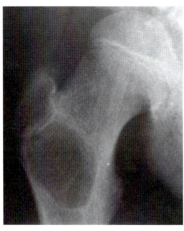
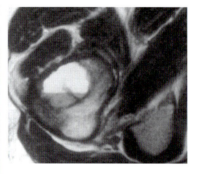

b aneurysmatische Knochenzyste

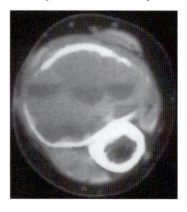

Abb. 8.10 a Im Röntgenbild (links) sehen wir eine große, durch einen feinen sklerotischen Saum umgebene Knochenzyste. Im kaudalen Anteil erahnt man einen Knochenspan, das „Fallen Fragment". Die T2-gewichtete MR-Untersuchung (rechts) zeigt eine Grenzfläche zwischen Blut und seröser Flüssigkeit. Das Knochenfragment durchquert die waagerecht verlaufende Grenzfläche. Blut und Knochenfragment sind bedingt durch die Fraktur, die diese einfache Knochenzyste symptomatisch werden ließ. **b** Diese aneurysmatische Knochenzyste hat die Tibia aufgetrieben, den Kortex durchbrochen und lässt Flüssigkeitsspiegel erkennen. Hier liegt ein typischer, jedoch histologiepflichtiger Befund vor.

8.2 Erkrankungen und Veränderungen der Knochen

Marschfraktur

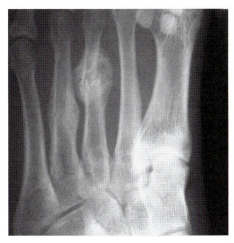

Abb. 8.11 Dieser Patient trainiert seit 4 Monaten für den Hamburger-Hansaplast-Marathon. Die Schmerzen im Fuß traten gleich zu Beginn seines Trainings auf, weshalb er sie zunächst auf seine neuen Laufschuhe geschoben hatte. Die Frakturlinie im Mittelfuß ist häufig kaum zu erkennen, umso auffälliger jedoch ist die überschießende Kallusbildung.

Knocheninfarkt: Der Knocheninfarkt kann zu teils popcornähnlichen, teils serpiginösen (schlangenförmigen) Verkalkungen im Markraum führen (Abb. 8.12). Er tritt häufig unter Corticosteroidtherapie, bei Alkoholismus und der Taucherkrankheit auf. In den großen Knochen kann er einem chondromatösen Tumor ähneln.

Knocheninfarkt

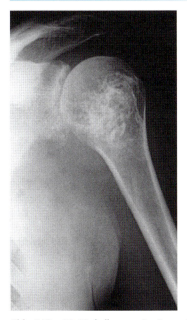

Abb. 8.12 Die Verkalkungen im Spongiosaraum dieses Humerus deuten auf einen Knocheninfarkt hin.

❏ **Diagnose:** Paul entscheidet sich für ein nichtossifizierendes Knochenfibrom, das keiner weiteren Diagnostik bedarf. Er hat Recht. Es ist eine sog. „Dont-touch-me-Lesion". Boris darf wieder auf den Rasenplatz.

! Primum nihil nocere! Wenn eine eindeutig gutartige Läsion nicht als solche erkannt wird und zu überflüssiger Diagnostik führt, kann dem Patienten Schaden zugefügt werden.

Gwilym Lodwick ist auch hier gefragt

2 Tage später sieht Paul die Röntgenaufnahme des 12-jährigen Hubertus, der seit einigen Wochen über Schmerzen und eine Schwellung am Unterarm klagt (Abb. 8.13). An ein direktes Trauma kann sich der Junge nicht erinnern. Die Mutter gibt jedoch an, ihr Sohn habe sich vor einigen Wochen an diesem Arm gestoßen. Paul geht in gleicher Weise vor und klassifiziert den Befund als Lodwick Grad III (s. Tab. 8.2, S. 96).

❏ **Welche Diagnose stellen Sie?** Paul muss in dieser Altersgruppe folgende Diagnosen in Erwägung ziehen:

Osteosarkom: Das Osteosarkom tritt v. a. beim Jugendlichen und jungen Erwachsenen auf. Es bevorzugt den proximalen Humerus sowie den Femur und die Tibia kniegelenksnah und führt hier sowohl zu osteolytischen als auch zu osteoblastischen Herden. Durch das schnelle Tumorwachstum werden der Kortex und die Spongiosa zerstört, bevor die umgebenden Weichteile infiltriert wer-

Fall Hubertus

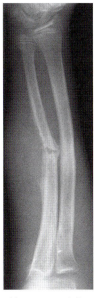

Abb. 8.13 Auf dem Röntgenbild des Unterarms des 12-jährigen Hubertus fällt sofort ein Befund auf. Welche Diagnosen müssen Sie in Betracht ziehen?

Osteosarkom

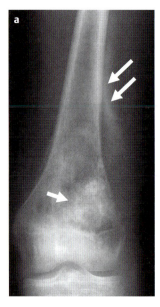
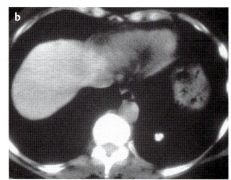

Abb. 8.14 a Dieses Osteosarkom im distalen Femur zeigt alle Kriterien der Malignität. Seine Begrenzung im Knochen ist unscharf, teilweise permeativ. Der Kortex ist durchbrochen. Das Periost versucht vergebens, den Prozess abzudeckeln, was zur Ausbildung eines Codman-Dreiecks (Doppelpfeil) im oberen lateralen Anteil geführt hat. Zusätzlich stellt sich noch eine Knochenneubildung (Einzelpfeil) im distalen lateralen Anteil des Tumors dar. Sehen Sie die periostale Reaktion auch auf der medialen Seite der Metaphyse? **b** Pulmonale Osteosarkommetastasen sind häufig verknöchert. Dies ist am besten in der Mediastinalfensterung des Thorax-CT zu erkennen.

den. Dem Periost gelingt es nicht, den Prozess abzudeckeln: es resultieren „sunburst"-artige Spikulae senkrecht zur Knochenachse sowie zwiebelschalen- und randwallartige Reaktionen („Codman-Triangle", Abb. 8.14 a). Bei dem mehr osteoblastischen Sarkomtyp kommt es zu Verdichtungen des Knochens sowie zur Knochenneubildung in den umgebenden Weichteilen. Lungenmetastasen dieses Tumors zeigen eine typische Ossifikation (Abb. 8.14 b).

Ewing-Sarkom: Auch das Ewing-Sarkom ist ein Knochentumor v. a. des jüngeren Menschen. Seinem sehr aggressiven Charakter entsprechend zerstört es den Knochen infiltrierend (permeativ), ohne dass dieser die Möglichkeit hat, einen sklerotischen Schutzwall auszubilden. Das Periost reagiert auf den Tumordurchbruch ähnlich wie beim Durchbruch eines Osteosarkoms (Abb. 8.15). Eine Unterscheidung zwischen Ewing-Sarkom und Osteosarkom ist röntgenologisch nicht sicher möglich.

Osteomyelitis: Eine *akute hämatogene Osteomyelitis*, eine Infektion des Knochens, manifestiert sich im Röntgenbild auch durch periostale Knochenneubildung und Defekte im Kortex und der Spongiosa (Abb. 8.16). Diese Zeichen entwickeln sich jedoch erst Wochen nach Beginn der Infektion. Die Abgrenzung von malignen Knochenprozessen ist besonders bei Kindern morphologisch nicht einfach. Kommt es zu einer Abdeckelung des Prozesses im Knochen, entwickelt sich ein *Brodie-Abszess*, eine Osteolyse mit dickem sklerotischen Randsaum. Eine *chronische Osteomyelitis* unterhält sich häufig durch Knochensequester, die nicht mehr von Gefäßen versorgt und somit durch Antibiotika nicht erreichbar sind. Diese Sequester sind im Röntgenbild sehr dicht und gelegentlich von einem Hohlraum umgeben, der „Totenlade". Da sie zur Fistelbildung führen können, müssen sie ausgeräumt werden.

❏ ***Diagnose:*** Paul hat den Ernst der Lage und die Konsequenz seiner schließlichen Diagnose erkannt. Er schlägt ein Knochenszintigramm vor, um die Singularität des Herdes zu beweisen bzw. weitere zu erkennen. Außerdem veranlasst er eine Leukozytenszintigraphie, um eine Osteomyelitis auszuschließen bzw. zu bestätigen. Bereits jetzt ist ihm klar, dass eine Histologie erzwungen werden muss, da mit großer Wahrscheinlichkeit ein maligner Knochentumor vorliegt. Da es bei der Gewebeentnahme zu Einblutungen kommen kann, die das Bild des Tumors verändern, organisiert er einen kurzfristigen MRT-Termin. Anhand dieser Untersuchung wird man die für den Operateur bedeutsame Ausdehnung im Markraum des Knochens und in den Weichteilen erkennen sowie das Gesamtvolumen als Ausgangsbefund für eine etwaige neoadjuvante (präoperative) Chemotherapie einschätzen können. Hubertus braucht jetzt einen guten Schutzengel und ein erfahrenes Ärzteteam.

! Es kommt häufig vor, dass sich Patienten mit malignen Knochenprozessen an ein Trauma an gleicher Stelle erinnern. Das ist ein psychologisches Phänomen, durch das wir uns nicht beirren lassen dürfen.

Ewing-Sarkom

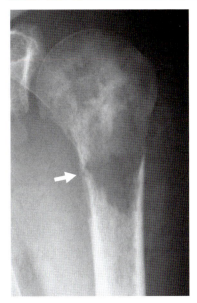

Abb. 8.**15** Das Ewing-Sarkom hat den Knochen beinahe komplett zerstört, es liegt eine pathologische Fraktur vor (Pfeil). Die Begrenzung des Defekts ist extrem unregelmäßig (mottenfraßartig). Das Periost versucht zwar, den Tumor abzudeckeln, ist aber lateral bereits weit abgehoben.

Osteomyelitis

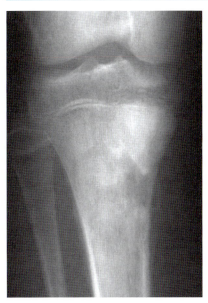

Abb. 8.**16** Diese Läsion erfüllt morphologisch alle Kriterien der Malignität (s. Abb. 8.**14 a** und 8.**15**). Die junge Patientin (die Beschaffenheit der Epiphysenfugen deutet auf ein Alter von 15–17 Jahren hin) klagt jedoch über Schmerzen, Fieber, Rötung und Schwellung der betroffenen Region. Daher ist eine Osteomyelitis die wahrscheinlichste Diagnose.

Manchmal ist die Sache (leider) einfacher

Pauls Kollegin Alexa hat währenddessen ein anderes Problem. Sie beschaut sich die Beckenübersicht von Mimi Krause (75). Frau Krause klagt seit einiger Zeit über diffuse Schmerzen über der linken Hüfte. Das Krimilesen macht immer weniger Spaß, sie hat Gewicht abgenommen und fühlt sich schlapp. Alexa erkennt einen unscharf begrenzten, sklerotischen Herd im linken Sitzbein sowie eine unregelmäßige Knochenstruktur im linken Trochanter major (Abb. 8.**17**).

❑ **Welche Diagnose stellen Sie?** Gwylim Lodwick hat Alexa in diesem Fall nicht nötig – die Kombination aus Klinik und Röntgenbild lässt sie v. a. an neoplastische Herde denken:

Metastasen: Bei älteren Patienten sind Metastasen die häufigsten fokalen Knochenläsionen. Sie können osteolytisch (z. B. Niere, Mamma, Schilddrüse; Abb. 8.**18 a**), gemischtförmig (Mamma) oder osteoblastisch (z. B. Prostata, Mamma; Abb. 8.**18 b**) sein. Im peripheren Skelett sind sie eher selten. Die Herde sind meist unscharf begrenzt, ihre Konturen unregelmäßig. Auch können sie den Kortex durchbrechen. Bei Tumorpatienten wird über eine Knochenszintigraphie das Ausmaß der Metastasierung dokumentiert. Im gezielten Röntgenbild muss dann eine degenerative Veränderung als Ursache der Knochenstoffwechselerhöhung ausgeschlossen und eine etwaige Frakturgefährdung erkannt werden, um eine strahlentherapeutische oder chirurgische Behandlung einzuleiten.

Multiples Myelom: Das multiple Myelom ist eine Erkrankung vorwiegend älterer Menschen. Es kommt typischerweise zu osteolytischen, selten zu osteoblastischen Herden in den langen Röhrenknochen und im Stammskelett. Frühzeichen sind Arrosionen des Kortex von

Fall Mimi Krause

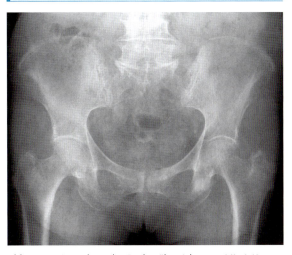

Abb. 8.**17** Sie sehen die Beckenübersicht von Mimi Krause. Stimmen Sie mit Alexa überein?

Metastasen

a osteolytische Metastasen   **b** osteoblastische Metastasen

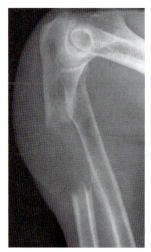
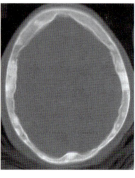

Abb. 8.18 **a** Hier ist es durch eine Osteolyse zur pathologischen Fraktur der Ulna gekommen. Die Osteolyse ist sehr unregelmäßig begrenzt, und man ahnt den großen Weichteilanteil. Der Patient hat ein metastasiertes Nierenzellkarzinom. **b** Auf diesen Knochenfensterungen eines Kopf-CT sind verdichtete Bezirke in der Kalotte zu erkennen. Bei einem Mann würde man sofort an ein Prostatakarzinom, bei einer Frau an ein Mammakarzinom denken.

Multiples Myelom

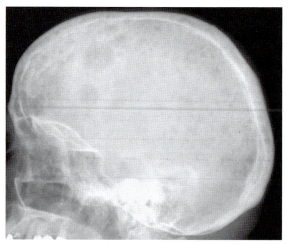

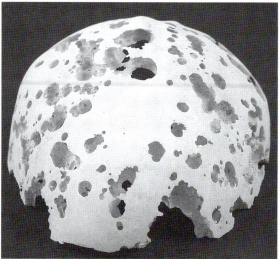

Abb . 8.19 Der Schädel (**a**) zeigt multiple lytische Läsionen. Das historische Präparat (**b**) verdeutlicht die Schwere eines solchen Befundes (Dank dem Medizinhistorischen Museum der Charité für die Überlassung dieses Bildes)

innen (Abb. 8.**19**). Wird später der Kortex durchbrochen, können sich große Weichteiltumoren entwickeln. Am Stammskelett kann die Knochenstruktur bei diffusem Befall sehr grobsträhnig werden. Das multiple Myelom wird primär anhand von Laborparametern diagnostiziert. Die Ausdehnung und der Verlauf der Erkrankung sowie die Frakturgefährdung können durch die Anfertigung eines Röntgenskelettstatus (Stammskelett und proximale Extremitäten) dokumentiert werden. Sensitiver ist sicherlich das MRT, das die Knochenmarksverdrängung viel früher zeigt. Die Knochenszintigraphie ist beim Myelom nicht indiziert, da sie negativ ausfallen kann.

Einige nichtneoplastische Veränderungen muss Alexa abschließend ebenfalls bedenken:

Osteopoikilie: Hierbei handelt es sich um eine gutartige, symptomlose Erkrankung, bei der multiple kleine sklerotische Knochenherde, v. a. im Becken (Abb. 8.**20**) und in den Röhrenknochen vorkommen. Szintigraphisch ist die Osteopoikilie stumm.

Morbus Paget: Der Morbus Paget (Syn.: Ostitis deformans) ist eine fokale Erkrankung der Knochen, die ältere Menschen betrifft. Seine Genese ist unklar. Auf den britischen Inseln tritt er häufig auf, selten wird er in Zentraleuropa und den USA (bis zu 10 % der über 80-jährigen) beobachtet, fast unbekannt ist er in China. Der betroffene Knochen ist aufgetrieben, seine Struktur deutlich vergröbert („Faserknochen", Abb. 8.**21**) und seine Festigkeit vermindert, sodass Frakturen und Verbiegungen gehäuft vorkommen. Daneben finden sich in der Frühphase auch osteolytische Herde im Knochen. Die Krankheit kann in ca. 5 % der Fälle maligne zum Osteosarkom entarten. Die Knochenszintigraphie ist hoch positiv.

Kennen Sie Paget?

Sir James Paget war ein bedeutender Chirurg und Pathologe im London des 19. Jahrhunderts. Er war der persönliche Arzt der Königin Viktoria. Nach ihm sind mehrere Erkrankungen benannt, als häufigste die Ostitis deformans. Einen seiner wichtigsten Aussprüche sollten auch Sie als Arzt beherzigen: „To be brief is to be wise".

Brauner Tumor: Tritt als Komplikation des Hyperparathyreoidismus ein osteolytischer, gelegentlich den Knochen

8.2 Erkrankungen und Veränderungen der Knochen

Osteopoikilie

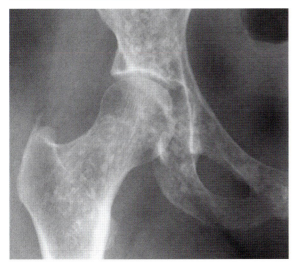

Abb. 8.**20** Bei der seltenen Osteopoikilie sieht man viele kleine Knocheninseln im Spongiosaraum.

expandierender Herd auf, handelt es sich um einen braunen Tumor (Abb. 8.22). Durch die Labordiagnostik und die weiteren radiologischen Zeichen des Hyperparathyreoidismus (s.S. 108) können sie von malignen Osteolysen unterschieden werden.

❏ **Diagnose:** Alexa ist sich ihrer Sache sicher. Frau Krause hat eine osteoblastische Metastasierung. Am wahrscheinlichsten ist ein Mammakarzinom. Wichtig ist es jetzt, eine Gewebeprobe aus dem Primärtumor zu bekommen. Zunächst wird mit dem behandelnden Arzt Kontakt aufgenommen und das weitere Vorgehen besprochen. Ob

Morbus Paget

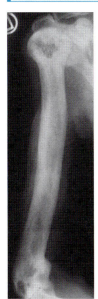

Abb. 8.**21** Die Röntgenaufnahme des Humerus zeigt eine Auftreibung des gesamten Knochens, eine Kortexverdickung und eine ausgeprägte Vergrößerung der Spongiosazeichnung. Hier liegt ein typischer Fall eines Morbus Paget vor.

Brauner Tumor

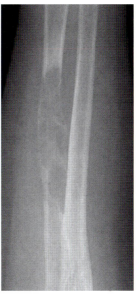

Abb. 8.**22** Diese Osteolyse hat die Kortikalis zerstört und den Knochen aufgetrieben. Bei einem Patienten mit Hyperparathyreoidismus muß man an einen „braunen Tumor" denken.

man mit der Patientin den Befund bespricht, hängt von vielen Faktoren ab. Wird die Information gewünscht, bedarf es Zeit, Empathie und eines gerüttelten Maßes an Einfühlungsvermögen. Alexa schaut in den Wartebereich. Frau Krause ist versunken in den neuesten Krimi von Donna Leon. Der Hausarzt wird ihr die Diagnose schonend beibringen.

! Je folgenschwerer eine Diagnose für den Patienten ist, desto sorgfältiger muss ein Gespräch vorbereitet werden. Meist kennt der überweisende Arzt den Patienten besser und sollte daher das Gespräch übernehmen. Der mündige Patient muss aber auch vom Radiologen als solcher behandelt werden.

Generalisierte Knochenveränderungen

Checkliste: Generalisierte Knochenveränderungen

- Ist die Knochendichte erhöht und/oder vermindert?
- Sind die Spongiosatrabekel verwaschen, scharf oder vergröbert?
- Liegen bereits Frakturen vor?
- Sind Knochendefekte vorhanden?

Little old Lady

Hetty Vord (72) hat in letzter Zeit Probleme mit dem Golfspiel. Ihr ist aufgefallen, dass sie den Schläger weiter unten anfassen muss, um den Rasen nicht zu verletzen. Die Schmerzen im Rücken haben auch zugenommen. Ihr

25-jähriger Enkel ist ihrer Meinung nach im letzten Jahr noch mal kräftig gewachsen. Er selbst meint, sie sei geschrumpft. Wegen ihrer Schmerzen wird sie zur Röntgenuntersuchung der Lendenwirbelsäule vorgestellt. Paul beschaut sich die Aufnahme (Abb. 8.**23**).

Fall Hetty Vord

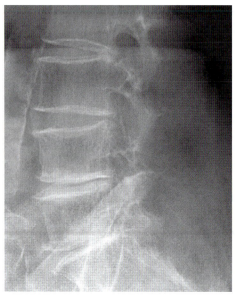

Abb. 8.**23** Können Sie anhand der Röntgenaufnahme der Lendenwirbelsäule von Frau Vord eine Diagnose treffen?

❏ Welche Diagnose stellen Sie?

Osteoporose: Eine generalisierte Osteoporose liegt vor, wenn der normale kontinuierliche Auf- und Abbau des Knochens so entgleist, dass die Spongiosa an Dichte und Stabilität deutlich mehr als alterstypisch abnimmt und Frakturen drohen. Mit etwa 40 Jahren liegt die Knochendichte am höchsten. Sie fällt danach stetig ab, bei Frauen nach Eintritt der Menopause deutlicher als bei Männern. Die Folgen der Osteoporose – pathologische Wirbelkörperfrakturen und Sinterungen bedingt durch Mikrofrakturen – führen zum Größenverlust (die berühmte „Little old Lady"). Auf normalen Röntgenaufnahmen der Brust- und Lendenwirbelsäule kommt die Osteoporose am besten zur Darstellung. Die Dichte der Wirbelkörper ist vermindert, ihre Deck- und Grundplatten wirken daher betont. Kommt es zur Sinterung, bildet sich typischerweise ein sog. „Fischwirbel" heraus (Abb. 8.**24 a, b**). Für dieses Problem – zur Stabilisierung des Wirbels und zur Schmerzbekämpfung – ist eine Intervention entwickelt worden, die Acrylvertebroplastie (Abb. 8.**24 c**).

Metastasen, multiples Myelom: Auch eine Metastasierung oder ein multiples Myelom können sich mit Rückenschmerzen, Wirbelkörperhöhenverlust, Wurzelkompressionssyndromen oder einer Querschnittslähmung manifestieren. Aufgrund der großen Knochenmasse sind Destruktionen in den Wirbelkörpern leicht zu übersehen. Wichtig ist daher die genaue Analyse des Pediculus arcus vertebrae und des Processus spinosus in der a.-p.-Aufnahme (Abb. 8.**25**). Der Weichteilanteil wird am besten im MRT dargestellt.

Osteoporose

a
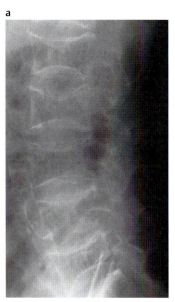

b
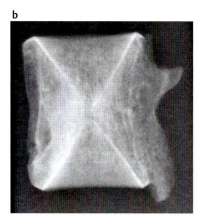

c
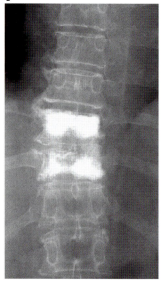

Abb. 8.**24 a** Sämtliche Wirbelkörper sind deutlich Dichte gemindert, die Reststruktur ist sehr strähnig. Deck- und Grundplatten sind eingebrochen, wodurch sich die typische Fischwirbelkonfiguration ergibt. **b** So sieht ein echter Fischwirbel aus (Nordseeinsel Baltrum, Sommer 2005). **c** Bei der Acrylvertebroplastie wird eine Kanüle von dorsal über den Pedikel in den Wirbelkörper vorgeführt, und dieser wird mit einem stabilisierenden Knochenersatzstoff aufgefüllt. Beim Abbinden der flüssigen Masse entstehen hohe Temperaturen, sodass Nervenwurzeln oder gar das Myelon durch erhaltene Knochenlamellen abgeschirmt sein sollten.

Metastasen

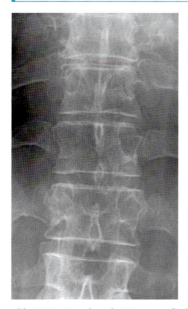

Abb. 8.25 Sie sehen die Röntgenaufnahme des thorakolumbalen Übergangs. Den ersten Lendenwirbel erkennen Sie daran, dass von ihm keine Rippen ausgehen. Analysieren Sie auf dieser Aufnahme zunächst alle Processus spinosi. Alle da? Nun verfolgen Sie die Grund- und Deckplatten sowie die Seitenkonturen der Wirbelkörper. Sind sie vollständig? Prüfen Sie jetzt die Pedikel. Der Pedikel von Th 11 rechts lässt sich nicht mehr abgrenzen, der von Th 12 erscheint verdichtet. Bei Th 11 liegt eine osteolytische Destruktion am ehesten durch eine Metastase vor. Bei Th 12 könnte es eine osteoblastische Metastase sein. Die Patientin hat ein Mammakarzinom.

❑ **Diagnose:** Paul ist erleichtert, bei der netten Frau Vord eine Osteoporose diagnostizieren zu können. Er schlägt zur Quantifizierung eine Knochendensitometrie mittels der quantitativen CT oder einer speziellen Zweispektren-Knochenabsorptionsmessung (DXA: Dual-Energy-X-Ray-Asorptiometry, Abb. 8.**26**) vor. Diese Methoden sind auch zur Früherkennung der Osteoporose und zur Verlaufskontrolle unter Therapie geeignet.

! Versuchen Sie, anhand der Röntgenbilder vor Ihrem geistigen Auge ein dreidimensionales Modell des analysierten Wirbelkörpers zu entwerfen. Erst dann können Sie beurteilen, ob er komplett ist. Bei Luft- und Stuhlüberlagerung können große Osteolysen übersehen oder hineininterpretiert werden. Wichtig ist daher der Vergleich mit dem Knochenszintigramm (Ausnahme: Myelom), im Zweifelsfall und bei Therapierelevanz helfen CT und MRT.

Der komplizierte Fall

Währenddessen sieht Alexa einen ganz anderen Patienten vor sich. Hugo Stempel (45) kennt Krankenhäuser und Ärzte zur Genüge. Seine Anamnese erzähle er nicht gerne – wofür habe die junge Frau denn studiert? Schmerzen habe er an allen möglichen Stellen. Wo man denn hier rauchen könne? Alexa flüchtet in den Befundungsraum und widmet sich Stempels Röntgenbildern (Abb. 8.**27**). Sie will sie erst unvoreingenommen analysieren, bevor sie für Hintergrundinformationen den überweisenden Kollegen anruft. Die Knochenstruktur erscheint ihr verändert. Sie vermutet einen langwierigen chronischen Prozess.

Knochendensitometrie

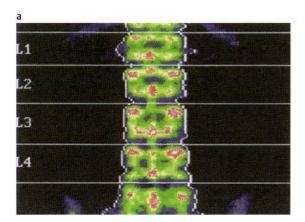

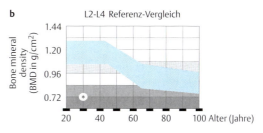

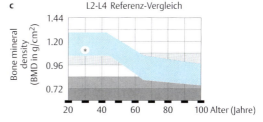

Abb. 8.26 **a** Bei dieser jungen Patientin aus der Endokrinologie wird eine Knochendichtemessung mittels einer Dual-Energy-X-Ray-Absorptiometry (DXA) durchgeführt. Die Lendenwirbelsäule wird mit einem höher- und einem niederenergetischen feinen Röntgenstrahl abgetastet. Die Subtraktion beider Werte voneinander ergibt die Absorption durch die Knochensubstanz. **b** Der blaue von links nach rechts verlaufende Streifen steht für die Normvarianz der Knochendichte in den verschiedenen Altersgruppen. Das Kreuz markiert Alter und Knochendichte dieser Patientin. Die Knochendichte liegt hier deutlich unterhalb der Norm. **c** Nach einem Jahr Therapie hat sich die Knochendichte normalisiert.

Fall Hugo Stempel

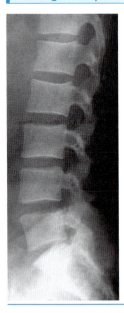

Abb. 8.27 Dargestellt ist die Röntgenaufnahme der Lendenwirbelsäule von Herrn Stempel. Können Sie Alexa helfen?

❑ *Welche Diagnose stellen Sie?*

Osteomalazie: Bei der Osteomalazie ist die Knochenmatrix erhalten, jedoch vermindert mineralisiert. Dies tritt insbesondere bei Störungen des Vitamin-D- und des Calcium- und Phosphat-Stoffwechsels auf wie z. B. beim sekundären Hyperparathyreoidismus infolge einer chronischen Niereninsuffizienz (renale Osteopathie). Röntgenologisch erscheint die Spongiosazeichnung verwaschen (Abb. 8.**28 a**). Die häufig auftretenden Mikrofrakturen werden über periostale Knochenneubildung stabilisiert (sog. „Looser- Umbauzonen", Abb. 8.**28 b**). Früheste und spezifische radiologische Zeichen für einen *Hyperparathyreoidismus* sind die aufgeblätterte Kortikalis an den Phalangen (Abb. 8.29) sowie die subperiostale Knochenresorption. Es kommt zu Akroosteolysen.

Osteosklerose: Bei der seltenen Osteosklerose liegt eine Vermehrung des Knochenkalksalzgehaltes vor. Diese kann durch eine vermehrte osteoblastische Aktivität, eine im Vergleich zum normalen Knochen verminderte osteoklastische Aktivität oder eine verstärkte Mineralisation der Knochenmatrix bedingt sein. Die *Osteopetrosis* oder „Marmorknochenerkrankung" (Abb. 8.**30 a**) ist eine kongenitale Form der Osteosklerose, bei der der gesamte Markraum des Knochens sklerosieren kann (mit entsprechenden Folgen für die Blutbildung). Die *Camurati-Engelmann-Erkrankung* ist ebenfalls eine kongenitale Form der Osteosklerose, die früh durch den Watschelgang der Kinder entdeckt wird. Es kommt zu Verbiegungen des sklerotischen, jedoch geschwächten Knochens sowie zu Einengungen der Nervenaustrittsstellen an der Schädel-

Osteomalazie

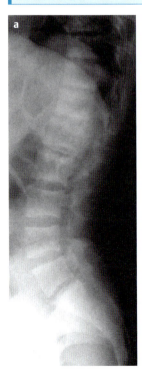
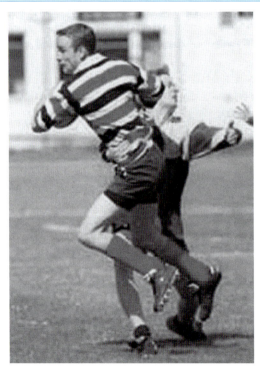
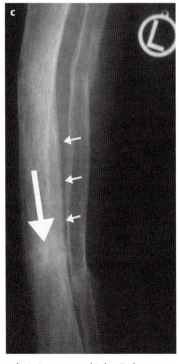

Abb. 8.**28 a** Bei einer Osteomalazie erscheint die Knochenstruktur verwaschen. Gelegentlich bilden sich Sklerosestreifen entlang der Bandscheiben – das sogenannte „Rugger-Jersey-Spire". **b** So sieht ein echter „Rugger Jersey" aus. **c** In diesem schweren Fall der Osteomalazie ist es zu multiplen Frakturen gekommen (langer Pfeil). Dadurch wurde das Periost zur überschießenden Knochenneubildung angeregt (kurze Pfeile). Trotzdem haben sich die Knochen verformt.

Hyperparathyreoidismus

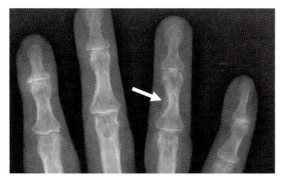

Abb. 8.**29** Röntgenologische Hinweise auf einen Hyperparathyreoidismus sind zum einen usurierte Phalangen, zum anderen eine aufgeblätterte Kortikalis. Diese ist hier v. a. an der Mittelphalanx des 4. Fingers zu erkennen (Pfeil).

Osteosklerose

a Osteopetrosis

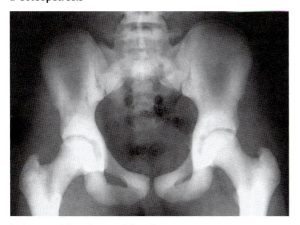

b Camurati-Engelmann-Erkrankung

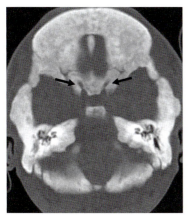

Abb. 8.**30 a** Bei der Osteopetrosis ist der ganze Knochen verdichtet. **b** Die Camurati-Engelmann-Erkrankung ist röntgenologisch daran zu erkennen, dass der gesamte Knochenmarksraum aufgehoben und der Knochen aufgetrieben ist. Dieses Schnittbild in Höhe der Sella zeigt die Canali optici deutlich verengt (Pfeile). Der Patient ist bereits einseitig komplett erblindet.

Hypertrophe Osteoarthropathie

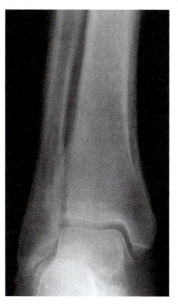

Abb. 8.**31** Ein breiter Streifen neugebildeten periostalen Knochens lässt sich entlang des Kortex der Tibia und auch der Fibula erkennen. Für den gewieften Radiologen ist das ein Grund, die Thoraxdiagnostik anzuleiern, um eine pulmonale Erkrankung und damit die hypertrophe Osteoarthropathie nachzuweisen. Eine alleinige periostale Knochenneubildung wird auch bei schwerer Varikosis und nach Verbrennungen beobachtet.

basis (Abb. 8.**30 b**) mit subsequenter Erblindung und Ertaubung.

Hypertrophe Osteoarthropathie: Diese Erkrankung (Syn.: Pierre-Marie-Bamberger-Erkrankung) beruht auf einer periostalen Knochenneubildung, v. a. an den Knochen der unteren Extremität (Abb. 8.**31**). Häufig ist die Kombination mit einer Lungenerkrankung (Fibrose, Tumor). Daher können ein Blick auf die Finger (Trommelschlegel) sowie auf das Thoraxbild diagnostisch weiterhelfen.

❑ *Diagnose:* Alexa erscheint die Knochenzeichnung unscharf. Ihr Verdacht bestätigt sich während des Rückrufs beim überweisenden Kollegen. Es handelt sich um einen Dialysepatienten mit bekannter renaler Osteopathie. Herr Stempel selbst ist nach seiner Zigarette verträglicher, ja sogar freundlich geworden und erzählt Alexa ein wenig von seiner langen und erschöpfenden Patientenkarriere. „Bist in Ordnung, Mädchen" brummelt er schließlich, packt sich die Alditasche mit seinem Röntgenarchiv und trottet davon.

! Sind wir mit der Bildanalyse fertig und reichen uns die klinischen Angaben der überweisenden Kollegen für eine Diagnose nicht aus, schreiten wir zum äußersten: Wir sprechen mit dem Patienten!

Unfallfolgen

Hikka Meckinen (35) hat sich vor etlichen Monaten bei einer aufreibenden Probefahrt mit einem neuen Rennwagen in einem Reifenhaufen wiedergefunden. Er hat sich dabei eine Oberschenkelfraktur zugezogen, die nunmehr wieder verheilt ist. Der linke Fuß macht ihm jedoch noch Sorgen. Er ist geschwollen, überwärmt und schmerzt. PJler Hazim sieht sich die Röntgenbilder des Fußes an (Abb. 8.**32**). Dabei fällt ihm eine diffuse Entkalkung des Fußskelettes auf. Die Weichteile kann er nicht sicher beurteilen.

Fall Hikka Meckinen

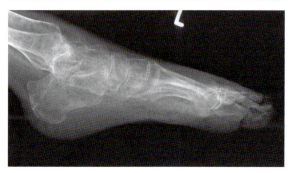

Abb. 8.**32** Sie sehen die Röntgenbilder des Fußes von Herrn Meckinen. Welche Erkrankungen kommen in Frage?

❏ **Welche Diagnose stellen Sie?**

Inaktivitätsatrophie: Die Inaktivitätsatrophie – bedingt durch eine Ruhigstellung einer Extremität – ist an einer meist fleckigen, gelenknahen Entkalkung des Knochens zu erkennen (Abb. 8.**33 a**). Oft beginnt sie subchondral. Wird die Extremität wieder bewegt, steigt auch der Kalksalzgehalt des Knochens wieder an. War die Atrophie jedoch so weit fortgeschritten, dass sich die Knochenmatrix reduziert hat, resultiert eine sog. „hypertrophe Atrophie". Die Knochenzeichnung erscheint dann grobsträhnig (Abb. 8.**33 b**), da die verbliebenen Spongiosabälkchen verstärkt mineralisiert werden.

Morbus Sudeck: Der Morbus Sudeck (Syn.: Reflexdystrophie) beruht auf einer Fehlfunktion des vegetativen Nervensystems nach einem Trauma oder auch idiopathisch. Die Diagnose wird anhand der Anamnese und des klinischen Befundes (Schwellung und Überwärmung des betroffenen Extremitätenabschnittes) gestellt und radiologisch durch die Entkalkung des Knochens bestätigt (Abb. 8.**34**).

❏ **Diagnose:** Hazim ist sich nach dem Gespräch mit dem Patienten und einer kurzen Untersuchung des Fußes sicher. Dies ist ein echter Morbus Sudeck.

Inaktivitätsatrophie

a

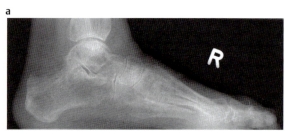

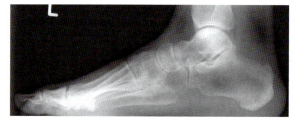

b

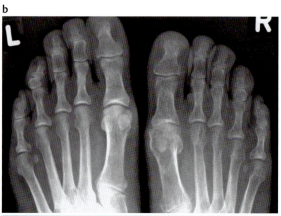

Abb. 8.**33 a** Weil sich die Patientin nach einer Oberschenkelfraktur lange schonen musste, kam es zur Ausbildung einer Inaktivitätsatrophie. Röntgenologisch ist diese an einer deutlich verminderten Knochendichte und vergröberten Knochenzeichnung zu erkennen (linkes Bild). Die Aufnahme der Gegenseite zeigt zum Vergleich den Normalbefund (rechtes Bild). **b** Vergleichen Sie die Knochenstruktur des rechten und linken Fußes. Die Knochendichte ist links deutlich geringer, die Spongiosastruktur wirkt vergröbert. Es liegt keine Weichteilschwellung vor. Dieser Patient hatte wegen einer komplizierten Unterschenkelfraktur den Fuß lange entlastet.

Morbus Sudeck

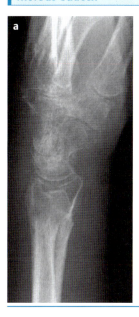
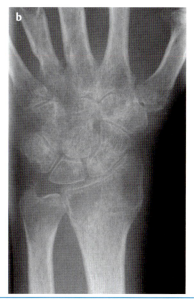

Abb. 8.**34** Dargestellt ist das stark entkalkte Handskelett bei einem Morbus Sudeck. Die Schwellung der Hand kann man in der Seitaufnahme (**a**) erahnen. In der anterio-posterioren Aufnahme (**b**) fällt v. a. die scharfe Abgrenzung der Entkalkung am distalen Unterarm parallel zum Radiokarpalgelenk auf.

8.3 Erkrankungen der Wirbelsäule

Checkliste: Diffuse Rückenschmerzen

- Ist die Stellung der Wirbelsäule regelrecht?
- Bestehen Veränderungen des Gefüges der Wirbelkörper untereinander?
- Sind die Bandscheiben intakt?
- Sind die Wirbel komplett und symmetrisch?
- Gibt es Übergangswirbel oder akzessorische Wirbelgelenke?
- Sind die Iliosakralgelenke normal?

Und immer wieder das Kreuz

Harry Holzmann (45) leidet seit Jahren unter schweren Rückenschmerzen, die ihn gelegentlich auch ans Bett binden. Er arbeitet als LKW-Fahrer und ist als Vater von drei Kindern und Häuslebauer auf schnelle Hilfe erpicht. Seit drei Tagen kann er vor Schmerzen nicht mehr laufen. Paul mustert zunächst einmal die Röntgenaufnahme der Lendenwirbelsäule (Abb. 8.**35**). Sind da etwa Zeichen einer Degeneration zu sehen?

Fall Harry Holzmann

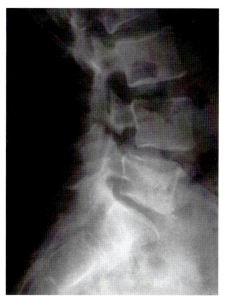

Abb. 8.**35** Was fällt Ihnen auf der Röntgenaufnahme der Lendenwirbelsäule von Harry Holzmann auf?

❏ *Welche Diagnose stellen Sie?*

Osteochondrose: Unter einer Osteochondrose versteht man die degenerative Höhenminderung der Bandscheibe sowie ihre Zerstörung mit der Ausbildung eines zentralen Gasdepots (Vakuumphänomen). Außerdem kommt es zu knöchernen Anbauten, die im Extremfall Brücken über das Bandscheibenfach hinüber ausbilden können (Abb. 8.**36**).

Intervertebralgelenksarthrose: Bei einer Intervertebralgelenksarthrose kann es zu Gefügestörungen zwischen den Wirbelkörpern kommen, wodurch der Spinalkanal und die Foramina intervertebralia stenosiert werden können (Pseudospondylolisthesis, Abb. 8.**37**).

Spinalkanalstenose: Eine Spinalkanalstenose (Abb. 8.**38**) kann zu diffusen Rückenschmerzen führen. Ihr Nachweis erfolgt mit CT oder MRT.

Osteochondrose

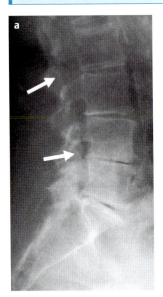
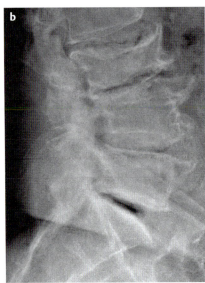
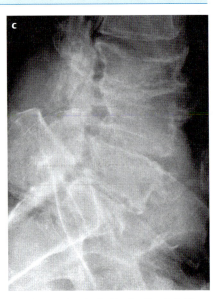

Abb. 8.36 **a** Das oberste sichtbare Bandscheibenfach ist normal, alle anderen sind Höhen gemindert. Die Bandscheiben sind zerstört. Die Gasdepots sind als dunkle Streifen im Lager der Bandscheiben zu erkennen. Dies ist ein sicheres Zeichen für einen degenerativen Prozess. Die Wirbelkörperschlussplatten sind reaktiv sklerosiert. In ihren Randbereichen sind knöcherne Anbauten erkennbar. Durch den Verlust der Bandscheiben lockert sich die gesamte Haltestruktur, sodass es zu Gefügestörungen kommen kann, wie wir sie hier im Bandscheibenfach L5/S1 sehen können. Beachten Sie auch, wie durch den Höhenverlust der Bandscheibe die Neuroforamina kleiner werden (Pfeile). Bei L2/L3 ist das Foramen normal groß, bei L5/S1 deutlich kleiner. Da muss noch die Nervenwurzel hindurch! **b** Hier ist der Beweis für das Vakuum: In Rückwärtsbeugung ist das Phänomen sehr gut zu sehen. **c** In Vorbeugung eine Minute später ist das Vakuumzeichen verschwunden.

Skoliose: Bei einer Skoliose, einer S-förmigen Verbiegung und/oder Verdrehung der Wirbelsäule (Abb. 8.39), geht die Degeneration der Bandscheiben natürlich noch schneller voran. (Übrigens, welchen weiteren wichtigen Befund können Sie auf dieser Röntgenaufnahme noch sehen?)

Bandscheibenvorfall: Ein Bandscheibenvorfall kann auch diffuse Rückenschmerzen verursachen. Die konventionelle Röntgenaufnahme kann aber komplett normal sein (Abb. 8.40 a). Ein CT (Abb. 8.40 b) oder MRT ist daher für die Diagnosestellung unerlässlich.

Pseudospondylolisthesis

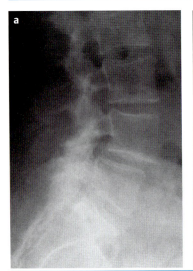
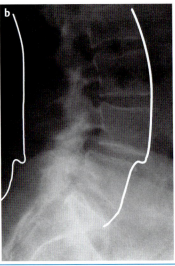

Abb. 8.37 **a** Diese Gefügestörung bei L4/L5 ist durch eine Lockerung im Bandscheibenfach und im Intervertebralgelenk bedingt. Weil sie nicht durch einen Defekt im Wirbel verursacht wird, nennt man sie auch Pseudospondylolisthesis. Der gesamte Wirbel, sowohl der Processus spinosus als auch der Wirbelkörper selbst, ist gegenüber L5 nach ventral gerückt. **b** Legt man eine Linie entlang der Wirbelkörpervorderkanten und eine weitere entlang der Processus spinosi sieht man, dass die Verschiebung dorsal und ventral den gleichen Wirbel betrifft.

Spinalkanalstenose

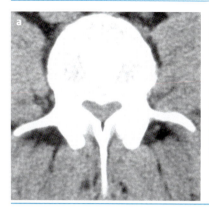
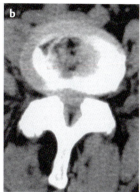

Abb. 8.**38 a** Sie sehen einen CT-Schnitt durch einen tiefen lumbalen Wirbelkörper. Der Spinalkanal ist köchern massiv eingeengt, für degenerative Prozesse finden wir jedoch keinen Anhalt. Diese Spinalkanalstenose ist kongenital angelegt. Damit sind für diesen Patienten Rückenbeschwerden leider vorprogrammiert. **b** Hier erkennt man deutlich das Vakuumphänomen im Bandscheibenlager, die Auftreibung der Intervertebralgelenke und die Verdickung des Ligamentum flavum, der ligamentären dorsalen Auskleidung des Spinalkanals. In diesem Fall handelt es sich um eine degenerativ bedingte Spinalkanalstenose.

Skoliose

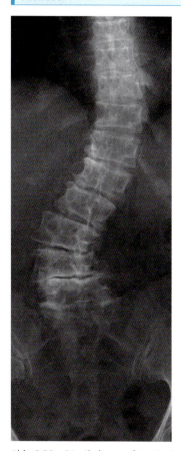

Abb. 8.**39** Die Skoliose geht mit einer besonders großen Belastung der Bandscheiben einher, die deshalb auch schneller abnutzen. Die Gefügestörungen sind dann besonders ausgeprägt. Schauen Sie nur auf die Verschiebung zwischen L4 und L5 ! Jetzt nehmen Sie sich Zeit für den zweiten wichtigen Befund, der unabhängig von der Skoliose ist. Denken Sie an die „Satisfaction Search", die wir im Abschnitt zur Wahrnehmung besprochen haben (s.S. 22).

Richtig – einige der Rippen zeigen Verdichtungen. Es handelt sich hierbei um Prostatametastasen.

Bandscheibenvorfall

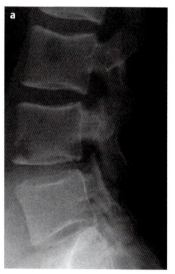

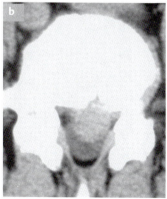

Abb. 8.**40 a** Bei diesem Patienten, dessen Bandscheibenvorfall bereits im MRT gesichert wurde, stellt sich röntgenologisch ein Normalbefund dar. Die Aufhellungen in Projektion auf den oberen und mittleren Wirbelkörper sind durch Darmgas verursacht. **b** Der CT-Schnitt zeigt den massiven Prolaps von bandscheibendichtem Material von ventral in den Spinalkanal. Der Duralsack wird deutlich komprimiert und mit ihm die Cauda equina.

Spondylodiszitis: Eine Spondylodiszitis ist eine akute, entzündliche Erkrankung des Bandscheibenfaches, die früher v. a. durch Mycobacterium tuberculosis, heutzutage aber durch eine ganze Anzahl von Erregern verursacht wird. Dabei schmilzt die Bandscheibe weg und die angrenzenden Wirbelkörperbegrenzungen werden destruiert (Abb. 8.41). Ein Vakuumphänomen auf den konventionellen Röntgenaufnahmen der Wirbelsäule schließt diese Erkrankung praktisch aus.

Für den Nachweis der Spondylodiszitis sowie die präoperative Ausdehnungsdiagnostik ist ein MRT unerlässlich, das auch die häufigen Abszesse perivertebral, v. a. im Spinalkanal zeigt (Abb. 8.42 a, b). Bilden sich die Abszesse außerhalb des Spinalkanals, können sie entlang des M. psoas nach kaudal absteigen und bis in die Leiste reichen. Die Abszesse werden häufig unter CT-Kontrolle drainiert (Abb. 8.42 c).

! Der Verdacht auf eine Spondylodiszitis ist eine der wichtigsten Notfallindikationen für die Durchführung eines MRT.

Spondylodiszitis

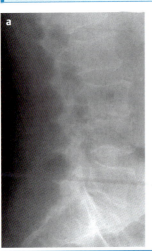 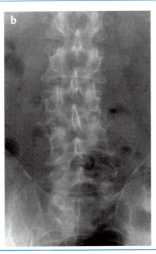

Abb. 8.**41 a** Die Aufnahme zeigt einen reaktionslosen Verlust von Deck- und Grundplatte in dem Bandscheibenfach von L3/L4. Dies ist ein deutlicher Hinweis auf eine Diszitis. **b** Wie man an der Verschiebung von L3 gegenüber L4 in dieser Abbildung sieht, kommt es außerdem zur Gefügestörung.

Abszesslokalisationen bei einer Spondylodiszitis

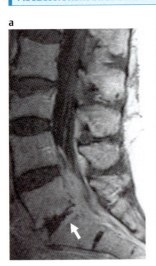 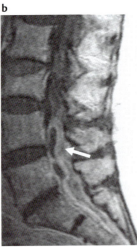 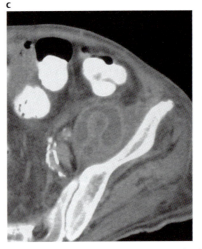

Abb. 8.**42 a** Dieser sagittale Schnitt durch die untere LWS zeigt die Wirbelkörper, die Bandscheiben und den Spinalkanal im Anschnitt. Am Signal des Liquors können Sie erkennen, ob es eher eine T1 – oder T2 – gewichtete Aufnahme ist (s. Abb. 4.4 a, S. 18). Zur besseren Darstellung der Weichteile wurde Kontrastmittel gegeben. Die Bandscheibenfächer erscheinen bis auf das unterste regelrecht. Dort sehen wir eine deutliche Kontrastmittelaufnahme in der Bandscheibenperipherie (Pfeil). **b** Die Spondylodiszitis kann auch zu einem epiduralen Abszess führen. Der Abszessinhalt stellt sich dunkel dar und ist von Kontrastmittel angereichertem Gewebe umgeben (Pfeil). **c** Dieser CT-Schnitt durch das Becken zeigt einen aus dem Bandscheibenfach L3/L4 abgesunkenen Abszess entlang des M. iliopsoas, auch Senkungsabszess genannt. In diesem Fall kann schnell drainiert und Material für die mikrobiologische Untersuchung entnommen werden.

Spondylolisthesis vera: Die Spondylolisthesis vera (Syn. Spondylolyse) könnte man auch eine Spielart der Natur nennen (Abb. 8.**43 a, b**). Hier kommt es aufgrund einer fehlenden Fusion der Knochenkerne zu einem Defekt in der Pars interarticularis des Wirbelbogens, also zwischen dem Processus articularis superior, der sich zum oberen, und dem Processus articularis inferior, der sich zum unteren Intervertebralgelenk erstreckt. Dadurch sind die Processus articulares inferiores mit dem Bogen und dem Processus spinosus vom Wirbelkörper getrennt, sodass der Wirbelkörper mit der darüber liegenden Wirbelsäule nach vorne gleiten kann (bei der Pseudospondylolisthesis wandern Wirbelkörper und Processus spinosus in die gleiche Richtung). Durch die Verschiebung werden zunächst die Foramina intervertebralia und dann der Spinalkanal stenosiert. Neurologische Ausfälle sind die Folgen.

Radiologisch ist die Spondylolyse v. a. auf Schrägaufnahmen zu erkennen, und zwar daran, dass das „Hündchen" ein „Halsband" hat (Abb. 8.**43 c, d**). Hundekopf und -ohr werden vom oberen, der Körper vom unteren Gelenkfortsatz gebildet. Die Spondylolyse stellt sich als Aufhellung („Halsband") in der Pars interarticularis dar. Seitaufnahmen der Wirbelsäule in Vor- und Rückbeugung sind notwendig, um das Ausmaß des Wirbelkörpergleitens zu bestimmen. Die Gleitstrecke des betroffenen Wirbelkörpers wird am gevierteltem Sagittaldurchmesser des darunterliegenden Wirbelkörpers ermittelt. Je nach Größe der Gleitstrecke werden nach Meyerding die Schweregrade I–IV unterschieden.

Spondylolisthesis vera

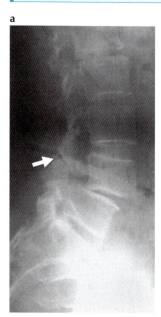
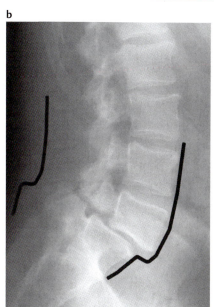
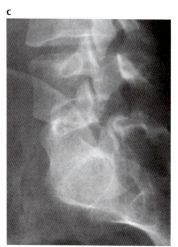
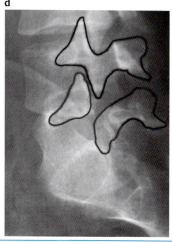

Abb. 8.**43 a** Das Gleiten des Wirbelkörpers L4 gegenüber L5 ist gut zu sehen. Es entspricht nach Meyerdinck dem Schweregrad I–II. Der Defekt im Wirbelbogen ist auf diesem Bild ebenfalls deutlich zu erkennen (Pfeil). **b** Das ist nicht immer so. Für diese Fälle legt man Linien entlang der Wirbelkörpervorderkanten und der Processus spinosi (s. Pseudospondylolisthesis, Abb. 8.**37 b**, S. 112). Dann wird klar, dass die Stufe dorsal eine Etage höher ist und dort Wirbelkörper und hinterer Wirbelbogen keine Verbindung mehr zueinander haben. **c** Die Schrägaufnahme lässt die Silhouette zweier „Hunde" erkennen. **d** In diesem Fall läuft der obere Hund frei herum, während der untere ein „Halsband" trägt. Das ist die Spondylolyse.

Morbus Bechterew

a Sakroileitis

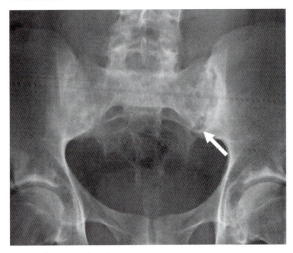

b „Bambuswirbelsäule"

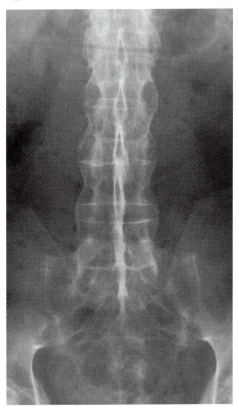

Abb. 8.44 a Die Iliosakralfuge rechts ist im unteren Anteil bereits ankylosiert. Das linke Iliosakralgelenk zeigt neben einer deutlichen Sklerosierung auch Osteolysen (Pfeil). Dieser Befund wird von manchen auch ein „buntes Bild" genannt. Es ist typisch für die Sakroileitis. **b** Bei maximaler Ausprägung des Morbus Bechterew kommt es zur Verknöcherung des gesamten Wirbelsäulenhalteapparates und damit zur Entstehung der sog. „Bambuswirbelsäule". Die Bandscheibenfächer sind allseits ossär überbrückt, sodass die Elastizität der Wirbelsäule gegen Null geht. Daher kann jedes Trauma großen Schaden anrichten. Die IS Fugen sind verknöchert.

Morbus Bechterew: Bei dieser Erkrankung handelt es sich um eine seronegative Spondylarthropathie, also eine rheumatische Erkrankung, die häufig mit einer Sakroileitis einhergeht (Abb. 8.44 a). Es kommt zu einer Verknöcherung des Bandapparates, insbesondere der Wirbelsäule, mit der Ausbildung der berühmten „Bambuswirbelsäule" (Abb. 8.44 b). Die Patienten sind schließlich in der Wirbelsäule vollkommen unbeweglich, was bei Bagatellunfällen zu dramatischen, hochgefährlichen Schäden führen kann.

 Wussten Sie schon, dass ...?
... Wladimir von Bechterew Neurologe und Psychiater in St. Petersburg um die Jahrhundertwende 1900 war. Seine psychiatrischen Gedankenmodelle waren höchst spekulativ, seine neuroanatomischen Forschungen wirken jedoch bis heute fort. Auch seine Beschreibung der Spondylitis ankylosans hatte Bestand. Einer seiner Kollegen war Iwan Pawlow, dessen Experimente wir alle kennen. Bechterew diagnostizierte 1927 bei dem ihn konsultierenden Stalin eine schwere Paranoia. Diese Diagnose überlebte er interessanterweise nur einen Tag.

☐ *Diagnose:* Nachdem Paul die Gefügestörung der Lendenwirbelsäule von Herrn Holzmann analysiert hat, kommt er zu dem Schluss, dass zwischen dem Processus articularis inferior und dem Wirbelkörper von L4 keine Verbindung mehr ist. Damit liegt eine Spondylolisthesis vera vor. Das ist höchstwahrscheinlich die Ursache für die Beschwerden von Herrn Holzmann.

Wäre zusätzlich noch ein Bandscheibenvorfall möglich, der jetzt zur akuten Verschlechterung der Situation beigetragen hat? Natürlich. Bei einer Wurzelsymptomatik würde man vorrangig ein MRT veranlassen.

! Mit der Röntgenuntersuchung der Lendenwirbelsäule können die Osteochondrose, Gefügestörung, Instabilität, Spondylolyse und der Morbus Bechterew zuverlässiger nachgewiesen werden als mit den Schnittbilduntersuchungen. Sie sollte daher immer zuerst durchgeführt werden.

8.4 Erkrankungen der Gelenke

Checkliste: Gelenkschmerzen

- Sind die Veränderungen mono- oder polyartikulär?
- Sind die betroffenen Gelenke typische Abnutzungsgelenke?
- Ist die Stellung im Gelenk regelrecht?
- Ist der Gelenkspalt verschmälert? Wenn ja, nur im Belastungsbereich oder überall?
- Sind die gelenknahen Knochenanteile Dichte gemindert oder sklerosiert?
- Bestehen gelenknahe Zystenbildungen?
- Sind die Weichteile radiologisch verdickt?
- Bestehen klinische Zeichen der Entzündung?

Gelenke der oberen Extremität

Wenn die Schulter streikt

André Aklassi (32) hat seit einiger Zeit mit Schulterschmerzen zu kämpfen, die ihn v. a. beim Aufschlag behindern. Aus beruflichen Gründen braucht er rasche Auskunft und Therapie. Seine Frau begleitet ihn. PJlerin Hannah ist ziemlich aufgeregt. Eine auswärtige, jetzt nicht vorliegende Schultergelenksaufnahme soll keinen auffälligen Befund ergeben haben. Nun analysiert Hannah die MR-Untersuchung (Abb. 8.**45**).

❏ *Welche Diagnose stellen Sie?*

Degeneration der Schultergelenke: Die Rotatorenmanschette ist eine Sehnenplatte, die über den Humeruskopf zieht und am Tuberculum majus inseriert. Sie bildet das Dach des Schultergelenkes. Sie wird v. a. bei Überkopfbewegungen gegen das darüberliegende Akromion sowie das Akromioklavikulargelenk (AC-Gelenk) gedrückt. Das kann zu einem Druckschaden – auch Impingement genannt – führen und ist besonders ausgeprägt bei der *Arthrose im AC-Gelenk* (Abb. 8.**46 c**). Es kann zu ausgedehnten Verkalkungen der Bursa subacromialis (Abb. 8.**46 a**) oder zu einer Ruptur der Rotatorenmanschette (Abb. 8.**46 b**) kommen. Schließlich gibt es auch das Vollbild der Schultergelenksarthrose, die *Omarthrose* (Abb. 8.**46 d**), die die typischen Zeichen der Degeneration aufweist: exzentrischer Gelenkspaltverlust, osteophytäre Anbauten und gelenknahe Sklerosierung.

Schulterluxation: Bei einer Schulterluxation kann nicht nur das Labrum glenoidale vom Pfannenrand abreißen, sondern es kann auch zu knöchernen Begleitverletzungen kommen. Dazu gehören eine Impressionsfraktur am Humeruskopf (Hill-Sachs-Delle, Abb. 8.**47**) sowie ein knöcherner Ausriss am unteren Pfannenrand (Bankart-Läsion).

❏ *Diagnose:* Hannah diagnostiziert eine Ruptur der Rotatorenmanschette und Verkalkungen in der Bursa subacromialis. Herr Aklassi beschließt zusammen mit seiner Frau, einen guten Schulterchirurgen zu konsultieren.

Dolor, Tumor, Rubor

Brigitte Lyra (75) hat seit geraumer Zeit Schmerzen in den Gelenken der Hand, besonders am morgen. Die Fingergelenke sind geschwollen. Paul spricht kurz mit der Patientin, dann wendet er sich den Röntgenaufnahmen der Hand zu (Abb. 8.**48**).

❏ *Welche Diagnose stellen Sie?*

Primär chronische Polyarthritis (PCP): Die PCP ist eine rheumatische, in 70–80 % der Fälle seropositive Erkrankung, die oft schubweise verläuft. Prädilektionsstellen sind die Handwurzelgelenke, der Processus styloideus ulnae sowie die metakarpophalangealen und proximalen interphalangealen Gelenke (Abb. 8.**49**). Es kommt primär zur gelenknahen Entkalkung des Knochens und zur Weichteilschwellung. Später lassen sich ein Gelenkspaltverlust, Knochendefekte (Usuren) im Randbereich der Gelenke und schließlich Subluxationen mit typischer ulnarer Deviation der Finger, schwere Mutilationen und Ankylosierungen feststellen. Radiologisch-interventionell kann eine Radiosynoviorthese, die Instillation eines Isotopes in die Gelenke, in manchen Fällen Linderung bringen.

Psoriasisarthritis: Die seronegative Psoriasisarthritis ist eine Begleiterscheinung der Psoriasis. Sie befällt v. a. die distalen Interphalangealgelenke. Aber auch die Iliosakralgelenke und die Wirbelsäule können betroffen sein. Die Hauterscheinungen, die charakteristischen „Tüpfelnägel" und die auch radiologisch eindrucksvolle Schwellung eines Fingers („Wurstfinger", Abb. 8.**50**) sind diagnostisch Weg weisend.

Arthrose der Hand- und Fingergelenke: Von einer Arthrose sind bevorzugt die distalen *(Heberden-Arthrose)* und proximalen Interphalangealgelenke *(Bouchard-Arthrose)*,

Fall André Aklassi

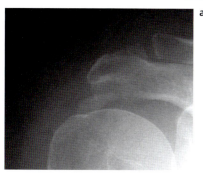

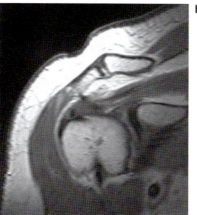

Abb. 8.**45** Es sind die Röntgenaufnahme (**a**) und der wichtigste MR-Schnitt (**b**) des Schultergelenks von Herrn Aklassi dargestellt. Können Sie bereits eine Diagnose stellen?

Folgen der Arthrose des Schultergelenks

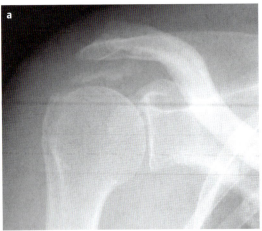
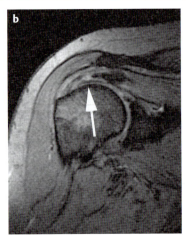
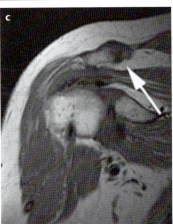
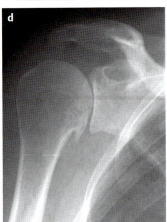

Abb. 8.46 a Verkalkungen in der Bursa subacromialis sind ein Hinweis auf Probleme in der Rotatorenmanschettenloge, die wiederum durch eine Arthrose des Akromioklavikulargelenks verursacht sein können. b Die Rotatorenmanschette, eine wasserarme Bandstruktur, ist im MRT normalerweise durchgehend signalarm. Auf diesem Bild (in T2-Wichtung) ist ein flüssigkeitsgefüllter Defekt in der Manschette zu erkennen (Pfeil). Hier liegt eine Ruptur der Rotatorenmanschette vor. c Die hier dargestellte Arthrose des Akromioklavikulargelenks (Pfeil) führt zum Impingement und ist einer der Gründe für die Ruptur der Rotatorenmanschette. d Bei dieser Omarthrose ist der Knorpel weitgehend aufgebraucht – Knochen scheuert auf Knochen. Osteophyten am Humeruskopf ergänzen das Bild.

Schulterluxation

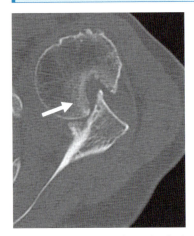

Abb. 8.47 Dieser CT-Schnitt durch das Schultergelenk zeigt einen Zustand nach traumatischer vorderer Schultergelenksluxation. Durch die Wucht der Luxation ist es zu einer Impressionsfraktur am Humeruskopf gekommen, zu einer Hill-Sachs-Delle (Pfeil). Die gleichmäßige Sklerosierung des Dellengrundes und die knöcherne Abstützung am Skapulahals deuten auf einen bereits länger anhaltenden Zustand hin.

Fall Brigitte Lyra

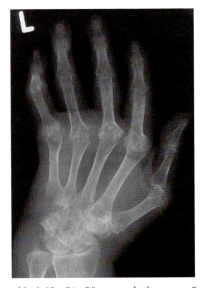

Abb. 8.48 Die Röntgenaufnahme von Frau Lyras Hand zeigt ganz charakteristische Veränderungen, die für eine Erkrankung sprechen. Welche ist das?

8.4 Erkrankungen der Gelenke

Primär chronische Polyarthritis

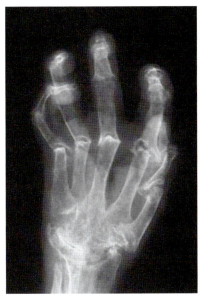

Abb. 8.49 Die fortgeschrittene primär chronische Polyarthritis ist durch die Mutilation und Ulnardeviation der Finger gekennzeichnet. Die gelenknahen Knochen sind usuriert.

Psoriasisarthritis

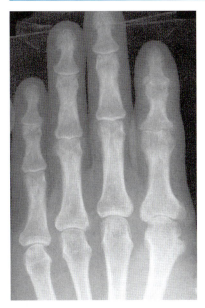

Abb. 8.50 Sie sehen einen für die Psoriasisarthritis typischen Wurstfinger (Digitus 2) mit verschmälerten Gelenkspalten.

die Metakarpophalangealgelenke sowie das Daumensattelgelenk *(Rhizarthrose)* betroffen. Im Röntgenbild zeigen die Basen der End- und Mittelphalangen laterale und dorsale Randosteophyten, die auch das typische Bild der „Vogelschwingen" ergeben (Abb. 8.51).

Heberden-, Bouchard- und Rhizarthrose

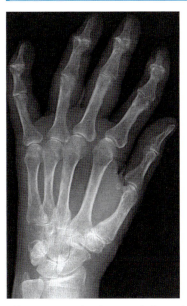

Abb. 8.51 Die distalen Interphalangealgelenke sind aufgetrieben, gelenknah ist der Knochen sklerosiert (Heberden-Arthrose). Der Verlauf des Gelenkspaltes gleicht einer Vogelschwinge. Weniger ausgeprägte Degenerationen sieht man an den proximalen Interphalangealgelenken (Bouchard-Arthrose). Außerdem besteht eine Daumensattelgelenksarthrose (Rhizarthrose).

❏ *Diagnose:* Paul hält das Ganze für eine typische PCP, und er hat Recht.

Gelenke der unteren Extremität

Wenn das Laufen zur Qual wird

Edelgard Klef (65) klagt seit einigen Monaten über Schmerzen im Hüftgelenk, die sie unter anderem davon abhalten, ihren letzten Koffer aus Berlin abzuholen. PJlerin Alexa betrachtet die Röntgenaufnahme des Hüftgelenkes (Abb. 8.52).

❏ *Welche Diagnose stellen Sie?*

Coxarthrose: Eine Arthrose des Hüftgelenks ist natürlich die wahrscheinlichste Diagnose in diesem Fall. Die Abnutzung des Gelenks geht mit einem Knorpel- und damit Gelenkspaltverlust in der Belastungs- bzw. Tragzone, also kranial („exzentrisch"), einher. Als Reaktion auf den Knorpelschaden sklerosiert der subchondrale Knochen. Gelenkflüssigkeit kann in den Knochen eindringen und dort zu Zysten mit sklerotischem Randsaum führen, sog. Geröllzysten. Knöcherne Anbauten (Osteophyten) am Kapselbandansatz des Gelenks, im Fall des Hüftgelenks v. a. am Pfannendacherker, weisen ebenfalls auf eine Arthrose hin (Abb. 8.53).

Fall Edelgard Klef

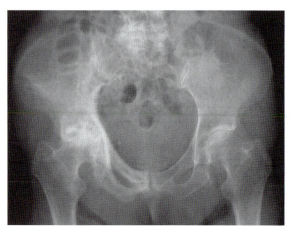

Abb. 8.**52** Dargestellt ist die Beckenübersicht von Frau Klef. Welche radiologischen Differenzialdiagnosen kommen in Frage?

Coxarthrose

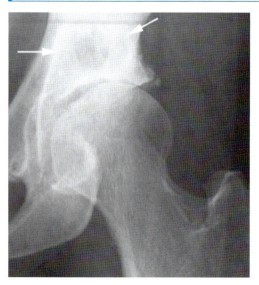

Abb. 8.**53** Bei der Coxarthrose kommt es, wie hier zu sehen ist, zu osteophytären Anbauten, insbesondere am Pfannendacherker. Der Gelenkspalt ist in der Tragzone aufgehoben, der angrenzende Knochen sklerosiert. Im Pfannendach erkennt man eine große Geröllzyste (Pfeile).

Enossales Ganglion: Zystenbildungen im Knochen in direkter Gelenknähe ohne Zeichen der Arthrose sprechen eher für ein enossales Ganglion (Abb. 8.**54**). Seine Ursache ist unklar. Oft ist es symptomarm.

Coxarthritis: Eine Entzündung des Hüftgelenks, bakteriell oder abakteriell rheumatisch bedingt, führt initial zu einer gelenknahen Entkalkung des Knochens und einem Gelenkerguss. Die periartikulären Weichteile sind geschwollen. Schließlich kommt es zu einem generalisierten „konzentrischen" Knorpelverlust (Abb. 8.**55 a**). Durch

Enossales Ganglion

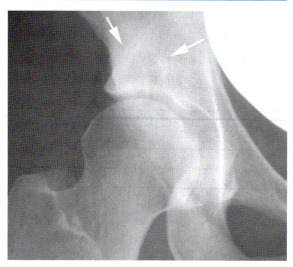

Abb. 8.**54** Die große Zyste im Pfannendach (Pfeile) ist gut zu erkennen. Da das Gelenk selbst noch jungfräulich erscheint, liegt hier ein enossales Ganglion vor.

die Proliferation der Gelenksynovia kann der Knorpel in Randbereichen des Gelenkes unterminiert werden und sog. Usuren entstehen. Letztendlich ist eine komplette knöcherne Durchbauung des Gelenkspaltes, eine Ankylose, möglich (Abb. 8.**55 b**).

Hüftkopfnekrose: Eine Hüftkopfnekrose ist die Folge einer Durchblutungsstörung des Femurkopfes. Sie kann ohne erkennbare Ursache vor sich gehen (idiopathisch). Häufig ist sie aber mit einer Corticosteroidmedikation, Leberzirrhose oder Alkoholismus assoziiert. Es kommt zum Kontureinbruch des Hüftkopfes (Abb. 8.**56 a**) mit nachfolgender Coxarthrose. Das MRT weist die Hüftkopfnekrose früher als alle anderen Methoden nach (Abb. 8.**56 b**).

Transiente Osteoporose: Der kleine Bruder der Hüftkopfnekrose ist die transiente Osteoporose (Abb. 8.**57**). Auch hier soll es sich um eine Durchblutungsstörung handeln, die allerdings auch den Schenkelhals umfasst und in der Regel komplett ausheilt.

Synoviale Chondromatose: Bei dieser grundsätzlich gutartigen Erkrankung werden durch die Synovia Knorpelkörper geformt und in den Gelenkbinnenraum entlassen. Als Spätfolge resultiert eine Arthrose. Männer sind viel häufiger als Frauen betroffen, v. a. im mittleren Lebensalter. Röntgenologisch sind die Knorpelkörper anhand popcornartiger Verkalkungen unverkennbar (Abb. 8.**58**). Die Therapie ist chirurgisch.

❏ *Diagnose:* Bei Frau Klef ist das Gelenk destruiert, das ist sonnenklar. Am Oberschenkelhals sind auch osteophytäre Anbauten erkennbar, eine Coxarthrose liegt also auf jeden Fall vor. Der Pfannendacherker zeigt allerdings kaum Osteophyten – sonderbar. Fehlbelastungen und Übergewicht sind Risikofaktoren für die Degeneration des Hüftgelenks. Fehlbelastungen sind bei Frau Klef nicht zu

Coxarthritis

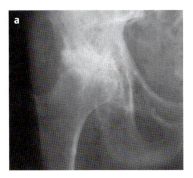
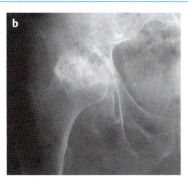

Abb. 8.55 **a** Diesen Gelenkveränderungen liegt ein entzündlicher Prozess, rheumatisch oder infektiös bedingt, zugrunde. Der Knorpel ist komplett aufgebraucht, osteophytäre Anbauten haben sich nicht entwickelt. Die akute Phase der Coxarthritis ist bereits vorbei, da sich der Knochen schon sklerotisch umbaut.

b Auf der Röntgenaufnahme dieses Hüftgelenks fällt auf, dass die Spongiosatrabekel bereits vom Hüftkopf in das Azetabulum hinein laufen. Ein Gelenkspalt ist nur noch in der Peripherie zu erahnen. Dieses Hüftgelenk ist im Endstadium einer Arthritis ankylosiert.

Hüftkopfnekrose

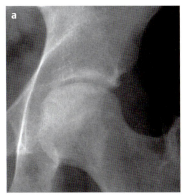

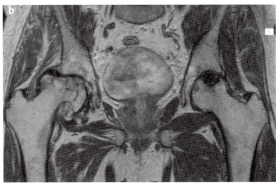

Abb. 8.56 **a** Wenn Sie den Hüftkopf genau betrachten, fällt Ihnen eine Entrundung in der Tragzone auf. Dort ist auch ein schmaler subchondraler Aufhellungsstreifen zu sehen. Zeichen der Degeneration gibt es keine, der Gelenkspalt ist normal breit. Damit steht die Diagnose der Hüftkopfnekrose. Das Gelenk muss sofort entlastet werden. **b** Deutlicher und früher ist die Hüftkopfnekrose im MRT zu sehen. Links ist die Nekrose als Aussparung im normalen Fettmark des Femurkopfes zu erkennen. Rechts ist es bereits zu dem gefürchteten Einbruch und der Deformierung des Hüftkopfes gekommen. Hier hilft nur noch eine Totalendoprothese.

eruieren. Übergewicht konnte sie sich in ihrem Beruf nicht leisten. Was könnte dann der Auslöser für die Degeneration gewesen sein? Sehen Sie die Ursache? Alexa legt das Bild vorerst zur Seite. Ihr kommt einer der nächsten Patienten sehr gelegen.

> ! Nicht jeder Fall ist gleich zu lösen. Bedenkzeit und Literaturrecherche, die Diskussion mit Kollegen und das Hilfeersuchen an den erfahrenen, knorrigen Altradiologen sind nicht ehrenrührig. Die endgültige Diagnose kann dann auch mal nachgereicht werden.

Gehstreik

Philipp-Moritz Klenke (3) will seit einigen Wochen nicht mehr laufen. Die üblichen Erziehungs- und Lockmethoden haben nichts gefruchtet. Das Hüftgelenk tue weh. Eine Ultraschalluntersuchung war unauffällig. Eine Beckenübersicht wird angefertigt. PJlerin Alexa beschaut sich das Bild genau (Abb. 8.59).

❏ Welche Diagnose stellen Sie?

Coxitis fugax: Bei dieser auch als „Hüftschnupfen" bezeichneten Erkrankung des Kindes kommt es zu einer wenige Tage dauernden Ergussbildung, die im Ultraschall und im MRT (Abb. 8.60), jedoch nur selten im Röntgenbild nachweisbar ist.

Morbus Perthes: Die Hüftkopfnekrose des Kindergarten- und Grundschulkindes (3–12 Jahre) wird als Morbus Perthes bezeichnet und beruht auch auf einem vaskulären Problem. Auf der Röntgenaufnahme des Beckens zeigt sich früh ein laterales Heraustreten des Hüftkopfes aus der Pfanne aufgrund einer Knorpelverdickung und Synoviaschwellung. Später sind eine irreguläre Entkalkung und Sklerosierung, eine Abflachung der Hüftkopfkontur oder

Transiente Osteoporose

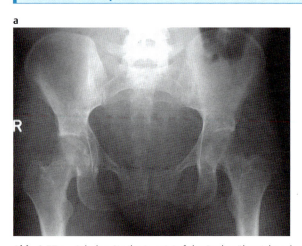
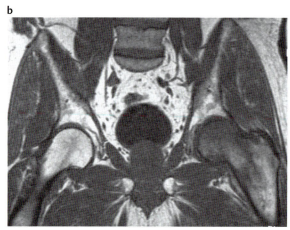

Abb. 8.57 a Schulen Sie Ihr Auge! Auf der Beckenübersicht erkennt man die für eine transiente Osteoporose typische Minderung der Knochendichte. Wo genau? Natürlich im linken Schenkelhalsbereich. **b** Im MRT ist die Veränderung im Knochenmark von Femurkopf und -hals links noch viel deutlicher zu erkennen. Rechts zeigt das Knochenmark das normale Fettsignal.

Synoviale Chondromatose

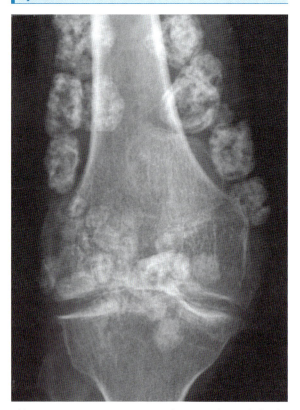

Abb. 8.**58** Die popcornartigen Strukturen sind typisch für die synoviale Chondromatose und liegen frei im Gelenkraum. Klar, dass das Gelenk dadurch über kurz oder lang bald zerstört wird. Wir können die osteophytären Anbauten an der Tibiakonsole bereits erkennen.

Fall Philipp-Moritz Klenke

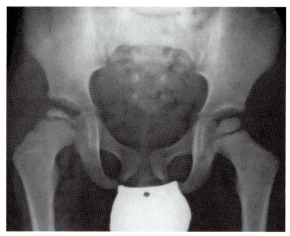

Abb. 8.**59** Hier sehen Sie die Beckenübersicht vom kleinen Klenke. Warum mag er wohl nicht mehr laufen?

Coxitis fugax

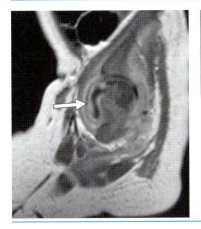
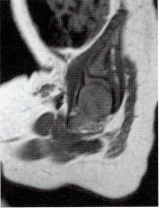

Abb. 8.**60** Der sagittale MR-Schnitt durch das Hüftgelenk (linkes Bild) zeigt nach Kontrastmittelgabe einen Erguss im Gelenk und um diesen herum die Kontrastmittel aufnehmende Synovia (Pfeil). Zum Vergleich haben Sie rechts den Normalbefund der Gegenseite.

subchondralen Fissur und schließlich ein fragmentierter Hüftkopf zu erkennen. Die Magnetresonanztomographie, die im Nachweis bzw. Ausschluss des Morbus Perthes sensitiver ist als das Röntgen und die Szintigraphie, zeigt als Frühzeichen einen Signalverlust entlang der Hüftkopfkontur. Der Morbus Perthes heilt häufig mit einem pilzförmig deformierten Femurkopf aus (Abb. 8.**61**), der dann in der 3.–4. Lebensdekade zur Coxarthrose führt.

 Perthes und seine Mitstreiter
Die Legg-Calvé-Perthes-Erkrankung – in Deutschland kurz Morbus Perthes genannt – ist ein Beispiel wissenschaftlichen internationalen Wettbewerbs nach der Jahrhundertwende 1900. Arthur Thornton Legg war Kinderorthopäde in Boston, Jaques Calvé arbeitete als Orthopäde im Norden Frankreichs und Georg Clemens Perthes war Chirurg und Radiologe in Leipzig und Tübingen.

Epiphysiolyse: Bei der Epiphysiolyse handelt es sich um ein Abrutschen der Femurepiphyse nach dorsal und kaudal bedingt durch eine Schädigung der Epiphysenfuge (Abb. 8.**62**). Die Krankheit manifestiert sich in der präpuberalen Wachstumsphase, also zwischen dem 10.–14. Lebensjahr, und tritt in bis zu 20 % der Fälle beidseitig auf. Ziehende Schmerzen in der Leiste und wie bei vielen Hüftproblemen auch im Kniegelenk sind typisch. Eine kurzfristige Komplikation der Epiphysiolyse ist die Hüftkopfnekrose, eine langfristige die Deformierung des Hüftkopfes sowie die Coxarthrose im frühen Erwachsenenalter.

Morbus Perthes

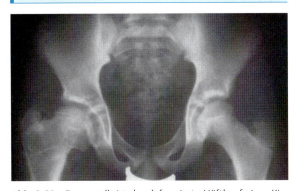

Abb. 8.**61** Dargestellt ist der deformierte Hüftkopf eines Kindes bei Morbus Perthes. Hier wurde bereits eine Umstellungsosteotomie (Sehen Sie die Spuren der abgelaufenen Osteosynthese in der Femurmetaphyse?) durchgeführt, um die Coxarthrose aufzuhalten.

Epiphysiolyse

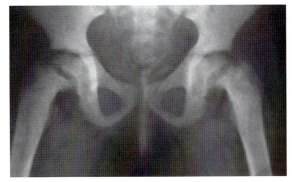

Abb. 8.**62** Beidseits ist hier das Abrutschen der Femurepiphyse in der Epiphysenfuge zu erkennen. In der Frühphase der Epiphysiolyse wird versucht, diesen Prozess durch Drahtnagelung aufzuhalten.

Hüftdysplasie: Der Hüftdysplasie liegt eine kongenitale Entwicklungstörung der Hüftgelenkspfanne und des Hüftkopfes zugrunde. Vom Femurkopf sind weniger als zwei Drittel überdacht, die Gelenkpfanne ist zu steil angelegt (Abb. 8.**63**). Der Femurkopf neigt deshalb zur Luxation. Die Diagnose sollte bereits in der ersten Lebenswoche klinisch oder sonographisch gestellt werden. Bestehen Zweifel, können Spezialaufnahmen des Beckens die Diagnose bestätigen. Im Rahmen der Therapie besteht die Gefahr, dass zusätzlich Schäden gesetzt werden, die in erster Linie zu einer Hüftkopfnekrose führen können.

❏ *Diagnose:* Alexa ist sich sicher, dass hier ein Morbus Perthes vorliegt. Zweifelte sie noch, könnte ein MRT die letzte Gewissheit bringen. Was aber hat bei Frau Klef vorgelegen? Von diesen kindlichen Präarthrosen anscheinend keine. Alexa kratzt sich noch am Kopf, als Gregor um die Ecke biegt: „Na, Probleme, Lexi?" säuselt er und flezt sich auf den Stuhl neben ihr. „Du kommst mir gerade recht, Gregor!" raunzt Alexa ihn an. „Das sieht doch nicht wie eine normale Coxarthrose aus, oder?" Gregor setzt sich auf, blendet das Bild sorgfältig ein und schaut eine Weile. „Du hast schon viel von mir gelernt, Lexi", haucht er und lehnt sich wieder zurück. „Es ist in der Tat keine normale Coxarthrose. Das Gelenk ist durch die strukturelle Schwäche des Knochens vorzeitig abgenutzt. Im Seitenvergleich sieht man auf der Problemseite blendend den Faserknochen eines Morbus Paget. Schicker Fall, Lexi!" Alexa weiß nicht, ob sie die Augen verdrehen oder dankbar schauen soll. Bevor Gregor zu weiteren Aktionen ausholt, klinken wir uns aus. Hatten Sie die Diagnose bereits gestellt?

! Erinnern Sie sich an die „Satisfaction of Search": Nach der erstbesten Diagnose nicht gleich aufhören, sondern diese aufschreiben und dann noch einmal in Ruhe nach anderen Dingen schauen.

Hüftdysplasie

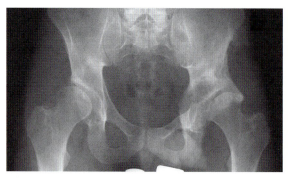

Abb. 8.**63** Rechts sieht man den Urzustand einer Dysplasie. Die Pfanne steht zu steil, und der Hüftkopf ist nur teilweise überdacht. Links besteht der Zustand nach einer Umstellungsosteotomie des Azetabulums. Der Hüftkopf ist nunmehr überdacht, leider jedoch ziemlich abgeflacht. Die Coxarthrose ist auch hier vorprogrammiert.

Eine Wendung zu viel

Josef Vischer (45) musste beim Hamburger Leukoplast-Marathon vor 4 Tagen einem seiner Personenschützer unerwartet ausweichen und hat sich dabei das Knie verdreht. Nun ist es geschwollen und Josef sehr beunruhigt. Paul betrachtet die Knieübersichtsaufnahme in 2 Ebenen (Abb. 8.**64 a**). Das Kniegelenk erscheint ihm unauffällig. Die MR-Untersuchung zeigt dann das gesamte Ausmaß des schweren Schadens (Abb. 8.**64 b**).

❏ *Welche Diagnose stellen Sie?*

Fall Josef Vischer

a

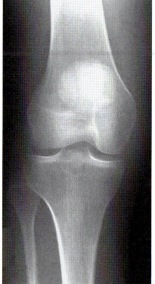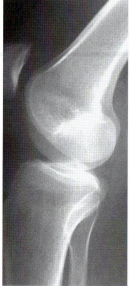

b

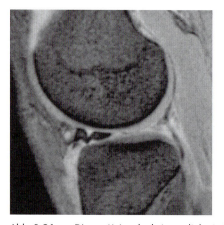

Abb. 8.**64 a** Dieses Kniegelenk ist radiologisch vollkommen unauffällig. Ein Erguss ist nicht erkennbar. **b** Der MR-Befund ist eindeutig. Welche Diagnose stellen Sie?

Gonarthrose

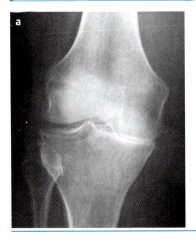 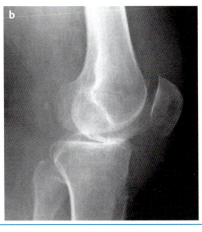

Abb. 8.**65 a** Der mediale Gelenkspaltverlust mit den Anbauten an der Tibiakonsole ist pathognomonisch für eine Varusgonarthrose, dem Knorpelverlust in der Haupttragezone. **b** Die spitze Ausziehung an der Patellaoberkante deutet auf eine Retropatellararthose hin, die häufig mit der Gonarthrose vergesellschaftet ist.

Gonarthrose: Die fortgeschrittene Degeneration des Kniegelenkes lässt sich bereits auf den konventionellen Röntgenaufnahmen erkennen (Abb. 8.**65**). Hier ist eine weitere Bild gebende Diagnostik meist nicht erforderlich.

Kreuzband- und Kollateralbandläsionen: Die *Ruptur des vorderen Kreuzbandes* ist auf entlang der Bandachse gewinkelten T1–Bildern am besten zu sehen (Abb. 8.**66 b**). Durchgängige Fasern wie beim Normalbefund (Abb. 8.**66 a**) stellen sich hier nicht mehr dar. Die *Läsion des hinteren Kreuzbandes* erkennt man auch ohne Winkelung gut im sagittalen Schnitt (Abb. 8.**66 c**). Die *Kollateralbänder* werden auf den koronalen T1-Schnitten beurteilt.

Meniskusschaden: Dieser ist mit einer T2-gewichteten Sequenz am ehesten zu erkennen (Abb. 8.**67**). Den Zustand des Knorpels beurteilt man am besten anhand spezieller Knorpelsequenzen.

Baker-Zyste: Die Baker-Zyste (Abb. 8.**67 b**) ist eine Zyste an der Innenseite der Kniekehle, die häufig mit der Kniegelenkhöhle durch einen langen Stiel in Verbindung steht und gelegentlich Kompressionssyndrome verursacht. Sie ist mit einer T2-gewichteten Sequenz am besten zu erkennen.

☐ *Diagnose:* Paul diagnostiziert bei Herrn Vischer einen Ausriss des dorsalen medialen Meniskus. Der Erguss in der Bursa suprapatellaris deutet auf ein frisches Ereignis hin. Der dorsale Meniskus ist nach ventral disloziert und staucht den ventralen Meniskus – „kissing menisci" nennt man das auch.

Kreuzbandläsionen

a Normalbefund   b Ruptur des vorderen Kreuzbandes   c Ruptur des hinteren Kreuzbandes

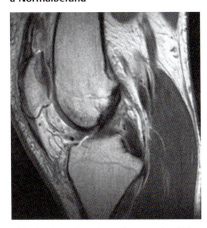 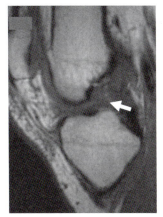 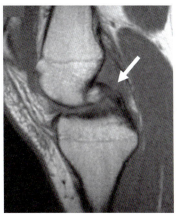

Abb. 8.**66 a** Sie sehen ein gesundes Kniegelenk mit regelrechtem vorderen Kreuzband. **b** Dieser T1-gewichtete MR-Schnitt entlang des Verlaufs des vorderen Kreuzbandes (VKB) müsste eigentlich dunkle Fasern von kraniodorsal nach kaudoventral verlaufend erkennen lassen. Stattdessen sieht man nur eine homogene graue Masse, denn das VKB ist komplett gerissen und ödematös (Pfeil). **c** Dieser T1-gewichtete sagittale MR-Schnitt zeigt einen Defekt im Verlauf des kräftigen hinteren Kreuzbandes (HKB). Hier liegt ein kompletter HKB-Riss vor (Pfeil).

Meniskusschaden

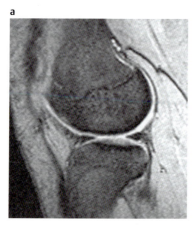
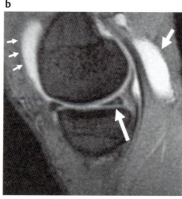
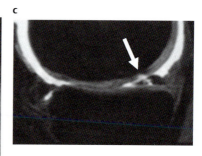

Abb. 8.**67 a** Diese Menisken sind unauffällig. **b** Im dorsalen medialen Meniskus ist ein Riss zu erkennen, der die Unterfläche erreicht. Ein wahrscheinlich blutiger Erguss zeigt sich in der Bursa suprapatellaris (Pfeil). Dorsal findet sich eine synoviale Tasche, die relativ häufig ist, die sog. Bakerzyste (Pfeil). **c** Hier liegt ein kompletter Riss des dorsalen Meniskus vor. Begleitet wird er von einem Defekt im Knorpel (Pfeil).

Berufskrankheit?

Andrea Nerkel (31) muss bei der Ausübung ihres schweren Amtes häufiger mit dem Fuß aufstampfen und mit der Faust auf den Tisch hauen. Nun plagen sie doch seit geraumer Zeit Schmerzen im Sprunggelenksbereich. Die konventionelle Röntgenaufnahme zeigte eine Verdichtung an der medialen Seite des Talus, die weiter analysiert werden muss. Ein MRT des Sprunggelenks ist angefertigt worden (Abb. 8.**68**). Alexa und Hazim machen sich ans Werk.

❏ *Welche Diagnose stellen Sie?*

Osteochondrosis dissecans (OD): Bei dieser Erkrankung handelt es sich um eine wohl vaskulär und/oder traumatisch bedingte Fragmentation des Knorpelknochenübergangs (Abb. 8.**69 a**). Typische Lokalisation der OD am oberen Sprunggelenk ist der mediale hintere Rand der Talusrolle. Röntgenologisch zeigt sich eine subchondrale Aufhellung („Mausbett") mit einem binnenliegenden rundlichen sklerosierten Knochenfragment („Maus"), das sich später als Dissekat ablösen kann („Die Maus verlässt das Bett", Abb. 8.**69 b, c**). Die Verankerung des Knochenfragmentes in seinem Bett kann im MRT am besten beurteilt werden. Bei lockerem Dissekat ist synoviale Flüssigkeit am Grund des Defektes zu erkennen. Ohne Behandlung führt die Erkrankung zur Arthrose.

Talusnekrose: Die Nekrose des Sprungbeins geht wie auch die Hüftkopfnekrose mit subchondralen Verdichtungen, einem Kontureinbruch des Talus (Abb. 8.**70 a**) und später mit einer Arthrose einher. Frühzeitig ist sie im MRT erkennbar (Abb. 8.**70 b**).

Fall Andrea Nerkel

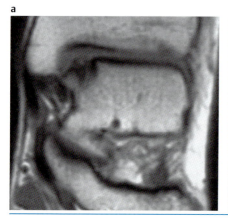
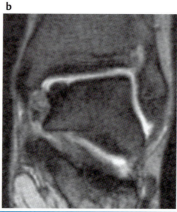

Abb. 8.**68** Auf den repräsentativen MR-Schnitten in T1-Wichtung (**a**) und T2-Wichtung (**b**) von Frau Nerkel's oberem Sprunggelenk fällt ein Befund auf. Welche Erkrankungen müssen Sie erwägen?

Osteochondrosis dissecans

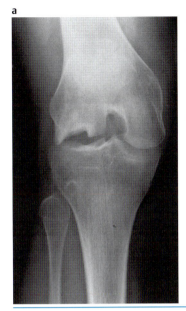
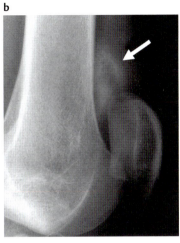
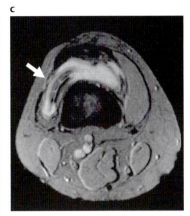

Abb. 8.**69 a** Die Übersichtsaufnahme des Kniegelenks zeigt einen ausgeprägten Defekt in der femoralen Gelenkfläche. **b** Das herausgelöste Knochenfragment – die „Maus" – liegt in der Bursa suprapatellaris knapp oberhalb der Patella (Pfeil). **c** Im MRT ist zusätzlich der Knorpelbesatz des Knochenfragmentes zu sehen (Pfeil).

Talusnekrose

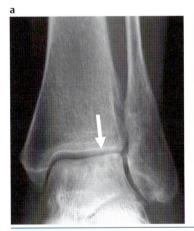
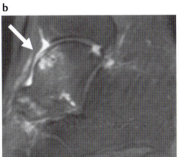

Abb. 8.**70** **a** In der lateralen Talusrolle stellen sich subchondrale Aufhellungen dar, in etwa wie bei der Hüftkopfnekrose (s. Abb. 8.**56**, S. 121). **b** Die fettgesättigte sagittale MR-Schicht zeigt eine Signalerhöhung an gleicher Stelle – die Diagnose der Talusnekrose steht.

Sprunggelenksarthrose: Bedacht werden muss in diesem Fall natürlich auch die Arthrose des Sprunggelenks. Mit den röntgenologischen Zeichen einer Arthrose kennen wir uns schon aus (s. S. 119).

❏ **Diagnose:** Alexa und Hazim sind sich einig. Hier liegt eine typische Osteochondrosis dissecans vor. Um den Status des Dissekats zu dokumentieren und die Entscheidung über eine konservative oder chirurgische Therapie zu treffen, ist das MR die Methode der Wahl.

Wein, Weib und ... o weh, der große Zeh

Luciano Pavarocki (62) liebt das gute Leben. Seit dem letzten Wochenende im Zeichen des Bacchus schmerzt sein Fuß. Es ist allerdings nicht das erste Mal. Das Großzehengrundgelenk ist geschwollen. Seine Frau, eine allseits geschätzte Wagner-Interpretin, kennt das Problem und hat ihm die Diagnose bereits gesagt. Herr Pavarocki hat sie allerdings wieder vergessen – er überlässt das Geschäftliche seiner Frau. Alexa beschaut sich die Röntgenaufnahmen und arbeitet sich an die Diagnose heran (Abb. 8.**71**).

Fall Luciano Pavarocki

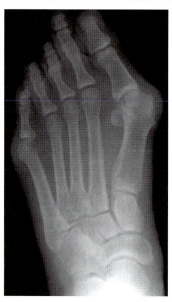

Abb. 8.71 Werfen Sie einen Blick auf den Vorfuß von Luciano Pavarocki. Sehen Sie die Ursache seiner Beschwerden?

❏ *Welche Diagnose stellen Sie?*

Arthrose des Großzehengrundgelenkes: Das Großzehengrundgelenk ist häufig von einer Arthrose betroffen (Abb. 8.72), denn es ist ein viel beanspruchtes Gelenk. Osteophytäre Anbauten und die gelenknahe Sklerosierung weisen in die Richtung. Arthrosen können auch aktiviert sein und dann klinisch ein entzündliches Bild bieten.

Primär chronische Polyarthritis (PCP, s.S. 117): Die PCP verhält sich am Fuß ähnlich wie an der Hand (Abb. 8.73).

Arthritis urica: Die Gicht oder Arthritis urica befällt typischerweise das Großzehengrundgelenk. Dann wird sie auch Podagra genannt. Zusätzlich zu den üblichen Zeichen der Arthritis kommt es zur Ausbildung großer Knochendefekte in Gelenknähe (Abb. 8.74), den sog. Gichttophi, in denen Uratkristalle abgelagert sind. Der Gichtbefall des Großzehengrundgelenks kann eine einfache Arthrose simulieren, weshalb eine Harnstoffwechselstörung immer ausgeschlossen werden sollte.

Hallux valgus: Unter einem Hallux valgus versteht man eine Abwinkelung der Großzehe im Grundgelenk nach lateral. Durch die Abspreizung des ersten Mittelfußknochens wird eine Exostose („Überbein") vorgetäuscht. Aufgrund der unphysiologischen Gelenkbelastung sind Beschwerden häufig (Abb. 8.75).

Läge bei dem Patienten eine Neuropathie, z. B. infolge eines schweren Diabetes, vor, würde Alexa noch eine weitere Diagnose erwägen:

Neurogene Arthropathie: Von einer neurogenen Arthropathie spricht man bei Gelenkdestruktionen bis hin zu

Arthrose des Großzehengrundgelenkes

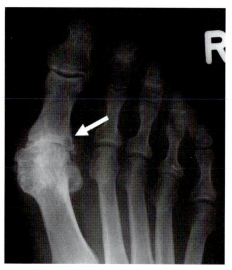

Abb. 8.72 Osteophyten, Geröllzysten (Pfeil) und Sklerosierung weisen auf eine Degeneration des Großzehengrundgelenkes hin.

Primär chronische Polyarthritis

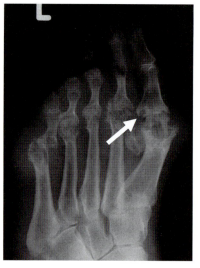

Abb. 8.73 Subluxation (Gelenkspaltverlust), Fehlstellungen, Erosionen (Pfeil) und die Mutilation der Gelenkflächen kennzeichnen die primär chronische Polyarthritis. Die Weichteilschwellung ist zu erahnen.

schwersten Mutilationen (Abb. 8.76) vorwiegend der großen und stark beanspruchten Gelenke. Ursachen der Gelenkdestruktionen sind eine Störung der natürlichen Gelenkschutzreflexe (Ausfall der Tiefensensibilität) mit entsprechender Gelenküberlastung sowie eine Störung der Neurotrophik, evtl. auch der Durchblutung. Zu einer neurogenen Arthropathie, v. a. der Gelenke der unteren Extremität, kommt es häufig im Zusammenhang mit einem Diabetes mellitus. Das betroffene Gelenk wird dann auch als Charcot-Gelenk bezeichnet.

Arthritis urica

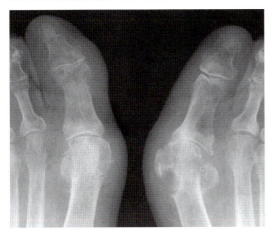

Abb. 8.**74** Es zeigen sich Gelenkspaltverlust und Sklerosierung, besonders im linken Großzehengrundgelenk. Die großen Defekte am Köpfchen des Metatarsale 1 sind durch Gichttophi bedingt.

Neurogene Arthropathie

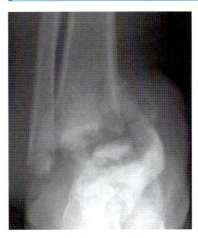

Abb. 8.**76** Ein Diabetes mellitus kann die Ursache einer neurogenen Arthropathie sein. In diesem Fall kam es zur Destruktion des gesamten oberen Sprunggelenks und Talus. Am Großzehengrundgelenk ist so etwas ebenfalls möglich.

Hallux valgus

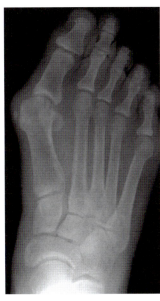

Abb. 8.**75** Der Hallux valgus ist durch eine Fehlstellung im Großzehengrundgelenk gekennzeichnet.

❏ **Diagnose:** Alexa ist sich nach der Analyse der Bilder sicher, dass hier ein Hallux valgus vorliegt. Die Schilderung des abgelaufenen Wochenendes hätte aber auch auf eine Gichtarthritis – Podagra – hindeuten können.

! Wenn die Anamnese uns immer auf den rechten Pfad führen würde, bräuchten wir keine Bildgebung. Daher sollte zuerst das Bild analysiert, dann die Klinik geklärt und zuletzt mit den klinischen Angaben im Hinterkopf sich noch einmal ins Bild vertieft werden.

8.5 Frakturen und Luxationen

Auf häufige Frakturen und Luxationen in den verschiedenen Skelettabschnitten wird im Kapitel „Notfalldiagnostik" (s.S. 281 ff) eingegangen.

8.6 Weichteiltumoren

Checkliste: Weichteiltumoren

- Liegt eine prädisponierende Erkrankung vor?
- Handelt es sich um eine singuläre Läsion oder um multiple Herde?
- Liegt ein typisches Signalverhalten im MRT vor?
- Ist die Lage der Läsion typisch?

Malignitätskriterien[1]:

- Infiltriert die Läsion Gefäß- und Nervenscheiden?
- Ist sie im MRT in T1- und T2-Wichtung inhomogen sowie nach Kontrastmittelgabe?
- Zeigt sie Septierungen?
- Ist ihr Durchmesser größer als 4 cm?
- Wächst sie schnell?

[1] Wenn Sie diese Fragen mit ‚Ja' beantworten können, dann ist eine maligne Läsion am wahrscheinlichsten.

*D*ie Vorwölbung

Arnold Schwartenbäcker (29) hat eine Vorwölbung am Oberarm, die durch sein regelmäßiges Bodybuilding nicht erklärbar ist. Er ist sich nicht sicher, wie lange sie schon besteht. Aufgefallen ist sie der neuen Freundin. Sie fühlt sich weich an – die Vorwölbung – und ist gegen die Unterfläche verschieblich. Hazim entscheidet, dass aufgrund der Lage, des Alters und des offensichtlich guten Gesundheitszustandes des Patienten wahrscheinlich kein Lymphom und keine Metastase, sondern ein isolierter Weichteilprozess vorliegt. Er vertieft sich in die Bilder der MR-Untersuchung (Abb. 8.**77**) und fahndet zunächst nach typischen Aspekten, die eine Artdiagnose ermöglichen könnten (s. Checkliste). Ist eine Artdiagnose aufgrund eines typischen Bildes nicht möglich, erwägt unser PJler, ob der Tumor sicher gut- oder möglicherweise bösartig ist.

❑ **Welche Diagnose stellen Sie?** Hazim lässt zunächst einige Weichteiltumoren vor seinem geistigen Auge Revue passieren, die mit anderen Erkankungen assoziiert sind:

Neurofibromatose Recklinghausen (NF1): Diese autosomal-dominant erbliche Erkrankung ist durch zahlreiche knotige, weiche Neurofibrome des zentralen, peripheren und vegetativen Nervensystems gekennzeichnet (Abb. 8.**78**). Charakteristisch sind auch die berühmten Café-au-lait-Flecken. Ferner können Gliome des Nervus opticus sowie eine Dysplasie des Os sphenoidale auftreten. Die Neurofibrome können bei bis zu 10 % der Patienten maligne zu *Neurofibrosarkomen* entarten. Schnell wachsende Läsionen sind daher hochverdächtig.

Amyloidose: Die Amyloidose kann ebenfalls, jedoch sehr selten, zur Ausbildung von Weichteiltumoren führen, deren (unspezifisches) MR-Signal sowohl in der T1 – als auch in der T2-Wichtung zwischen Muskel und Knorpel liegt. Man sollte bei dieser Erkrankung wie auch bei einem Lymphom und früher bei einer Syphilis auf alles mögliche gefasst sein. Die Frage „Könnte hier auch eine Amyloidose vorliegen?" gehört zum festen Instrumentarium bei hoffnungslos komplizierten Fällen und hat – sparsam angewandt – schon so manchem Radiologen in der Diskussion mit plötzlich verunsicherten Klinikern eine Atempause verschafft.

Mafucci-Syndrom (s.S. 98): Hier treten parallel zu den bereits beschriebenen multiplen Enchondromen Hämangiome auf, die sich durch Phlebolithen zu erkennen geben. In diesen Fällen ist bereits die Röntgenübersichtsaufnahme pathognomonisch.

Sodann erwägt Hazim Tumoren mit typischem Signalverhalten im MRT:

Lipom, Liposarkom: Ein Lipom zeigt ein typisches hohes, fettäquivalentes Signal sowohl in der T1 – als auch in der T2-Wichtung, ganz so wie das subkutane Fettgewebe. Mit der sog. „Out-of-Phase-Technik" kann der Fettgehalt

Fall Arnold Schwartenbäcker

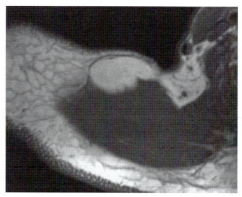

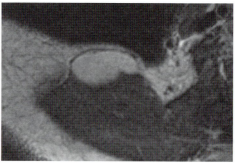

Abb. 8.**77** Bei dem MRT des Oberarms von Herrn Schwartenbäcker handelt es sich um einen axialen Schnitt oberhalb des rechten Schultergelenks in T1- (**a**) und T2- (**b**) Wichtung. Für Ihre Diagnose müsste das eigentlich schon reichen! Welche Erkrankungen müssen Sie außerdem in Betracht ziehen?

Neurofibromatose Recklinghausen

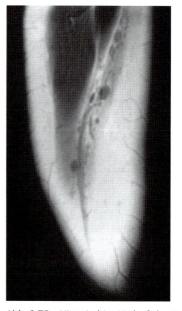

Abb. 8.**78** Hier sind im Verlauf des Nerven mehrere Neurofibrome zu erkennen.

im Tumor nachgewiesen werden. Erscheint der Tumor homogen, kann man von einem gutartigen Prozess ausgehen. Sieht ein Tumor eher maligne aus und enthält Fett, ist ein Liposarkom wahrscheinlich (Abb. 8.**79**). Fehlendes Fett schließt allerdings ein Liposarkom nicht aus.

Fibrosarkom, malignes fibröses Histiozytom: Tumoren mit hohem fibrösen Anteil wie z. B. das Fibrosarkom (Abb. 8.**80**) oder das maligne fibröse Histiozytom (MFH) können sowohl in der T1- als auch in der T2-Wichtung ein eher niedriges Signal zeigen. Grund ist, dass dieses Gewebe arm an Protonen ist, die die konventionelle MR jedoch zur Bildgebung braucht. Ein niedriges Signal in T1- und T2-Wichtung kann jedoch auch durch einen schnellen Blutfluss oder Verkalkungen in einem Tumor verursacht sein.

Myositis ossificans: Kennzeichen einer Myositis ossificans ist die überschießende Verkalkung der Weichteile nach einem Weichteiltrauma. Sie ist dann besonders ausgeprägt, wenn der Patient im Koma lag. Die Diagnose kann bereits anhand der Röntgenübersichtsaufnahme gestellt werden (Abb. 8.**81**).

Schließlich denkt er an Läsionen in typischer Lage:

Synoviales Hämangiom: Dieses liegt dem Kniegelenk an (Abb. 8.**82**).

Fibromatosis plantaris/palmaris: Die Fibromatosis plantaris oder palmaris (besser zu merken als Morbus Ledderhose und Dupuytren-Kontraktur) sind knotige Veränderungen der Fußsohle und der Handinnenfläche.

Diagnose: Vielmehr könnte Hazim aus der Bildgebung nicht herausholen. Für Herrn Schwartenbäcker allerdings hat er gute Nachrichten. Es handelt sich eindeutig um ein Lipom, dessen Resektion ein Schönheitschirurg übernehmen kann. Hätte die Raumforderung die obigen Kriterien der Malignität erfüllt, könnte Hazim die häufigste histologische Diagnose je nach Alter des Patienten und Lokalisation des Tumors nachschlagen und so bei den Klinikern einen Achtungserfolg landen.

> „Eine korrekte histologische Diagnose (von Weichteiltumoren) basierend auf Bild gebenden Verfahren ist lediglich in 1/4 aller Fälle möglich." [nach Kransdorf, M.]

Liposarkom

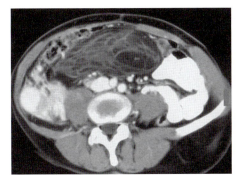

Abb. 8.**79** Der CT-Schnitt durch die oberste Beckenetage zeigt im Mesenterium einen fettreichen, großen Tumor, der von unterschiedlich dicken Septen durchzogen ist. Die Histologie bestätigte den Verdacht auf ein Liposarkom.

Fibrosarkom

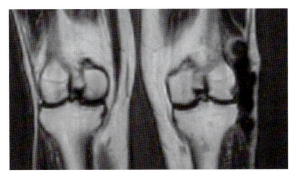

Abb. 8.**80** Der koronale MR-Schnitt durch die Kniegelenke zeigt eine signalarme Struktur lateral des linken Gelenkes. Dies ist typisch für wasserarmes Gewebe. In Zusammenschau mit der Konfiguration der Struktur ist hier ein maligner fibröser Tumor anzunehmen, ein Fibrosarkom.

Myositis ossificans

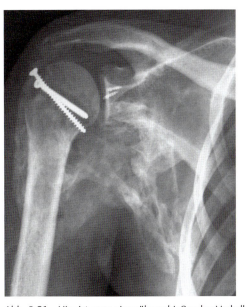

Abb. 8.**81** Hier ist es zu einer überschießenden Verkalkung der Weichteile nach einer Schulterverletzung gekommen, zu einer Myositis ossificans. Damit ist die verbleibende Beweglichkeit im Schultergelenk natürlich gering. Der Patient hatte außerdem eine schwere Kopfverletzung und lag 3 Wochen im Koma, was die Entwicklung der Myositis ossificans begünstigt hat.

Synoviales Hämangiom

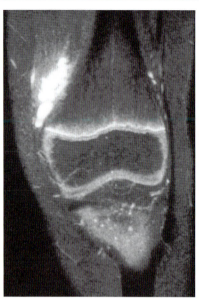

Abb. 8.82 Dieser koronale MR-Schnitt mit Fettsättigung und nach Kontrastmittelgabe zeigt eine deutlich angefärbte Struktur lateral der Femurmetaphyse. Die Lage und das Verhalten dieser Struktur sind typisch für ein synoviales Hämangiom.

8.7 Gregors Test

Als Hannah, Paul und Hazim sich an diesem Tag am Knochenarbeitsplatz ihren telefonisch bestellten Döner schmecken lassen, kurvt guter Laune Gregor um die Ecke. „Ich komme anscheinend gerade richtig!" dröhnt er. „Na, wer hat Lust auf Nachspeise? Komm Hazim, lass hören." Er hängt ein paar Filme am Lichtkasten auf (Abb. 8.83). Wer kann Hazim helfen? Notieren Sie Ihre Diagnosen. Die Antworten finden Sie dann am Ende des Buches (s.S. 291).

Testfälle

a

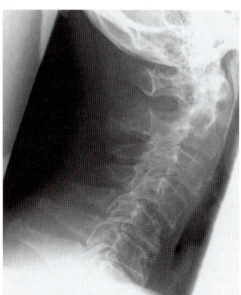

b

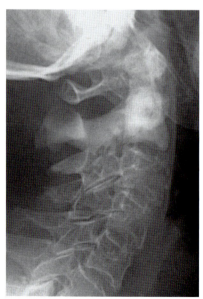

8.6 Weichteiltumoren

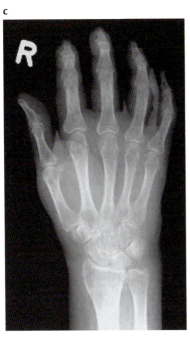
c

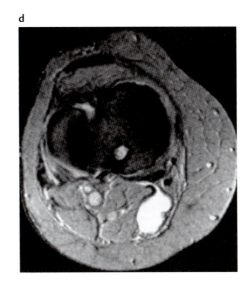
d

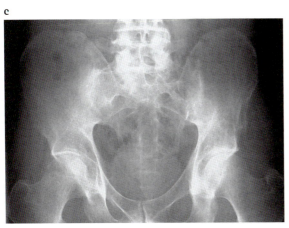
e

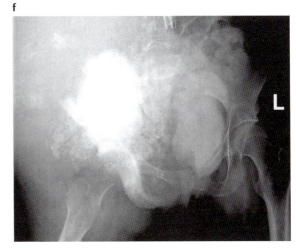
f

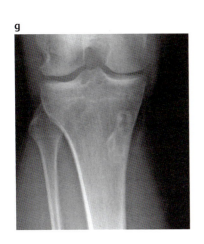
g

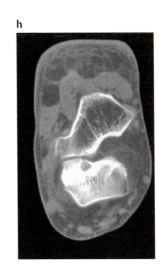
h

▶

i
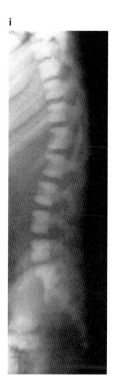

j
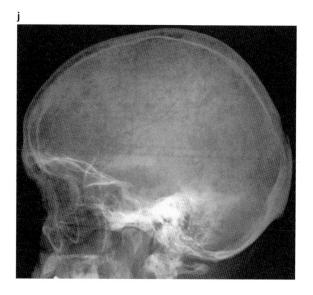

k
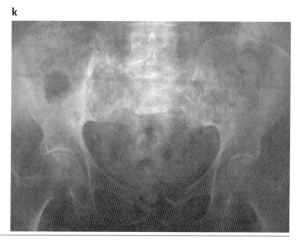

Abb. 8.**83**

9 Gastrointestinaltrakt

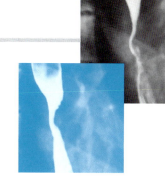

Auf keinem Gebiet der Radiologie ist die Verschiebung des Untersuchungsspektrums in den letzten 20 Jahren so ausgeprägt gewesen wie in der gastrointestinalen Bildgebung. Da, wo im Verlauf des Magen-Darm-Traktes die meisten pathologischen Befunde auftreten, also im Magen, Duodenum und Dickdarm, hat die **Endoskopie** die klassische Radiologie weitgehend verdrängt. Wurden von unseren Vorvätern noch 'zig Magenuntersuchungen pro Tag durchgeführt, so dürfen Studenten heute kaum noch darauf hoffen, diese kunstvolle Untersuchung einmal vorgeführt zu bekommen. Eine größere Chance besteht dagegen beim Kolonkontrasteinlauf. Dieser ist zwar auch eine hoch ästhetische Untersuchung, wenn sie optimal durchgeführt wird, der Endoskopie jedoch deutlich unterlegen.

> ! Die endoskopische Untersuchung von Magen, Duodenum und Dickdarm ist unschlagbar, weil sie eine sofortige Gewebeentnahme von auffälligen Befunden ermöglicht.

Allerdings muss man dem Endoskopeur trauen: Was an der Spitze des Endoskops geschieht, und wo es wirklich war, wissen nur wenige. Die Qualität und der Befund einer Röntgenuntersuchung sind dagegen immer offenkundig für alle, die Röntgenbilder beurteilen können.

Die **klassischen radiologischen Methoden** der Bildgebung, z. B. die Röntgenbreischluckuntersuchung des Ösophagus, haben weiterhin dort ihren festen Platz, wo die Organfunktion (Schluckakt, Peristaltik des Ösophagus) oder die Dichtigkeit frisch angelegter Anastomosen zu beurteilen ist. Dazu ist eine Kontrastmittelgabe unerlässlich. Auch dort, wo ein Endoskop nicht hinkommt – in das Jejunum und Ileum nämlich – bleiben radiologische Methoden weiterhin der Schlüssel zur Diagnose.

Die **Schnittbildverfahren** wie die Ultraschalluntersuchung, Computertomographie und Magnetresonanztomographie gewinnen allerdings auch für den Magen-Darm-Trakt eine immer größere Bedeutung, die virtuelle Koloskopie ist dafür nur ein Beispiel. Bei der Untersuchung der parenchymatösen Organe des Abdomens sind die Schnittbilduntersuchungen natürlich konkurrenzlos.

Eine uralte Untersuchung hat sich jedoch bis heute aufgrund ihrer hohen Aussagekraft und schnellen Durchführbarkeit gut gehalten, die **Abdomen-Übersichtsaufnahme**. Sie ist neben der Ultraschalluntersuchung wichtig, v. a. bei der Untersuchung eines Patienten mit einem „akuten Bauch". Einer Abdomen-Übersichtsaufnahme kann man als junger Arzt im Dienst auch einmal ohne sofortige Unterstützung durch einen Radiologen gegenüberstehen. Schwerwiegende Befunde sind darauf zu erkennen, die zu wesentlichen Konsequenzen führen. Niemand wird von Ihnen die Analyse eines abdominellen CTs oder MRTs oder gar eines Breischlucks verlangen – eine Abdomen-Übersicht allerdings sollten Sie deuten können. Das Wesentliche dazu werden Sie in diesem Kapitel lernen. Die Vielzahl der anderen Untersuchungen werden bei den Fällen kurz erläutert, soweit es zum Verständnis notwendig ist. Der Schlüssel zur guten Diagnostik ist wie immer die saubere Indikationsstellung (Tab. 9.1).

9.1 Wie betrachtet man eine Abdomen-Übersichtsaufnahme?

Die Abdomen-Übersichtsaufnahme ist eigentlich immer im Zusammenhang mit einer Thorax-Übersichtsaufnahme zu betrachten – aus zwei Gründen:
- In der Thorax-Übersichtsaufnahme sind aufgrund einer anderen Belichtungstechnik die subdiaphragmalen Anteile besser zu beurteilen.
- Eine basale Pneumonie, die auch unter dem Bild eines akuten Abdomens verlaufen kann, lässt sich gleich ausschließen.

Wenn es irgend geht, sollte die Thorax-Übersichtsaufnahme im Stehen angefertigt werden. Auch die Abdomen-Übersichtsaufnahme sollte so angefertigt werden, dass Luft-Flüssigkeitsspiegel erkennbar sind, d. h. mit horizontalem Strahlengang entweder im Stehen oder in Linksseitenlage.

Was können Sie auf der Abdomen-Übersichtsaufnahme beurteilen?

Die **Leber** lässt sich meist gegen den Rest des Peritonealraumes abgrenzen und in der Größe grob abschätzen. Sie ist in der Regel nicht von Darmschlingen überlagert, wie das bei der Milz häufig der Fall ist (Abb. 9.1 a). Die Ausnahme von dieser Regel – Dickdarmschlingen, die sich über die Leber projizieren – hat dann gleich einen Eigennamen, das sog. Chilaiditi-Syndrom (Abb. 9.1 b).

Die Strukturen des Retroperitonealraumes lassen sich erkennen, wenn sie Grenzflächen mit Fett aufweisen: Die Konturen der **Nieren** und des **M. iliopsoas** sind in der Regel abzugrenzen; das **Pankreas** ist eigentlich nur zu erkennen, wenn bei der chronischen Pankreatitis sein Verlauf durch Verkalkungen markiert ist (Abb. 9.1 c).

Die **Harnblase** lässt sich im kleinen Becken bei gutem Füllungszustand auch gut erkennen. Sie hebt den Darm dann aus dem Becken heraus.

Abdomen-Übersichtsaufnahme

a Normalbefund

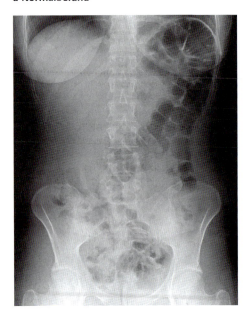

b Chilaiditi-Syndrom

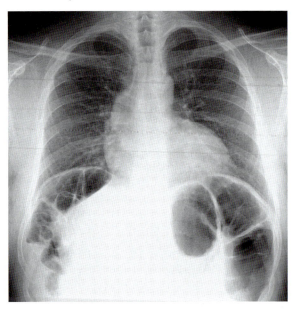

c chronische Pankreatitis

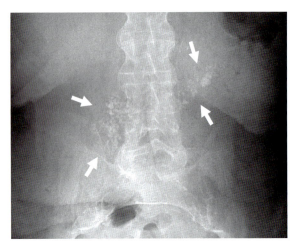

d Wächterschlingen

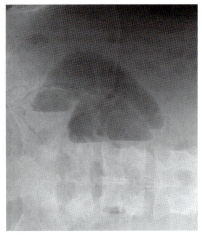

Abb. 9.1 a Dies ist ein Normalbefund einer Abdomen-Übersichtsaufnahme. Die Leber nimmt den rechten Oberbauch ein. Ihre Begrenzung nach kaudal lässt sich nur erahnen. Zu erkennen ist allerdings der peritoneale Fettstreifen entlang der lateralen Abdominalwand rechts. Die Milz im linken Oberbauch wird komplett durch die Flexura lienalis des Kolons verdeckt. Fast der gesamte Kolonrahmen ist mit Luft gefüllt. Im Caecum, im Colon descendens und sigmoideum ist auch Stuhl zu sehen. Der Dünndarm stellt sich gar nicht dar. Die Magenblase ist medial der Flexura lienalis gerade noch abzugrenzen. Bei diesem schlanken Menschen reicht das retroperitoneale Fettgewebe nicht aus, die Konturen der Nieren und des M. iliopsoas sichtbar zu machen. **b** Hier haben sich luftgefüllte Dickdarmschlingen vor oder hinter die Leber gelegt. Dieser Zustand, der auch als Chilaiditi-Syndrom bezeichnet wird, ist in der Regel asymptomatisch. Als Ursache wird ein ungewöhnlich langes Mesenterium des Kolons angenommen. **c** Bei der chronischen Pankreatitis kommt es zu typischen Verkalkungen im Organ (Pfeile), die von der häufigen Arteriosklerose der A. lienalis abzugrenzen sind. (Herzlichen Dank an Frau Dr. Engert, Charité, für die Überlassung dieses Bildes.) **d** Dieser Ausschnitt aus einer Abdomen-Übersichtsaufnahme in Linksseitenlage und horizontalem Strahlengang zeigt luftgefüllte Dünndarmschlingen mit Luft-Flüssigkeitsspiegeln, die auch als Wächterschlingen oder „sentinel loops" bezeichnet werden. Sie weisen auf eine Störung des Darmtransports hin. Deutlich ist in diesem Fall der Niveauunterschied in der größeren Schlinge, was für einen mechanischen (dynamischen) oder frühen Obstruktionsileus spricht. Der Kolonrahmen ist luftleer, d. h. die Obstruktion ist irgendwo im distalen Dünndarm anzunehmen.

Tab. 9.1 **Empfehlungen für die radiologische Diagnostik**[1]

Indikation	radiologisches Untersuchungsverfahren	Bemerkungen
akutes Abdomen:		
V.a. Perforation, V.a. Obstruktion	Röntgen-Thorax im Stehen	bei Röntgen-Thorax im Liegen ist das Abdomen in Linksseitenlage zu röntgen (horizontaler Strahlengang)
	Röntgen-Abdomen im Stehen	
	Computertomographie (CT)	zur Präzisierung des Röntgenbefundes
akute gastrointestinale Blutung:	Ösophago-Gastro-Duodenoskopie	Primärmaßnahme zur Lokalisation der Blutungsquelle und zur Blutstillung
	Röntgen-Abdomen	ist nicht indiziert
	Bariumbreiuntersuchung	
	Angiographie	wird vor geplanter Intervention bei unkontrollierbarer Blutung durchgeführt
	Szintigraphie	ist bei intermittierender Blutung indiziert, weist einen Blutverlust von 0,1ml/min nach
Erkrankungen des Ösophagus und Magens:		
Schluckbeschwerden	Röntgenbreischluck	ist vor der Endoskopie indiziert, dient zur Lokalisation von Läsionen, Divertikel, Septen, quantifiziert Stenosen; bei Motilitätsstörungen sind Spätaufnahmen erforderlich
	videoregistrierter Röntgenbreischluck	wird bei häufigem Verschlucken mit anionischem Kontrastmittel durchgeführt
V.a. Hiatushernie, gastroösophagealer Reflux	Röntgenbreischluck	ist nicht automatisch indiziert
	pH-Messung	ist dem Röntgenbreischluck häufig vorzuziehen
	Endoskopie	
V.a. Ösophagusperforation	Röntgen-Thorax	ist zur Diagnosestellung meist ausreichend
	Röntgenbreischluck	ist nur mit wasserlöslichem, nichtionischem Kontrastmittel durchzuführen. Wenn kein Leck sichtbar ist, folgt ein CT.
funktionelle Dyspepsie bei Patienten < 45 Jahre	Bariumbreiuntersuchung	ist nur bei Gewichtsverlust, Anämie, Anorexie, Blutung, starken Schmerzen und Erbrechen oder bei erfolgloser Therapie einer Helicobacter-pylori-Infektion indiziert
funktionelle Dyspepsie bei Patienten > 45 Jahre	Bariumbreiuntersuchung	wird nur bei endoskopischem Normalbefund durchgeführt, ist zur Detektion submuköser Tumoren geeignet
Ulkuskrankheit (Verlauf)	Gastro-Duodenoskopie	Primärmaßnahme
	Bariumbreiuntersuchung	ist nicht indiziert
	Carbon-14-Atemtest	zum Nachweis einer Helicobacter-pylori-Infektion, zur Therapiekontrolle

Tab. 9.1 **Empfehlungen für die radiologische Diagnostik**[1] *(Fortsetzung)*

Indikation	radiologisches Untersuchungsverfahren	Bemerkungen
Erkrankungen des Dünndarms:		
akute Dünndarmobstruktion	Röntgen-Abdomen	
	Kontrastuntersuchung des Dünndarms	nur mit oralem nichtionischen wasserlöslichen Kontrastmittel
	CT	ist speziellen Fragestellungen vorbehalten
chronisch-intermittierende Dünndarmobstruktion	Doppelkontrastuntersuchung des Dünndarms (Sellink)	diese Untersuchung ist die Methode der Wahl
entzündliche Dünndarmerkrankung	Doppelkontrastuntersuchung des Dünndarms (Sellink)	
	Magen-Darm-Passage	
	Magnetresonanztomographie (MRT)	bei speziellen Fragestellungen
	CT	
Malabsorption	Doppelkontrastuntersuchung des Dünndarms (Sellink)	wird bei Zöliakie nur bei einem unauffälligen Biopsiebefund durchgeführt, ist zum Nachweis einer jejunalen Divertikulose geeignet
	CT	bei Lymphomverdacht
Erkrankungen des Dickdarms:		
V.a. Dickdarmtumor, V.a. Kolitis	Doppelkontrastuntersuchung des Kolons	ist nur nach adäquater Darmreinigung, rektaler Untersuchung und Sigmoidoskopie sowie frühestens 1 Woche nach Biopsie durchzuführen
akute Dickdarmobstruktion	Kontrastuntersuchung des Kolons	Einlauf mit wasserlöslichem Kontrastmittel zur Lokalisation der Obstruktion und Feststellung ihrer Ausdehnung
	CT	zur Charakterisierung des Befundes
akute entzündliche Dickdarmerkrankung	Röntgen-Abdomen	ist oft ausreichend
	Kontrastuntersuchung des Kolons	ist bei toxischem Megakolon riskant, daher nur speziellen Fragestellungen vorbehalten
entzündliche Dickdarmerkrankung (Verlauf)	Koloskopie	ist v. a. bei Entartungsrisiko indiziert
	Kontrastuntersuchung des Kolons	wird bei komplexem postoperativem Situs und bei Fisteln durchgeführt
tastbarer abdomineller Tumor	Sonographie	
	CT	ist v. a. zur Diagnosesicherung (bei Zweifeln) und bei Adipositas indiziert
V.a. Appendizitis	Sonographie	wird zur Diagnosesicherung und zur Abgrenzung von gynäkologischen Erkrankungen durchgeführt, ansonsten wird die Appendizitis klinisch diagnostiziert

Tab. 9.1 **Empfehlungen für die radiologische Diagnostik**[1] *(Fortsetzung)*

Indikation	radiologisches Untersuchungsverfahren	Bemerkungen
Erkrankungen der Leber und Gallenwege:		
V.a. Lebermetastasen	Sonographie	ist die primäre Untersuchung
	CT	wird zum Ausschluss bzw. Nachweis von Lebermetastasen, zum Staging und präoperativ durchgeführt
	MRT	
V.a. Leberhämangiom	Sonographie	das Leberhämangiom ist ein häufiger Zufallsbefund
	CT	dient zur Verifizierung des Hämangioms
	MRT	
	Blutpoolszintigraphie	ist in Einzelfällen indiziert
Ikterus	Sonographie	zeigt Gallengangserweiterung und Konkremente
	CT	ist bei nicht konklusivem Ultraschallbefund indiziert
	Magnetresonanz-Cholangio-Pankreatikographie (MRCP)	
V.a. Gallenwegserkrankung	Röntgen-Abdomen	ist nicht indiziert
	Cholezystographie	diese Untersuchung ist obsolet
	Sonographie	ist als Übersichtsuntersuchung gut geeignet
	CT	ist bei nicht konklusivem Ultraschallbefund indiziert
	MRCP	
	endoskopisch-retrograde Cholangio-Pankreatikographie (ERCP)	
Erkrankungen des Pankreas:		
V.a. akute Pankreatitis	Röntgen-Abdomen	nur wenn das klinische Bild unklar ist
	Sonographie	dient als Übersichtsuntersuchung
	CT	ist in schweren Fällen zur Nekrosequantifizierung und bei Komplikationen indiziert
	MRT	
V.a. chronische Pankreatitis	Röntgen-Abdomen	dient zum Nachweis der Verkalkungen in der Bauchspeicheldrüse
	Sonographie	ist als Übersichtsuntersuchung geeignet
	CT	
	ERCP	zeigt Gangmorphologien (Cave: durch ERCP kann akute Pankreatitis ausgelöst werden)
	MRCP	gewinnt zunehmend an Bedeutung

Tab. 9.1 **Empfehlungen für die radiologische Diagnostik**[1] *(Fortsetzung)*

Indikation	radiologisches Untersuchungsverfahren	Bemerkungen
postoperatives Galleleck	Sonographie	zeigt Galledepots und ermöglicht die Durchführung einer Galledrainage
	CT	
	ERCP	zeigt Galleleck und ermöglicht eine direkte Intervention (Stenteinlage)
V.a. Pankreastumor	Sonographie	ist als Übersichtsuntersuchung geeignet
	CT	wird durchgeführt, wenn Sonographie versagt und Staging notwendig ist
	MRT	
	ERCP	kann indiziert sein, wenn andere Bild gebende Verfahren versagen
	MRCP	
V.a. Insulinom	MRT	Bildgebung ist dann indiziert, wenn Laborparameter das Insulinom anzeigen, in arterieller Phase nach Kontrastmittelgabe sind MRT und CT am Erfolg versprechendsten
	CT	
	Angiographie	ist in Einzelfällen indiziert
	Sonographie	wird endoskopisch und intraoperativ eingesetzt
andere Fragestellungen:		
direkt postoperativ: Beurteilung von Anastomosen und Transitzeit	Magen-Darm-Passage	wird mit wasserlöslichem Kontrastmittel durchgeführt
mittelfristig postoperativ	Bariumbreiuntersuchung	ist nicht indiziert
	Endoskopie	dient zum Nachweis einer Gastritis, Ulzeration oder eines Rezidivs
	CT	dient zum Nachweis extramuraler Manifestationen von Rezidiven
V.a. chronischen, intermittierenden Blutverlust	Doppelkontrastuntersuchung des Dünndarms (Sellink)	wird nur bei unauffälligen Untersuchungsbefunden des oberen und unteren Gastrointestinaltraktes durchgeführt
	Szintigraphie	ist indiziert, wenn alle anderen Untersuchungen negativ sind
	Angiographie	
Obstipation	Röntgen-Abdomen	ist speziellen Fragestellungen vorbehalten
abdominell bedingte Sepsis, „fever of unknown origin" (FUO)	CT	ist die Methode der Wahl für den Nachweis eines Tumors oder einer Infektion, für Gewebeentnahme und Drainage
	Gallium-Szintigraphie	wird durchgeführt, wenn die Abszesslokalisation unbekannt ist

[1] nach: RCR Working Party. Making the best use of a Department of Clinical Radiology. Guidelines For Doctors (Fourth Edition). London: The Royal College of Radiologists, 1998

Verkalkungen finden sich v. a. in den:
- Gefäßwänden: besonders häufig in der Aorta, A. iliaca und A. lienalis, im kleinen Becken (Phlebolith),
- parenchymatösen Organen: besonders häufig in der Niere (Nierensteine), in Uterusmyomen,
- Hohlorganen: besonders häufig in der Gallenblase (Gallensteine),
- Lymphknoten: besonders gern in mesenterialen Lymphknoten.

Die **Verteilung der Darmluft** und die Dicke der Darmwand ist von großer Bedeutung. Im Dünndarm ist normalerweise keine Luft vorhanden; Ausnahmen sind kleine Kinder und psychiatrische Patienten. Der Magen und der Kolonrahmen dagegen enthalten normalerweise Luft. Aufgrund der unterschiedlichen Kaliber und der Wandstruktur (Kerckring-Falten im Dünndarm und Haustrierung des Dickdarms) sind Dünn- und Dickdarm voneinander zu unterscheiden. Schließlich gilt es, Luft außerhalb der Darmschlingen aufzuspüren.

Die **Dicke der Darmwand** wird anhand des Abstandes zwei nebeneinander liegender Darmschlingen beurteilt. Bei entzündlichen und ischämischen Prozessen des Darms nimmt die Dicke der Darmwand zu. Sind in der Darmwand außerdem noch kleine Lufteinschlüsse zu erkennen, sind weitere diagnostische Maßnahmen dringend angezeigt: So sieht nämlich ein lebensbedrohlicher Darminfarkt aus. Auch die **Menge und Verteilung von Stuhl** im Kolonrahmen sollte registriert werden.

Was interessiert Sie an der Thorax-Übersichtsaufnahme?

An der Thorax-Übersichtsaufnahme hat Sie natürlich v. a. das Zwerchfell zu interessieren: Luft unter dem rechten Zwerchfellschenkel (oberhalb der Leber) liegt intraperitoneal. Links unter dem Zwerchfell wäre diese intraperitoneale Luft natürlich auch nachweisbar, dort kann sie jedoch von der Luft im Magen und in der Flexura lienalis des Kolons nicht zuverlässig unterschieden werden. Aus diesem Grund legt man den Patienten für die Abdomen-Übersichtsaufnahme im Liegen auf die linke Seite: Die Luft steigt dann nach rechts in den Raum zwischen Zwerchfell und Leber auf. Das erfordert – genauso wie die Spiegelbildung – ein paar Minuten Zeit, weshalb mit der Röntgenaufnahme etwas gewartet werden muss.

Ich sehe eine Auffälligkeit – was nun?

Fragen Sie sich, ob die Auffälligkeit relevant sein kann: Die allermeisten **Verkalkungen** im Abdomen haben keinen akuten Krankheitswert. Ausnahmen sind Konkremente im Verlauf des Pankreas (chronische Pankreatitis) und des Ureters (Nierensteinkolik); die Patienten bieten meist eine entsprechende Symptomatik dazu.
Freie intraperitoneale Luft ist von großer Relevanz und deutet auf die Perforation des Magens oder eines Darmabschnittes hin. Allerdings ist sie bei Patienten, die kürzlich laparotomiert oder laparoskopiert wurden, relativ häufig (Wenige Kubikzentimeter Luft sind bereits nachweisbar!). Deshalb sollte der Patient immer danach gefragt werden.
Luft im Retroperitonealraum ist immer pathologisch. Die Konturen der Nieren, der Nebennieren und des M. iliopsoas können dann plötzlich sehr deutlich werden. Grund kann die Perforation eines retroperitonealen Darmteiles (Duodenum, Teile des Kolons, Rektum) oder der Übertritt von Luft aus dem Mediastinum bei einem Mediastinalemphysem in den Retroperitonealraum sein.

Anhand der **Verteilung der Darmluft** können ebenfalls Diagnosen gestellt werden:
- Ein prall mit Luft gefüllter Magen findet sich häufig nach einer *Reanimation* z.B. nach Fehlintubation.
- Breite, luftgefüllte Dünndarmschlingen deuten auf eine Transportstörung – einen *Ileus* – hin. Die Differenzierung zwischen einem paralytischen und einem mechanischen Ileus geschieht natürlich vorrangig bei der klinischen Untersuchung mit dem Stethoskop, dessen Besitz und Einsatz auch für Radiologen nicht verboten ist. Die Wächterschlinge (neudeutsch „Sentinel Loop", Abb. 9.**1 d**) gibt ebenfalls einen Hinweis auf den Charakter der Störung:
  – Liegt eine Obstruktion vor, kämpft die Peristaltik des Darmes zunächst dagegen an. Die Wächterschlinge zeigt dann in der Regel deutlich unterschiedliche Luft-Flüssigkeitsspiegel als Hinweis auf einen mechanischen (dynamischen) Ileus. Der Abbruch der Gasfüllung gibt einen Hinweis auf die Lage der Obstruktion, weil die Luft distal der Obstruktion resorbiert wird.
  – Liegt der Transportstörung eine Paralyse zugrunde oder ist der Darm bei Obstruktion schließlich erschöpft, zeigen die Flüssigkeitsspiegel in der Wächterschlinge keine großen Niveauunterschiede mehr: Es besteht ein adynamischer Ileus. (Zur Entwicklung der unterschiedlichen Spiegelhöhen muss der Patient einige Minuten in der Aufnahmeposition verharren).
- Extrem dilatierte luftgefüllte Dickdarmschlingen können beim **toxischen Megakolon** oder bei einem **Dickdarmverschluss durch Tumor** oder bei einem **Volvulus**, einer Torsion des Darmes um seine Mesenterialachse, auftreten.

Jetzt wagen wir uns an den ersten Patienten.

9.2 Akutes Abdomen

> **Checkliste:** Akutes Abdomen
> - Stimmt die Aufnahmetechnik bei der Abdomen-Übersichtsaufnahme (horizontaler Strahlengang)?
> - Sehen Sie Luft außerhalb des Magen-Darm-Traktes?
> - Besteht ein normales Luftverteilungsmuster?
> - Sind „Sentinel Loops" mit Luft-Flüssigkeitsspiegeln unterschiedlicher Höhe nachweisbar?
> - Liegen charakteristische Verkalkungen vor?

9 Gastrointestinaltrakt

Der Bauch revoltiert

Melissa Kalkgruber (51) wurde von den Sanitätern auf einer Parkbank gefunden. Passanten sind auf sie aufmerksam geworden, weil sie wimmernd auf der Seite lag und nach Hilfe rief. Dem Notarzt gegenüber klagte sie über große abdominelle Schmerzen. Unter der Diagnose „Akutes Abdomen" ist sie in die Notaufnahme gebracht und dort sorgfältig untersucht worden. Eine Magensonde wurde gelegt, da die Patientin erbrochen hat. Alexa schaut sich gerade einige Bilder aus der Lehrsammlung an, als die Aufnahmen von Frau Kalkgruber von der MTA aus der Notaufnahme am Lichtkasten aufgehängt werden. Alexa betrachtet die Röntgen-Thoraxaufnahme, findet sie komplett normal und legt sie beiseite. Eine basale Pneumonie als Ursache des akuten Abdomens kann sie schon einmal ausschließen. Nun vertieft sie sich in die Abdomen-Übersichtsaufnahme (Abb. 9.2).

❏ *Welche Diagnose stellen Sie?*

Fall Melissa Kalkgruber

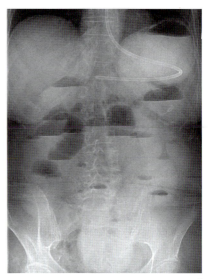

Abb. 9.2 Dargestellt ist die Abdomen-Übersichtsaufnahme von Melissa Kalkgruber. Welcher Befund fällt sofort auf?

Freie intraperitoneale Luft

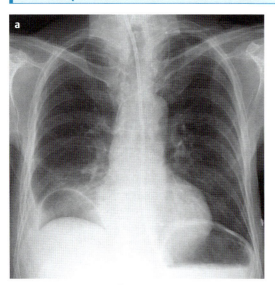

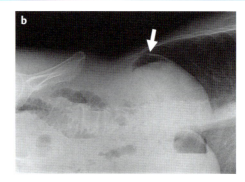

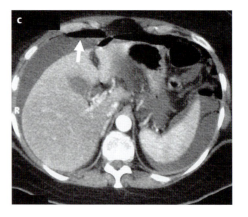

Abb. 9.3 a Die Thorax-Übersichtsaufnahme im Stehen zeigt deutlich eine Luftsichel unter dem rechten Zwerchfell. Die Lungen selbst sind frei. Es liegt ein kleiner rechtsseitiger Pleuraerguss vor. Dieser Patient wurde mit einem akuten Abdomen aufgrund eines Magendurchbruchs in die Notaufnahme gebracht. **b** Bei einem anderen Patienten zeigt die Abdomen-Übersichtsaufnahme in Linksseitenlage zwischen Leber, Zwerchfell und Abdominalwand ein Luftdepot (Pfeil): Dieser Patient wurde vor zwei Tagen laparotomiert. Eine Aufnahme im Stehen war noch nicht möglich. Sehen Sie die Clipreihe in Projektion auf den rechten Mittelbauch? Die Luft in den Dünndarmschlingen deutet auf eine zusätzliche Darmtransportstörung hin. **c** Im CT ist freie Luft im Abdomen gar nicht so einfach nachzuweisen, bei freier Flüssigkeit im Abdomen sind hier die Spiegel beweisend (Pfeil).

Freie intraperitoneale Luft: Bei freier intraperitonealer Luft ist immer an die Perforation eines luftgefüllten Hohlorgans, z. B. des Magens, des Duodenums (bei Ulkuskrankheit), des Dickdarms (bei Divertikulitis) oder an eine traumatische Perforation zu denken (Abb. 9.**3**). Es kann sich aber auch um Restluft nach einem abdominalchirurgischen Eingriff handeln, die Tage bis Wochen persistieren kann.

Luft im Retroperitonealraum: Retroperitoneale Luft ist viel seltener und tritt v. a. bei einer Perforation von retroperitonealen Darmabschnitten wie Duodenum, Kolon oder Rektum auf (Abb. 9.**4**).

Luft in der Darmwand: Sie kann bei der meist symptomlosen Pneumatosis intestinalis (Abb. 9.**5 a, b**) oder in einem späten Stadium einer Darmischämie (Abb. 9.**5 c**), die zunächst mit starken Schmerzen einhergeht, angetroffen werden. Im Extremfall erreicht diese Luft dann über den Portalkreislauf die Leber (Abb. 9.**5 d**). Das ist ein „signum mali ominis", das Zeichen mit übler Vorbedeutung!

Ileus:
Mechanischer Ileus: Ein mechanischer (dynamischer) Ileus hat eine Obstruktion der Darmlichtung zur Ursache (Abb. 9.**6 a**). Im Dünndarm kann der Verschluss durch Briden, Hernien oder eine Invagination, v. a. bei Kindern, verursacht werden. Im Dickdarm sind v. a. das kolorektale Karzinom, der Volvulus, v. a. des Sigmas (Abb. 9.**6 b**), und die Divertikulitis als Ursache des Ileus auszuschließen. Das geschieht durch Einläufe mit wasserlöslichem Kontrastmittel.
Paralytischer Ileus: Der paralytische Ileus kann zahlreiche Ursachen haben (Abb. 9.**7**). Er ist auch der Endzustand eines mechanischen Ileus. Häufig tritt er nach einem abdominalchirurgischen Eingriff auf.

Akute Pankreatitis: Eine akute Pankreatitis ist auf der Abdomen-Übersichtsaufnahme nicht zu diagnostizieren. Wohl kann diese aber Hinweise auf eine rezidivierende Pankreatitis geben (s. Abb. 9.**1 c**, S. 136).

❏ **Diagnose:** Alexa hat bei Frau Kalkgruber keine freie Luft intra- oder retroperitoneal gefunden. Die Luftverteilung im Darm allerdings findet sie eindeutig pathologisch. Zunächst einmal ist der Kolonrahmen komplett luftleer, während der Dünndarm viele Wächterschlingen mit unterschiedlich hohen Luft-Flüssigkeitsspiegeln zeigt. Es besteht also eine Transportstörung, die dynamisch ist und zu einer Resorption der Luft im Kolonrahmen geführt hat. Alexa tippt auf eine Obstruktion des Dünndarms oder des proximalen Kolons. Melissa Kalkgruber hat bereits eine komplizierte Cholezystektomie hinter sich. Es lag in der Tat ein Bridenileus vor.

> ❗ Freie intraperitoneale Luft und einen Ileus diagnostiziert man am einfachsten auf der Abdomen-Übersichtsaufnahme im Stehen oder in Linksseitenlage bei horizontalem Strahlengang. Die seltene retroperitoneale Luft und die Ileusursache stellen sich im CT besser dar. Freie Flüssigkeit ist am schnellsten im Ultraschall zu erkennen.

Luft im Retroperitonealraum

a
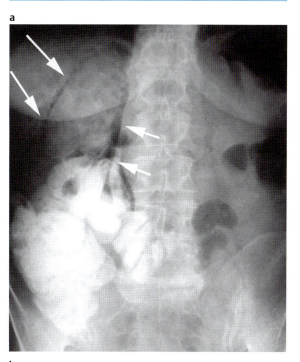

b
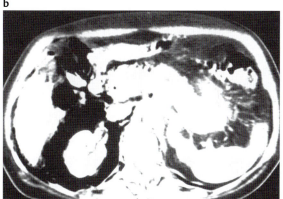

Abb. 9.4 a Auf dieser Abdomen-Übersichtsaufnahme sind die Konturen des M. iliopsoas (kurze Pfeile) und der rechten Niere (lange Pfeile) sehr gut zu erkennen. Sie sind von Luft umgeben, die aus einem traumatisch rupturierten Duodenum stammt. Im Kolonrahmen ist Kontrastmittel (wasserlöslich) aus einem Einlauf zu erkennen. **b** Für die Befundbestätigung im CT wurde eine spezielle Fensterung gewählt, die den Unterschied zwischen Fett (wie es subkutan vorkommt) und Luft (wie sie hier um die Niere zu sehen ist) betonen soll.

Luft in der Darmwand

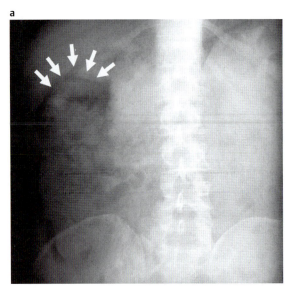

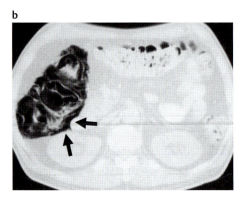

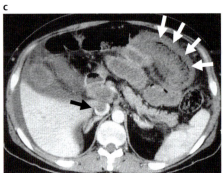

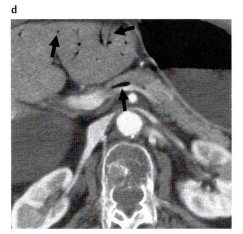

Abb. 9.5 a Im rechten Oberbauch sind teilweise mehrere Schichten Luft (Pfeile) um den Darminhalt herum zu erkennen. b Im CT bestätigt sich die Luft in der Wandung des Darmes (Pfeile). Dieser Patient mit einer akuten myeloischen Leukämie (AML) hatte keinerlei Beschwerden – und das blieb auch so. Es lag eine Pneumatosis intestinalis vor. c Der CT-Schnitt bei einem anderen Patienten mit ausgeprägten abdominellen Beschwerden zeigt eine deutliche Verdickung einer Dünndarmwand mit darin befindlichen perlschnurartigen Gasdepots (weiße Pfeile): Dieser Darmabschnitt ist gangränös. Außerdem sind Aszitessäume um die Leber und diskret auch um die Milz zu erkennen. Die Aussparung in der V. cava (schwarzer Pfeil) ist ein Mischphänomen! Dort fließt kontrastmittelreiches Blut aus den Nieren mit bisher kontrastmittelfreiem Blut aus den unteren Extremitäten zusammen. d Wenn sich Luft in der Darmwand befindet, kann sie in die Mesenterialvene und in das hepatoportale System (Pfeile) gelangen – ein fatales Zeichen.

Mechanischer Ileus

a Kolonkarzinom

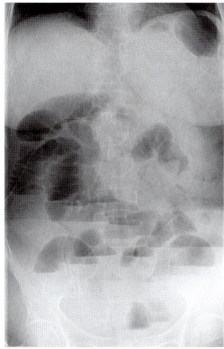

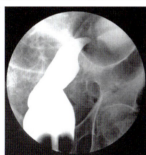

Abb. 9.**6 a** Zahlreiche Wächterschlingen mit unterschiedlich hohen Luft-Flüssigkeitsspiegeln zeigen einen mechanischen (dynamischen) Ileus an. Der Kolonrahmen ist im Wesentlichen luftleer. Hier lag ein Darmverschluss aufgrund eines Kolonkarzinoms vor. **b** Bei einem anderen Patienten ist die extrem luftgefüllte Darmschlinge durch Lage und Haustrierung eindeutig als Colon sigmoideum erkennbar. Distal dieser Darmschlinge ist keine Luft mehr im Darm. Es handelt sich um einen Volvulus, eine Torsion des Sigmas um seine mesenteriale Wurzel. Das Ergebnis ist natürlich ein Ileus. Die Darmkonfiguration erinnert entfernt an eine Kaffeebohne, deshalb wird sie auch „Coffee-bean-Sign" genannt. **c** Der Beweis des Volvulus gelingt mit dem Kolonkontrasteinlauf. Hier zeigt sich ein rabenschnabelartiger Abbruch der Füllung am rektosigmoidalen Übergang.

b Volvulus

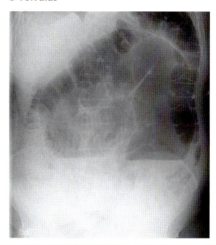

Paralytischer Ileus

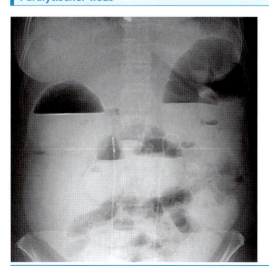

Abb. 9.**7** Bei dieser Tumorpatientin hat die Infiltration des Retroperitoneums eine Schienung beider Ureteren nötig gemacht. Jetzt hat sie außerdem einen paralytischen Ileus: Breite, prallgefüllte Darmschlingen mit Luft-Flüssigkeitsspiegeln, die sich in ihrem Niveau kaum unterscheiden und im gesamten Darm vorhanden sind. Wohlgemerkt, der paralytische Ileus wird mit dem Stethoskop diagnostiziert! Dafür braucht man keine Bildgebung.

9.3 Erkrankungen der Speiseröhre

Checkliste: Erkrankungen der Speiseröhre

- Verschluckt sich der Patient beim Essen oder Trinken?
- Wurde ein Fremdkörper verschluckt?
- Klagt der Patient über Kloßgefühl, festsitzende größere Nahrungsteile, Mundgeruch?
- Treten Schmerzen beim Schluckakt auf?
- Berichtet der Patient über Sodbrennen bereits seit längerer Zeit?

Der Bissen geht nicht runter

Adolf Huschig (86) ist wegen nicht weiter zu klärender Schluckbeschwerden zur Untersuchung gekommen. Er verschluckt sich gelegentlich, mal hat er ein Kloßgefühl, mal regen sich die Enkelkinder über Opas Mundgeruch auf. Einen Enkel hat er zur Verstärkung mitgebracht.

Paul lässt sich gerade in die gastrointestinalen Künste einweisen. Herr Dr. Körner, eingefleischter Magen-Darm-Spezialist der alten Schule, lässt ihn unter seinen strengen Augen auch mal das Durchleuchtungsgerät führen. Paul vertieft sich in die klinischen Angaben des überweisenden Arztes und weiß nach einem Gespräch mit Herrn Huschig und dessen Begleitung, dass er auf fast alles gefasst sein muss.

Eine Schluckstörung im eigentlichen Sinne scheint jedoch nicht vorzuliegen. Hätte man den Verdacht auf eine Schluckstörung, bedürfte es zu ihrer Klärung einer speziellen videoregistrierten Röntgenbreischluckuntersuchung mit anionischem Kontrastmittel (damit es bei Aspiration nicht zum Lungenödem kommt). Diese Röntgenbreischluckuntersuchung würde in vielen Einzelbildern die verschiedenen Phasen des hoch komplexen Schluckvorganges zeigen (Abb. 9.**8**). Stellt sich z. B. heraus, dass der M. cricopharyngeus (Schlundmuskel) nicht erschlafft, könnte eine Injektion von Botulinustoxin in diesen erwogen werden.

Schluckakt

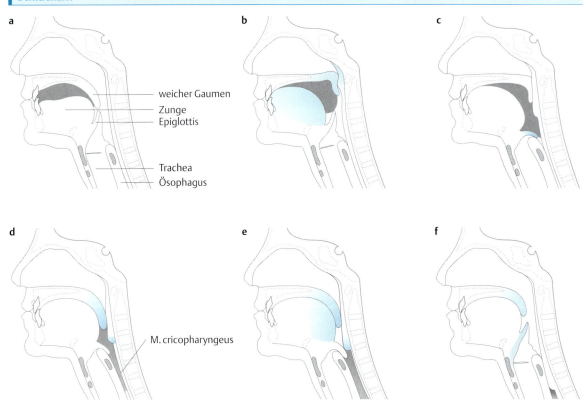

Abb. 9.**8** So sieht ein normaler Schluckakt aus: **a** Der Nahrungsbolus wird durch Zunge und Gaumen geformt. **b** Dann heben sich die Zunge und der Gaumen, wobei dieser gleichzeitig den Oropharynx nach oben zum Nasopharynx abdichtet. **c** Der Bolus wandert nunmehr nach dorsal, während sich die Epiglottis schützend über den Trachealeingang legt. **d** Das Gaumensegel tritt tiefer. Dann erschlafft der obere Ösophagussphinkter, der M. cricopharyngeus, an der Ösophagushinterwand, und der Bolus kann ungehindert passieren. **e** Hat der Bolus den M. cricopharyngeus passiert, heben sich Zungengrund und weicher Gaumen wieder. **f** Die Epiglottis richtet sich auf, und das Gaumensegel gibt den Atemweg über den Nasopharynx frei. (nach Richard M. Gore, Marc S. Levine, Igor Laufer, eds. Textbook of Gastrointestinal Radiology. Philadelphia: WB Saunders; 1994)

Fall Adolf Huschig

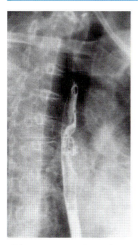

Abb. 9.9 Sie sehen die Zielaufnahme des Ösophagusbreischluckes von Herrn Huschig. Was fällt Ihnen auf?

Paul macht erst eine Leeraufnahme des Ösophaguslagers. Zur Orientierung lässt er dann Herrn Huschig unter Durchleuchtung einen kleinen Schluck Bariumbrei trinken. Anschließend stellt er sich den ganzen Ösophagus in zwei Ebenen im Doppelkontrast gefüllt und kollabiert als Relief dar. Er stutzt und macht Zielaufnahmen eines Abschnittes (Abb. 9.9).

❑ *Welche Diagnose stellen Sie?*

Ösophagusdivertikel: Hierbei handelt es sich um eine umschriebene Mukosa- und Submukosaaussackung der Ösophaguswand mit spärlichem oder fehlendem Muskelmantel. Sie werden in Traktions- und Pulsionsdivertikel unterschieden. Pulsionsdivertikel liegen eher zervikal (Abb. 9.**10 a**) und epiphrenisch (Abb. 9.**10 c**), während Traktionsdivertikel infolge raffender entzündlicher Prozesse fast ausschließlich im Bifurkationsbereich der Trachea anzutreffen sind (Abb. 9.**10 d**).

Das *Zenker-Divertikel* ist ein Pulsionsdivertikel, das immer zervikal links am pharyngoösophagealen Übergang liegt (Abb. 9.**10 b**). Es kann sehr groß werden, enthält häufig Speisereste und kann die Speiseröhre von außen komprimieren. Die Speisereste verursachen den häufigen Foetor ex ore (Mundgeruch).

! Ösophagusdivertikel können bei der Ösophagoskopie übersehen oder gar perforiert werden.

Ösophagusdivertikel

a 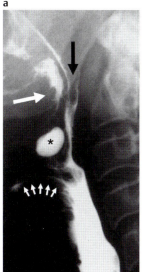 b 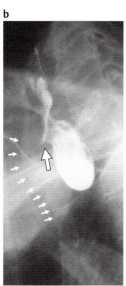 c 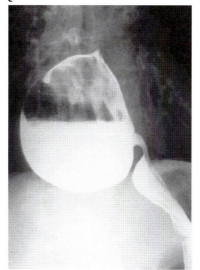 d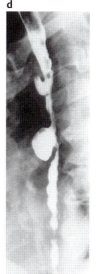

Abb. 9.**10 a** Diese seitliche Aufnahme des Schluckaktes zeigt den Zustand nach Passage des Bariumbolus in den Ösophagus. Der weiche Gaumen liegt der Rachenhinterwand (großer schwarzer Pfeil) an und verhindert die Regurgitation von Nahrung in die Nase. Der Zungengrund (großer weißer Pfeil) ist nach oben und rückwärts getreten, die Epiglottis (kleine weiße Pfeile) dichtet den Trachealeingang ab. Der Bolus ist in den proximalen Ösophagus eingetreten. Im Bereich der epiglottischen Tasche hat sich ein Divertikel (Stern) gebildet. Dieses Divertikel geht seitlich von der Zungenbasis aus. **b** Beim Zenker-Divertikel ist v. a. die Darstellung des Divertikelhalses (Pfeil) für den Chirurgen bedeutsam. Der Ösophagus und mit ihm die Luftröhre (Pfeile) werden nach ventral verlagert. **c** Eine weitere typische Lokalisation für ein Pulsionsdivertikel ist der distale Ösophagus. **d** Traktionsdivertikel finden sich als Folge entzündlicher Lymphknotenprozesse in Höhe des Lungenhilus.

9 Gastrointestinaltrakt

Störungen der Ösophagusperistaltik:
Achalasie: Bei der Achalasie fehlen die Ganglien im Auerbach-Plexus des distalen Ösophagus. Sie tritt in der 2.–4. Lebensdekade auf und manifestiert sich durch eine deutlich dilatierte, mit Nahrungsresten aufgefüllte Speiseröhre. Durch die andauernde Reizung der Schleimhaut besteht ein hohes Entartungsrisiko. Die Achalasie ist häufig schon auf der Röntgen-Thoraxaufnahme zu diagnostizieren (Abb. 9.**11 a, b**). Den endgültigen Beweis bringt dann der Ösophagusbreischluck (Abb. 9.**11 c, d**).

Tertiäre Kontraktionen: Ebenfalls eine neurale Ursache, jedoch ein ganz anderes Erscheinungsbild haben die „tertiären" Kontraktionen, eine ungelenkte Peristaltik, die bei älteren Menschen häufiger auftritt (Abb. 9.**12**).
Sklerodermie: Zum kompletten Verlust der Peristaltik kommt es im Rahmen der Sklerodermie (Abb. 9.**13**). Spätaufnahmen nach der Röntgenbreischluckuntersuchung des Ösophagus zeigen noch Kontrastmittelreste.

Achalasie

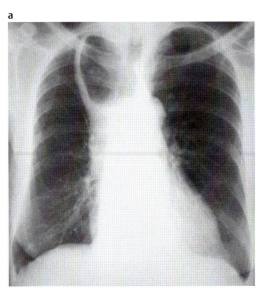

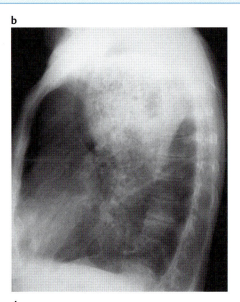

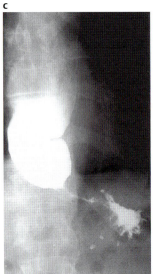

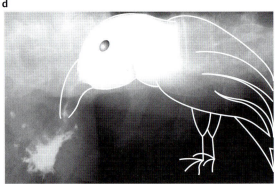

Abb. 9.**11 a** Die dilatierte, mit Speiseresten und Luft gefüllte Speiseröhre bei der Achalasie ist im oberen Mediastinum zu erkennen. **b** Die Seitaufnahme des Thorax zeigt den mit Speisebrei aufgefüllten Ösophagus und die entsprechend verdrängte Trachea noch deutlicher. **c** Nach oraler Kontrastmittelgabe erkennt man den reaktiv erweiterten kranialen und den ganglienfreien eng gestellten distalen Ösophagusabschnitt. Dieser Befund wird auch als „Raven's beak" oder Rabenschnabel bezeichnet. **d** Natürlich braucht man etwas Phantasie.

9.3 Erkrankungen der Speiseröhre

> ! Peristaltische Störungen werden am besten mit dem Ösophagusbreischluck diagnostiziert. Verschluckt sich der Patient oft, ist anionisches Kontrastmittel zu verwenden.

Tertiäre Kontraktionen

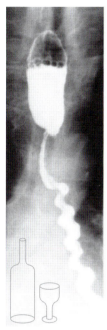

Abb. 9.12 Bei einem alten Menschen kann die Speiseröhre frustrane, ungeordnete Bewegungen (tertiäre Kontraktionen) machen, die sie wie einen Korkenzieher aussehen lassen. Das Ganze hat allerdings nichts mit Alkoholabusus zu tun.

Sklerodermie

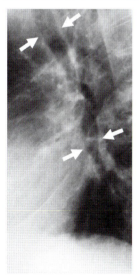

Abb. 9.13 Bei der Sklerodermie kann im Extremfall sogar ohne Ösophagusbreischluck hinter der Trachea (obere Pfeile) die Luftsäule im erstarrten Ösophagus gesehen werden (untere Pfeile).

Ösophagustumoren: Besteht der Verdacht auf einen Ösophagustumor, ist dieser bis zum histologischen Beweis des Gegenteils als maligne anzusehen. Proximal handelt es sich v. a. um Plattenepithelkarzinome des Hypopharynx (Abb. 9.14) und des Ösophagus (Abb. 9.15 a), nach distal nehmen dann die Adenokarzinome (Abb. 9.15 b) zu. Diese

Hypopharynxkarzinom

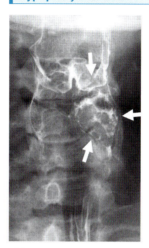

Abb. 9.14 Im linken Recessus piriformis, direkt oberhalb des Einganges in den Ösophagus und direkt unterhalb der mit Kontrastmittel nachgezeichneten Valleculae der Epiglottis (Wo ist Ihr Anatomiebuch?), liegt dieses polypös wuchernde Hypopharynxkarzinom (Pfeile).

Ösophaguskarzinom

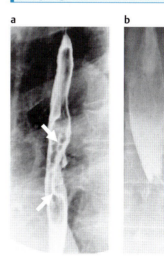

Abb. 9.15 a Ein Ösophaguskarzinom stellt sich als Wandveränderung (Pfeile), häufig mit Ulzerationen, dar. Auch submuköse Läsionen lassen sich im Ösophagusbreischluck erkennen, da sie die Peristaltik der Ösophaguswand verändern, ein Vorteil gegenüber der reinen Spiegelung. b Ein Karzinom des distalen Ösophagus wie dieses hier greift gerne auf die Kardia über. Sie sehen die unregelmäßige obere Kontur und die untere Begrenzung der Stenose.

Ösophaguskarzinom: Risikoerkrankungen

a Hiatushernie

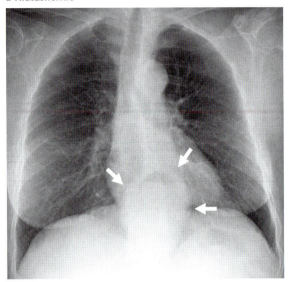

b Barrett-Ösophagus

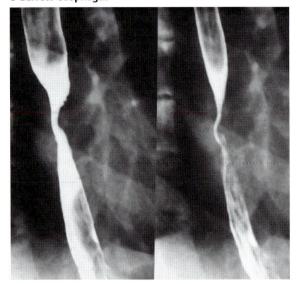

Abb. 9.16 a Eine Hiatushernie ist an ihrer ringförmigen Struktur (Pfeile), häufig mit Spiegelbildung, im unteren Mediastinum zu erkennen. Zur Bestätigung der Diagnose reicht ein kleiner Becher Bariumbrei. b Kennzeichen eines Barrett-Ösophagus ist die Stenosierung im distalen Drittel des Ösophagus. Die Schleimhaut distal der Stenose ist aufgrund rezidivierender Refluxepisoden metaplastisch verändert.

treten v. a. bei einer vorbestehenden Veränderung des ösophagogastralen Übergangs infolge einer Refluxösophagitis, Hiatushernie (Abb. 9.16 a) oder eines Barrett-Ösophagus (Abb. 9.16 b) auf.

Ösophagusvarizen: Varizen in der Wand der Speiseröhre entwickeln sich v. a. bei einer portalen Hypertension als Folge einer Leberzirrhose (Abb. 9.17). Sie stellen eine Blutungsgefahr dar. Um Ösophagusvarizen röntgenologisch besonders gut abbilden zu können, muss der Patient eine Kopftieflage einnehmen.

Ösophagitis: Entzündliche Schleimhautveränderungen können durch gastroösophagealen Reflux, Verätzungen, durch Pilzbesiedlung bei immunsupprimierten Patienten und beim Morbus Crohn des Kindes und jungen Erwachsenen vorkommen (Abb. 9.18).

Fremdkörper im Ösophagus: Besonders bei psychiatrischen Patienten muss mit Fremdkörpern in der Speiseröhre gerechnet werden (Abb. 9.19 b). Diese reichen von Gebissteilen bis hin zur verschluckten Zahnbürste. Wird eine feine Struktur, z. B. eine Fischgräte, vermutet, empfiehlt es sich, mit iodhaltigem, wasserlöslichem Kontrastmittel getränkte Wattebäusche schlucken zu lassen, die dann an der Gräte hängen bleiben.

 Wegen der Perforationsgefahr bei verschluckten Fremdkörpern ist nur der Einsatz von iodhaltigem wasserlöslichen Kontrastmittel erlaubt. Findet sich keine Perforation, darf auf Bariumsulfat umgewechselt werden, dessen Detailabbildung viel besser ist.

Ösophagusvarizen

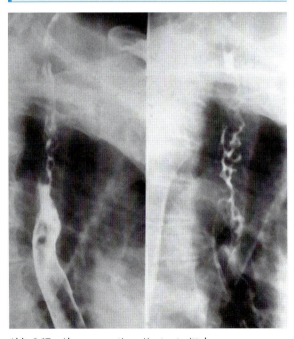

Abb. 9.17 Als wurmartige Kontrastmittelaussparungen erscheinen die erweiterten Venen in der Ösophaguswand. Diese Patientin litt an einer schweren portalen Hypertension.

Ösophagitis bei Morbus Crohn

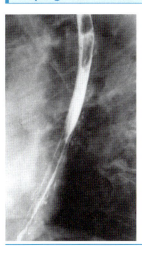

Abb. 9.**18** In der Wand des Ösophagus stellen sich kleine Kontrastmittelstraßen und -depots dar. Sie entsprechen Ulzerationen und Fistelbildungen, wie sie bei einem Morbus Crohn auch in der Darmwand anzutreffen sind.

Kompression des Ösophagus:
A. lusoria: Auch von außen kann der Ösophagus eingeengt sein. Als kongenitale Ursache kommt die aberrierende A. subclavia – auch A. lusoria genannt – in Betracht (Abb. 9.**20 a**).
Osteochondrose der Halswirbelsäule: Ventrale degenerative Anbauten der Halswirbelsäule können ebenfalls zu einer Schluckstörung führen (Abb. 9.**20 b**).

❑ **Diagnose:** Paul entscheidet sich für eine exzentrische Stenosierung des mittleren Ösophagus verursacht durch einen Prozess, der anscheinend auf die Schleimhaut ausgedehnt ist. Somit liegt für ihn bis zum Beweis des Gegenteils ein Karzinom vor, am ehesten ein Plattenepithelkarzinom. Die bei der Ösophagoskopie am gleichen Tag gewonnene Biopsie bestätigt seine Diagnose.

❗ Jede Raumforderung, jede Stenose des Ösophagus ist histologiepflichtig.

Fremdkörper im Ösophagus

a

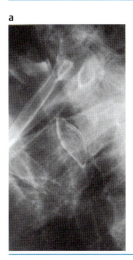

b

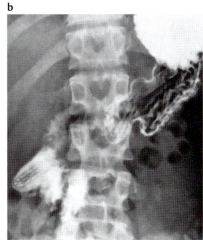

Abb. 9.**19 a** Beim Pflaumenkuchen backen mit der Mutter bekam dieses Kind plötzlich Schluckbeschwerden. Das größtenteils bereits abgeflossene Kontrastmittel markiert die Grenzen und Oberflächenstruktur des Pflaumenkerns. (Herrn Dr. Kaufmann, Charité, danke ich herzlich für die Überlassung dieser Aufnahme.) **b** Ein Patient aus einer psychiatrischen Klinik wurde zur Untersuchung geschickt, weil die Gefahr der Selbstschädigung bekannt und seine Zahnbürste – hier bereits im Magen – nicht mehr auffindbar waren.

Kompression des Ösophagus

a A. lusoria   b Osteochondrose der HWS

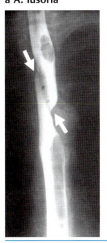 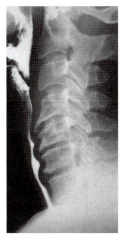

Abb. 9.**20 a** Die A. lusoria verläuft dorsal der Speiseröhre nach rechts oben und komprimiert dabei das Lumen der Speiseröhre. Man erkennt sie an einer glattwandigen Kontrastmittelaussparung oberhalb des Aortenknopfes (Pfeil). **b** Eine Osteochondrose der Halswirbelsäule mit ausgeprägten ventralen Osteophyten kann den Ösophagus einengen und zu Schluckbeschwerden führen.

9.4 Erkrankungen des Dünndarms

Checkliste: Erkrankungen des Dünndarms
- Wie alt ist der Patient?
- Bestehen Symptome wie Diarrhö oder Gewichtsverlust?
- Ist ein abdomineller Tumor tastbar?
- Erfolgten bereits abdominelle Operationen?

Streik im Darm

Bei Friederike Dünnbrett (16) wissen die Familie und der Hausarzt nicht mehr weiter. Friederike klagt über Durchfälle und abdominelle Schmerzen. Gewicht hat sie schon lange keines mehr zugenommen. Der Hausarzt hat nun eine Doppelkontrastuntersuchung des Dünndarms nach Sellink erbeten, um der Ursache endlich näher zu kommen. Dr. Körner hat sich mit Paul geeinigt: Paul darf unter strenger Aufsicht die Dünndarmsonde legen, aber bei der Untersuchung darf er nur zuschauen. Schließlich ist Friederike erst 16 Jahre alt, und die Strahlendosis der Untersuchung ist nicht zu vernachlässigen – da muss ein ganz Erfahrener ran. Paul gelingt es, die junge Frau auf dem Untersuchungstisch zum Lachen zu bringen. Sie hat sich genau nach Vorschrift vorbereitet.

! Die richtige Vorbereitung ist essenziell für die Dünndarmuntersuchung.

Wie hat sich der Patient auf die Doppelkontrastuntersuchung des Dünndarms nach Sellink vorzubereiten?
Am Tag vor der Untersuchung hat er nur leichte Kost (klare Suppen, Püree, Zwieback, Kaffee, Tee) zu sich zu nehmen. Auf Hülsenfrüchte, Vollkornprodukte, Gemüse, Obst, Reis, Fleisch oder Milch muss er verzichten. Außerdem hat er ein Abführmittel einzunehmen. Am Vorabend (ab 22.00 Uhr) und am Tag der Untersuchung kommt nichts mehr in den Mund, d. h. er darf nicht rauchen, keine Zähne putzen, keine Medikamente einnehmen, nichts trinken oder essen.

Die erfahrene MTA Frau Pinkiewicz geht Paul zur Hand, als er die gekühlte und mit Xylocaingel eingestrichene Sonde über einen Nasengang einführt. Der Nasenrachenraum ist schon vorher mit etwas Xylocainspray behandelt worden. Friederike ist tapfer und atmet kontrolliert. Als Paul meint, dass die Sonde in Höhe des Zungengrundes ist, bittet er die Patientin, mehrfach zu schlucken. Paul hat Glück: Mit diesem Manöver lässt sich die Sonde leicht vorschieben. Ein kurzer Blick unter Durchleuchtung bestätigt die Position der Sondenspitze im Magen. Er schiebt die Sonde bis vor den Pylorus und zieht den Metallführungsdraht etwas zurück. Friederike legt er auf die rechte Seite. Nach einiger Zeit rutscht die Sondenspitze durch den Pylorus in das Duodenum. Zügig schiebt Paul die Sonde noch ein Stück weiter und kontrolliert (nach Entfernen des Drahtes) mit etwas Kontrastmittel die Lage der Spitze distal des Treitz-Bandes. Im proximalen Jejunum liegt die Sonde ideal. Frau Pinkiewicz lächelt zufrieden. Auch Dr. Körner nickt Paul gut gelaunt zu, als er mit der eigentlichen Untersuchung beginnt: „Hier haben sich Leute schon blöder angestellt", kommt das für seine Verhältnisse überschwängliche Lob. Nun werden nacheinander zunächst ein spezieller Bariumbrei und dann Zellulose gegeben. Etwas Kontrastmittel läuft in das Duodenum zurück. Die meisten Dünndarmschlingen entfalten sich und sind gut zu beurteilen (Abb. 9.21). Bei der Beobachtung der Untersuchung und der folgenden Durchsicht der Bilder fällt Paul allerdings ein Darmabschnitt auf (Abb. 9.22).

❏ *Welche Diagnose stellen Sie?*

Duodenaldivertikel: Bei einem Duodenaldivertikel handelt es sich um eine relativ häufige Ausstülpung des Duodenums, meist nach links (Abb. 9.23 a). Es ist in der Regel asymptomatisch. Selten finden sich Divertikel auch in anderen Dünndarmabschnitten (Abb. 9.23 b).

Doppelkontrastuntersuchung des Dünndarms nach Sellink: Normalbefund

a
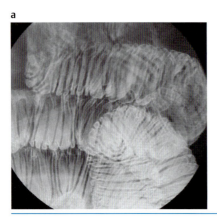

b
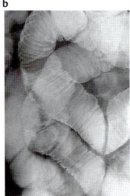

Abb. 9.21 Sie sehen hier ein normales Dünndarmmuster nach einer Doppelkontrastuntersuchung. Im Jejunum (**a**) findet sich pro Zentimeter weniger als eine Schleimhautfalte, im Ileum (**b**) sind es mehr als 2 Schleimhautfalten pro Zentimeter. Zu beachten ist außerdem der Abstand zwischen zwei Darmschlingen.

Fall Friederike Dünnbrett

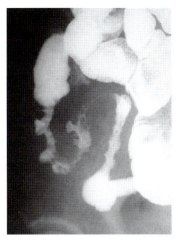

Abb. 9.**22** Analysieren Sie die wesentliche Aufnahme der Dünndarmuntersuchung von Friederike Dünnbrett!

 Kennen Sie das Meckel-Divertikel?
Ganz selten stellt sich das sog. Meckel-Divertikel dar, ein fortbestehender Rest des Ductus omphaloentericus. Es liegt im Ileum vor der Bauhin-Klappe und hat möglicherweise noch eine strangförmige Verbindung zum Nabel. Häufig enthält es ektopisches Magen- und Pankreasgewebe.

Morbus Crohn: Der Morbus Crohn ist eine granulomatöse Erkrankung, die von der Mundhöhle bis zum Anus jeden Abschnitt des Gastrointestinaltraktes betreffen kann, am häufigsten jedoch im terminalen Ileum vorkommt (Abb. 9.**24 a**). Es resultieren Schleimhautulzerationen, die zum „Pflastersteinmuster" führen können, außerdem langstreckige Stenosen, intramurale und intestinokutane Fistelgänge (Abb. 9.**24 b**). Nach wiederholten Dünndarmresektionen kommt es zum Kurzdarmsyndrom: Das verbliebene Ileumsegment wird weiter und zeigt dickere Schleimhautfalten.

Zöliakie: Zu generalisierten Dünndarmveränderungen kommt es bei der Zöliakie, die Zahl der Kerckring-Falten pro Längeneinheit nimmt ab.

Invagination: Eine Invagination besteht, wenn ein Darmabschnitt in den nachfolgenden eingestülpt ist (Abb. 9.**25 a**). Sie tritt häufiger bei Kindern auf. Meist ist die Ursache ein sog. „Leadpoint" (ein Polyp oder eine Schleimhauthyperplasie), der von der Peristaltik wie ein Nahrungspartikel behandelt wird und den daran hängenden Darm mit sich zieht. Da der Darm sein Mesenterium miteinstülpt, muss die Invagination schnell behoben werden, um einen Darminfarkt zu verhindern. Das geschieht heutzutage in der Regel unter Ultraschallkontrolle (Abb. 9.**25 b**). Hierbei wird Wasser in den Enddarm eingeführt. Die Wassersäule drückt dann den Darmabschnitt wieder heraus. Das funktioniert auch mit Luft, dann natürlich unter Durchleuchtung (Abb. 9.**25 c, d**).

Dünndarmdivertikel

a Duodenaldivertikel

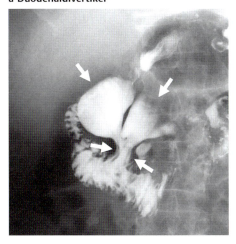

Abb. 9.**23 a** Dargestellt sind das duodenale C und kranial der luftgefüllte Magen. Divertikel, die von der inneren Kurvatur des duodenalen C's ausgehen (Pfeil), können Beschwerden verursachen, v. a. dann, wenn sie so groß werden wie dieses Divertikel

b Jejunaldivertikel

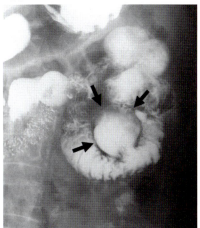

hier und die Papilla Vateri in sie mündet. Für den Endoskopeur ist die Papille dann häufig nicht erreichbar. **b** Knapp distal des Treitz-Bandes stellt sich dieses Divertikel (Pfeile) dar.

Morbus Crohn

a Ileitis terminalis

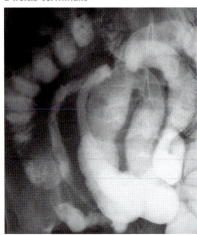

b Fistelbildung

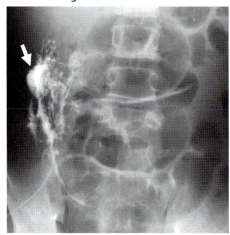

Abb. 9.**24 a** Die terminale Schlinge des Ileums ist deutlich kaliberschwächer als die davorliegenden. Die Lumina sind weit voneinander distanziert als Zeichen der ausgeprägten Darmwandschwellung. Die Durchleuchtung der terminalen Ileumschlinge zeigt, dass diese nur minimal beweglich ist. Fisteln sind hier nicht zu erkennen. **b** In eine kutane Fistelöffnung wird bei einem anderen Patienten Kontrastmittel gespritzt. Es stellt sich ein verwirrendes System von Fistelgängen dar, das Anschluss an einen Darmabschnitt (Pfeil) zu haben scheint – ein sogenannter „Fuchsbau".

Invagination

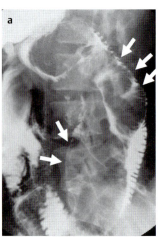

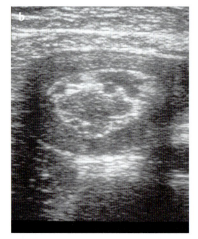

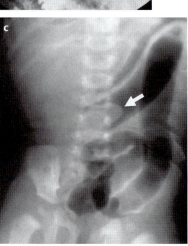

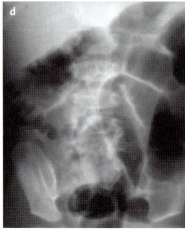

Abb. 9.**25 a** Der invaginierte Darmabschnitt ist als kontrastmittelumspülte „Wurst" (Pfeile) im Darm zu erkennen. In diesem Fall war ein Polyp der Grund der Einstülpung. **b** Sonographisch ist das charakteristische Doppelring- oder „Double-Doughnut"-Zeichen zu sehen. **c** Die Reposition mit Luft erfolgt unter Durchleuchtung, um den Erfolg der Maßnahme feststellen zu können. Im Mittelbauch erkennt man den invaginierten Darmabschnitt (Pfeil). **d** Die Abschlussaufnahme zeigt Luft im Dünndarm, die Reposition ist also geglückt. (Für die Überlassung dieser Aufnahmen danke ich ganz herzlich Herrn Dr. Riebel, Charité.)

Dünndarmlipom

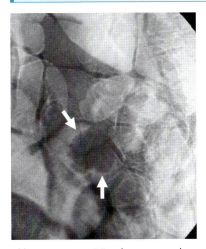

Abb. 9.**26** Diese Dünndarmuntersuchung im Doppelkontrast zeigt einen Tumor im Darmlumen (Pfeile). Die histologische Analyse des resezierten Darmabschnittes ergab ein Lipom. (Für die Überlassung dieser Aufnahme danke ich ganz herzlich Herrn Dr. Kaufmann, Charité.)

Dünndarmtumoren: Tumoren im Dünndarm sind extrem selten, wobei die benignen (z. B. Leiomyom; Lipom, Abb. 9.**26**) dann deutlich überwiegen. Mit großer Wahrscheinlichkeit werden Sie in Ihrem Berufsleben keinen Patienten mit einem Dünndarmtumor kennenlernen.

☐ **Diagnose:** Paul hat den Kurzbefund bereits geschrieben, als Dr. Körner seine Bleischürze ordentlich auf den Haken hängt. „Ileitis terminalis bei Morbus Crohn, bisher keine Fistelgänge", ist sein Resümee. Körner hat ihm während der Untersuchung gar keinen Tipp gegeben, sondern nur schnell und präzise die wesentlichen Aufnahmen angefertigt. Jetzt lugt er auf den Befundzettel, den Paul bereitgelegt hat. „Bingo", meint Körner. Er schlürft aus seiner Kaffeetasse. „Hoffentlich bekommen die Gastros den Crohn gut in den Griff. Die Patienten sind so verdammt jung. Paul, den nächsten Kolonkontrasteinlauf machen Sie. Ich schau Ihnen dabei auf die Finger."

9.5 Erkrankungen des Dickdarms

Checkliste: Erkrankungen des Dickdarms

- Ist der Patient ausreichend vorbereitet?
- Bestehen ein Ileus, eine Fistel, eine Obstruktion des Darmlumens oder erfolgt die Untersuchung wenige Tage vor einer geplanten abdominellen Operation? Wenn ja, darf nur resorbierbares iodhaltiges Kontrastmittel angewandt werden.

*B*lut ist im Stuhl

Trude Kräutergarten (55) klagt seit einigen Monaten über Stuhlunregelmäßigkeiten. Ihr Arzt hat einen Stuhltest durchgeführt, der auffällig war. Nun sitzt Frau Kräutergarten in der Wartezone und wartet auf ihren Kolonkontrasteinlauf. Paul erklärt ihr noch einmal die Untersuchung und lässt sich versichern, dass sie die Vorbereitung genau nach Anweisung durchgeführt hat.

 Wie hat sich der Patient auf die Doppelkontrastuntersuchung des Kolons vorzubereiten?

An den zwei Tagen vor der Untersuchung hat er nur leichte Kost (klare Suppen, Wasser, Kaffee, Tee) zu sich zu nehmen. Er darf keine Hülsenfrüchte und Vollkornprodukte, kein Gemüse, Obst, Reis oder Fleisch essen und keine Milch trinken. Außerdem muss er ein Abführmittel einnehmen.
Am Vorabend (ab 22.00 Uhr) und am Tag der Untersuchung darf er nichts mehr in den Mund nehmen, d. h. nicht rauchen, keine Zähne putzen, keine Medikamente einnehmen, weder trinken noch essen.

Paul treibt das pure Eigeninteresse: Bei verbliebenen Darmverschmutzungen muss die Untersuchung entweder abgebrochen werden oder sie dauert viel länger, weil immer wieder Kotpartikel (vornehm Fäkalome genannt) von echten Tumoren zu unterscheiden sind (Abb. 9.**27 b**). Nachdem die Patientin von Frau Pinkiewicz auf dem Untersuchungstisch in Seitenlage positioniert worden ist, führt Paul nach orientierender rektaler Untersuchung vorsichtig den Katheter in den Anus ein. Der Katheter wird mit etwas Kochsalz geblockt. Langsam lässt er den Bariumbrei einlaufen, bis dieser im Caecum ankommt. Dafür dreht er Frau Kräutergarten um die eigene Achse. Der Brei wird größtenteils wieder abgelassen, dann gibt Paul ein Spasmolytikum und insuffliert mit einer Ballonpumpe Luft. Der Darm weitet sich daraufhin auf.

! Vergessen Sie nie die rektale Untersuchung. Bei Glaukom und Prostatahypertrophie ist ein Scopolaminderivat als Spasmolytikum kontraindiziert.

Durch die gleichmäßige dünne Bariumbreibeschichtung ist die Schleimhaut bei dieser Art der Untersuchung blendend zu beurteilen (Abb. 9.**27 a**). Paul dreht sich unter Durchleuchtung das Rektum und das Sigma auf und fertigt Zielaufnahmen an. Sodann richtet er die Patientin samt Tisch auf und dreht sich die Flexura lienalis und hepatica des Kolons heraus für weitere Aufnahmen. Es folgt eine Übersichtsaufnahme im Stehen. Nachdem er die Patientin in Kopftieflage gebracht hat, schießt er sich das Caecum heraus. Es schließen sich zwei Übersichtsaufnahmen in horizontalem Strahlengang jeweils in Rechts- und Linksseitenlage an. Paul versucht, jeden Dickdarmabschnitt im Doppelkontrast und in 2 Ebenen abzulichten – nur so hat man eine ausreichende Übersicht. Ein Abschnitt fällt ihm bei der Untersuchung auf (Abb. 9.**28**).

Doppelkontrastuntersuchung des Dickdarms

a Normalbefund

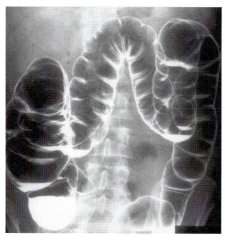

b Verschmutzung

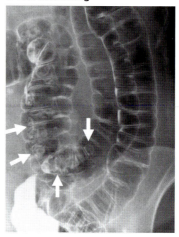

Abb. 9.**27 a** So sieht ein Normalbefund eines Kolondoppelkontrasteinlaufes aus. Der Darm ist sauber und durchweg mit Luft gefüllt, die Schleimhaut fein beschlagen. Ein Teil des terminalen Ileums ist ebenfalls dargestellt. **b** Die zahlreichen Raumforderungen (Pfeile) in diesem Darmabschnitt waren für den Untersucher höchst irritierend. Erst nach mehreren Aufnahmen mit unterschiedlichen Positionen des Patienten ließen sie sich eindeutig als Stuhlreste klassifizieren. Polypen und auch größere maligne Prozesse können bei so einer schlechten Vorbereitung schnell übersehen werden.

Fall Trude Kräutergarten

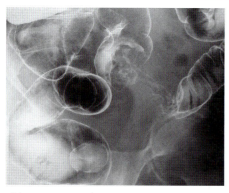

Abb. 9.**28** Hier sehen Sie die wesentliche Zielaufnahme von Trude Kräutergartens Dickdarm. Welche Erkrankungen kommen in Frage?

❏ Welche Diagnose stellen Sie?

Divertikulose: Die Divertikulose ist eine Erkrankung v. a. des Sigmas und des distalen Kolonrahmens, bei der es zu Ausstülpungen der Darmwand kommt (Abb. 9.**29**). In den Divertikeln können sich Entzündungen (Abb. 9.**30 a**) abspielen, die zu Stenosen, Fistelbildungen (Abb. 9.**30 b**) und Konglomerattumoren führen können. Bild gebend sind sie von malignen Prozessen nicht immer zu unterscheiden.

Kolonpolyp: Polypen treten im Dickdarm häufig auf (Abb. 9.**31 a**). Sind sie größer als 5 mm im Durchmesser, können sie maligne sein. Ab einer Größe von 10 mm im Durchmesser wird ihre Entfernung dringend empfohlen, da das Risiko der Entartung ansteigt. Größere Tumoren können schließlich das gesamte Darmlumen umfassen, was zur charakteristischen „Apfelbiss-" oder „Apple-Core-Konfiguration" führt. Schließlich kommt es zum Darmverschluss, zum mechanischen Ileus (s.S. 143).

Morbus Crohn: Der Morbus Crohn ist eine entzündliche Darmerkrankung, die zu Ulzerationen und dem sog. „Pflastersteinrelief" führt (Abb. 9.**32**). Er befällt typischerweise nur Segmente des Gastrointestinaltraktes, spart das Rektum aus und entwickelt sich von kranial nach kaudal. Das terminale Ileum ist häufig involviert, und es kommt oft zur Ausbildung von Fisteln und Abszessen (s. auch S. 153).

Colitis ulcerosa: Die Colitis ulcerosa unterscheidet sich u. a. durch ihr Befallsmuster vom Morbus Crohn. Sie beginnt rektal und schreitet kontinuierlich nach proximal fort (Abb. 9.**33**). Es kommt fast nie zu Fistelbildungen. Die Entartungswahrscheinlichkeit beträgt etwa 10 % aller Fälle pro Jahr, weshalb häufig das gesamte Kolon reseziert wird.

Strahlenkolitis: Zu einer Strahlenkolitis kann es nach therapeutischer Bestrahlung im Bereich des Abdomens, z. B. bei Beckentumoren, kommen. Sie geht häufig mit einer Darmwandschwellung und Ulzerationen einher. Die Folge kann die Entwicklung einer Dickdarmstenose sein (Abb. 9.**34**).

9.5 Erkrankungen des Dickdarms

Divertikulose

a

b

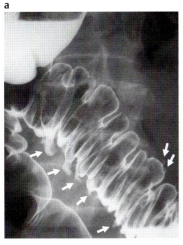 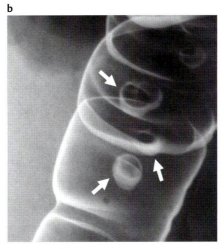

Abb. 9.**29 a** Divertikel des Kolons finden sich v. a. bei älteren Patienten. Meist treten sie gehäuft im Rahmen einer Divertikulose auf. In seitlicher Projektion sind sie einwandfrei als Ausstülpungen zu erkennen (Pfeile). **b** Schwieriger ist es, wenn die Divertikel nicht randständig abgebildet werden (Pfeile). Dann müssen sie von Polypen unterschieden werden.

Komplikationen der Divertikulose

a Divertikulitis

b Fistelbildung

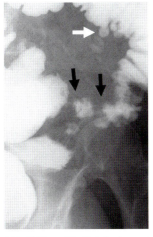 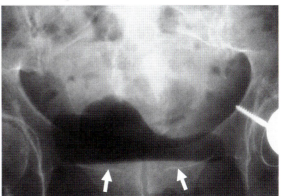

Abb. 9.**30 a** Die Entzündung eines Divertikels führt zur Verschwellung der gesamten Umgebung. Die resultierende Stenosierung des Darmlumens (schwarze Pfeile) kann nur aufgrund der Symptomatik von einem malignen Prozess unterschieden werden. Häufig vorhandene weitere Divertikel (weißer Pfeil) bei einer Divertikulose helfen bei der Wertung. **b** Bei dieser Patientin ist es zur Fistelung in die Blase gekommen, erkennbar an dem Spiegel (Pfeile) in diesem Hohlorgan.

Parasitenbefall des Kolons: Auch Parasiten, z. B. Bandwürmer (Abb. 9.**35**), können im Dickdarm gefunden werden.

Diagnose: Paul ist zwar die gesamte Differenzialdiagnose durchgegangen, aber Erscheinungsbild, Patientenalter und Wahrscheinlichkeit lassen eigentlich nur einen Schluss zu: Es handelt sich um ein stenosierendes Karzinom des Sigmas. Eine Divertikulitis könnte vielleicht ein ähnliches Bild hervorrufen, aber es fehlen die Symptome und die weiteren Divertikel. Körner ruft den Hausarzt an. Ein Termin in der Chirurgie wird kurzfristig arrangiert. Die sensible Frau Kräutergarten wird am nächsten Morgen von ihrem Hausarzt schonend über das Untersuchungsergebnis und das weitere Vorgehen aufgeklärt.

Kolonpolyp

a

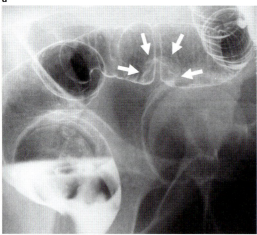

b

Abb. 9.**31 a** Dieser breitbasig aufsitzende Polyp (Pfeile) war bereits maligne entartet. **b** Hier sehen Sie ein Caecumkarzinom, das zu einer subtotalen Stenose geführt hat. Distal sind Stuhlreste in den Haustren zu finden, oder sind es doch Polypen?

Morbus Crohn

a Kolonbefall

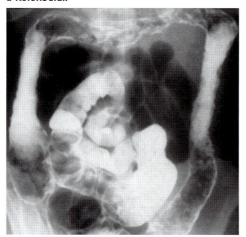

b Analfistel

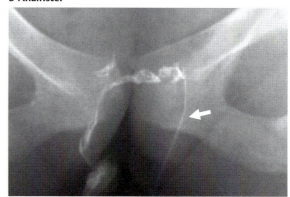

Abb. 9.**32 a** Der Befall des Kolons durch den Morbus Crohn geht mit der Ausbildung eines „Pflastersteinreliefs" und einer Engstellung des Kolonrahmens einher. Das Colon sigmoideum ist hier nicht betroffen und normal weit. **b** Der Morbus Crohn hat hier zu einer Analfistel geführt. Eine feine Sonde (Pfeil) wurde in die perianale Fistelöffnung eingebracht.

Colitis ulcerosa

a
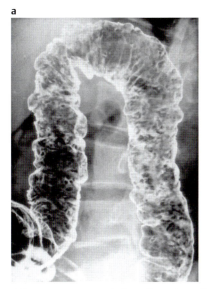

b
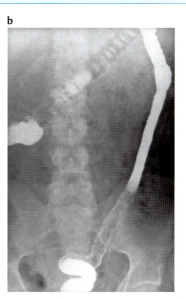

Abb. 9.**33 a** In einer frühen Phase der Colitis ulcerosa stellen sich die verbliebenen Inseln relativ normaler Schleimhaut als Pseudopolypen dar. **b** Diese bereits fortgeschrittene Colitis ulcerosa reicht vom Rektum bis in die Flexura lienalis des Kolons und hat zum typischen Bild des „starren Rohrs" geführt.

Rektumstenose

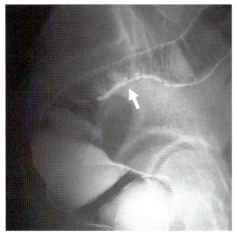

Abb. 9.**34** Bei dieser Patientin wurde ein gynäkologischer Tumor bestrahlt. Nun ist das Rektum präsakral narbig stenosiert.

Bandwurmbefall des Kolons

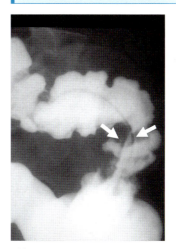

Abb. 9.**35** Die zwei parallel verlaufenden Linien (Pfeile) markieren die Außenwand des Wurms. Dazwischen bildet sich der Darm des Wurmes ab, ein Darm im Darm sozusagen.

9.6 Defäkationsstörung

Checkliste: Defäkationsstörung
- Besteht eine Obstipation?
- Liegt eine Stuhlinkontinenz vor?
- Haben Sie eine Blutung, einen Prolaps bei der rektalen Untersuchung festgestellt?

Ein peinliches Problem

Traute Kernig (68) treibt ein Problem zum Arzt, dass sie ihrer Umwelt nur ungern anvertraut: Sie ist seit einigen Jahren stuhlinkontinent und muss sich einer Windel bedienen. Sie hat drei Kinder geboren und ist deutlich übergewichtig. Ihre sozialen Kontakte haben unter ihrem Problem schon sehr gelitten. Endlich hat sie eine Chirurgin gefunden, die sich mit diesem Thema ausgiebig befasst. Diese benötigt zur sauberen Planung der Therapie eine

Defäkationsstörung

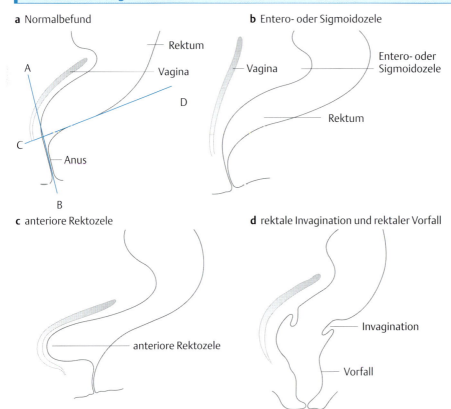

Abb. 9.**36** Dargestellt sind die typischen Befunde einer Defäkographie. **a** So sieht ein Normalbefund aus. **b** Bei der Enterozele drängt sich der Darm zwischen Rektum und Vagina. **c** Eine Rektozele ist eine Ausstülpung nach dorsal oder ventral, die nur schwer entleert werden kann. **d** Hat das Rektum seine Verankerung verloren, stülpt es sich nach außen.

Defäkographie und hat Frau Kernig deshalb bei Dr. Körner angemeldet. Der hat in einem Nebenraum das wesentliche Utensil für die „Defäko" verstaut, ein Camping-Klo aus Kunststoff und ein Lineal mit Bleimarkierungen. Das Klo stellt er auf der Fußplatte des Durchleuchtungsgerätes ab und fährt es in Sitzhöhe. Frau Kernig hat unterdessen einen besonders viskösen Bariumbrei mit einem Katheter in den Enddarm eingeführt bekommen. Mit etwas Kontrastmittel hat Körner auch die Vagina markiert. Nun sitzt sie auf dem Camping-Klo, fertig zur Durchleuchtung im seitlichen Strahlengang, das Bleistrichlineal zwischen den Oberschenkeln eingeklemmt. „Mit keiner anderen Untersuchung", erklärt Körner Hannah, „kann man den Vorgang so genau darstellen. Er ist zwar nicht ganz so komplex wie der Schluckakt, aber es können doch einige Dinge schief gehen. Wir fertigen ein Video von der Ruhe-, der Press- und der Austriebsphase an, messen die Länge des Analkanals und die Winkeländerungen beim Pressen und Austreiben." Zusammen mit Hannah schaut er sich nach der Untersuchung das Video an. Bei Frau Kernig beult sich die Rektumvorderwand beim Austreiben deutlich nach ventral vor – es liegt eine anteriore Rektozele vor (Abb. 9.**36 c**, Abb. 9.**37**). Die Chirurgin von Frau Kernig kann nun ihren Therapieplan machen.

! Die Defäkographie ist ein großer Eingriff in die Intimsphäre des Patienten. Die Atmosphäre während der Untersuchung muss diesem Rechnung tragen.

Anteriore Rektozele

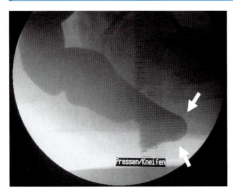

Abb. 9.**37** Die Aufnahme beim Pressen zeigt eine deutliche Ausbuchtung der Rektumvorderwand, die nur unter Schwierigkeiten entleert werden kann, eine anteriore Rektozele.

9.7 Erkrankungen der Leber und intrahepatischen Gallenwege

Fokale Leberläsion

> **Checkliste:** Fokale Leberläsion
>
> - Ist die Läsion singulär oder multipel, homogen oder inhomogen?
> - Hat die Läsion Wasserdichte?
> - Nimmt die Läsion Kontrastmittel auf (peripher, zentral, zentripetal)?
> - Ist sie verkalkt, hat sie Septen?
> - Sind Lymphknoten des Leberhilus vergrößert?

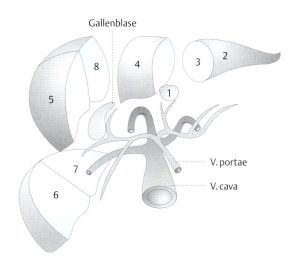

Das Ding in der Leber

Manja Lieblich (35) ist wie vor den Kopf geschlagen. Bei einer Ultraschalluntersuchung ist dem Hausarzt eine Raumforderung in der Leber aufgefallen, die er nicht eindeutig zuordnen konnte. Alexa begutachtet zusammen mit dem freundlichen Dr. Söder die MRT-Studie der Leber (Abb. 9.**38**). Alexa findet den Herd und ordnet ihn dem Segment 5/6 der Leber zu.

 Wie funktioniert die Segmenteinteilung der Leber nach Couinaud?
Es ist eine chirurgische Einteilung, also tendenziell simpel. Die Pfortader markiert die Scheideebene zwischen kaudalen und kranialen Segmenten. Schauen Sie wie ein Chirurg ins geöffnete Abdomen des liegenden Patienten. Sie sehen von unten auf den Hilus der Leber (Abb). Der Lobus caudatus streckt sich Ihnen wie ein Finger entgegen – das ist Segment 1. Von dort geht es gegen den Uhrzeigersinn um den Leberhilus. Erst greifen Sie den dorsalen (Segment 2) und den ventralen (Segment 3) linken Leberlappen. Sie springen über das Lig. teres hepatis zum linken Anteil des rechten Leberlappens (oben: Segment 4a, unten: Segment 4b). Dann hüpfen Sie über die Gallenblase weiter nach rechts – Segmente 5 und 6. Schließlich tasten Sie tief unterm Zwerchfell die kranialen Segmente des rechten Leberlappens – lateral Segment 7 und medial Segment 8.

Alexa stellt sich zunächst die Frage, ob die Läsion wirklich singulär ist. Dann schaut sie sich die Binnenstruktur an. Nacheinander arbeitet sie die Differenzialdiagnosen ab, erst einmal die zystischen, dann die soliden Leberherde.

❑ **Welche Diagnose stellen Sie?**

Kongenitale Leberzysten: Angeborene Leberzysten sind ein sehr häufiger Nebenbefund und sowohl sonographisch (Abb. 9.**39 a**) als auch computertomographisch (Abb. 9.**39 b**) eindeutig zu diagnostizieren. Oft finden sich asso-

---

Fall Manja Lieblich

a 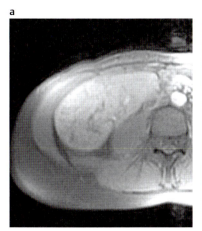 b 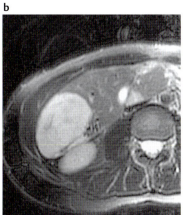 c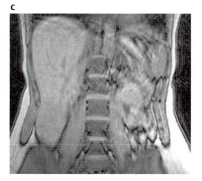

Abb. 9.38 Dargestellt sind die entscheidenden MR-Schnitte von Manja Lieblich: in T1 – Wichtung axial mit Kontrastmittel (**a**), in T2-Wichtung axial (**b**) und in T1-Wichtung koronar ohne Kontrastmittel (**c**).

Kongenitale Leberzyste

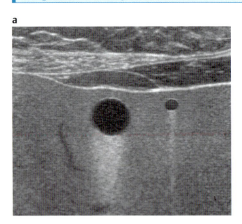

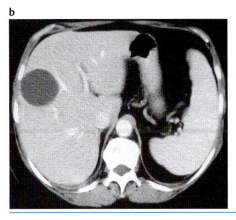

Abb. 9.**39 a** Eine dysontogenetische Leberzyste zeigt eine klare Begrenzung, echofreien Inhalt und eine dorsale Schallverstärkung. (Herzlichen Dank an Prof. Wermke, Charité, für die Überlassung dieses Bildes.) **b** Die Zyste – hier im Segment 8 der Leber – ist wasserdicht, scharf begrenzt und nimmt kein Kontrastmittel auf (links). Häufig findet man assoziierte Nierenzysten, besonders bei der Zystenleber (rechts).

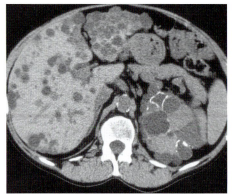

Echinokokkuszyste

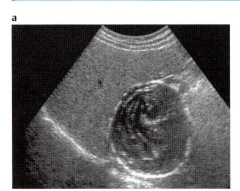

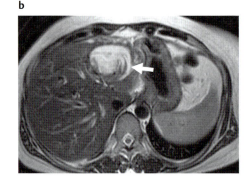

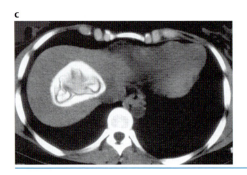

Abb. 9.**40 a** In der Ultraschalluntersuchung stellt sich diese Zyste am Unterrand der Leber dar. Sie enthält zahlreiche binnenliegende Strukturen. (Herzlichen Dank an Prof. Wermke, Charité, für die Überlassung dieses Bildes.) **b** Bei einem anderen Patienten sind im T2-gewichteten MRT die Tochterzysten als Aussparungen in der Zystenflüssigkeit zu erkennen (Pfeil). **c** Nach der interventionellen Verödung einer Echinokokkuszyste mit Alkohol und Kontrastmittel schweben die Reste des Parasiten in der Zyste.

ziierte Nierenzysten, v. a. bei der *Zystenleber* (Abb. 9.**39 b**). Ganz selten stellt sich eine zerfallene Metastase so wie eine Leberzyste dar.

Echinokokkuszyste: Die Pseudozysten des seltenen Echinococcus cysticus (Hunde- und Fuchsbandwurm) können mehrere Erscheinungsformen annehmen: Sie können wie normale Zysten aussehen, sie können aber auch einen grießartigen Inhalt, Septen und binnenliegende Zysten zeigen und im Wandbereich verkalken (Abb. 9.**40**). Die Patienten kommen häufig aus ländlichen Gegenden, wo Hunde, die Hauptwirte der Parasiten, zum Schafe hüten eingesetzt werden. Die Bestätigung der Diagnose erfolgt serologisch. Die Therapie wird heutzutage v. a. interventionell durch perkutane Punktion und Einspritzung von Alkohol oder hypertoner Kochsalzlösung gemischt mit Kontrastmittel vorgenommen (Abb. 9.**40 c**).

Leberabszess:
Amöbenabszess: Der Amöbenabszess in der Leber wird durch Entamoeba histolytica hervorgerufen und kommt einzeln oder multipel vor. Er entwickelt sich bei bis zu 7 % aller Patienten mit einer akuten oder rezidivierenden intestinalen Amöbiasis, d. h. bei ca. 10 % der Weltbevölkerung. In unseren Breiten ist ein Amöbenabszess natürlich selten, weil Entamoeba histolytica durch verunreinigtes Wasser übertragen wird. Das Erscheinungsbild im Sonogramm und im CT ist nicht besonders spezifisch (Abb. 9.**41 a**). Es sind die Anamnese und die Serologie, die die Diagnose sichern.

Bakterieller Abszess: Ein bakterieller Abszess ist meist die Folge einer Cholangitis. Je nach Abszessinhalt und -alter kann dieser sonographisch echofrei, -arm oder -reich sein. Auch die Art der Begrenzung variiert stark. Im Endstadium weist ein Abszess dicke Wände auf, die in der Regel deutlich Kontrastmittel aufnehmen (Abb. 9.**41 b**). Die Patienten sind schwer krank.

Mykotischer Abszess: Bei mykotischen Abszessen, die multipel v. a. bei immunsupprimierten Patienten vorkommen, kann die Kontrastmittelanreicherung ganz fehlen (Abb. 9.**41 c**).

Leberabszess

a Amöbenabszess

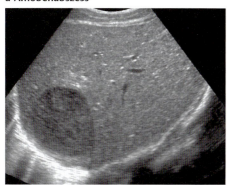
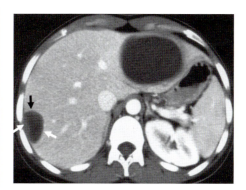

b Bakterieller Abszess

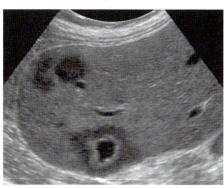

c Mykotischer Abszess

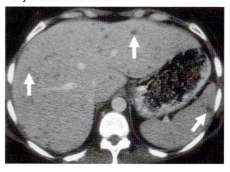

Abb. 9.**41 a** Der Amöbenabszess stellt sich sonographisch echoarm mit kleinen binnenliegenden Signalen dar (links). (Herzlichen Dank an Prof. Wermke, Charité, für die Überlassung dieses Bildes.) Im CT eines anderen Patienten (rechts) ist die Wand des Amöbenabszesses (Pfeil) dicker als die der dysontogenetischen Zyste (s. auch Abb. 9.**39a**). **b** Der transversale Schnitt durch die Leber zeigt ventral mehrere echoarme Herde sowie dorsal einen besser demarkierten Herd mit deutlicher Wandverdickung. Es handelt sich hierbei um einen bakteriellen Abszess. (Herzlichen Dank an Prof. Wermke, Charité, für die Überlassung dieses Bildes.) **c** Bei diesem Patienten mit akuter myeloischer Leukämie (AML) in Neutropenie stellen sich multiple kleine Abszesse (Pfeile) in Leber und Milz dar, die nach Kontrastmittelgabe (Schauen Sie auf die Gefäße!) keine Randanreicherung aufweisen. So sehen Pilzabszesse durch Candida albicans aus.

Caroli-Syndrom

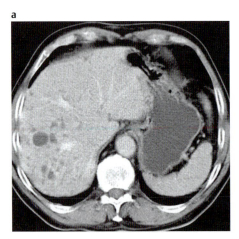

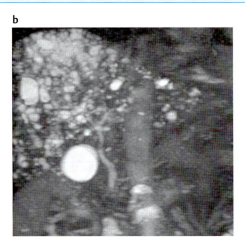

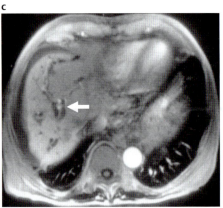

Abb. 9.**42 a** Die erweiterten Gallengänge sind im CT nur schwierig von Zysten anderer Genese zu unterscheiden. **b** Die dreidimensionale T2-gewichtete MR-MIP(Maximum-Intensity-Projection)-Untersuchung zeigt die zystischen Erweiterungen, da diese sich signalreich im gesamten Gallengangssystem sowie in der Gallenblase und im Ductus choledochus darstellen. **c** In der T1-Wichtung nach Kontrastmittelgabe ist der Gefäßverlauf in den erweiterten Gallengängen (Pfeil) gut zu erkennen.

Caroli-Syndrom: Das angeborene und sehr seltene Caroli-Syndrom geht mit segmentalen zystisch erweiterten intrahepatischen Gallengängen einher (Abb. 9.**42 a**). Morphologisch muss es von den anderen zystischen Prozessen unterschieden werden. Der Nachweis der Verbindung dieser Zysten zum Gallengangssystem erfolgt in der endoskopisch-retrograden Cholangio-Pankreatikographie (ERCP) oder durch ein Cholangio-MRT, z. B. in Form einer Cholangio-MR-MIP(Maximum-Intensity-Projection)-Untersuchung (Abb. 9.**42 b**). Dabei sind die Aufnahmen so schwer T2-gewichtet, dass nur Flüssigkeiten abgebildet werden. Diese Aufnahmen werden dann zu einem dreidimensionalen Modell aufaddiert.

In den Zysten finden sich gelegentlich Konkremente und zentral hindurchlaufende Gefäße (Abb. 9.**42 c**). Das Risiko für ein cholangiozelluläres Karzinom ist bei diesen Patienten deutlich erhöht.

Benigne Lebertumoren:

Leberhämangiom: Ein Hämangiom findet sich bei ca. 5 % aller Patienten. Sonographisch zeigt es typischerweise eine hohe Echogenität (Abb. 9.**43 a**). Im CT läuft es nach Kontrastmittelgabe charakteristisch von der Peripherie nach innen voll und ist auf Spätaufnahmen nicht mehr vom Parenchym zu unterscheiden (Abb. 9.**43 b–d**).

Leberadenom: Das Adenom der Leber tritt v. a. unter der Einnahme oraler Kontrazeptiva auf. Sonographisch ist es v. a. echoreich, im CT bzw. MRT nimmt es kräftig Kontrastmittel auf (Abb. 9.**44**). Die Bildgebung ist nicht spezifisch.

Fokal noduläre Hyperplasie (FNH): Die FNH ist ein seltener benigner Lebertumor, der ebenfalls häufiger bei Frauen, v. a. unter Einnahme von Kontrazeptiva, angetroffen wird. Sonographisch ist der Tumor gut abgegrenzt echoarm mit einer zentralen Narbe (Abb. 9.**45 a**). Im CT erscheint der Tumor hypodens, nach Kontrastmittelgabe isodens zum Lebergewebe. Im MRT (T1-Wichtung) ist er isointens zum Lebergewebe und nimmt kräftig Kontrastmittel auf (Abb. 9.**45 b**).

Leberhämangiom

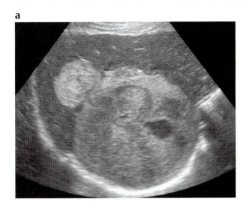
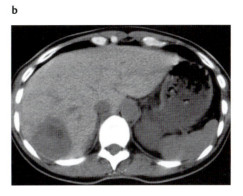
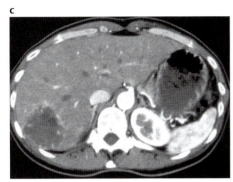
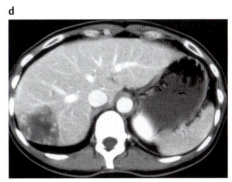

Abb. 9.43 a Dieses Riesenhämangiom zeigt neben dem typischen sehr hohen Schallsignal auch echoarme zystische Bezirke. (Herzlichen Dank an Prof. Wermke, Charité, für die Überlassung dieses Bildes.) b Im CT eines anderen Patienten stellt sich das Hämangiom vor Kontrastmittelgabe scharf begrenzt und hypodens dar. c In der arteriellen Phase nach Kontrastmittelgabe füllen sich die peripheren Gefäße schnell auf und geben dem Hämangiom Ähnlichkeit mit einer Baumwollfrucht („Cotton-Wooling"). d In den späteren Phasen füllt sich das Hämangiom stetig auf und wird schließlich isodens. Das kann allerdings mehrere Minuten dauern.

Leberadenom

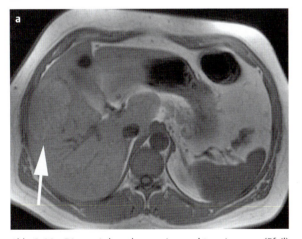
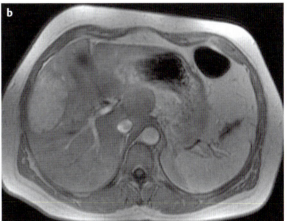

Abb. 9.44 Dieses Leberadenom im rechten Lappen (Pfeil) stellt sich in der T1-Wichtung (a) nativ teilweise hyperintens dar als Zeichen der Verfettung. Nach KM-Gabe b) nimmt das Signal deutlich zu – als Zeichen der Hypervaskularität. (Herzlichen Dank an Dr. Taupitz, Charité für diese Bilder)

Fokal noduläre Hyperplasie (FNH)

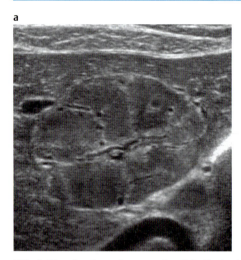

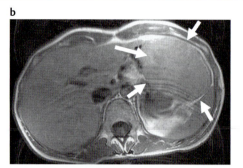

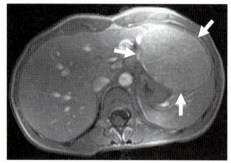

Abb. 9.**45 a** In einem transversalen Schnitt durch die Leber findet sich eine leicht echoarme Läsion mit scharfer Begrenzung und zentraler Narbe. (Herzlichen Dank an Prof. Wermke, Charité, für die Überlassung dieses Bildes). **b** Das MRT eines anderen Patienten zeigt vor KM-Gabe (oben) einen isointensen Tumor (Pfeil), der nach KM-Gabe (unten) deutlich an Signal gewinnt und die typische zentrale Narbe erkennen lässt.

Maligne Lebertumoren:
Metastasen: Metastasen sind die häufigsten malignen Herde in der Leber, 18mal häufiger als ein primäres Leberzellkarzinom. Umgekehrt ist die Leber nach den Lymphknoten der häufigste Ort, an dem sich Metastasen ansiedeln. Diese stammen v. a. von Karzinomen des Kolons, Magens, Pankreas, der Mamma und Lunge. Ihre Blutversorgung erfolgt in der Regel über den arteriellen Kreislauf der Leber, während sich ihr Parenchym hauptsächlich über die Pfortader versorgt. Daher setzen sie sich meist in der portalvenösen Phase der Kontrastmittelanflutung am deutlichsten vom Leberparenchym ab. Ihre Erscheinungsform im Sonogramm (Abb. 9.**46 a**) und Computertomogramm (Abb. 9.**46 b**) ist vielgestaltig. Wesentlich ist natürlich ihr multiples Auftreten sowie Alter und Anamnese des Patienten.

Hepatozelluläres Karzinom (HCC): Das hepatozelluläre Karzinom ist der häufigste maligne Lebertumor. In Japan sind bis zu 5 % der Bevölkerung betroffen, v. a. Erwachsene in der 3.–5. Lebensdekade. In Europa und Nordamerika sind die Leberzirrhose und Hämochromatose mit dem HCC assoziiert und die Patienten sind älter. Das alpha-1-Fetoprotein ist fast immer erhöht. Das Ultraschallbild des HCC ist unspezifisch (Abb. 9.**47 a**). Im CT nimmt der Tumor bereits in der arteriellen Phase deutlich Kontrastmittel auf (Abb. 9.**47 b**). Die Therapie kann – wie übrigens auch bei den Metastasen – radiologisch interventionell sein: Die Chemoembolisation oder die bildgestützte Injektion von Alkohol, die laserinduzierte Thermotherapie (LITT) und die Hochfrequenzablation können alleinige oder die Operation vorbereitende Maßnahme sein.

Cholangiozelluläres Karzinom (CCC): Das cholangiozelluläre Karzinom geht von den Gallenwegen aus. Es ist der zweithäufigste bösartige lebereigene Tumor, der intrahepatisch und hilär liegen kann. Der intrahepatische Typ zeigt im Sonogramm meist eine gemischte Echogenität ohne Gallengangsstauung in der Nachbarschaft (Abb. 9.**48 a**). Im CT ist der Tumor teils hypodens, nach Kontrastmittelgabe kommt es zu unregelmäßiger landkartenartiger Anreicherung in der Tumorperipherie (Abb. 9.**48 b, c**).

Fibrolamelläres Karzinom: Dieses Karzinom ist sehr selten. Es kommt auch bei jungen Patienten und ohne Leberzirrhose vor. Bild gebend ist es von der fokal nodulären Hyperplasie nicht zu unterscheiden.

❏ *Diagnose:* Alexa dröhnt der Kopf bei all diesen Möglichkeiten. So viele Erscheinungsbilder, so viele Untersuchungsmöglichkeiten! Hat die Untersuchung überhaupt etwas gebracht oder ist sie so schlau wie vorher? Söder nimmt sich Zeit, um die Arme wieder aufzurichten. „Generationen von Radiologen haben sich über Lebertumoren habilitiert – so ganz einfach darf es dann doch nicht sein", meint er milde lächelnd. Er begleitet sie durch die Bildanalyse. Sie entscheiden zusammen, dass es eine singuläre Läsion ist. Bei der jungen Frau Lieblich ist keine Tumorerkrankung bekannt. Metastasen werden damit weniger wahrscheinlich, aber nicht unmöglich. Zystisch ist die Raumforderung eindeutig nicht. Damit fallen die Leberzyste und die meisten parasitären Läsionen weg. Eine Leberzirrhose (s. S. 170) liegt auch nicht vor, damit wird das HCC unwahrscheinlich. Vergrößerte Lymphknoten

Lebermetastasen

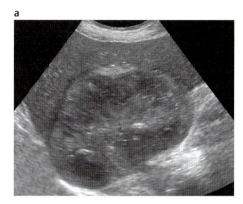

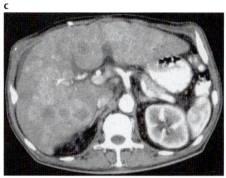

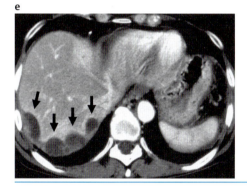

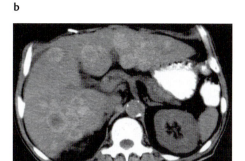

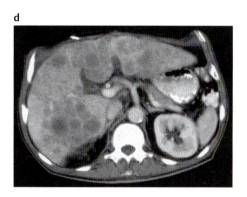

Abb. 9.**46 a** Dieser große Leberherd im parasagittalen Ultraschall-Schnitt ist scharf begrenzt, solide und inhomogen. Es handelt sich um eine Lebermetastase. (Herzlichen Dank an Prof. Wermke, Charité, für die Überlassung dieses Bildes.) **b** Metastasen eines kolorektalen Karzinoms sind im nativen CT oft dicht, was auf Verkalkungen hinweist. **c** In der arteriellen Phase nach Kontrastmittelgabe reichern die allermeisten Metastasen das Kontrastmittel deutlich an. **d** Sobald das Kontrastmittel auch über die Pfortader in die Leber einströmt, wird das Parenchym dichter, und die Metastasen erscheinen als Aussparungen. **e** Beim Ovarialkarzinom sind die Metastasen häufig zystisch und sitzen unter der Leberkapsel (Pfeile).

waren nicht zu sehen. Frau Lieblich nimmt die Pille, zu einem Adenom oder einer FNH würde das Bild passen. Beides sind gutartige Läsionen, freut sich Alexa schon für Frau Lieblich. Söder schüttet Wasser in den Wein: Das Adenom gilt als Blutungsrisiko und wird daher häufig operiert, die FNH ist vom fibrolamellären Karzinom kaum zu unterscheiden. Die Entnahme einer Gewebeprobe ist auf jeden Fall indiziert. Dies erfolgt am nächsten Tag und bestätigt ein Adenom. Frau Lieblich setzt die Pille ab und kommt in 3 Monaten zur Kontrolle.

! Normale Zysten und Hämangiome sind mit hoher Sicherheit zu erkennen. Herde infektiöser oder parasitärer Genese haben meist ein entsprechendes klinisches Bild dazu. Multiple solide Läsionen sind bis zum Beweis des Gegenteils Metastasen. In allen anderen Zweifelsfällen wird Gewebe entnommen oder operiert.

Diffuse Leberläsion

Checkliste: Diffuse Leberläsion

- Liegt ein Alkoholabusus vor?
- Besteht Adipositas?
- Erhielt der Patient eine Chemotherapie?
- Leidet der Patient an einer chronischen Hepatitis?
- Liegt ein chronisches Rechtsherzversagen vor?

Da ist was über die Leber gelaufen!

Margarethe von Assbach (62) wird im Rahmen der Nachsorge – sie litt an einem Mammakarzinom – untersucht. Natürlich will die behandelnde Onkologin Metastasen

Hepatozelluläres Karzinom (HCC)

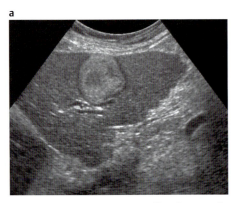

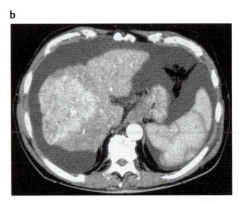

Abb. 9.47 a Im Sonogramm stellt sich eine gekapselte Raumforderung mit teils echoreichem, teils echogleichem Binnenmuster dar. Die Leberkontur ist knotig, der Leberrand gerundet – passend zur Leberzirrhose. (Herzlichen Dank an Prof. Wermke, Charité, für die Überlassung dieses Bildes.) b Bei diesem typischen Fall eines hepatozellulären Karzinoms ist die Leber zirrhotisch verändert: Sie hat eine knotige Grundstruktur und ist geschrumpft. Auch Aszites hat sich bereits gebildet. Die früharterielle Phase nach Kontrastmittelgabe (Sehen Sie das Tigerfellmuster der Milz?) zeigt die kräftige Kontrastmittelaufnahme des Tumors. (Übrigens: In welchen Segmenten nach Couinaud liegt der Tumor?)

Der Tumor liegt in den Segmenten 7 und 8.

Cholangiozelluläres Karzinom (CCC)

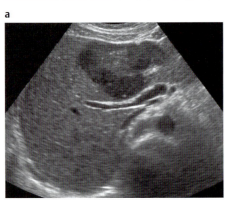

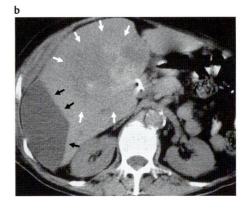

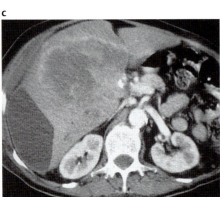

Abb. 9.48 a Dieses cholangiozelluläre Karzinom ist im Randbereich sehr echoarm. Gestaute Gallenwege sind nicht zu erkennen. (Herzlichen Dank an Prof. Wermke, Charité, für die Überlassung dieses Bildes.) b Bei einem anderen Patienten ist der Tumor (weiße Pfeile) unregelmäßig begrenzt und hypodens. Nebenbefundlich liegt noch ein subkapsuläres Bilom (Galleverhalt, schwarze Pfeile) vor. c Nach Kontrastmittelgabe reichert der Tumor das Kontrastmittel typischerweise in der Peripherie an.

ausgeschlossen haben. Alexa hat fokale Veränderungen in der Leber nicht finden können. Sie will schon zum nächsten Patienten übergehen, als Gregor vorbei kommt und die Leberveränderung zum Lehrbuchbeispiel erklärt (Abb. 9.**49**). Alexa ist zunächst verdattert und schaut dann noch einmal genau hin.

❑ *Welche Diagnose stellen Sie?*

Leberverfettung: Die Verfettung der Leber ist häufig (Abb. 9.**50 a, b**). Die Pathologen sehen sie bei ca. 25 % aller ansonsten gesunden Erwachsenen. Sie kann sich in einigen Wochen entwickeln und auch wieder verschwinden. Neben falscher Ernährung können ein Diabetes mellitus oder eine Chemotherapie zu dieser Veränderung führen (Abb. 9.**50 c**). Die Verfettung kann die gesamte Leber betreffen (Fettleber) oder segmental erfolgen, im letzteren Fall muss sie von fokalen Leberherden abgegrenzt werden. Umschriebene Leberverfettungen sind häufig lateral des Lig. falciforme hepatis zu erkennen. In kritischen Fällen helfen ein MRT der Leber mit und ohne Fettsättigung oder die Stanzbiopsie.

Leberzirrhose: Bei der Leberzirrhose treten einige Veränderungen auf, die sich mit Bild gebenden Verfahren erkennen lassen. Die Leber schwillt zunächst an, ihre Kontur wird unregelmäßig, und es bilden sich Regeneratknoten (Abb. 9.**51 a**). Später schrumpft die Leber, und es kommt zur Ausbildung einer portalen Hypertension (Abb. 9.**51 b**). Die Folgen sind eine Splenomegalie, Aszites sowie die Ausbildung von Kollateralkreisläufen, häufig über die Venen des Magenfundus und Ösophagus. Diese Varizen können leicht und potenziell letal bluten. Helfen kann dann der Radiologe, indem er einen transjugulären intrahepatischen portalvenösen Stent-Shunt (TIPSS) implantiert und so den Pfortaderhochdruck senkt (s. S. 86).

! In einer zirrhotisch veränderten Leber können fokale Herde, z. B. Metastasen oder das hepatozelluläre Karzinom, maskiert werden und unentdeckt bleiben.

Hämochromatose: Die Hämochromatose ist im CT an der diffusen Erhöhung der Leberdichte, v. a. im Vergleich mit der Milz und den Lebergefäßen, zu erkennen (Abb. 9.**52**). Später entwickelt sich eine Leberzirrhose mit allen Begleiterscheinungen. Diese Erkrankung junger Menschen zwingt häufig zur Lebertransplantation.

❑ *Diagnose:* Alexa muss gestehen, dass sie die diffuse Verfettung der Leber von Frau von Assbach zunächst ganz einfach nicht wahrgenommen hat. Gregor weiß, warum: „Du hast Dich wahrscheinlich zu sehr auf die Anamnese konzentriert. Metastasen waren keine da, und da hast Du die Untersuchung einfach abgehakt. Ist ja in diesem Fall auch keine Katastrophe. Aber von den Bildern brauch ich eine Kopie für meine Sammlung."

Fall Margarethe von Assbach

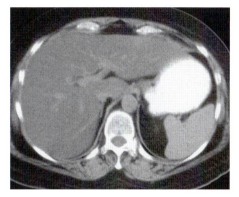

Abb. 9.**49** Betrachten Sie den entscheidenden CT-Schnitt von Frau von Assbach. Können Sie etwas feststellen?

Abb. 9.**50**–9.**52** ▶

Verfettung der Leber

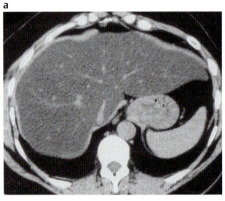

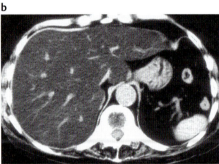

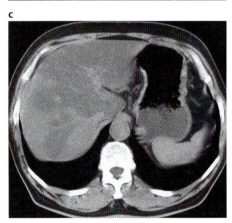

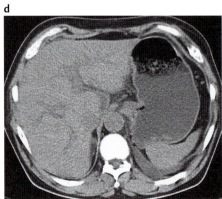

Leberzirrhose

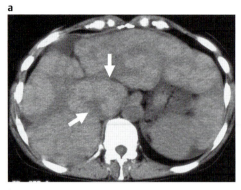

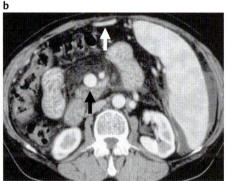

Abb. 9.**51 a** Bei diesem Patienten mit einer fortgeschrittenen Leberzirrhose sind bereits vor Kontrastmittelgabe die dichten Regeneratknoten in der Leber sichtbar. Die Oberfläche des Organs ist ebenfalls knotig, der Lobus caudatus (Pfeile) ist hypertrophiert. **b** Kommt es zur portalen Hypertension, ist die Milz vergrößert, die V. mesenterica (schwarzer Pfeil) häufig gestaut und die V. umbilicalis als Kollaterale wiedereröffnet (weißer Pfeil). Beachten Sie den Aszites um die Milz!

Hämochromatose

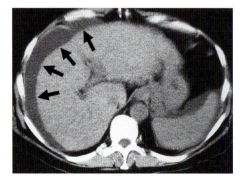

Abb. 9.**52** Die Dichte der Leber ist gegenüber der Milz erhöht. Die Leber ist bereits zirrhotisch umgebaut, ihre Oberfläche knotig verändert, und es hat sich Aszites (Pfeile) ausgebildet.

Abb. 9.**50 a** Bereits auf der CT-Aufnahme ohne Kontrastmittel setzen sich die Gefäße gegenüber der Leber heller ab. Normalerweise ist es umgekehrt. Dies ist der typische Befund einer Fettleber. **b** Nach Kontrastmittelgabe nimmt der Kontrast natürlich noch zu. Ist die Verfettung weniger ausgeprägt, lassen sich die Gefäße gar nicht abgrenzen. **c** Dieser CT-Schnitt (links) zeigt eine regionale Leberverfettung nach Chemotherapie. 8 Wochen später (rechts) stellt sich die Leber wieder normal und homogen dar.

9.8 Erkrankungen der extrahepatischen Gallenwege

> **Checkliste:** Erkrankungen der extrahepatischen Gallenwege
> - Besteht ein Ikterus?
> - Treten Koliken auf?
> - Sind Gallensteine bekannt?

*E*in Mann sieht gelb!

Fritz Stich (55) klagt seit zwei Tagen über unspezifische Oberbauchbeschwerden. Sein praktischer Arzt meint außerdem, eine leichte Verfärbung der Skleren erkannt zu haben. Paul sitzt am CT-Arbeitsplatz, als Herr Stich von der Aufnahme und der Ultraschalluntersuchung direkt zur CT-Untersuchung kommt. Der Ultraschallbefund ist handgeschrieben und nicht lesbar. Paul legt ihn zur Seite und konzentriert sich auf die CT-Untersuchung (Abb. 9.**53**).

❏ *Welche Diagnose stellen Sie?*

Cholezystolithiasis: Gallensteine werden häufig und meist eindeutig sonographisch diagnostiziert (Abb. 9.**54 a**). Oft handelt es sich dabei um Nebenbefunde, da sie keine Beschwerden verursachen. Zu den Komplikationen der Cholezystolithiasis zählen:
Akute Cholezystitis: Die Entzündung ist häufig Folge einer Obstruktion des Ductus cysticus oder Gallenblaseninfundibulums durch ein Konkrement. Sonographisch und computertomographisch zeigt sich eine Verdickung der Gallenblasenwand (Abb. 9.**54 b**), und manchmal kommt es auch zur Begleitreaktion des Leberparenchyms. Die Diagnosestellung einer Cholezystitis erfolgt jedoch anhand des klinischen Bildes.
Steinwanderung/Steineinklemmung: Eine Steinwanderung in den Ductus cysticus und den Ductus choledochus

Fall Fritz Stich

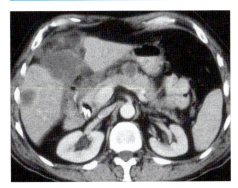

Abb. 9.**53** Was sehen Sie auf dem CT-Bild von Herrn Stich?

Cholezystolithiasis und ihre Folgen

a
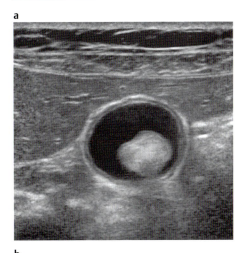

b
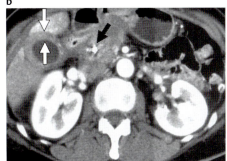

Abb. 9.54 a Das Konkrement innerhalb der Gallenblase ist sonographisch gut zu erkennen; charakteristisch ist sein Schallschatten. Die Gallenblasenwand ist normal dick. (Herzlichen Dank an Prof. Wermke, Charité, für die Überlassung dieses Bildes.) **b** Das Konkrement im Choledochus (schwarzer Pfeil) hat zu einer Entzündung der Gallenblasenwand (Cholezystitis, weiße Pfeile) geführt. Die Gallenblasenwand ist über das normale Maß von 1–2 mm hinaus verdickt.

geht immer mit Koliken einher. Bleibt der Stein im Gallenblasenhals oder Ductus cysticus stecken oder wird der Ductus choledochus durch Steine im Gang verlegt bzw. durch Steine im Ductus cysticus stenosiert (Mirizzi-Syndrom), resultiert u. a. eine Cholestase.

Gallenblasenkarzinom: Die Wand der Gallenblase und ihre Umgebung kann auch durch einen Tumor, das Gallenblasenkarzinom, infiltriert sein (Abb. 9.**55**). Risikofaktoren für die Entstehung eines Gallenblasenkarzinoms sind die Cholezystolithiasis und chronische Cholezystitis. Als Spätsymptom kann ein cholestatischer Verschlussikterus auftreten. Die Cholestase kann aber auch andere Ursachen haben (Abb. 9.**56 a**). So kann z. B. in der Gallengangsgabel ein kleines cholangiozelluläres Karzinom (*Klatzkin-Tumor*) eine ausgeprägte Cholestase hervorrufen (Abb. 9.**56 b**).

! Kleine Tumoren können das Gallengangssystem erweitern, ohne selbst im CT nachweisbar zu sein.

Gallenblasenkarzinom

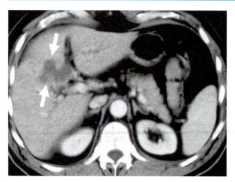

Abb. 9.55 Der Tumor liegt im Gallenblasenbett (Pfeil), infiltriert die Umgebung und nimmt kaum Kontrastmittel auf.

Cholestase

a

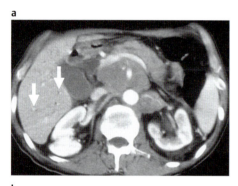

b

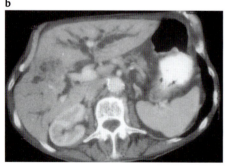

Abb. 9.56 a Sind die erweiterten Gallenwege direkt neben den Gefäßen (Pfeil) zu erkennen, ist das das „Shotgun-Sign". Kommen Sie nach dem nächsten Fall noch einmal zurück und finden Sie die Ursache der Cholestase – oder sind Sie jetzt schon soweit?

Es besteht ein Pankreaskopfkarzinom, das die Cholestase verursacht und die Mesenterialgefäße bereits infiltriert hat.

b Bei einem anderen Patienten mit einem Klatzkin-Tumor ist die Cholestase noch ausgeprägter. Der Klatzkin-Tumor selbst liegt unter der Nachweisgrenze.

Caroli-Syndrom

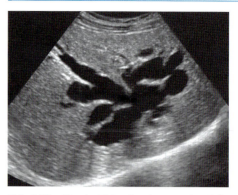

Abb. 9.57 Die deutliche Erweiterung der Gallengänge lässt sich gut erkennen. Auch Konkremente könnten gut nachgewiesen werden. (Herzlichen Dank an Prof. Wermke, Charité, für die Überlassung dieses Bildes)

Caroli-Syndrom: Das Caroli-Syndrom ist die Extremform einer Reihe von kongenitalen Erweiterungen des Gallengangssystems, die jedoch sehr selten sind. Es ist sonographisch sehr gut zu diagnostizieren, da sich die Erweiterung der Gallenwege leicht nachvollziehen lässt (Abb. 9.57, s. auch Abb. 9.42 a, S. 163).

❏ **Diagnose:** Paul erscheinen die Gallenwege nicht gestaut. Das Gallenblasenbett findet er auf jeden Fall auffällig. Ist das nun eine fortgeschrittene Cholezystitis? Aber was für ein Herd liegt da noch im Leberparenchym? Dessen Kontur ist so unscharf, dass Paul eine Zyste ausschließt. Er zählt zwei und zwei zusammen: Ein Gallenblasentumor mit Lebermetastase wäre eine gute Arbeitshypothese. Alexa, die zufällig vorbeikommt, findet, dass sei eine schlüssige Sache. Eine Woche später kommt der Patient wieder ins CT, jetzt zum Staging seines Gallenblasentumors.

9.9 Erkrankungen der Bauchspeicheldrüse

Checkliste: Erkrankungen der Bauchspeicheldrüse

- Bestehen ein Alkoholabusus, ein Diabetes mellitus?
- Klagt der Patient über epigastrische Schmerzen, die evtl. gürtelförmig ausstrahlen?
- Liegt ein Fettstuhl vor?
- Sind Kaliber und Kontur der Bauchspeicheldrüse normal?
- Stellen sich Verkalkungen dar?
- Sind die Pankreasgänge erweitert?
- Besteht eine Infiltration der Umgebung?

9.9 Erkrankungen der Bauchspeicheldrüse

Verwirrung der Säfte

Rudolf Hager (37) ist vom Leben nicht mit Samthandschuhen angefasst worden. Die regelmäßigen Frustrationen ertränkt er gelegentlich in Alkohol. Seine Fingernägel sind vom Nikotin gebräunt. Gestern Abend hat er drückende Oberbauchschmerzen entwickelt und sich heute früh zu seinem praktischen Arzt geschleppt. Der hat ihn sofort in die Notaufnahme geschickt. Hannah sitzt heute Morgen am CT-Arbeitsplatz und beschaut sich die Untersuchung, die von den Kollegen sofort erbeten wurde. Zwei Schnitte studiert sie mit besonderem Interesse (Abb. 9.58).

❏ **Welche Diagnose stellen Sie?**

Pankreatitis:
Akute Pankreatitis: Die akute Entzündung der Bauchspeicheldrüse wird in 90 % der Fälle durch Alkohol oder Gallestau verursacht (Abb. 9.59 a). Das Ausmaß der Entzündung wird meist computertomographisch bestimmt, nachdem die Diagnose bereits anhand des klinischen Bildes und der Laborparameter Amylase und Lipase gestellt wurde.

! Nicht jede Pankreatitis führt zu Veränderungen des CT-Bildes, d. h. sie ist nicht immer im CT erkennbar.

Fall Rudolf Hager

a
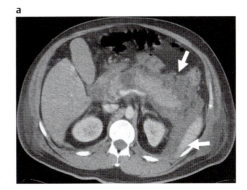

b
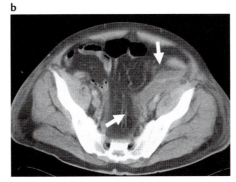

Abb. 9.58 Es sind die wesentlichen CT-Schnitte von Herrn Hager durch den Oberbauch (**a**) und durch das Becken (**b**) zu sehen. Können Sie bereits eine Diagnose stellen?

Pankreatitis

a akute Pankreatitis

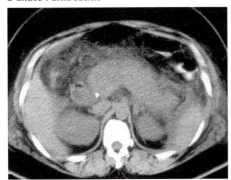
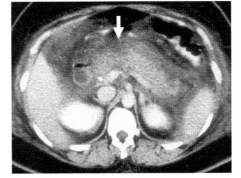

b chronische Pankreatitis

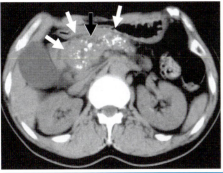

Abb. 9.**59 a** Der native CT-Schnitt durch Korpus und Schwanz des Pankreas zeigt die Auftreibung und Unschärfe des Organs (links). Nekrosestraßen lassen sich bis um die Milz herum verfolgen. Nach Kontrastmittelgabe ist ein Perfusionsdefekt im Korpus (rechts, Pfeil) zu erkennen. Hier liegt eine partielle Organnekrose vor. **b** Die chronische Pankreatitis ist durch grobschollige Verkalkungen im Verlauf des Pankreas (weiße Pfeile) gekennzeichnet. Der Ductus pancreaticus ist erweitert (schwarzer Pfeil).

In der Regel schwillt aber das Organ an und bekommt unscharfe Konturen. Es entwickelt sich eine Infiltration der direkten Umgebung. Das verdauende Pankreassekret bahnt sich seinen Weg durch das Retroperitoneum, d. h. bis zur Niere und am M. iliopsoas entlang nach kaudal. Es bilden sich „Nekrosestraßen" und „Pseudozysten" aus (s. auch Abb. 7.**11**, S. 86).

! Das Ausmaß der Pankreasnekrose korreliert mit der Prognose.

Chronische Pankreatitis: Eine chronische Entzündung der Bauchspeicheldrüse ist die Folge rezidivierender Entzündungsschübe (Abb. 9.**59 b**), oft bei chronischem Alkoholabusus. Es kommt zu Verkalkungen im Verlauf des Parenchyms, zu Erweiterungen des Ductus pancreaticus und manchmal zur Ausbildung von Pseudozysten.

Pankreastumoren:
Pankreasadenom: Ein gutartiges Pankreasadenom ist in der Bildgebung nur schwer von einem Pankreaskarzinom zu unterscheiden (Abb. 9.**60**). Es wird, wie ein eindeutiges Karzinom, immer histologisch abgeklärt. Das kann durch eine ultraschall- oder CT-gestützte Stanzbiopsie erfolgen.
Pankreaskarzinom: Das Pankreaskarzinom macht, wenn es sich im Kopf des Pankreas entwickelt, in der Hälfte der Fälle durch einen Ikterus auf sich aufmerksam (Abb. 9.**61 a, b**). Ansonsten sind die Symptome eher unspezifisch. Im CT ist jede Konturunregelmäßigkeit des Pankreas verdächtig und sollte genau analysiert werden (Abb. 9.**61 c**). Im Vergleich zum umgebenden Parenchym ist der Tumor in der Regel hypovaskularisiert. Sind der

Pankreasadenom

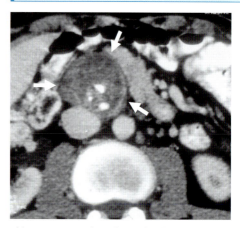

Abb. 9.**60** Sie sehen den Befund eines mikrozystischen Pankreasadenoms. Der vor der V. cava und Aorta liegende Tumor (Pfeile) weist die typischen Verkalkungen und kleine Zysten auf. Eine histologische Untersuchung ist aber trotzdem notwendig.

Pankreaskarzinom

a
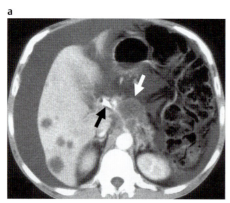

b
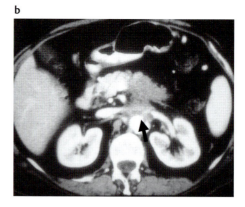

c
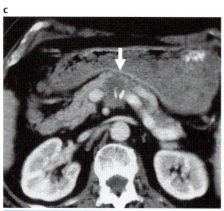

Abb. 9.**61 a** Der CT-Schnitt zeigt das Vollbild eines inoperablen Pankreaskarzinoms. Der Tumor (weißer Pfeil) umgibt den Truncus coeliacus vollständig. Er hat zu einem Gallestau geführt, der bereits durch einen Choledochusstent (schwarzer Pfeil, hier das Stentende im Duodenum) drainiert ist. Lebermetastasen und ein ausgeprägter Aszites liegen bereits vor. Der Grund für den Aszites ist am ehesten eine Peritonealkarzinose. **b** Bei diesem Patienten infiltriert der Tumor das Duodenum und den paraaortalen Raum (Pfeil). **c** Hier treibt der Tumor die Kontur des Organs nur minimal auf. Erst nach Kontrastmittelgabe ist er als Perfusionsdefekt (Pfeil) zu erkennen.

9.10 Veränderungen von Peritoneum und Retroperitoneum

Inselzelltumor

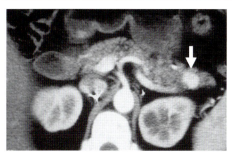

Abb. 9.**62** Dieses Insulinom (Pfeil) nimmt in der arteriellen Phase nach Kontrastmittelgabe kräftig Kontrastmittel auf. Kleine Tumoren können sich der Bildgebung komplett entziehen.

Truncus coeliacus, die Pfortader oder die Mesenterialgefäße vom Tumor umgeben, ist die Operation wenig Erfolg versprechend. Schwierig ist das Auffinden eines Karzinoms in einem entzündlich veränderten Organ.

! Bei der Diagnostik eines Pankreaskarzinoms interessiert v. a. die Operabilität.

Inselzelltumor: Ein Inselzelltumor wird in der Regel durch die klinischen Symptome infolge seiner Hormonproduktion diagnostiziert. Die Bildgebung erfolgt hauptsächlich zur präoperativen Ortung (Abb. 9.**62**).

❏ *Diagnose:* Hannah hat schon aufgrund der typischen Symptomatik eigentlich nur die akute Pankreatitis erwogen. Diese ist bei Herrn Hager schwer, da Nekrosestraßen fast bis in die Leiste hineinziehen und ein Nekrosedefekt im Korpusbereich vorliegt. Wahrscheinlich werden sich Pseudozysten herausbilden. Auf Herrn Hager kommen schwere Wochen zu.

9.10 Veränderungen von Peritoneum und Retroperitoneum

Checkliste: Veränderungen von Peritoneum und Retroperitoneum

- Ist die Raumforderung liquide oder solide?
- Ist die Raumforderung nodulär oder flächig?

*I*rgendwo zwischendrin

Hanni Bimbach (64) hat innerhalb weniger Wochen 6 kg abgenommen. Richtig wohl fühlt sie sich seit mindestens zwei Monaten nicht mehr. Hazim begutachtet als erster das Abdomen-CT, das zur Klärung der Gewichtsabnahme veranlasst wurde. Im Bereich des Abdomens fällt ihm ein Befund auf, den er einem Organ nicht zuordnen kann (Abb. 9.**63**). Er stellt sich erst einmal ganz dumm.

Fall Hanni Bimbach

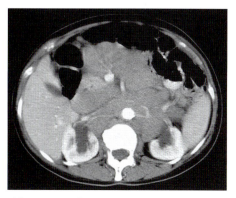

Abb. 9.**63** Analysieren Sie das wesentliche CT-Bild von Frau Bimbach. Was fällt sofort auf?

❏ *Welche Diagnose stellen Sie?*

Aszites: Ein Aszites entwickelt sich bei einer Vielzahl von Erkrankungen, häufig z. B. bei einer *Leberzirrhose* (s. Abb. 9.**47 b**, S. 168). Aber auch eine Tumorabsiedlung direkt im Abdomen, die *Peritonealkarzinose*, geht mit Aszites einher (Abb. 9.**64 a**). Ist die Peritonealkarzinose schwer, kann es zu Tumorknoten oder Infiltrationen im Netz („Omental Caking" auf neudeutsch, Abb. 9.**64 b, c**) sowie zu einem paralytischen Ileus (Abb. 9.**64 d**) kommen.

! Bei Aszites muss immer nach der Ursache gefahndet werden.

Teratom: Ein Teratom ist ein seltener Nebenbefund im Abdomen (Abb. 9.**65**). An seinem Fettgehalt und etwaigen Zahnanlagen kann man ihn gut erkennen.

Retroperitoneale Lymphknotenvergrößerungen: Diese treten v. a. bei einem Lymphom auf. Typisch ist ihre noduläre Struktur (Abb. 9.**66**).

Retroperitonealfibrose: Diese Erkrankung, auch als Morbus Ormond bezeichnet (Abb. 9.**67**), kann medikamentös induziert sein. Häufig bleibt ihre Ursache jedoch unklar. Da eine Infiltration des Retroperitoneums durch Metastasen genauso aussehen kann, ist die Stanzbiopsie zur histologischen Abklärung notwendig.

❏ *Diagnose:* Hazim hat natürlich die noduläre Struktur der retroperitonealen Raumforderung sofort erkannt. Bis zum Beweis des Gegenteils hält er das für ein Lymphom. Mit der Station macht er gleich einen Punktionstermin aus. Vielleicht lässt PD Schicke ihn ja mal ran, hofft er. Die Onkologen werden sich freuen, die Diagnose so prompt verifiziert zu bekommen.

! Eine retroperitoneale Raumforderung ist histologisch immer abzuklären.

Peritonealkarzinose

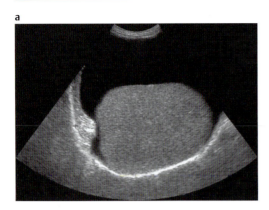
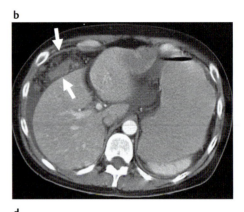
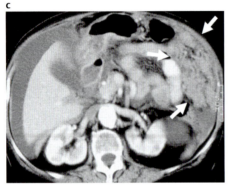
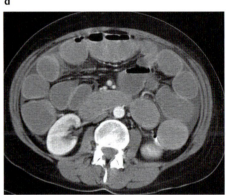

Abb. 9.**64 a** Der transversale Ultraschall-Schnitt zeigt die von Aszites umgebene Leber. An der Unterfläche des Zwerchfells stellt sich eine Raumforderung dar. Es handelt sich um eine Tumorabsiedlung auf dem Peritoneum bei einem Pankreaskarzinom. (Herzlichen Dank an Prof. Wermke, Charité, für die Überlassung dieses Bildes.) **b** Im CT eines anderen Patienten sind Tumorknoten in dem der Leber vorgelagerten kleinen Netz (Pfeil) sichtbar. **c** Die flächige Infiltration des großen Netzes („Omental Caking", Pfeil) findet sich auf einem weiteren Schnittbild. **d** Bei schwerer Peritonealkarzinose kann es in der Endphase zu einem paralytischen Ileus kommen, d. h. alle Darmschlingen sind dann weit gestellt.

Teratom

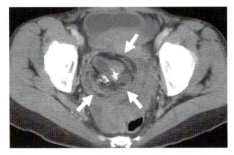

Abb. 9.**65** Die Fettlamellen und die Verkalkungen im Tumor, die wahrscheinlich Zahnanlagen entsprechen, sind gut zu erkennen.

Retroperitoneales Lymphom

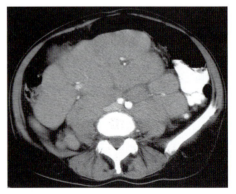

Abb. 9.**66** Das gesamte Abdomen ist bei diesem Patienten mit vergrößerten Lymphknoten ausgefüllt, die Mesenterialgefäße sind von Lymphknoten umgeben und verlagert.

Retroperitonealfibrose

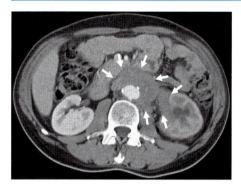

Abb. 9.**67** Das fibrotisch veränderte Gewebe im Retroperitonealraum (Pfeil) umgibt die Aorta, infiltriert das Mesenterium und greift auf den Nierenhilus über.

9.11 Gregors Test

Freitag gegen 15 Uhr hat sich der Lärm am Magen-Darm-Platz gelegt. Doehlke, der Pfleger aus dem zweiten Durchleuchtungsraum, hat vom Kiosk die guten Bockwürste und Brötchen besorgt. „Brösselt mir mit den Schrippen nicht in die Kiste!", ermahnt er die PJler, die sich vollzählig kauend um die Entwicklungsmaschine versammelt haben. Plötzlich kommt Bewegung in die Runde. Am anderen Ende des langen Korridors wird ein heller Schopf gesichtet. „Das blonde Fallbeil!", stöhnt Paul auf. „Packt schnell die Würste weg!" Alexa blitzt ihn wütend an. Gregor schlendert heran und pfeffert ausgelassen eine Ladung Röntgentüten auf den Tisch vorm Lichtkasten. „Hallo, Sportsfreunde. Hier riechts so gut. Habt Ihr noch 'ne Wurst für 'nen armen Assi?" „Leider alle schon vergeben", heuchelt Paul. „Du darfst bei mir mal abbeißen", tönt Alexa. Paul wird blass, und Hannah grinst sich eins. Gregor räuspert sich und beißt – ganz vorsichtig – ein Stück ab. „Ähäm, vielen Dank, Alexa. Was wollt ich noch gleich? Ach ja, ich hab hier ein paar Fälle für Euch, vor dem Wochenende sozusagen. Heh, Paule, willst Du anfangen?" „Der ist indisponiert", erklärt Hannah, schiebt Paul in die zweite Reihe und baut sich vor dem Lichtkasten auf. „Lass sehen, was Du hast, Gregor!"

Versuchen Sie es ebenfalls (Abb. 9.**68**)! Die Auflösung zu den Testfällen finden Sie auf Seite 291.

Testfälle

a
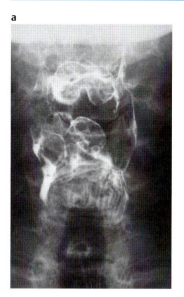

b
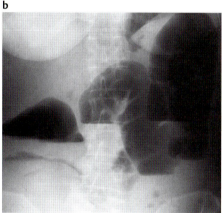

c
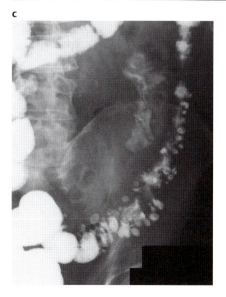

▶

9 Gastrointestinaltrakt

Testfälle *(Fortsetzung)*

d
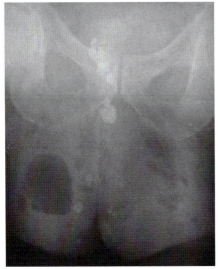

e
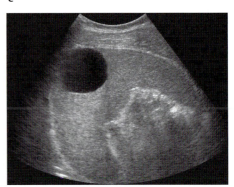

f
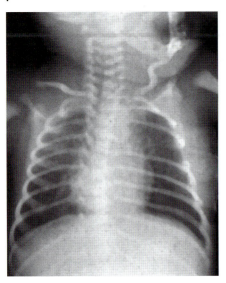

g
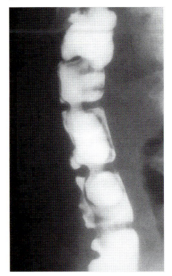

h
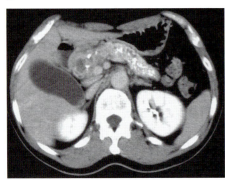

i
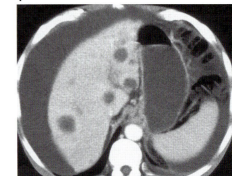

Abb. 9.**68** a–i

10 Urogenitaltrakt

Die Ultraschalluntersuchung und die Computertomographie sind heutzutage die wesentlichen Bild gebenden Verfahren in der Uroradiologie. Vor allem die Nierensonographie ist eine sehr wichtige und oft durchgeführte Untersuchung, sodass Sie die Grundregeln kennen sollten.
Tumoren der Nieren und der Nebennieren werden v. a. sonographisch, computer- und magnetresonanztomographisch diagnostiziert. Konkremente in den Nieren werden sonographisch, in den Nieren und Ureteren computertomographisch erfasst (Tab. 10.**1**). Das konventionelle Röntgen – im Wesentlichen also das intravenöse Uro- oder Pyelogramm (IVP) – ist deutlich in den Hintergrund getreten. Der Verlauf der Ureteren lässt sich auch im Rahmen einer CT-Untersuchung im Topogramm, einer Übersichtsradiographie zur Planung der CT-Untersuchung, erfassen.
Erkrankungen des unteren Urogenitaltraktes werden v. a. endoskopisch gesichert. Spezialuntersuchungen der unteren Harnwege und Geschlechtsorgane werden von den Urologen und Gynäkologen durchgeführt und sind für Sie in der Radiologie kaum von Bedeutung.

10.1 Wie betrachtet man ein Nierensonogramm?

Die Nierensonographie ist nur im Rahmen einer Ultraschalluntersuchung des gesamten Oberbauchs durchzuführen. Warum? Weil spätestens bei der nächsten Visite vergessen ist, dass die Ultraschalluntersuchung nur auf die Niere beschränkt war.
Bei der Nierensonographie liegt der Patient bequem auf dem Rücken. Die untersuchte Seite darf etwas angehoben werden. Die Niere wird von dorsolateral aufgesucht und die Längsachse des Schallkopfes mit der Längsachse der Niere zur Deckung gebracht. In diesen Längsschnitten lassen sich die Nierengröße, die Relation von Rinde zu Mark sowie das Kaliber, die Konfiguration und Größe des Nierenbeckens am besten bestimmen (Abb. 10.**1a**). Anschließend wird der Schallkopf um 90° gedreht und die Niere in axialen Schnitten angesehen. Wesentlich für die Bildbeurteilung ist – wie bei allen paarigen Organen – der Seitenvergleich. Schließlich wirft man auch einen Blick auf die möglichst prall gefüllte Harnblase.

Haben Sie die Nierenmaße im Kopf?
Die gesunde Niere eines Erwachsenen ist ca. 13 cm lang und 4 – 6 cm breit. Die Dicke der Nierenrinde schwankt um 12 mm. Das Nierenbecken hat eine Längsausdehnung von etwa 4 cm.

Ich sehe eine Auffälligkeit – was nun?

Sehen Sie sonographisch eine **Raumforderung der Niere**, ist die Echogenität diagnostisch Weg weisend:
- Eine normale Nierenzyste ist echofrei.
- Ein Konkrement weist einen dorsalen Schlagschatten auf.
- Im Mittelabschnitt der Niere stellt sich häufig eine kräftige Parenchymstruktur, die Bertin-Säule, als Normvariante dar (Abb. 10.**1b**).
- Alle anderen Raumforderungen sind computertomographisch abzuklären.

! Prüfen sie die Atembeweglichkeit der Niere auf dem M. iliopsoas. Ist sie eingeschränkt bzw. aufgehoben, hat der raumfordernde Prozess die Fettkapsel der Niere überschritten.

Erscheinen die **Harnwege gestaut**, versuchen Sie die Höhe der Harnwegsobstruktion zu finden. Die Dicke des Nierenparenchyms sagt etwas über die Dauer der Harnwegsobstruktion aus.
Ist die **Niere deutlich geschrumpft** oder das **Nierenparenchym fokal verdünnt**, sind die Nierenarterien zu untersuchen.
Ist das **Nierenparenchym geschwollen**, können eine Entzündung, eine diffuse Infiltration, z. B. durch ein Lymphom, oder eine venöse Stauung vorliegen.
Nun kennen Sie die Grundregeln der Nierensonographie. Jetzt wagen wir uns an den ersten Patienten.

Tabelle 10.1 **Empfehlungen für die radiologische Diagnostik**[1]

Indikation	radiologisches Untersuchungsverfahren	Bemerkungen
Erkrankungen der Niere:		
Hämaturie	Sonographie	zum Nachweis von Konkrementen und Tumoren der Niere, Harnblase, Prostata
	Computertomographie	zeigt Tumoren der Harnleiter
	intravenöses Pyelogramm (IVP)	zeigt Tumoren der Harnleiter
V.a. renalen Hypertonus	Sonographie	zur Abschätzung der Nierengröße und zur Beurteilung des Nierenparenchyms
	Doppler-Sonographie der Aa. renales	diagnostisch nicht sensitiv genug
	Angiographie der Aa. renales	nur bei jungem Menschen mit therapieresistentem Hypertonus und geplanter Nierenarterienangioplastie indiziert
Niereninsuffizienz	Sonographie	zur Abschätzung der Nierengröße, zur Beurteilung des Nierenparenchyms, zum Nachweis einer Harnstauung
Nephrolithiasis mit Kolik	natives Computertomogramm (CT)	zum Konkrementnachweis in Niere und Ureter
	Sonographie	nur zur Verlaufsbeobachtung unter Therapie
V.a. Nierentumor	Sonographie	zur Unterscheidung zwischen zystischem und solidem Tumor
	CT	bei anhaltendem V.a. Nierentumor und zum Staging
Harnverhalt	Sonographie	zur Abschätzung der Nierengröße, zur Beurteilung des Nierenparenchyms, zum Nachweis einer Harnstauung (nach Katheterisierung der Harnblase ohne Normalisierung der Laborwerte)
Erkrankungen der Nebenniere:		
V.a. Nebennierentumor	CT	zum Nachweis und zur Charakterisierung eines Nebennierentumors
	Magnetresonanztomographie (MRT)	s.o.
Erkrankungen der Prostata:		
Prostatitis-Syndrom	Sonographie	zur Beurteilung des Harnblasenvolumens vor und nach dem Wasserlassen, zum Nachweis von Blasensteinen
V.a. Prostatatumor	transrektale Sonographie	bei auffälligem klinischen Untersuchungsbefund der Prostata indiziert und zur Biopsieentnahme
Erkrankungen des Hodens:		
Hodenschmerzen, V.a. Hodentumor	Sonographie	zur Unterscheidung testikulärer von extratestikulären Tumoren
V.a. Hodentorsion	Doppler-Sonographie	nur bei unklarer Symptomatik indiziert

[1] nach: RCR Working Party. Making the best use of a Department of Clinical Radiology. Guidelines For Doctors (Fourth Edition). London: The Royal College of Radiologists, 1998

10.2 Renale Raumforderungen

Nierensonogramm: Normalbefunde

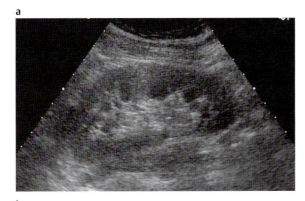

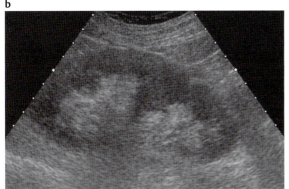

Abb. 10.1 a Sie sehen einen sonographischen Längsschnitt durch die Niere. So können Größe, Parenchymdicke und Beschaffenheit des Nierenbeckens am besten beurteilt werden. **b** Ist das Nierenbecken in einen oberen und einen unteren Anteil segmentiert, kann das Nierenparenchym dazwischen sehr kräftig sein (Bertin-Säule). Dabei handelt es sich um eine Normvariante ohne Krankheitswert.

Checkliste: Renale Raumforderungen

- Ist die Läsion zystisch, solide und/oder fetthaltig?
- Ist die Läsion solitär, unilateral?
- Nimmt sie Kontrastmittel auf (CT)?
- Ist der Blutfluss in der Nierenvene normal?
- Sind paraaortale Lymphknotenvergrößerungen zu erkennen?
- Bewegt sich die Niere auf dem M. iliopsoas frei (Sonographie)?

Das schlimme Ding in der Niere

Johnny Drip (54) ist von seinem Hausarzt wegen allgemeinen Unwohlseins einmal richtig unter die Lupe genommen worden. Ein unklarer Nierenbefund im Sonogramm hat den Kollegen veranlasst, Herrn Drip zur weiteren Diagnostik zu schicken. Paul schaut sich kurz das Nierensonogramm an, bevor er den intravenösen Zugang legt (Abb. 10.2 a). Für die Drei-Phasen-CT-Untersuchung der Niere nimmt er sich mehr Zeit (Abb. 10.2 b).

 Drei-Phasen-CT-Untersuchung der Niere
Diese Nierenuntersuchung setzt sich aus dem nativen Scan, dem Scan in der arteriellen Phase der Kontrastmittelanflutung und dem Scan in der Parenchymphase zusammen.

Konkremente sind am besten ohne Kontrastmittel zu sehen. Hypervaskularisierte Tumoren wie z. B. das Nierenzellkarzinom stellen sich am besten in der arteriellen Phase und Zysten am besten in der Parenchymphase dar.

Fall Johnny Drip

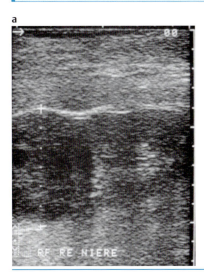

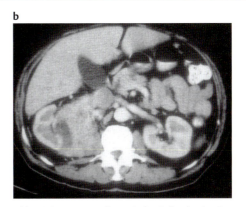

Abb. 10.2 Dargestellt sind die Befunde der Sonographie (**a**) und der Computertomographie (**b**) von Johnny Drip. Was fällt Ihnen auf?

Welche Diagnose stellen Sie?

Nierenzyste: Die Nierenzyste ist eine harmlose Normvariante der Niere, die bei ca. 30 % der älteren Patienten angetroffen wird. Oft tritt sie an beiden Nieren und zusammen mit Leberzysten auf (Abb. 10.3). Die Nierenzyste hat eine dünne, glatte Begrenzung und ist sonographisch vollkommen echofrei bzw. computertomographisch von gleicher Dichte wie Wasser. Sie liegt v. a. in der Nierenrinde, kann aber auch in den Nierenhilus hineinragen, sodass sie dann von einem erweiterten Nierenbecken abzugrenzen ist.

! Alle zystischen Strukturen, auf die diese Beschreibung der Nierenzyste nicht zutrifft, sind kontroll- oder histologiepflichtig.

Nierenzyste

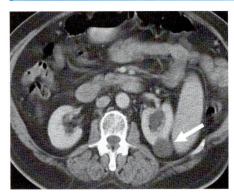

Abb. 10.3 Die Nierenzyste ist scharf begrenzt (Pfeil), zeigt eine niedrige, wasseräquivalente Dichte und nimmt kein Kontrastmittel auf. Bei diesem Patienten ist außerdem das Nierenbecken erweitert, sodass die Abgrenzung zu einer parapelvinen Zyste erst nach Auffüllung des Nierenbeckens mit Kontrastmittel sicher möglich ist.

Zystennieren

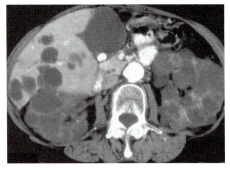

Abb. 10.4 Bei den Zystennieren wird das Nierenparenchym durch multiple Zysten verdrängt. Diese Zysten können Verkalkungen und Flüssigkeiten unterschiedlicher Dichte enthalten. Bei diesem Patienten sind begleitend auch noch mehrere Zysten in der Leber erkennbar.

Hufeisenniere

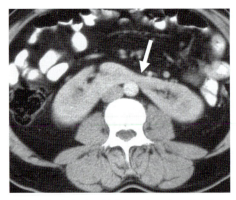

Abb. 10.5 Bei der Hufeisenniere ist eine Parenchymbrücke (Pfeil) vor der Aorta zu erkennen. Beide Nieren sind nach kaudal und medial verlagert.

Nierenabszess

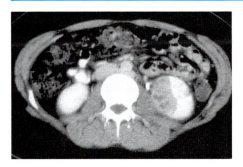

Abb. 10.6 In der linken Niere stellt sich in der Parenchymphase, d. h. in der Phase, in der das Nierenparenchym intensiv Kontrastmittel ausscheidet, ein hypodenser subkapsulärer Herd mit zentraler Einschmelzung dar.

Angiomyolipom der Niere

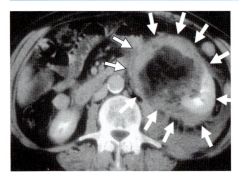

Abb. 10.7 Dieser Patient stellte sich mit akuten starken Lendenschmerzen vor. Im CT zeigt sich, dass es um die linke Niere herum zu einer Einblutung (Pfeile) gekommen ist. In diesem Hämatom sind deutlich fetthaltige Strukturen zu erkennen, die für das Angiomyolipom charakteristisch sind. Die Niere wurde entfernt.

Zystennieren: Zystennieren führen im Erwachsenenalter oft zu einer dialysepflichtigen Niereninsuffizienz. Häufig gehen sie auch mit einem arteriellen Hypertonus einher. Die Zysten treiben die Nieren auf und zeigen im CT unterschiedliche Dichten, wahrscheinlich als Folge stattgehabter Einblutungen (Abb. 10.**4**). In 30 % der Fälle findet man auch Zysten in der Leber.

Hufeisenniere: Die Hufeisenniere, gekennzeichnet durch eine partielle Fusion der Nieren am Ober- oder Unterpol, ist eine Normvariante der Nieren ohne Krankheitswert (Abb. 10.**5**). Sonographisch kann sie jedoch Anlass zu Fehlinterpretationen sein.

Nierenabszess: Bei einer Pyelonephritis können sich auch Abszesse in der Niere bilden (abszedierende Pyelonephritis, Abb. 10.**6**). Die klinischen Symptome weisen dann auf den entzündlichen Charakter der Raumforderung hin.

Angiomyolipom: Das Angiomyolipom ist das Hamartom der Niere (Abb. 10.**7**). Es ist in 10 % der Fälle mit der tuberösen Sklerose assoziiert. Das Hamartom ist gutartig, enthält Fett und wird häufig durch eine Blutung in den Tumor selbst klinisch auffällig.

Lymphom der Niere: Ein Lymphom kann sich auch in der Niere manifestieren und als umschriebene Raumforderung imponieren (Abb. 10.**8**). Bei erfolgreicher Therapie bildet es sich unter Narbenbildung zurück.

Nierenzellkarzinom: Um ein Nierenzellkarzinom handelt es sich in 80 % aller Nierentumoren (Abb. 10.**9 a**). Das Nierenzellkarzinom wird v. a. bei älteren Erwachsenen angetroffen. Bei einer Größe < 2,5 cm im Durchmesser ist es mittels Bild gebender Verfahren nicht vom Nierenadenom zu unterscheiden, das als Frühform des Nierenzellkarzinoms gilt (Abb. 10.**9 b**). Das Nierenzellkarzinom ist sehr gefäßreich, kann Verkalkungen und Nekrosen enthalten und wächst charakteristischerweise entlang der Nierenvenen, manchmal auch über die V. cava bis in den rechten Vorhof hinein. Lymphknotenmetastasen finden sich zuerst

Lymphom der Niere

a

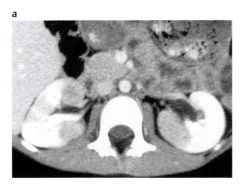

b

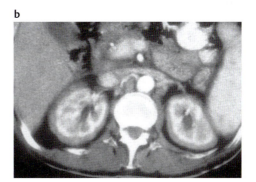

Abb. 10.**8 a** Bei dieser Patientin mit histologisch gesichertem Lymphom sind beide Nieren befallen. Das Nierenparenchym erscheint beidseits fokal aufgetrieben und nimmt vermindert Kontrastmittel auf. Unter Therapie bildete sich diese Lymphommanifestation komplett zurück. **b** Bei diesem Patienten mit einem Lymphom sind beide Nieren von einem Gewebesaum umgeben. Auch hier hat das Lymphom beide Nieren befallen.

Nierenzellkarzinom und -adenom

a Nierenzellkarzinom

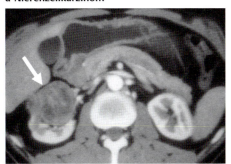

b Nierenadenom

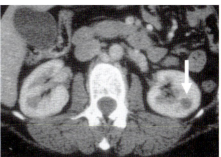

Abb. 10.**9 a** Hier zeigt die rechte Niere eine große Raumforderung (Pfeil), die gegenüber dem intensiv Kontrastmittel ausscheidenden Nierenparenchym hypodens erscheint. Der früher auch Hypernephrom genannte Tumor ist jedoch stark vaskularisiert. Der nächste Blick muss nun die Durchgängigkeit der V. renalis und die Beschaffenheit der Lymphknoten im Bereich des Nierenhilus prüfen. **b** Dieser Herd stellt sich als Nierenadenom heraus (Pfeil). Adenome können radiologisch nur schwer von Nierenzellkarzinomen unterschieden werden und werden daher als solche behandelt bis der Gegenbeweis erbracht ist.

paraaortal in Höhe des Nierenhilus. Die Metastasen sind ebenfalls sehr gefäßreich, weshalb bei anstehender Metastasenentfernung auch manchmal eine radiologisch-interventionelle Embolisation gewünscht wird. Besteht der Verdacht auf ein Nierenzellkarzinom, wird immer operiert. Die Entnahme einer Gewebeprobe gilt als kontraindiziert.

Hämatom im Nierenlager: Ein Hämatom im Nierenlager kann posttraumatisch bedingt sein, v. a. bei eingeschränkter Gerinnung. Es kann aber auch spontan oder nach einem Bagatelltrauma auftreten (Abb. 10.**10**).

Urinom: Zu einem Urinom kann es nach Verletzung des Nierenbeckens oder des Ureters kommen (Abb. 10.**11**). Kennzeichen eines Urinoms ist eine Flüssigkeitsansammlung von wasseräquivalenter Dichte, meist um die Niere herum.

Nierenbeckentumor: Ein Nierenbeckentumor ist deutlich seltener als ein Nierenzellkarzinom. Er geht vom Urothel aus und wird durch die Hämaturie symptomatisch. Computertomographisch ist er am besten in den späten Kontrastmittelphasen zu erkennen, und zwar dann, wenn er als Aussparung in dem mit Kontrastmittel gefüllten Nierenbecken imponiert (Abb. 10.**12**).

! Die Bildgebung dient v. a. dem Staging.

❏ **Diagnose:** Schon aufgrund des auffälligen Nierensonogramms hat Paul v. a. an ein Nierenzellkarzinom gedacht. Das CT hat ihn bestätigt und das Ausmaß des Tumors mit Einwachsen von Tumormassen in die V. cava gezeigt. Das ist ein typisches Bild bei einem fortgeschrittenen Nierenzellkarzinom. Wäre Herr Drip ein halbes Jahrhundert jünger, müsste Paul neben entzündlichen Prozessen v. a. einen Wilms-Tumor in Betracht ziehen (Abb. 10.**13**). Dieser Tumor kommt gerne bilateral vor und ist bei Diagnosestellung meist so groß, dass er im Abdomen tastbar ist. Häufig kommt es zu Einblutungen und zentralen Nekrosen. Positiv ist seine hohe Therapieempfindlichkeit.

! Die CT-Untersuchung der Niere erfolgt nativ sowie in der arteriellen und parenchymatösen Kontrastmittelphase. Besteht der Verdacht auf einen Tumor der ableitenden Harnwege, erfolgt die CT-Untersuchung zusätzlich in der Ausscheidungsphase.

Hämatom im Nierenlager

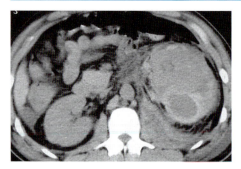

Abb. 10.**10** Im nativen CT erkennt man eine sehr inhomogene Raumforderung im linken Nierenlager, die die Niere nach ventral luxiert. Bei den dichten Anteilen der Raumforderung handelt es sich um frisch geronnenes Blut. Die Ursache der Blutung bei diesem Patienten war eine extrakorporale Stoßwellenlithotripsie (ESWL) zur Zertrümmerung von Nierensteinen.

Urinom

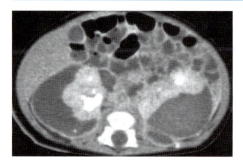

Abb. 10.**11** Bei diesem Kind (die Epiphysenfugen des Wirbelkörpers sind noch nicht durchbaut!) wurde versucht, den Harnabfluss aus beiden Nieren über eine externe perkutane Drainage (Nephrostoma) zu sichern. Dabei kam es auf beiden Seiten zur Leckage des Nierenbeckens, sodass die Nieren nun von Flüssigkeit (Harn) umgeben sind. In beiden Nierenbecken sind Konkremente zu erkennen.

Nierenbeckentumor

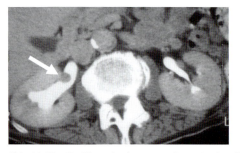

Abb. 10.**12** Ein Nierenbeckentumor kann in den frühen Kontrastmittelphasen leicht übersehen werden. Erst wenn das ableitende Harnsystem komplett mit Kontrastmittel gefüllt ist, ist der Nierenbeckentumor (Pfeil) gut zu erkennen.

Wilms-Tumor

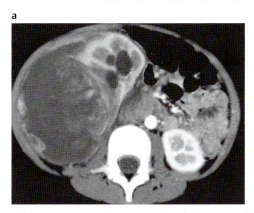

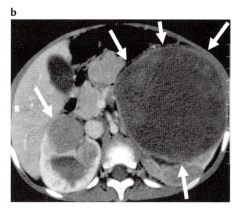

Abb. 10.**13a** Die rechte Niere ist durch den Tumor deformiert und nach ventral verlagert. Die Durchblutung der Niere ist vermindert (vergleichen Sie die Dichte der linken Niere). Das Nierenbecken ist als Zeichen der Harnabflussbehinderung deutlich dilatiert. **b** Bei einem anderen Patienten sind beide Nieren von einem Wilms-Tumor (Pfeile) betroffen.

10.3 Renaler Volumenverlust

Checkliste: Renaler Volumenverlust

- Ist der renale Volumenverlust fokal oder generalisiert?
- Ist er einseitig oder beidseitig nachweisbar?
- Besteht eine Niereninsuffizienz?
- Besteht eine Arteriosklerose?
- Sind Nierenerkrankungen bekannt bzw. abgelaufen?

*G*lück gehabt

Hermine Sauer (75) ist erst vor kurzem aus Süddeutschland zu ihren Kindern in die Stadt gezogen. Regelmäßig geht sie in die onkologische Nachsorge wegen eines Mammakarzinoms, das vor zwei Jahren entfernt wurde. Paul beschaut sich das in diesem Rahmen angefertigte Abdomen-CT. Dabei fällt ihm ein Befund an der rechten Niere auf (Abb. 10.**14**).

❑ *Welche Diagnose stellen Sie?*

Niereninfarkt: Ein Niereninfarkt kommt v. a. bei arteriosklerotischen Veränderungen der Nierenarterien vor. Meist verläuft er klinisch blande und wird im CT als Zufallsbefund erhoben (Abb. 10.**15 a**). Dann ist es oft bereits zur Abräumung des infarzierten Gewebes mit resultierender Einziehung des Nierenparenchyms gekommen. Narben anderen Ursprungs können natürlich ähnlich aussehen.

Fall Hermine Sauer

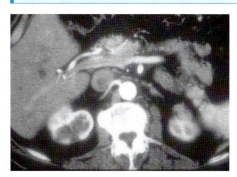

Abb. 10.**14** Hier ist der entscheidende CT-Schnitt der Frau Sauer. Was fällt Ihnen auf?

Schrumpfniere: Die Schrumpfniere beinhaltet die Volumenverminderung der gesamten Niere (Abb. 10.**15 b**). Sie geht mit einer Niereninsuffizienz einher. Grund ist eine abgelaufene Glomerulonephritis oder die Arteriosklerose der Nierenarterien.

❑ *Diagnose:* Paul sieht nur eine fokale Einziehung des Nierenparenchyms. Er diagnostiziert ganz richtig einen schon länger zurückliegenden Niereninfarkt, wahrscheinlich durch eine Embolie auf der Basis der Arteriosklerose. Konsequenzen muss das nicht haben. Die Leber ist auch im Lot, und so kann Frau Sauer beruhigt ins Café Kranzler fahren.

 Wenn auf beiden Seiten eine Schrumpfniere vorliegt, wird der Patient entweder dialysiert, oder er besitzt eine Transplantatniere. Diese müssen Sie im kleinen Becken suchen.

Nierenerkrankungen mit Volumenverlust

a Niereninfarkt

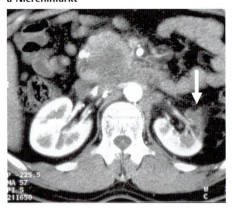

Abb. 10.**15 a** Der vordere Parenchymanteil (Pfeil) der linken Niere ist atroph und nimmt kaum Kontrastmittel auf. Hier ist vor geraumer Zeit ein Infarkt abgelaufen. Vergleichen Sie den Normalbefund auf der rechten Seite. Stellen Sie außerdem noch etwas fest?

Präaortal befindet sich ein großer Tumor, ein Lymphom.

b Schrumpfniere

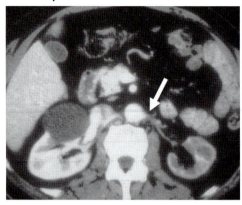

b Die linke Niere ist deutlich kleiner als die rechte und nimmt auch weniger Kontrastmittel auf. So sieht eine Schrumpfniere aus. Der Abgang der A. renalis links (Pfeil) ist gut einsehbar und zeigt eine ausgeprägte Plaquebildung, sodass diese Schrumpfniere durch die Nierenarterienstenose bedingt ist. Rechts sehen wir zusätzlich – na klar – eine Nierenzyste.

10.4 Renale Volumenzunahme

Checkliste: Renale Volumenzunahme

- Ist die renale Volumenzunahme ein- oder beidseitig?
- Sind zwei Nieren erkennbar?
- Besteht eine Harnabflussbehinderung?

Warum sind die so groß?

Von Lieselotte Piesel (34) sind Auskünfte über ihre Beschwerden kaum zu bekommen, da sie aufgrund einer frühkindlichen Meningitis geistig behindert ist. Der junge Zivildienstleistende, der sie begleitet, kennt sie erst seit drei Tagen. Auch die Überweisung gibt nichts Rechtes her: Ein CT des Abdomens wird gewünscht im Rahmen der Nachsorge. Paul ruft mehrfach den überweisenden Arzt an, der jedoch gerade zu Hausbesuchen unterwegs ist. Schließlich gibt Paul auf und verschiebt die Anamnese auf später. Den ausgeprägten Aszites führt er auf die Lebermetastasierung zurück, die auf den ersten CT-Bildern sichtbar war. Doch was ist mit den Nieren los (Abb. 10.**16**)?

☐ *Welche Diagnose stellen Sie?*

Kompensatorische Hypertrophie: Zu einer kompensatorischen Hypertrophie kommt es dann, wenn nur eine Niere vorhanden oder die andere Niere deutlich funktionseingeschränkt ist. Die Proportion, d.h. das Verhältnis Rinde – Mark in der betroffenen Niere ändert sich dabei nicht.

Fall Lieselotte Piesel

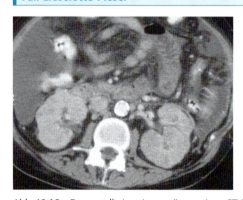

Abb. 10.**16** Dargestellt ist ein repräsentativer CT-Schnitt von Frau Piesel. Können Sie Paul helfen?

Pyelonephritis: Die Pyelonephritis führt zu einer Schwellung der Niere (Abb. 10.**17**). Für den Radiologen ist sie nur ein Zufallsbefund, da zu ihrer Diagnose eigentlich keine Bildgebung erforderlich ist.

Lymphom: Auch das Lymphom kann die gesamte Niere befallen und eine Volumenzunahme verursachen (s. Abb. 10.**8 b**, S. 183).

Nierenvenenthrombose: Diese führt zu einem Blutstau mit Schwellung der Niere.

Pyelonephritis

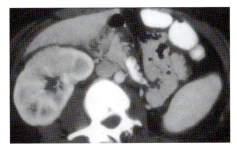

Abb. 10.17 Die rechte Niere ist insgesamt geschwollen, die Differenzierung zwischen Rinde und Mark fokal aufgehoben. Dieser Befund spricht für eine Pyelonephritis.

Hydronephrose: Bei der Hydronephrose infolge der Harnabflussbehinderung wird die Niere ebenfalls größer. Der Grund dafür ist jedoch die Nierenbeckenvergrößerung (s. Abb. 10.13 a, S. 185).

❏ *Diagnose:* Paul bleibt bis zuletzt unsicher, wie er die Vergrößerung beider Nieren erklären soll. Erst der geglückte Kontakt mit dem Hausarzt am späten Nachmittag bringt die wesentliche Information. Frau Piesel macht gerade eine Pyelonephritis durch und wird deshalb seit zwei Tagen antibiotisch behandelt. Der traurige Befund der Lebermetastasierung mit Aszites ist auf das spät diagnostizierte Mammakarzinom zurückzuführen.

10.5 Nierensteine

*S*pur der Steine

Lieselotte Schmalstieg (45) wird von ihrem Hausarzt wegen rezidivierenden linksseitigen Nierenkoliken zur Untersuchung geschickt. Die Schmerzen bei der Kolik ziehen bis in die Leistengegend hinein. Den Verdacht auf Nierensteine hat der Hausarzt bereits geäußert, die Therapie war jedoch noch nicht erfolgreich. Eigentlich wurde ein intravenöses Pyelogramm erbeten, aber nach einem Gespräch mit dem netten älteren Kollegen hat man sich auf eine spezielle CT-Untersuchung zum Konkrementnachweis geeinigt. Paul starrt wie gebannt auf die dünnschichtigen, nativen CT-Schnitte, die auf dem Monitor nacheinander erscheinen. Die meisten Nierenkonkremente, das weiß er, lassen sich bereits sonographisch feststellen (Abb. 10.18 a). Im CT sind sie aber – so auch bei Frau Schmalstiegsowohl renal (Abb. 10.18 b) als auch im Ureterverlauf (Abb. 10.18 c, d) mit noch größerer Sicherheit zu erkennen. Die Komplikation in Form der Hydronephrose wird ebenfalls erfasst. Paul freut sich über den klaren Befund: Mehrere Konkremente sind noch nicht abgegangen, eines davon liegt direkt vor der Blaseneinmündung des linken Ureters. Eine gezielte urologische Therapie kann nun eingeleitet werden.

Nierensteine

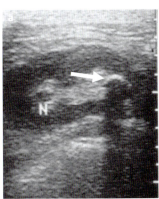
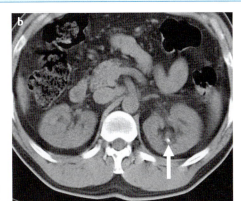
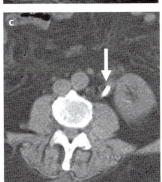
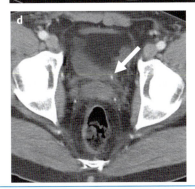

Abb. 10.18 Im Sonogramm (**a**) sind Nierensteine als stark echoreiche Strukturen (Pfeil) mit dorsalem Schallschatten zu erkennen. Im CT sind sie sehr dicht und sowohl im Bereich des Nierenbeckens (**b**, Pfeil) als auch im Verlauf des Ureters (**c**, Pfeil) bis hinunter zu seiner Einmündung in die Harnblase (**d**, Pfeil) gut nachweisbar. Die sehr dichten Strukturen weiter dorsal sind mit Kontrastmittel gefüllte Gefäße.

10.6 Tumoren der Nebenniere

Was für ein Zufall!?

Randolf Pützker (45) wird von seinem Hausarzt wegen anhaltender Inappetenz und einer geringen Erhöhung der Blutsenkungsgeschwindigkeit durchgecheckt. Er kommt heute zur CT-Untersuchung des Abdomens. Ein bisschen aufgeregt ist er schon. Aber Paul beruhigt ihn, als er ihm den großen Becher mit dem dünnen Kontrastmittel gibt, das den Magen und den Darm markieren soll. Vor der Untersuchung wird dann noch ein venöser Zugang gelegt, um nach dem nativen CT Kontrastmittel zu applizieren, das die Gefäße und parenchymatösen Gewebe anfärbt. Paul mustert die CT-Bilder durch und verharrt bei einem auffälligen Nebennierenbefund (Abb. 10.19).

> ! Die Nebennieren haben eine Y- oder V-Konfiguration, wobei die Schenkeldicke bei 5–8 mm liegt. Die Schenkelbreite sollte die des Zwerchfellschenkels direkt daneben nicht wesentlich überschreiten.

❏ **Welche Diagnose stellen Sie?**

Nebennierenadenom: Das Nebennierenadenom ist ein häufiger Nebenbefund, weshalb es auch als „Inzidentalom" bezeichnet wird (Abb. 10.20 a). Ein Tumor < 4 cm im Durchmesser mit homogener Binnenstruktur, einer Dichte im Wasser- bis Fettbereich und einer glatten Außenkontur ist mit großer Wahrscheinlichkeit ein Adenom, das nur gelegentlich computertomographisch kontrolliert werden muss. Ist der Tumor aber > 4 cm im Durchmesser, ist die Biopsieentnahme zu erwägen.

Nebennierenmetastase: Die Nebennierenmetastase findet sich relativ häufig bei einem Bronchialkarzinom, kommt aber natürlich auch bei anderen Tumoren vor (Abb. 10.20 b). Beim Staging des Bronchialkarzinoms mit einem Thorax-CT muss daher das Nebennierenlager immer mit eingeschlossen sein. In der Regel lassen die inhomogene Binnenstruktur, die unregelmäßige Kontur, die Kontrastmittelanflutung und das schnelle Wachstum die Diagnose zu.

Myelolipom: Ein Myelolipom der Nebenniere ist eine benigne Raumforderung von einer meist überschaubaren Größe mit – wie der Name schon sagt – hohem Fettanteil (Abb. 10.20 c). Es ist nicht kontrollbedürftig.

Fall Randolf Pützker

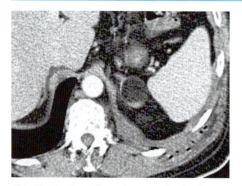

Abb. 10.19 Sie sehen den entscheidenden CT-Schnitt von Herrn Pützker. Welche Diagnose stellen Sie?

Tumoren der Nebenniere

a Adenom

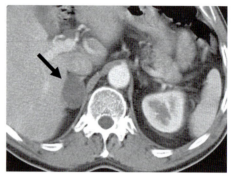

b Metastase

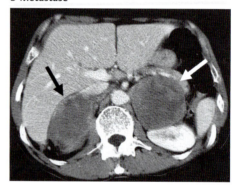

c Myelolipom

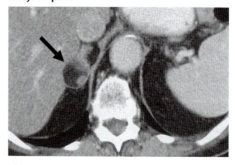

Abb. 10.20 a Der Pfeil zeigt auf eine homogene, glatt begrenzte Raumforderung der Nebenniere von etwa 2 cm im Durchmesser. Es handelt sich um ein Bilderbuchadenom. **b** Bei dieser Patientin mit einem Bronchialkarzinom sind die Nebennieren (Pfeile) riesig aufgetrieben und nehmen in der Randzone Kontrastmittel auf. So sehen Nebennierenmetastasen aus. **c** Die fetthaltige, mit einer Kapsel versehene Auftreibung der Nebenniere (Pfeil) lässt sich gut gegen das umgebende Fettgewebe abgrenzen. Dies ist ein typischer Befund für ein Myelolipom.

Weitere Tumoren: Alle weiteren Tumoren der Nebenniere wie Zysten oder Karzinome sind ziemlich selten. Zysten haben computertomographisch die gleiche Dichte wie Wasser und nehmen kein Kontrastmittel auf, sonographisch sind sie echofrei und zeigen eine dorsale Schallverstärkung. Bei den endokrin aktiven Tumoren (z. B. Phäochromozytom) wird die Diagnose klinisch und laborchemisch gestellt. Die Bild gebenden Verfahren dienen nur zur Lokalisierung des Tumors.

❑ *Diagnose:* Paul hat natürlich sofort an einen fetthaltigen Tumor gedacht. Der Vergleich der Dichte des Tumors mit der des subkutanen Fettes zeigt dies auch sofort. Es handelt sich um ein Myelolipom. Für Herrn Pützker ist das eine gute Nachricht, denn sie hat keine Konsequenzen. Auch die weitere Suche nach einem somatischen Grund seiner Inappetenz verläuft ergebnislos. Drei Monate später trifft Paul ihn auf der Straße wieder und plauscht ein wenig mit ihm. Nach einer Aussprache mit seiner Ehefrau und einem wunderschönen gemeinsamen Urlaub schmeckt Herrn Pützker auch das Essen wieder.

10.7 Wo ist Gregor?

Paul ist froh, dass er in den vergangenen Tagen ein ziemliches Spektrum an urologischen Befunden sehen konnte. Er hat alles noch einmal nachgelesen und fühlt sich ziemlich fit. Irgendetwas fehlt ihm jedoch. Alexa hat ihren Studientag, Hannah ist am Knochenplatz bis über den Kopf mit Arbeit eingedeckt, Hazim schaut den Angiographen auf die Finger und Gregor ist für einen Tag auf einem Kongress. Gelangweilt lässt Paul den Blick über den Arbeitsplatz gleiten. Hinter dem Lichtkasten ist eine dünne Röntgentüte eingeklemmt. Er zieht sie hervor und erkennt in dünner Bleistiftschrift: Finger weg! Uro-Sammlung Gregor. Die Langeweile ist wie weggeblasen, als er den ersten Fall auf den Lichtkasten peitscht. Lösen Sie die Fälle schneller als Paul und bevor Gregor zurückkommt (Abb. 10.**21 a – e**)?

| Testfälle |

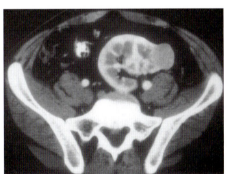

a

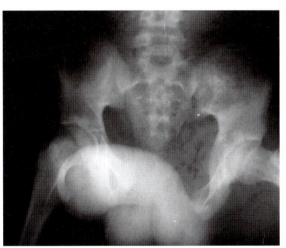

b

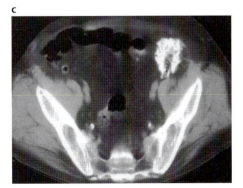

c

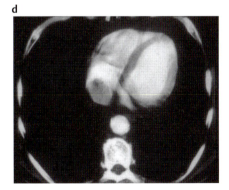

d

▶

Testfälle (Fortsetzung)

e

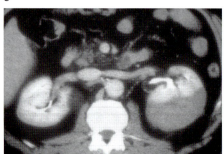

Abb. 10.21 a – g

f

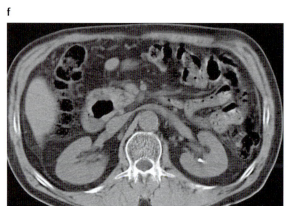

g

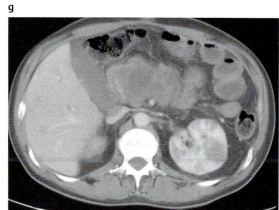

11 Zentrales Nervensystem

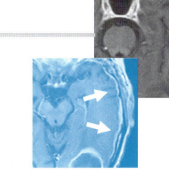

Neue Bild gebende Verfahren werden oft zuerst im Kopfbereich erprobt und dann in die klinische Anwendung eingeführt. Die Gründe dafür sind einfach. Der Kopf ist relativ klein, und sein Inhalt bewegt sich nicht. Und ohne Köpfchen geht nichts, weder im Leben noch in der Radiologie. Die ersten Computer- und Magnetresonanztomographen waren daher Kopfscanner. In der Diagnostik der ZNS-Erkrankungen hat sich die Magnetresonanztomographie am frühesten und am schnellsten durchgesetzt, weil sie die Unterschiede in der Beschaffenheit des Hirnparenchyms am besten darstellt. Die Bedeutung der CT-Untersuchung nimmt dagegen ab, d. h. sie wird nur noch in der Akutdiagnostik oder bei Kontraindikationen zur MR-Untersuchung durchgeführt (Tab. 11.1). Vereinzelt wird auch eine Kontrastmitteluntersuchung des Spinalkanals (Myelographie) vorgenommen.

Da bereits kleinste Läsionen im ZNS große klinische Effekte haben können, sind v. a. eine gute anatomische Auflösung und ein guter Weichteilkontrast wichtig. Und die Anatomie muss man gut kennen!

> ! Die Bildgebung des ZNS ist extrem wichtig und weit entwickelt. Das darf jedoch nicht dazu führen, dass die klinische neurologische Untersuchung vernachlässigt wird. Die klinischen Symptome und Untersuchungsbefunde führen bei der Diagnosestellung.

Tabelle 11.1 Empfehlungen für die radiologische Diagnostik[1]

Indikation	radiologisches Untersuchungsverfahren	Bemerkungen
V.a. kongenitale Veränderung des Gehirns	Magnetresonanztomographie (MRT)	definitive Untersuchung für die Diagnostik einer Malformation, kleine Kinder müssen sediert werden
	3D-Computertomographie (3D-CT)	indiziert bei Knochenveränderungen, kleine Kinder müssen sediert werden
	Sonographie	bei Neugeborenen ist die Sonographie die erste Untersuchung
Schlaganfall	CT, CT-Angio	ist meist ausreichend, zeigt Blutung; CT-Angio zeigt Perfusionsausfall und Infarktgröße
	MRT	zeigt einen Infarkt infratentoriell besser, ist weniger sensitiv für den Nachweis einer Blutung
	Doppler-Sonographie	Untersuchung der Karotiden indiziert, wenn Operation geplant ist oder der V.a. eine Dissektion oder einen Embolus besteht
transiente ischämische Attacke (TIA)	Doppler-Sonographie	wird zur Bestätigung der TIA und präoperativ durchgeführt
	(CT- und MR-)Angiographie	dient der weiteren Abklärung der TIA
V.a. Erkrankung des Hirnmarks (z. B. multiple Sklerose)	MRT	ist dem CT diagnostisch eindeutig überlegen, kann in bis zu 25 % der Fälle von multipler Sklerose negativ sein
V.a. intrakranielle Raumforderung	MRT	ist in der Diagnostik von kleinen Tumoren, vaskulären Läsionen und von infratentoriellen Herden dem CT eindeutig überlegen, Verkalkung und Blut können jedoch im MRT übersehen werden

▶

Tabelle 11.1 **Empfehlungen für die radiologische Diagnostik**[1] *(Fortsetzung)*

Indikation	radiologisches Untersuchungsverfahren	Bemerkungen
	CT	ist meist ausreichend für die Erkennung supratentorieller Herde, im Nachweis einer Blutung ist es dem MRT überlegen
akuter und schwerer Kopfschmerz	CT	weist die meisten subarachnoidalen, aber auch andere Blutungen nach sowie den Hydrozephalus, kann die SAB und die Meningitis jedoch nicht ausschließen (daher bei Verdacht Lumbalpunktion indiziert, sofern kein obstruktiver Hydrozephalus vorliegt)
	MRT	ist eher bei entzündlichen Veränderungen indiziert
chronischer Kopfschmerz	konventionelles Röntgen	nur indiziert, wenn fokale Symptome bestehen
	CT	
V.a. (supra-)sellären Prozess	MRT	v. a. bei beeinträchtigter Sehleistung indiziert
	CT	wird bei MR-Kontraindikationen durchgeführt
Fossa-posterior-Symptomatik (Hirnnervenausfälle, Kleinhirn-Symptome)	MRT	das MRT ist dem CT eindeutig überlegen
V.a. Hydrozephalus, Kontrolle der Funktion eines Shunts	CT	ist zur Beurteilung meist ausreichend
	MRT	wird v. a. bei Kindern durchgeführt
	Sonographie	ist bei Kindern ≤ 1 Jahr indiziert
	konventionelles Röntgen des Schädels	zur Darstellung des Ventilsystems des Shunts
Mittel- und Innenohrsymptomatik	CT	Indikation wird vom HNO-Arzt, Neurologen oder Neurochirurgen gestellt
sensorische Taubheit	MRT	ist dem CT diagnostisch überlegen, wird speziell bei V.a. Akustikusneurinom durchgeführt
Demenz, Gedächtnisverlust, Psychose	CT	beide Untersuchungen werden bei V.a. Morbus Alzheimer kombiniert durchgeführt
	Single-Photon-Emissions-computertomographie (SPECT)	
	MRT	zur Diagnostik struktureller Veränderungen und eines normotensiven Hydrozephalus
Epilepsie	CT	bei partiellen/fokalen Anfällen sowie präoperativ indiziert
	MRT	
	SPECT	im Anfall indiziert, um den Fokus der Epilepsie zu orten

[1] nach: RCR Working Party. Making the best use of a Department of Clinical Radiology. Guidelines For Doctors (Fourth Edition). London: The Royal College of Radiologists, 1998

11.1 Wie betrachtet man eine Schnittbildaufnahme des Kopfes?

! Mehr als bei anderen Untersuchungen gilt bei Schnittbildern des Hirns: Das Bild ändert sich mit dem Alter, den Lebensgewohnheiten und der Medikation. Und zusätzlich muss noch der pathologische Befund auffallen.

Worauf haben Sie bei der Bildanalyse zu achten?

Die wesentlichen Schritte der Bildbeurteilung sind für die Computertomographie und die Magnetresonanztomographie identisch. Exemplarisch gehen wir die Bildanalyse anhand eines CTs durch.

Der erste Blick gilt der **Trophik des Hirns** (Abb. 11.**1 a, b**): Wie groß sind die inneren und äußeren Liquorräume? Wie deutlich ist z. B. die Gyrierung des Kleinhirns zu erkennen? Ist das Temporalhorn des Seitenventrikels gut sichtbar? Entspricht die Hirntrophik dem Lebensalter des Patienten oder muss nach Vorerkrankungen, toxischen oder medikamentösen Einflüssen gefahndet werden?

Dann interessiert uns der **Zustand des Hirnparenchyms**: Sind Hirnrinde und -mark normal voneinander zu unterscheiden? Sind die Gyri seitensymmetrisch breit? Sind die Mittellinienstrukturen auch mittig und die Seitenventrikel symmetrisch dargestellt? Heben sich Herde vom Parenchym ab?

Wir beurteilen den **Platz des Hirns im Schädel**, der von vornherein begrenzt ist: Sind die Zysternen, v. a. infratentoriell, normal weit oder aufgehoben (Abb. 11.**1c**)?

Schließlich analysieren wir das Bild nach der **Kontrastmittelgabe**: Nehmen z. B. Herde oder die Meningen Kontrastmittel auf? Die Anfärbung der Hypophyse, des Plexus chorioideus und der Gefäßstrukturen ist natürlich normal.

Ich sehe eine Auffälligkeit – was nun?

Handelt es sich um eine diffuse Veränderung des Hirns oder um einen umschriebenen Herd? Bei **diffusen Hirnveränderungen** stehen die Veränderungen des Hirnvolumens (Atrophie, Ödem) und die Veränderungen der Gehirnhäute (Meningitis, subarachnoidale Blutung) im Vordergrund. Bei Nachweis eines **Herdes** sind mehrere Dinge zu beurteilen:

- Befindet sich der Herd im Hirn (intraaxial) oder außerhalb des Hirns (extraaxial)? Von parenchymatösen Läsionen des Hirns sind v. a. die extraaxialen Meningeome und Sellatumoren zu unterscheiden.
- Ist der Herd singulär oder ist er einer von mehreren? Hirntumoren sind in der Regel singulär. Multiple Herde weisen je nach klinischem Bild auf eine Metastasierung, einen Infekt oder auf ein vaskuläres oder embolisches Geschehen hin.
- Ist der Herd hypo- oder hyperdens (CT), hypo-, iso- oder hyperintens (MRT) zur Umgebung? Meningeome sind z. B. eher hyperdens im CT und isointens im nativen MRT.
- Ist der Herd homogen oder inhomogen? Blutungen sind häufig sehr inhomogen, ebenso manche Hirntumoren, die partiell verkalken.
- Liegt der Herd reizlos in der Umgebung oder ist er von Ödem umgeben? Ein ausgeprägtes Umgebungsödem

Beurteilen Sie die Hirntrophik!

a
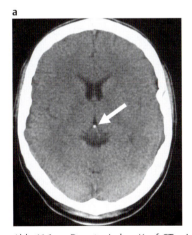

b
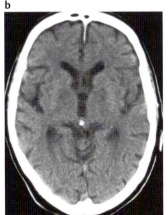

c
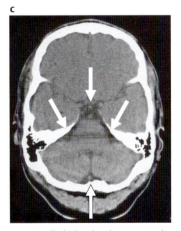

Abb. 11.**1 a** Das typische Kopf-CT eines 25-jährigen zeigt schmale Ventrikel und feine Sulci und Fissuren. Die Verkalkung der Glandula pinealis (Pfeil) tritt schon sehr früh auf. **b** Dagegen sind auf einem typischen Kopf-CT eines 85-jährigen deutlich weitere Ventrikel und weite äußere Liquorräume zu erkennen. Ein derartiges Bild bei einem 25-jährigen wäre hoch pathologisch. Dahinter könnten sich eine HIV-Enzephalopathie, ein Status nach Meningitis, eine alkohol- oder drogentoxische Schädigung des Hirns und schließlich auch ein vorübergehender corticosteroidinduzierter Volumenverlust des Hirns verbergen. **c** Die Größe der infratentoriellen Zysternen (Pfeile) sagt etwas über den Druck in der Fossa posterior aus. Sind sie nicht mehr sichtbar, ist eine Einklemmung auszuschließen.

weist auf ein schnelles Wachstum hin und wird z. B. bei Metastasen angetroffen, während ein großer Herd ohne Umgebungsödem in der Regel sehr langsam gewachsen ist.
- Nimmt der Herd Kontrastmittel auf und wenn ja, zentral oder peripher? Der Verlust der Bluthirnschranke ist immer pathologisch. So weist z. B. eine Ringstruktur auf einen Abszess hin.

Sind Sie bereit für den ersten Fall?

Paul und Alexa haben sich eine Woche für die Neuroradiologie genommen. Sie sitzen in allen Röntgenvisiten der Neurologen und Neurochirurgen, sehen sich schwerpunktmäßig die neuroradiologischen Untersuchungen und, wenn der Neurointerventionalist seinen freundlichen Tag hat, auch die kniffligen neuroradiologischen Interventionen an. Gregor freut sich besonders über Alexas Interesse an seinem Lieblingsgebiet, und Paul büffelt abends Neuroanatomie, damit er vor Alexa glänzen und Gregor Paroli bieten kann.

11.2 Durchblutungsstörungen des Gehirns

Hirnblutung

Checkliste: Plötzlicher Kopfschmerz

- Kennt der Patient den Kopfschmerz oder ist der Kopfschmerz neu?
- Besteht eine relevante Medikation oder gar Intoxikation?
- Trat der Kopfschmerz im Zusammenhang mit physischer Anstrengung auf?
- Liegt ein arterieller Bluthochdruck vor?
- Besteht zusätzlich eine neurologische Symptomatik oder gar ein Koma?

Aus voller Gesundheit

Bewusstlos ist Hasso Pimpernell (37) spätabends in die Notaufnahme gebracht worden. Seine Begleitung berichtet, er habe „aus voller Gesundheit heraus" plötzlich über heftige Kopfschmerzen geklagt, sich dann übergeben und sei kurze Zeit später nicht mehr ansprechbar gewesen. Der Arzt in der Notaufahme hat den Patienten sofort ins CT bringen lassen, wo sich an diesem Abend Alexa und Gregor die Zeit vertreiben. Das CT zeigt einen imposanten Befund (Abb. 11.**2**). Gregor gibt Alexa genau 1 Minute für die Diagnose und stürmt in den Nebenraum.

☐ *Welche Diagnose stellen Sie?*

Fall Hasso Pimpernell

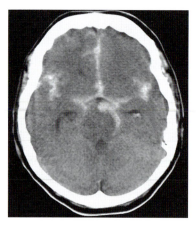

Abb. 11.**2** Sie sehen den wesentlichen CT-Schnitt des Kopfes von Hasso Pimpernell.

Migräne, Cluster-Syndrom: Anfallsartige Kopfschmerzen in der Art einer Migräne oder eines Cluster-Kopfschmerzes sind mit Bild gebenden Methoden normalerweise nicht zu erfassen. Das CT und das MRT ergeben einen Normalbefund.

Subarachnoidalblutung (SAB): Die subarachnoidale Blutung wird meist durch eine Blutung aus einem vorbestehenden *Aneurysma des Circulus von Willis* verursacht, kann aber auch durch ein Trauma entstehen. Sie wird durch ein natives CT (Abb. 11.3 a) mit großer Sicherheit diagnostiziert und im MRT dagegen häufig übersehen. Eine SAB ohne Trauma sollte immer Anlass für eine Angiographie (Abb. 11.4 a) sein, da ein Aneurysma kurzfristig und mit letalen Folgen weiterbluten kann. Außerdem ist bei einigen Aneurysmata auch gleich eine interventionelle Therapie möglich (Abb. 11.**4 b, c**), ansonsten muss der Neurochirurg ran. Weitere Ursachen der SAB sind die *venöse Blutung* oder *arteriovenöse Malformation (AVM)*.
Komplikation der SAB, z. B. bei einem aneurysmalen Leck als Blutungsursache, ist eine Einblutung ins Hirn und in den Ventrikel (s. u.). Ist die SAB so ausgeprägt, dass ein wesentlicher Teil des Subarachnoidalraumes verlegt wird und damit die hier stattfindende Liquorresorption behindert wird, kann es zum sog. aresorptiven Hydrozephalus kommen (Abb. 11.3 b).

Intrakranielle Blutung: Die intrakranielle Blutung tritt häufig als Folge eines langjährigen arteriellen Hypertonus im Bereich der Stammganglien auf. Bricht sie in die Ventrikel ein, kommt es zur Ventrikeltamponade, zur Verstopfung des Aquädukts und damit zum Hydrozephalus. Eine chirurgische Drainage muss dann schnell erfolgen. Auch Gefäßmissbildungen, Tumoren, Metastasen, Infarkte, Vaskulitiden und Gerinnungsstörungen (z. B. durch Marcumar!) können Blutungen ins Hirnparenchym verursachen. Die Diagnose der intrakraniellen Blutung wird im nativen CT gestellt (Abb. 11.**5**). Das MRT kommt erst später, z. B. zur Klärung der Blutungsursache, zum Einsatz.

11.2 Durchblutungsstörungen des Gehirns

Subarachnoidalblutung und ihre Folgen

a b

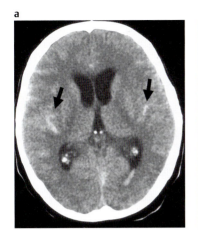 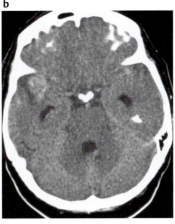

Abb. 11.3 a Die feinen Verdichtungslinien in der Fissura Sylvii (Pfeile) entsprechen Blut im Subarachnoidalraum. Etwas Blut ist im linken Hinterhorn zu erkennen: Es ist zu einer Spritzblutung ins Hirn gekommen (sichtbar auf anderen CT-Schnitten), die in den Ventrikel durchgebrochen ist. Die Ventrikel sind bereits aufgeweitet, da der Aquädukt durch Koagel verlegt ist. **b** Nach einer ausgeprägten SAB kann sich ein aresorptiver Hydrozephalus entwickeln. Bei diesem Patienten sind 2 Wochen nach SAB die Temporalhörner und der vierte Ventrikel weit. Eine Aquäduktstenose liegt also nicht mehr vor. Die Liquorresorption über den Hirnkonvexitäten ist durch die stattgehabte SAB eingeschränkt. Akut hilft hier nur die Liquorpunktion oder -ableitung.

Embolisation eines Aneurysmas

a b c

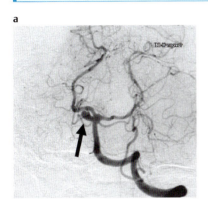 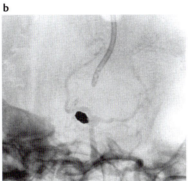 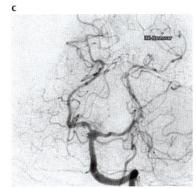

Abb. 11.4 a Die Subtraktionsangiographie des Stromgebietes der A. basilaris zeigt bei dieser Patientin ein von der Aufzweigung in die Aa. posteriores cerebri ausgehendes gestieltes Aneurysma (Pfeil). **b** Über einen Katheter werden unter Durchleuchtung kleine Spiralen im Aneurysma deponiert. **c** Die Kontrollsubtraktionsangiographie dokumentiert ein weitgehend normalisiertes Gefäßbild. (Für die Überlassung dieser Bilder danke ich ganz herzlich Herrn Dr. Liebig vom INI Hannover).

Intrakranielle Blutung

a b

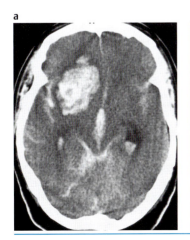 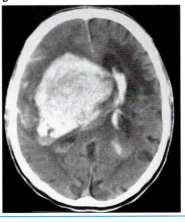

Abb. 11.5 a Der native CT-Schnitt zeigt die begleitende frontale Wühlblutung bei einer SAB aufgrund eines A.-cerebri-media-Aneurysmas. Die Blutung ist in den Ventrikel durchgebrochen. **b** Bei einem anderen Patienten ist es zu einer hypertensiven Massenblutung in der rechten Hemisphäre gekommen. Hier besteht eine feine begleitende SAB. Die Massenwirkung ist enorm: die Mittellinie ist um mehr als 2 cm nach links verlagert, der Liquorabfluss ist bereits behindert, und das linke Vorderhorn zeigt eine Druckkappe. Diesem Patienten kann leider nicht mehr geholfen werden.

❏ **Diagnose:** Alexa ahnt schnell, weshalb Gregor so fix verschwunden ist. Er ist ein begeisterter Neuroangiograph/Interventionalist und hat schon mal den Raum herrichten und die MTA für die folgende Darstellung der Hirngefäße kommen lassen. Es liegt nämlich eine schwere SAB vor, deren Ursache schnell erkannt und wenn möglich behandelt werden muss. Alexa bespricht mit der Begleitung von Herrn Pimpernell den Befund und das weitere Vorgehen. Die beiden Damen kennen sich erst seit diesem Abend, eine ist die Freundin, die andere die Ehefrau, die von der verzweifelten Bettgefährtin Pimpernells herbeitelefoniert wurde und den Notarzt gleich mitbrachte. Hasso Pimpernell hat Glück. Ihm wird vom neurointerventionellen Team mit einer Spirale das Aneurysma verschlossen. Er verlässt vier Wochen später das Krankenhaus ohne wesentliche neurologische Spätfolgen und im Vollbesitz seiner körperlichen Fähigkeiten.

! Nur das native Kopf-CT zeigt kleinste Blutungen zuverlässig an. Das Notfall-CT des Kopfes erfolgt daher grundsätzlich vor allen anderen CT-Untersuchungen und dann erst einmal ohne Kontrastmittel.

Schlaganfall

Checkliste: Schlaganfall
- Sind die Stammganglien und das Hirnmark im CT von normaler Dichte?
- Sind Sulci im Seitenvergleich verschmälert, Gyri verdickt?
- Stellen sich Gefäße im nativen CT dicht dar?
- Besteht eine Blutung?
- Wie stark ist der raumfordernde Effekt der Blutung?
- Wie groß ist der Perfusionsdefekt in der CT-Angio?

Plötzlich fiel die Tasse aus der Hand

Martha Gruber (57) hatte ihre Freundinnen zum Kaffeeklatsch bei sich zu Besuch, als sie plötzlich einen Schwächeanfall bekam. Ihre Freundinnen riefen den Notarzt, der sie innerhalb einer halben Stunde ins Krankenhaus brachte. Der Neurologe in der Notaufnahme diagnostizierte eine Hemiparese und veranlasste unter der Verdachtsdiagnose Hirninfarkt sofort ein Kopf-CT. Alexa ist zur Stelle, um den ersten Befund zu erheben (Abb. 11.**6**). Sie weiß, dass viel vom schnellen Handeln abhängt. Die thrombolytische Behandlung, die bei einem Infarkt im Extremfall zu einer schnellen kompletten Rückbildung der Symptomatik führen könnte, muss schnell erfolgen und ist nur dann möglich, wenn keine intrakraniellen Blutungen vorliegen.

❏ **Welche Diagnose stellen Sie?**

Transitorische ischämische Attacke (TIA): Die TIA ist mit den üblichen Bild gebenden Verfahren nicht darzustellen.

Hirninfarkt: Der *frühe Hirninfarkt* (0–6 Stunden) macht sich durch ein diskretes Ödem und eine Abblassung des

Fall Martha Gruber

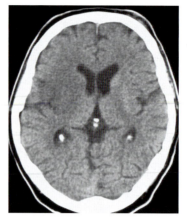

Abb. 11.**6** Dargestellt ist der wesentliche CT-Schnitt von Frau Gruber. Können Sie bereits die Diagnose stellen?

Parenchyms im CT bemerkbar (Abb. 11.**7 a**). Manchmal ist der Thrombus auch direkt in der A. media cerebri sichtbar (Abb. 11.**7 b**). Die CT-Angio und Perfusionsstudie schafft schnelle Klarheit (Abb. 11.**7 c-e**) über Lage und Ausmaß des Infarkts. So ein früher nichthämorrhagischer Infarkt, der nur einen Teil des Teritoriums der A. cerebri media betrifft, lässt sich sehr gut durch eine regionale oder systemische Thrombolyse behandeln. Dabei kann der Behandlungserfolg so durchschlagend sein, dass der Patient schon am nächsten Tag wieder herumläuft. Allerdings ist durch die Thrombolyse auch eine potenziell letale Blutung möglich, dieses Risiko muss abgewogen werden (Abb. 11.**8**).

Der *mittelalte Hirninfarkt* (6–32 Stunden) demarkiert sich – im Vergleich zum frühen Hirninfarkt – deutlicher vom umgebenden Parenchym (Abb. 11.**9 a**). Kommt es aufgrund der körpereigenen Thrombolyse wieder zu einer Durchblutung des Gefäßes, können ebenfalls Blutungen in das Gehirn auftreten (Abb. 11.**9 b, c**). In diesem Stadium müssen daher Läsionen und Blutungen anderer Genese bedacht und ausgeschlossen werden (s.S. 194). Meist gelingt das aber aufgrund der Anamnese.

Beim *alten Hirninfarkt* wird das infarzierte Gewebe bereits abgeräumt. Bei diesem Vorgang kann es zur Superperfusion kommen (Abb. 11.**10 a, b**). Schließlich wird das infarzierte Areal zur liquorgefüllten Lakune, und der benachbarte Ventrikel weitet sich kompensatorisch auf (Abb. 11.**10 c**).

Sinusthrombose: Die Sinusthrombose führt zu einem venösen Hirninfarkt. Sie kommt bei einer ganzen Reihe von Grunderkrankungen, der Einnahme von Ovulationshemmern und als Komplikation septischer intrakranieller Prozesse vor. Klinisch ist sie durch variierende Herdsymptome und epileptische Anfälle gekennzeichnet. Vor allem aber muss der Kliniker an die Sinusthrombose denken! Die Diagnose erfolgt mittels der Magnetresonanztomographie (Abb. 11.**11**). Dabei imponiert v. a. das „Empty-Delta-Sign", der von Kontrastmittel umflossene Thrombus im angeschnittenen Sinus venosus.

Früher Hirninfarkt

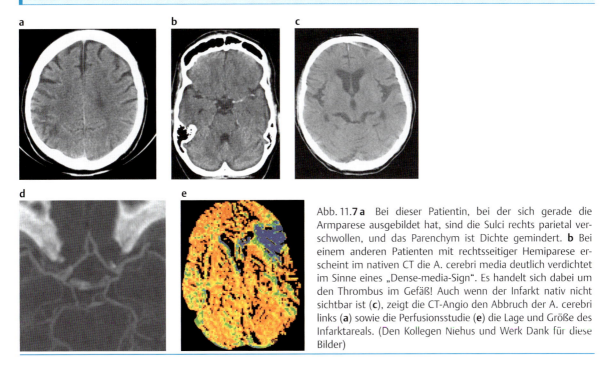

Abb. 11.**7 a** Bei dieser Patientin, bei der sich gerade die Armparese ausgebildet hat, sind die Sulci rechts parietal verschwollen, und das Parenchym ist Dichte gemindert. **b** Bei einem anderen Patienten mit rechtsseitiger Hemiparese erscheint im nativen CT die A. cerebri media deutlich verdichtet im Sinne eines „Dense-media-Sign". Es handelt sich dabei um den Thrombus im Gefäß! Auch wenn der Infarkt nativ nicht sichtbar ist (**c**), zeigt die CT-Angio den Abbruch der A. cerebri links (**a**) sowie die Perfusionsstudie (**e**) die Lage und Größe des Infarktareals. (Den Kollegen Niehus und Werk Dank für diese Bilder)

Risiko der Thrombolyse

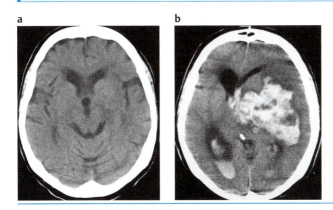

Abb. 11.**8 a** Das primäre Kopf-CT dieses Patienten zeigt angedeutet die Schwellung des Stammganglienkomplexes links bei frischer rechtsseitiger Hemiparese. Eine Hämorrhagie liegt eindeutig nicht vor. **b** Nach sofort eingeleiteter regionaler Thrombolyse kam es zu einer Massenblutung mit Ventrikeleinbruch und Liquorabflussbehinderung, die Mittellinienverlagerung ist bereits ausgeprägt.

Mittelalter Hirninfarkt

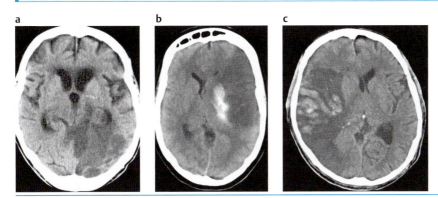

Abb. 11.**9 a** Dieser Patient kam wegen einer seit 2 Tagen bestehenden Rindenblindheit. Das CT zeigt den bereits gut demarkierten Infarkt links okzipital. **b** Bei einem anderen Patienten hat die wiederkehrende Durchblutung des infarzierten Bereiches zu einer Einblutung in das Parenchym geführt. **c** Die Blutung kann auch im Rindenbereich stattfinden.

Alter Hirninfarkt

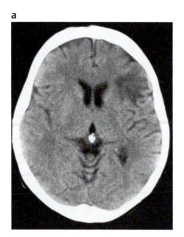
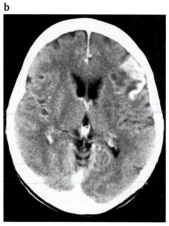
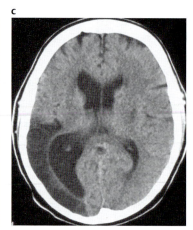

Abb. 11.**10 a** Das native Kopf-CT zeigt bereits eine deutliche Dichteminderung des links-frontalen Infarkts. **b** Nach Kontrastmittelgabe wird die vermehrte Durchblutung der Rinde im Rahmen der Resorption des infarzierten Gewebes deutlich. **c** Dieser dorsale A.-cerebri-media-Infarkt ist weitgehend abgeräumt. Das rechte Hinterhorn ist eindrucksvoll dilatiert („ex vacuo").

❏ *Diagnose:* Alexa ruft Gregor herbei und kontaktiert den Neurologen. Sie hält das Ganze für einen frischen Infarkt ohne hämorrhagische Komponente. Damit steht eine Thrombolyse im Raum einschließlich der dazugehörigen Risikoeinschätzung. Ob diese systemisch durch die Neurologen oder regional durch den interventionellen Neuroradiologen erfolgen soll, muss jetzt geklärt werden. Das soll mal Gregor machen.

! Das Wichtigste am Management des Schlaganfalls sind die ersten 6 Stunden: Schnellstens ins Krankenhaus! Schnell ins CT zum Blutungsausschluss! Schnell die Thrombolyse einleiten, systemisch oder regional.

Sinusthrombose und venöser Hirninfarkt

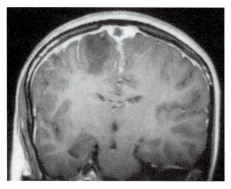

Abb. 11.**11** Die T1-gewichtete koronare MR-Sequenz nach Kontrastmittelgabe zeigt eine Signalminderung im Bereich der Mantelkante rechts, den Hirninfarkt, sowie die typische Aussparung im Sinus sagittalis, den Thrombus.

11.3 Hirntumoren

Checkliste: Hirntumoren

- Wie alt ist der Patient?
- Liegt die Raumforderung im Hirn (intraaxial) oder außerhalb des Hirns (extraaxial)?
- Ist die Raumforderung singulär oder liegen multiple Herde vor?
- Welche Dichte zeigt die Raumforderung im CT?
- Hat sie zystische Anteile?
- Ist die Kontrastmittelaufnahme kräftig oder fehlt sie?
- Besteht ein Umgebungsödem, und wie stark ist es?
- Ist die Mittellinie stark verschoben? Besteht die Gefahr der Einklemmung?
- Liegt ein Hydrozephalus vor?

Was ist nur mit meinem Mann los?

Hans-Heinz Niederkirchner (47) wird von seiner Frau begleitet. Sie haben zusammen den Neurologen aufgesucht, weil Herr Niederkirchner seit geraumer Zeit an anhaltenden Kopfschmerzen leidet. Krank war er vorher nie wirklich. Seine Frau berichtet, dass er normalerweise ein sehr aktiver und humorvoller Mensch ist. Nun sitzt er häufiger im Sessel und starrt vor sich hin. Der Krampfanfall in der letzten Woche hat das Fass dann zum Überlaufen gebracht. Paul sitzt heute am MR-Arbeitsplatz. Vor der Untersuchung hat er mit dem Ehepaar gesprochen. Nach der schnellen Durchsicht der ersten MR-Sequenz am Monitor hat er die KM-Untersuchung in drei Ebenen angeordnet. Nun vertieft er sich in die Bilder der Untersuchung (Abb. 11.**12**).

Fall Hans-Heinz Niederkirchner

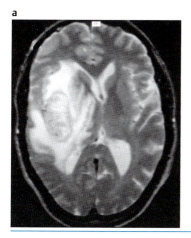
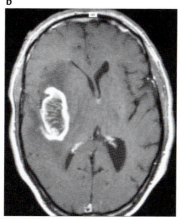

Abb. 11.**12** Sie sehen die wesentlichen Schnitte der MR-Untersuchung von Herrn Niederkirchner. Welche Wichtung die Aufnahmen **a** und **b** haben, müssten Sie selbst herausfinden.

❏ Welche Diagnose stellen Sie?

Meningeom: Meningeome sind die häufigsten intrakraniellen Tumore und histologisch gutartig. Sie gehen von den Meningen, also dem Periost des Schädels, der Falx cerebri und dem Tentorium aus und sind damit im strengen Sinne keine Hirntumoren, da sie extraaxial liegen. Häufig entwickeln sie sich an der Schädelbasis. Sie wachsen sehr langsam, verknöchern oft und treiben den angrenzenden Knochen gerne auf oder sklerosieren ihn. Das angrenzende Hirngewebe ist selten ödematös. Im CT erscheinen sie meist schon ohne Kontrastmittel ziemlich dicht (Abb. 11.**13**) und nehmen dann noch kräftig Kontrastmittel auf. Im MRT können sie ohne KM-Gabe leicht übersehen werden (Abb. 11.**14**).

Oligodendrogliom: Oligodendrogliome sind echte Hirntumoren des Erwachsenenalters, die langsam wachsen und zur grobscholligen Verkalkung neigen (Abb. 11.**15**).

Astrozytom: Astrozytome sind die bedeutendsten hirneigenen Tumore. Sie werden in vier Gruppen gegliedert, die sich auch in der Bildgebung unterscheiden:
- Die *Astrozytome Grad 1* werden auch pilozytäre Astrozytome genannt und kommen v. a. bei Kindern vor (s. Abb. 11.**24**, S. 205).
- Die *Astrozytome Grad 2* sind Tumoren des frühen Erwachsenenalters. Typischerweise sind sie scharf begrenzt, haben kaum ein Umgebungsödem und nehmen nur gering oder gar kein Kontrastmittel auf (Abb. 11.**16 a**). Die morphologische Abgrenzung zum Infarkt gelingt nicht immer ohne Verlaufsuntersuchung.
- Die *Astrozytome Grad 3* werden auch anaplastische Astrozytome genannt. Sie sind Tumoren des mittleren Erwachsenenalters. Sie sind schlecht demarkiert, von einem deutlichen Ödem umgeben und nehmen meist inhomogen Kontrastmittel auf.
- Das *Astrozytom Grad 4* oder Glioblastoma multiforme ist der häufigste Hirntumor und dominiert im höheren Er-

Meningeom im CT

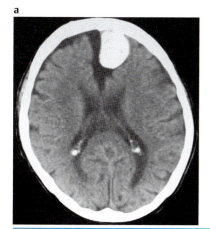
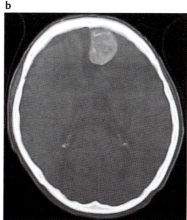

Abb. 11.**13 a** Bereits die CT-Nativuntersuchung zeigt dieses von der Falx cerebri ausgehende Meningeom sehr deutlich. **b** Die Knochenausspielung beweist die Ossifikation des Herdes.

Meningeom im MRT

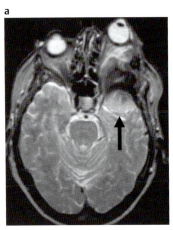 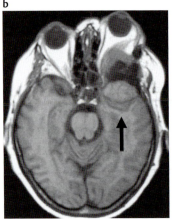 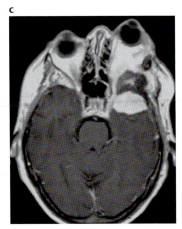

Abb. 11.**14** Die MR-Schnitte in T2-(**a**) und T1-Wichtung ohne Kontrastmittel (**b**) lassen dieses Keilbeinmeningeom nur erkennen, wenn man sich genau in die Anatomie einsieht. Ein Ödem des angrenzenden Hirns zeigt die T2-Wichtung nicht. Der Weichteilanteil ist isointens mit dem Hirnparenchym (Pfeil). Das Keilbein ist aufgetrieben und sklerosiert. **c** Nach Kontrastmittelgabe wird das Bild deutlich klarer: Die Weichteilanteile nehmen kräftig an Signal zu und sind jetzt gut vom Hirnparenchym, jedoch schlechter vom orbitalen Fett zu unterscheiden.

Oligodendrogliom

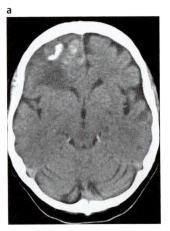 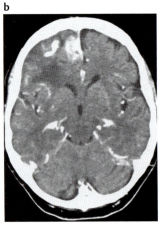 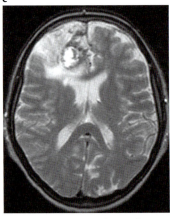

Abb. 11.**15 a** Das native CT zeigt eine Raumforderung rechts frontal mit Marklagerödem und unregelmäßig begrenzten Verkalkungen. **b** Nach Kontrastmittelgabe reichert die Läsion das Kontrastmittel inhomogen an. Damit steht die Diagnose Oligodendrogliom eigentlich jetzt schon fest. **c** Der MR-Schnitt in T2-Wichtung bestätigt das Marklagerödem sowie die zentralen signalarmen Anteile des Tumors, die auf eine intratumorale Verkalkung hinweisen. (Herzlichen Dank an Dr. Hoffmann, Charité, für die Überlassung dieses Bildes.)

wachsenenalter. Ein ausgedehntes Umgebungsödem, eine starke, häufig girlandenförmige Kontrastmittelaufnahme, große zentrale Nekrosen und eine unscharfe Begrenzung sind typisch (Abb. 11.**16 b**). Von einem Abszess ist der Prozess morphologisch nicht ohne weiteres abzugrenzen. Der Tumor wächst infiltrierend und ist kaum in toto zu resezieren.

! Hirntumoren bedürfen präoperativ der kompletten Darstellung in 3 Ebenen mit kontrastmittelunterstützten T1-Sequenzen.

Hämangioblastom: Das Hämangioblastom tritt in höherem Lebensalter auf und bevorzugt das Kleinhirn. In 15 % der Fälle ist es mit einem Hippel-Lindau-Syndrom kombiniert. Es hat eine große zystische Komponente mit einem randständigen Kontrastmittel aufnehmenden Tumorknoten (Abb. 11.**17**).

Astrozytom

a Astrozytom Grad 2

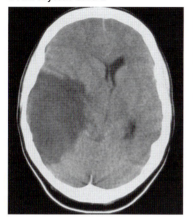 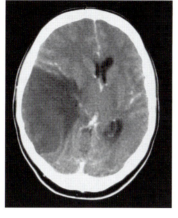

b Astrozytom Grad 4

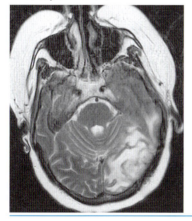 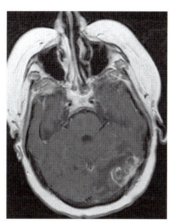

Abb. 11.**16 a** Das native CT (links) zeigt einen hypodensen, gut demarkierten Herd temporal. Nach Kontrastmittelgabe (rechts) bleibt das Bild des Tumors, eines Astrozytoms Grad 2, unverändert. So könnte auch ein nicht ganz frischer Infarkt aussehen. **b** In der T2-Wichtung (links) erkennt man einen ödematösen Bereich links okzipital. Nach Kontrastmittelgabe sieht man in der T1-Sequenz (rechts), dass in der Peripherie kleine Tumoranteile das Kontrastmittel anreichern. Hier liegt ein Astrozytom Grad 4 vor. Kleine Abszesse, z. B. bei der Toxoplasmose, sehen ähnlich aus.

Hämangioblastom

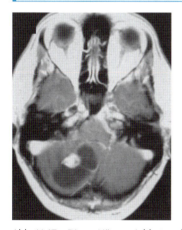

Abb. 11.**17** Dieses Hämangioblastom liegt in der rechten Kleinhirnhemisphäre. Die T1-Sequenz nach KM-Gabe zeigt die typische Zyste und den stark vaskularisierten Tumorknoten an der Zystenwand.

Hirnmetastasen

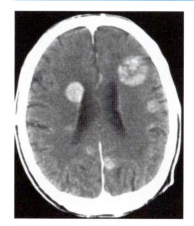

Abb. 11.**18** Der CT-Schnitt nach KM-Gabe zeigt multiple Metastasen eines Bronchialkarzinoms. Jetzt sind die Kollegen von der Strahlentherapie gefragt.

Erkennung von Hirnmetastasen

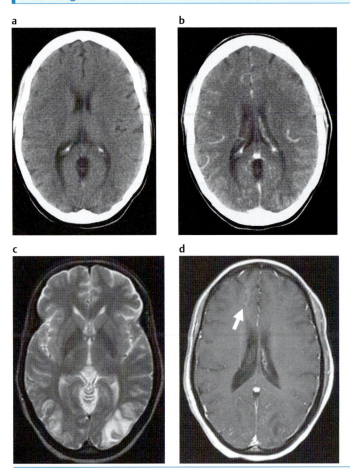

Abb. 11.**19** Diese Bildfolge illustriert die Sensitivität der Untersuchungsarten beim Nachweis von Metastasen. **a** Das native CT könnte als normal durchgehen. **b** Auch nach KM-Gabe sind Läsionen im CT kaum zu erkennen. **c** Erst die T2-gewichtete MR-Untersuchung zeigt das Ödem im Okzipitallappen beidseits. **d** Eine T1-Sequenz (etwas weiter kranial) nach KM-Gabe zeigt eine vage Kontrastmittelaufnahme okzipital und eine weitere Metastase rechts-frontal (Pfeil). Hier liegen frühe Hirnmetastasen eines Mammakarzinoms vor.

Hirnmetastasen: Hirnmetastasen treten in 70 % der Fälle multipel auf (Abb. 11.**18**). Die empfindlichste Nachweismethode ist eindeutig das MRT (Abb. 11.**19**). Hier fallen sie meist durch ein ausgedehntes Umgebungsödem und eine starke Kontrastmittelanfärbung auf. Das Bronchial- und das Mammakarzinom sind typische Primärtumoren für Hirnmetastasen.

Hirnabszess: Ein Hirnabszess entsteht v. a. bei hämatogener Verschleppung von Keimen in das Schädelinnere (z. B. bei Endokarditis), bei der Verschleppung von Keimen aus infizierten Nasennebenhöhlen (s. Abb. 13.**7 d**, S. 244) und aus dem Mastoid in das Schädelinnere sowie bei immunsupprimierten Patienten. Typischerweise zeigt ein Hirnabszess bei einem Patienten mit gutem Immunstatus eine deutliche KM-Aufnahme im Randbereich des Herdes und ein ausgeprägtes Ödem (Abb. 11.**20 a**).

Ist bei einer HIV-Erkrankung, Organtransplantation, hämatologischen Erkrankung und aggressiven Chemotherapie der Immunstatus deutlich vermindert, kann es zu disseminierten mykotischen Hirnabszessen kommen (Abb. 11.**20 b, c**). Im Gegensatz zu einem bakteriellen Abszess ist ein Pilzabszess daran zu erkennen, dass eine Abszessmembran, die Ausdruck einer Abwehrreaktion des Körpers ist, in der Frühphase fehlt.

Lymphom: 2 % aller Hirntumoren sind Lymphome, diese kommen allerdings bei HIV-Erkrankten mit 2 % gehäuft vor. Ein Lymphom nimmt deutlich Kontrastmittel auf. Morphologisch ist es nur schwierig von einem Glioblastom oder einem Abszess zu unterscheiden (Abb. 11.**21**).

Hirnabszess

a Tuberkulose

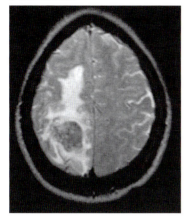
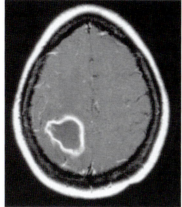

b Toxoplasmose

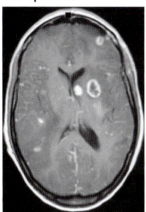

c invasive Aspergillose

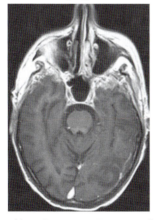
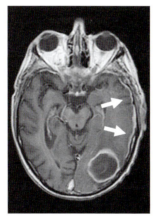

Abb. 11.20 a Die T2-Sequenz (links) zeigt einen tuberkulotischen Abszess rechts parietal, der von einem ausgeprägten Ödem umgeben ist. In der T1-Sequenz nach KM-Gabe (rechts) ist die typische Wandanfärbung zu erkennen. **b** Multiple kleine Kontrastmittel aufnehmende Herde sind im Hirnmark und subependymal (in der Ventrikelwand) zu erkennen. Zum Teil haben sie eine Ringstruktur. Hier liegt eine HIV-Erkrankung vor. Morphologisch wäre auch ein HIV-assoziiertes Lymphom möglich.

c In der Neutropenie hat sich bei diesem Patienten mit akuter myeloischer Leukämie ein Pilzabszess im Okzipitallappen links ausgebildet, der kaum eine Begleitreaktion zeigt (links). Erst zwei Wochen später (rechts) – nach der Erholung des Blutbildes – sieht man die Abwehrreaktion in Form einer Kontrastmittelaufnahme in der Abszesswand und in den benachbarten Meningen (Pfeile).

Intrakranielles Lymphom

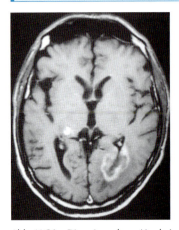

Abb. 11.**21** Diese Lymphom-Herde in den Stammganglien und periventrikulär bei einem HIV-Erkrankten sind von Toxoplasmose-Läsionen morphologisch nicht zu unterscheiden. Die Laborparameter oder die Biopsie müssen hier Gewissheit bringen.

Multiple Sklerose (MS): Die multiple Sklerose ist eine demyelinisierende Erkrankung des frühen Erwachsenenalters unbekannter Ätiologie. Sie kann akut schubförmig und chronisch progredient verlaufen. Die Symptomatik ist vielgestaltig, weshalb Tumoren immer auszuschließen sind. Die Entmarkungsherde liegen typischerweise periventrikulär mit zentrifugaler Ausrichtung und nehmen bei florider Erkrankung Kontrastmittel auf (Abb. 11.**22**). Die Liquoruntersuchung ist für die MS beweisend.

❏ *Diagnose:* Paul diagnostiziert einen singulären, aggressiven, hirneigenen Tumor, am ehesten ein Glioblastom. Gregor muss ihm Recht geben. Auch ihm erscheint ein entzündlicher Prozess auf der Basis der Anamnese wenig wahrscheinlich. Die einige Tage später durchgeführte operative Biopsie bestätigt leider Pauls Befund. Das Ehepaar Niederkirchner braucht jetzt sehr viel Kraft.

! Hirntumoren streuen sehr selten Metastasen nach extrakranial, aber viele Tumoren metastasieren in den Kopf.

Multiple Sklerose

a
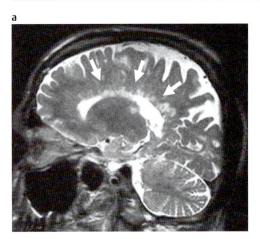

b
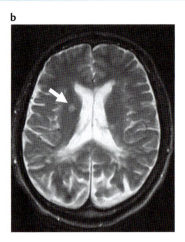

c
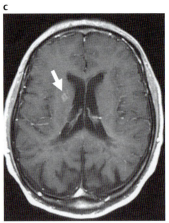

Abb. 11.**22 a** Der parasagittale MR-Schnitt lässt die typische zentrifugale Orientierung der Entmarkungsherde (Pfeile) am besten erkennen. **b** Die Läsionen zeigen in der T2-Sequenz ein hohes Signal (Pfeil). **c** In der aktiven Phase der Erkrankung, d. h. im akuten Schub, reichern die Läsionen randbetont Kontrastmittel an (Pfeil).

11.3 Hirntumoren

Unser Kind ist doch krank!

Die Eltern von Tanja Maier (8) sind sehr beunruhigt. Die Kleine klagt immer wieder über Kopfschmerzen, kann nicht mehr richtig laufen und hat in der letzten Woche mehrfach erbrochen. Der Kinderarzt hat sofort einen Termin zur MR-Untersuchung organisiert. Alexa und Paul haben das verängstigte Kind so gut es geht auf die Untersuchung und die lange Liegezeit in der Röhre vorbereitet. Sie wollen ihm eigentlich keine Allgemeinnarkose zumuten. Der Vater setzt sich während der Untersuchung ans Kopfende der Röhre und spricht zwischendurch mit Tanja. Schließlich sind die Bilder verfügbar. Tanja hat sehr gut kooperiert. Die beiden PJler schauen sich die Untersuchung sofort am Monitor an (Abb. 11.23)

Welche Diagnose stellen Sie?

Pilozytäres Astrozytom (s.S. 199): Das pilozytäre Astrozytom, auch Astrozytom Grad I genannt, ist der häufigste Hirntumor im Kindesalter. Er kommt v.a. in der Fossa posterior (Abb. 11.24) und am Chiasma opticum vor. Häufig hat dieser Tumor eine zystische Komponente. Seine soliden Anteile nehmen intensiv das Kontrastmittel auf.

Medulloblastom, Ependymom: Das Medulloblastom macht etwa 20 % und das Ependymom etwa 5 % der primären Hirntumore bei Kindern aus. Beide Tumoren entwickeln sich im Kleinhirn, weisen Zysten und Verkalkungen auf und nehmen mäßig Kontrastmittel auf (Abb. 11.25). Auch können beide Tumoren zu Liquorabflussstörungen führen.

Fall Tanja Maier

a b

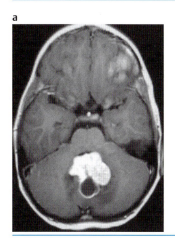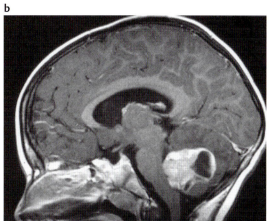

Abb. 11.23 Was fällt Ihnen auf den entscheidenden MR-Schnitten des Kopfes von Tanja Maier auf?

Pilozytäres Astrozytom

a b

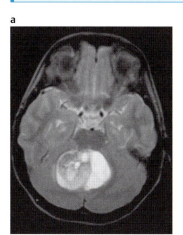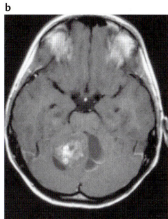

Abb. 11.24 a Die T2-Wichtung zeigt das typische Bild eines pilozytären Astrozytoms. Dieser Tumor ist teilweise zystisch und ohne Umgebungsödem. b Nach Kontrastmittelgabe erkennt man in der T1-Sequenz die deutlich anfärbenden Tumoranteile.

Medulloblastom

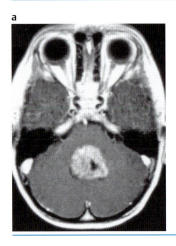
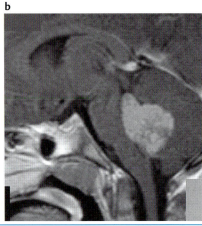

Abb. 11.**25** Der axiale (**a**) und der sagittale (**b**) MR-Schnitt nach KM-Gabe zeigt eine Raumforderung im oder um den vierten Ventrikel herum mit einer kleinen Zyste. Hier liegt ein Medulloblastom vor. Aber auch ein Ependymom könnte so aussehen.

Ponsgliom

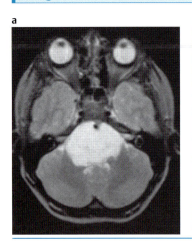
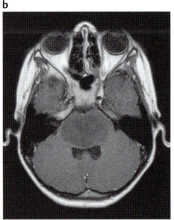

Abb. 11.**26 a** In der T2-Wichtung ist die deutliche Signalerhöhung und die Auftreibung des Pons gut zu erkennen. **b** Nach KM-Gabe sieht man keine Anfärbung, was für ein Ponsgliom spricht.

Ponsgliom: Das Ponsgliom ist der dritthäufigste Tumor im Kindesalter (Abb. 11.26). Es nimmt kaum Kontrastmittel auf und zeigt in der Bildgebung das Verhalten eines Astrozytoms Grad 2 (s. S. 199).

Arachnoidalzyste: Die extraaxialen Arachnoidalzysten sind in der Regel asymptomatisch, können jedoch expansiv wachsen und dann Kopfschmerzen verursachen. Sie kommen v. a. an der Schädelbasis vor, gern temporal, und verhalten sich in der Bildgebung wie der Liquor, mit dem sie gefüllt sind (Abb. 11.27).

Kolloidzyste: Eine Kolloidzyste ist ein zystischer Tumor mit proteinreichem Inhalt, der sich in direkter Nachbarschaft des Foramen Monroi entwickelt (Abb. 11.28). Verklemmt sie sich im Foramen Monroi, kommt es zu einer akuten Liquorblockade und damit zu einer hydrozephalen Krise. Diese ist durch plötzlich auftretende heftigste Kopfschmerzen mit Übelkeit und Erbrechen gekennzeichnet. Gelegentlich kommt es auch zu einer Synkope. Das klinische Bild kann also sehr typisch sein:

Arachnoidalzyste

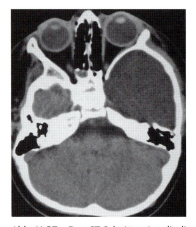

Abb. 11.**27** Der CT-Schnitt zeigt die liquordichte Raumforderung, die die Fossa temporalis knöchern aufgetrieben hat. Dieser Patient entwickelte epileptische Anfälle. Die meisten Arachnoidalzysten sind viel kleiner und als Normvarianten zu betrachten.

Kolloidzyste

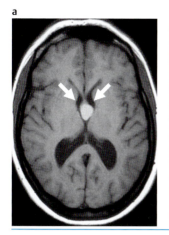 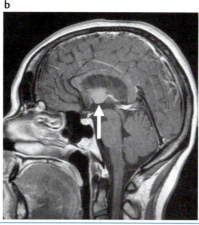

Abb. 11.28 a Bereits in der nativen T1-gewichteten Schicht erkennt man die signalreiche Zyste (Pfeile) im Bereich des Foramen Monroi. Sie ist signalreich, weil sie Protein enthält. b Der sagittale Schnitt nach Kontrastmittelgabe zeigt die Zyste (Pfeil) im Dach des 3. Ventrikels. (Herrn Dr. Hoffmann, Strahlenklinik der Charité, danke ich ganz herzlich für die Überlassung dieser Bilder.)

Arteriovenöses Angiom

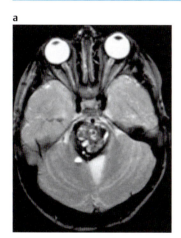 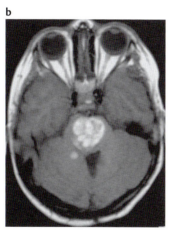 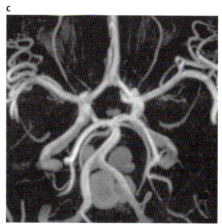

Abb. 11.29 a Der axiale MR-Schnitt in T2-Wichtung zeigt eine sehr inhomogene Raumforderung im Pons mit unterschiedlichsten Signalintensitäten. b In der T1-Wichtung liegt ebenfalls ein hohes Signal im Tumor vor – ein Hinweis auf extrazelluläres Methämoglobin als Folge abgelaufener Blutungen. c Die MR-Angiographie bestätigt den hypervaskularisierten Herd im Pons.

Ein junger Mensch wird ohnmächtig, fällt hin, schüttelt den Kopf und steht wieder auf, wird ohnmächtig, fällt hin, schüttelt den Kopf und steht wieder auf, wird ohnmächtig …

Arteriovenöses Angiom: Hierbei handelt es sich um eine angeborene Gefäßmissbildung, die durch rezidivierende Einblutungen und subarachnoidale Blutungen symptomatisch wird und ohne Therapie mittelfristig zum Tod führt. Im CT sind häufig Verkalkungen im Parenchym zu erkennen. Das MRT zeigt den Gefäßcharakter der Läsion sowie die Spuren abgelaufener Blutungen (Abb. 11.29). Die Therapie erfolgt vorzugsweise interventionell radiologisch (Abb. 11.30).

❏ **Diagnose:** Alexa und Paul kratzen sich die Köpfe. Es handelt sich um einen infratentoriellen Tumor im oder um den vierten Ventrikel herum. Medulloblastom, Ependymom oder pilozytäres Astrozytom? Letzteres wäre das Wahrscheinlichste. Ein Hämangioblastom wäre vom Bild her vielleicht möglich, passt aber nicht zum Alter der Patientin. Gregor kreuzt auf und stört ihren akademischen Diskurs. „Es muss eh raus", meint er und schnäuzt sich. „Macht in Gottes Namen ein Pilo draus." Alexa und Paul sind etwas betroffen von seiner Art. Immerhin, ein Kind mit Hirntumor. Gregor sinkt in seinem Stuhl zusammen: „Leutchens, für Euch ist das der erste kindliche Hirntumor. Ich bin schon 'zigmal in so einer Situation gewesen. Da braucht man die Distanz. Sonst geht man kaputt." Er zieht sich hoch, rückt die Krawatte zurecht und geht behutsam zur Tür. „Ich muss jetzt mit den Eltern sprechen", murmelt er.

Therapie eines arteriovenösen Angioms

a
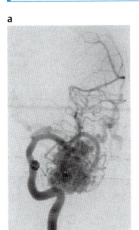

b
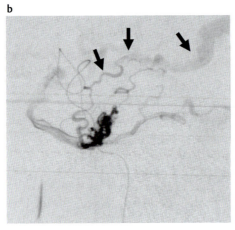

c
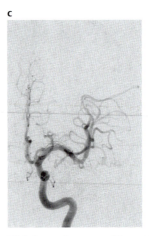

Abb. 11.**30a** Die Angiographie eines anderen Patienten zeigt eine ausgedehnte Gefäßmalformation temporal, die von der A.cerebri media ausgeht. **b** Bei Anspritzung des Angioms über einen feinen hoch selektiven Katheter ist eine frühe venöse Drainage (Pfeile) zu erkennen. **c** Dieses Angiom kann komplett embolisiert werden. (Für die Überlassung dieser Bilder danke ich ganz herzlich Dr. Liebig vom INI Hannover.)

 Was sollten Sie bei einer MR-Untersuchung beachten?

Die Kooperation des Patienten ist im MRT aufgrund der Scanzeiten sehr wichtig. Bei Kindern und hilflosen Personen sollte man sich vorher überzeugen, ob sie die lange Liegezeit und die ungewöhnlichen Geräusche tolerieren können. Begleitpersonen dürfen mit in den Untersuchungsraum, müssen aber die Vorsichtsmaßregeln genauso befolgen wie die Patienten. Ein gutes Aufklärungsgespräch kann eine Allgemeinnarkose ersparen! Ist die Allgemeinnarkose erforderlich, sollte man besonders konzentriert arbeiten, um das Letzte aus der Untersuchung herauszuholen.

Periselläre Hirntumoren

Checkliste: Periselläre Hirntumoren

- Bestehen Sehstörungen oder endokrinologische Symptome?
- Kommt die Raumforderung aus der Sella oder komprimiert sie diese?
- Ist die Raumforderung solide oder zystisch?
- Ist der Sinus cavernosus infiltriert?
- Ist der Sinus sphenoidale normal pneumatisiert?

Das Auto kam aus dem Nichts

Kathie Nürnberg (22) hat sich gerade von einem selbst verschuldeten Verkehrsunfall erholt und nun auch noch das: Der Augenarzt, der ihr eigentlich nur eine schicke Brille verschreiben sollte, hat sie zum MRT geschickt, weil irgendetwas bei der Untersuchung nicht stimmte. Auf dem Überweisungsschein steht etwas von Gesichtsfeldausfällen. Paul ist schon ganz gespannt auf die MR-Spezialuntersuchung der Sella (Abb. 11.**31**).

! Raumforderungen in der Sella können zu endokrinologischen Störungen und typischen Ausfällen des Gesichtsfeldes führen.

Welche Diagnose stellen Sie?

Tumoren:

Hypophysenadenom: Das Hypophysenadenom ist der häufigste Sellatumor; er geht vom Hypophysenvorderlappen aus. Ist er hormonell aktiv (Akromegalie, Galaktorrhö, Morbus Cushing), wird er häufig als kleiner Tumor (Mikroadenom) diagnostiziert. Ein Mikroadenom nimmt nicht so kräftig Kontrastmittel auf wie das eigentliche Hypophysengewebe und erscheint daher hypodens im Vergleich zur Umgebung. Ein hormonell inaktiver Tumor fällt durch die Kompression umgebender Strukturen (bitemporale Hemianopsie, Hypophysenausfall) auf. Ist der Tumor groß, nimmt er kräftig Kontrastmittel auf (Abb. 11.**32**) und infiltriert die Umgebung.

! Ein Mikroadenom stellt sich gegenüber der Hypophyse nach Kontrastmittelgabe hypodens dar. Ein Makroadenom nimmt dagegen kräftig Kontrastmittel auf.

Fall Kathie Nürnberg

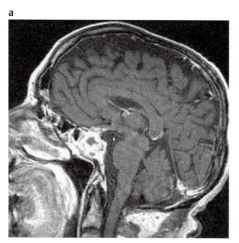
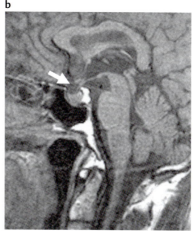

Abb. 11.**31 a** Sie sehen hier den wesentlichen MR-Schnitt des Kopfes von Kathie Nürnberg. Fällt Ihnen etwas auf? **b** Zum Vergleich können Sie sich einen entsprechenden Normalbefund ohne Kontrastmittelgabe ansehen. Man erkennt hier den feinen Hypophysenstiel (Pfeil), die vordere Adenohypophyse, die die Sella im Wesentlichen ausfüllt, sowie die signalintensive dorsale Neurohypophyse.

Hypophysenadenom

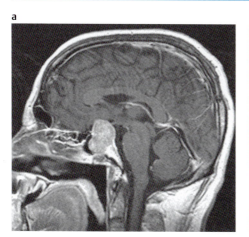
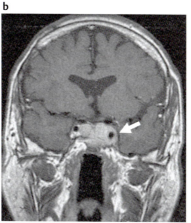

Abb. 11.**32 a** Die sagittale MR-Schicht nach Kontrastmittelgabe zeigt einen intensiv und homogen Kontrastmittel aufnehmenden Tumor, der die knöcherne Sella aufgeweitet hat. Hier liegt ein Makroadenom der Hypophyse vor. **b** Die koronare MR-Schicht dokumentiert das Einwachsen des Makroadenoms in den Sinus cavernosus mit Ummantelung der A. carotis (Pfeil).

Kraniopharyngeom: Dieser Fehlbildungstumor entwickelt sich bei Kindern und Jugendlichen aus einem Rest der Hypophysenentwicklung, der Rathke-Tasche. Das Kraniopharyngeom hat zystische, solide und verkalkte Anteile sowie eine feste Kapsel (Abb. 11.**33**). Suprasellär beginnend kann es bis in den dritten Ventrikel hineinwachsen. Aufgrund einer Kompression von Strukturen der Sella sind eine bitemporale Hemianopsie und ein Hypophysenausfall möglich.

Weitere Sellatumoren: Metastasen der Schädelbasis (Abb. 11.**34 a**) sowie regionale Tumoren wie die Chordome des Clivus (Abb. 11.**34 b**) oder Epidermoide (Abb. 11.**34 c**) können ebenfalls die Strukturen im Sellabereich komprimieren.

Riesenaneurysma: Ein Riesenaneurysma kann sich aus dem Circulus von Willis nach kranial entwickeln und zur Kompression der Sella führen (Abb. 11.**35**).

„Empty sella": Bei der „Empty Sella" handelt es sich um eine liquorgefüllte Hernierung der Meningen in die Sella hinein (Abb. 11.**36**), die Strukturen in der Sella komprimieren kann. Postoperativ kann natürlich ein ähnliches Bild auftreten.

Kraniopharyngeom

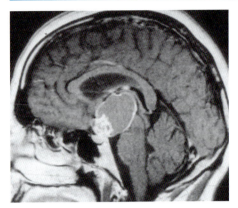

Abb. 11.33 Die sagittale MR-Schicht nach Kontrastmittelgabe zeigt einen Tumor, der in den Randbereichen intensiv Kontrastmittel aufnimmt, während das Tumorzentrum zystisch erscheint. Der Tumor ist in den dritten Ventrikel eingewachsen. Es handelt sich hier um ein Kraniopharyngeom.

❏ **Diagnose:** Paul zählt zwei und zwei zusammen. Frau Nürnberg ist jung und hat auf Nachfrage keine endokrinologischen Symptome. Die Läsion ist eher zystisch und sitzt an der richtigen Stelle: Es wird ein Kraniopharyngeom sein. Paul hat Recht. Der Gesichtsfeldausfall muss eigentlich eine bitemporale Hemianopsie sein. Rückblickend wird dann auch der Unfall klar. Ein von der Seite in ihr Gesichtsfeld hineinfahrendes Auto hatte Frau Nürnberg übersehen. Ein schwacher Trost für die junge Frau, die nun einer Operation entgegensieht. Die Chirurgen werden sich präoperativ v. a. nach der möglichen Invasion des Sinus cavernosus und der Beschaffenheit des Sinus sphenoidale erkundigen. Dort wollen sie nämlich hindurch, um den Tumor zu entfernen.

Weitere Sellatumoren

a Schädelbasismetastase

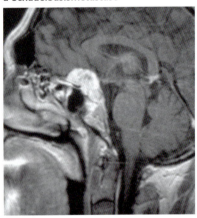

b Clivus-Chordom

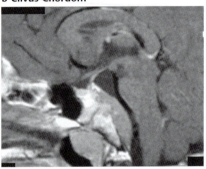

c Epidermoid

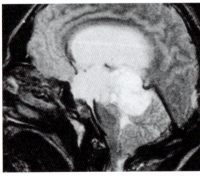
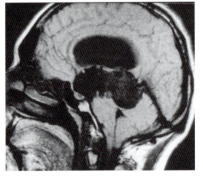

Abb. 11.34 a Diese Metastase eines Mammakarzinoms liegt der Hypophyse ventral an. Die Unterscheidung zu einem Hypophysenadenom gelingt nur durch die Anamnese. **b** Der der Sella dorsal anliegende Clivus ist aufgetrieben und von einem Weichteilmantel umgeben, der Kontrastmittel aufnimmt. Hier liegt ein Clivus-Chordom vor. **c** Das aus versprengtem Keimgewebe entstehende zystische Epidermoid enthält eine cholesterinreiche Flüssigkeit, die sich wie Liquor darstellt. Dieses Epidermoid hat den dritten Ventrikel aufgefüllt und bedrängt die Hypophyse von dorsokranial.

11.3 Hirntumoren

Riesenaneurysma

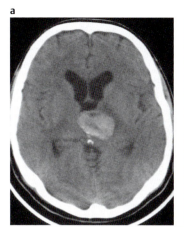
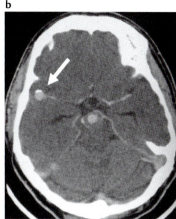

Abb. 11.**35 a** Eine bereits im nativen CT erkennbare dichte, rundliche Raumforderung drängt sich in den dritten Ventrikel. **b** Durch Kontrastmittelgabe sind auf einer anderen Schicht nicht nur das durchflossene Lumen des partiell thrombosierten Riesenaneurysmas, sondern auch ein weiteres A.-cerebri-media-Aneurysma rechts (Pfeil) zu erkennen.

„Empty Sella"

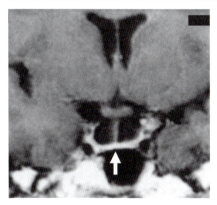

Abb. 11.**36** Der koronare MR-Schnitt nach Kontrastmittelgabe zeigt mittig den Hypophysenstiel und die durch Herniation platt gedrückte Hypophyse (Pfeil).

Tumoren des Kleinhirn-Brückenwinkels

Checkliste: Tumoren des Kleinhirn-Brückenwinkels

- Liegt die Raumforderung im oder außerhalb des Porus acusticus internus?
- Ist sie zystisch oder solide?
- Destruiert sie den Knochen oder weitet sie ihn nur auf?

Das eine Ohr will nicht mehr

Taub war das rechte Ohr von Heiko Schlosser (54) schon seit einiger Zeit. Da er als Facharbeiter an einer ziemlich lauten Metallpresse arbeitet und abends gelegentlich in seiner Altherrenrockband Schlagzeug spielt, hat er nicht so viel darauf gegeben. Aber seitdem der Schwindel dazugekommen ist, hört auch für ihn der Spaß auf. Es wird eine Spezialuntersuchung des Kleinhirn-Brückenwinkels durchgeführt (Abb. 11.37). Louis, der neue Famulant im 5. Semester, leistet Paul heute Gesellschaft. Er schnappt sich die Bilder und hangt sie auf, bevor Paul aus dem Stuhl kommt. „Na, Louis, was meinste?", passt Paul sich der Situation an.

❏ *Welche Diagnose stellen Sie?*

Akustikusneurinom: Das Akustikusneurinom ist eigentlich ein Neurinom des vestibulären Teils des N. statoacusticus. Es macht sich durch Schwerhörigkeit und Tinnitus bemerkbar und kommt auch im Rahmen der Neurofibromatose vor. Der Porus acusticus internus wird durch das Akustikusneurinom aufgetrieben (Abb. 11.**38 a**). Im MRT zeigt sich, dass der Tumor sehr stark Kontrastmittel aufnimmt (Abb. 11.**38 b**) und dass er häufig partiell zystisch ist (Abb. 11.**38 c**). Angiographisch ist das Akustikusneurinom in der Regel stumm.

Fall Heiko Schlosser

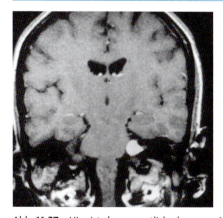

Abb. 11.**37** Hier ist das wesentliche koronare MRT des Kopfes von Heiko Schlosser dargestellt. Analysieren Sie das Bild! Können Sie bereits die Diagnose stellen?

Akustikusneurinom

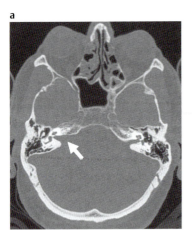
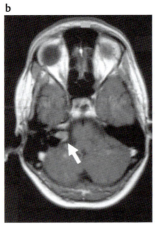
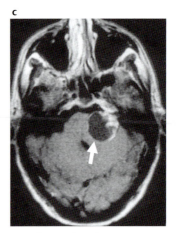

Abb. 11.**38 a** Das hoch auflösende CT durch den Porus acusticus internus zeigt eine trompetenförmige Aufweitung des rechten Porus (Pfeil). **b** Das axiale T1-gewichtete MRT nach Kontrastmittelgabe dokumentiert den kleinen, sich deutlich mit Kontrastmittel anreichernden Tumor im Eingangsbereich des Porus acusticus internus (Pfeil). **c** Bei einem anderen Patienten ist das Akustikusneurinom deutlich größer und zystisch (Pfeil).

Meningeom (s. S. 199): Dieser Tumor entwickelt sich gern an der Schädelbasis (Abb. 11.**39**). Er treibt den Porus acusticus internus nicht auf und ist angiographisch über die A. carotis externa gut darzustellen.

Glomus-jugulare-Tumor: Bei dem Glomus-jugulare-Tumor handelt es sich um ein Chemodektom der Schädelbasis, das die Spitze des Felsenbeins destruiert (Abb. 11.**40 a, b**). Außerdem hört der Patient ein systolisches Ohrgeräusch, da der Tumor stark vaskularisiert ist. Die Therapie der Wahl ist die Embolisation (Abb. 11.**40 c, d**).

❑ **Diagnose:** Louis hat der Ehrgeiz gepackt. Wie der Teufel blättert er in dem großen Neuro-MR-Buch herum, das er in einer Schublade gefunden hat. Nach einigen Minuten schaut er auf: „Lehrbuchbeispiel eines Akustikusneurinoms", kräht er. „Recht hast Du", brummt Paul. Gregor kurvt um die Ecke. „Hey, typische Janitor's Lesion!", ruft er aus. Louis blickt Paul fragend an. Der macht ein bedeutendes Gesicht: „Gregor ist ein i.A.g. Er war mal fast 3 Monate in den USA, daher." Gregor ignoriert die Bemerkung: „Janitor ist das englische Wort für Hausmeister. Diese Läsionen sind so deutlich, dass der Hausmeister sie auch erkennt." Louis lässt sich seinen Erfolg nicht schmälern. „Diagnose ist Diagnose", grinst er.

! I.A.g.'s – in Amerika Gewesene – laufen an den Unikliniken ziemlich viele herum, manche auch mit Fliege. Möchte man sie erfreuen, erkundigt man sich nach dem wann, dem wo, dem bei wem. Die Frage nach dem wie lange touchiert den Intimbereich bei manchen. Die Frage, was denn nun eigentlich dabei rübergekommen sei, sollte man nur in stabilen Freundschaften stellen.

Meningeom des Kleinhirn-Brückenwinkels

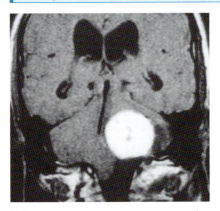

Abb. 11.**39** Dieser große Tumor nimmt sehr stark Kontrastmittel auf. Er reicht – im Gegensatz zum typischen Akustikusneurinom – nicht bis in den Porus acusticus internus hinein. Es handelt sich hier um ein Meningeom des Kleinhirn-Brückenwinkels.

Glomus-jugulare-Tumor

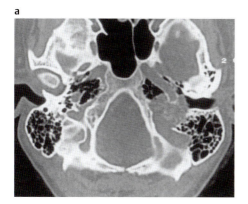

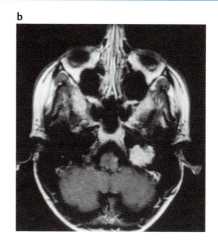

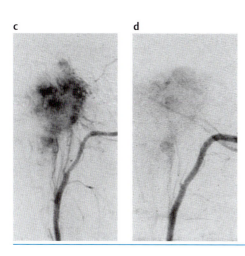

Abb. 11.**40 a** Das hoch auflösende CT durch das Felsenbein zeigt eine Destruktion der linken Felsenbeinspitze, die bis ins Mittelohr reicht. **b** Das axiale T1-gewichtete MRT nach Kontrastmittelgabe dokumentiert den deutlich sich mit Kontrastmittel anreichernden Weichteilanteil. **c** Die selektive Angiographie der A. carotis externa lässt die Versorgung des Tumors über mehrere relativ großkalibrige Gefäße erkennen. **d** Die Therapie der Wahl ist die Embolisation, bei der der Tumor über einen Mikrokatheter mit Klebstoff embolisiert wird.

11.4 Hirnprozesse mit Hirnvolumenänderung

Checkliste: Hirnvolumenänderung

- Wie alt ist der Patient? Wie weit wären die Liquorräume in diesem Alter?
- Ist die Volumenänderung des Hirns regional oder generalisiert?

Bei Volumenverlust des Hirns:
- Bestehen eine Demenz, ein Drogen- oder Alkoholabusus?
- Sind alte Infarkte assoziiert? Besteht ein arterieller Bluthochdruck?
- Ist das Hirnmark verändert, sind die Ventrikel erweitert?

Bei Volumenzunahme des Hirns:
- Wie ist die akute Anamnese (Trauma, Anoxie)?
- Ist die Mark-Rinden-Differenzierung normal?
- Sind die Ventrikel dilatiert oder komprimiert?
- Sind die äußeren Liquorräume aufgehoben?

Meine Frau erkennt mich nicht mehr

Lotte Hagestolz (62) war eigentlich immer eine zentrale Person in ihrer Hausgemeinschaft, die ihre Meinung gefragt und ungefragt zu allem und jedem äußerte. Ihr Mann hat damit leben können. Nun fällt ihr jedoch schon seit einigen Monaten nichts Rechtes mehr ein. Damit hätte ihr Mann auch leben können. Als sie ihn aber vor einer Woche misstrauisch ansah und fragte, wer er denn sei und was er in ihrer Wohnung treibe, brachte er sie zum Neurologen. Nun sitzen beide in der Wartezone des CTs. Alexa und Paul mustern das Ergebnis der Untersuchung (Abb. 11.41), bei der CT-Schnitte aufgrund von Bewegungsartefakten mehrfach wiederholt werden mussten.

❏ *Welche Diagnose stellen Sie?*

Demenz vom Alzheimer-Typ: Die Demenz vom Alzheimer-Typ ist die häufigste Demenz. Morphologisch geht sie mit einer globalen Hirnatrophie, d. h. einer nicht reversiblen Erweiterung der inneren und äußeren Liquorräume einher (Abb. 11.**42 a**).

Fall Lotte Hagestolz

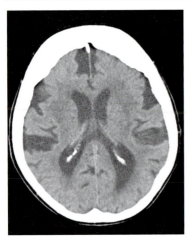

Abb. 11.**41** Es wurde ein repräsentativer CT-Schnitt des Kopfes von Frau Hagestolz für Sie ausgewählt. Was erkennen Sie?

Kennen Sie Alzheimer, Pick und Binswanger?

Alois Alzheimer war Neurologe und Psychiater in Breslau nach der Jahrhundertwende 1900. Sein Spezialgebiet war die Gehirnpathologie. Er suchte u. a. nach dem Substrat der präsenilen Demenz, die nach ihm benannt wurde.

Arnold Pick war Nervenarzt im Prag der Jahrhundertwende 1900, während **Otto Binswanger** als Nervenarzt im Jena des frühen 20. Jahrhunderts praktizierte. Binswangers Lebenswerk war die Erforschung der Mikroangiopathie des Hirns.

Morbus Pick: Der ebenfalls mit einer Demenz einhergehende Morbus Pick beruht auf einer frontal betonten Hirnatrophie (Abb. 11.**42 b**).

Morbus Binswanger: Diese Form der Demenz beruht meist auf einer subkortikalen arteriosklerotischen Enzephalopathie (SAE oder Binswanger-Enzephalopathie, Abb. 11.**42 c**), die sich häufig auf der Basis eines langbestehenden arteriellen Hypertonus entwickelt. Im CT oder

Degenerative Hirnprozesse

a Demenz vom Alzheimer-Typ

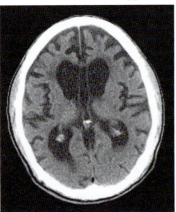

b Morbus Pick

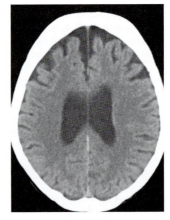

c Morbus Binswanger

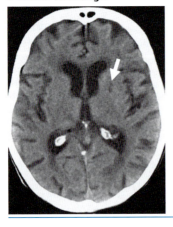

d Hydrocephalus aresorptivus

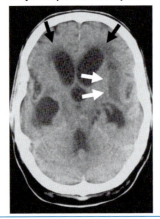

Abb. 11.**42 a** Die für das Lebensalter deutlich zu weiten inneren und äußeren Liquorräume deuten auf eine Hirnatrophie hin, wie sie beim Morbus Alzheimer vorkommt. **b** Beim Morbus Pick ist die Hirnatrophie auf den Frontallappen beschränkt. **c** Die inneren und äußeren Liquorräume sind weit, das Marklager ist besonders periventrikulär Dichte gemindert. Ein kleiner lakunärer Infarkt befindet sich im Stammganglienkomplex links (Pfeil). Hier liegt eine subkortikale arteriosklerotische Enzephalopathie vor. **d** Die Vorder- und Temporalhörner sowie der 3. und 4. Ventrikel sind erweitert, die äußeren Liquorräume normalkalibrig. Druckkappen (schwarze Pfeile) erkennt man um die Vorderhörner. Es liegt außerdem noch ein älterer Infarkt (weiße Pfeile) der Capsula externa links vor (Wo verläuft nochmal die Capsula interna?).

11.4 Hirnprozesse mit Hirnvolumenänderung

Hirnvolumenverlust

a HIV-Enzephalopathie

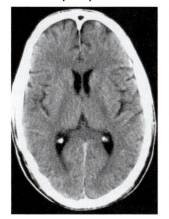
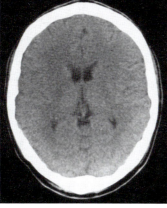

b Corticosteroidbedingter Hirnvolumenverlust

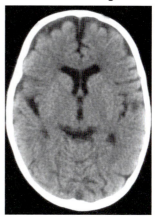

Abb. 11.**43 a** Bei diesem 45-jährigen AIDS-Patienten, der zunehmend unter Verwirrung litt, ist das Hirnvolumen allgemein vermindert (links). Zum Vergleich sehen Sie rechts einen Normalbefund dieser Altersgruppe. **b** Dieses Kind wurde im Rahmen einer Lebertransplantation hoch dosiert mit Corticosteroiden behandelt. Es fällt ein Hirnvolumenverlust auf.

MRT ist die Binswanger-Enzephalopathie durch Veränderungen im periventrikulären Hirnmark, v. a. um die Vorderhörner, durch lakunäre Infarkte in den Stammganglien sowie häufig durch eine Erweiterung der Ventrikel gekennzeichnet.

Hydrocephalus aresorptivus: Der Hydrocephalus aresorptivus geht ebenfalls mit einer Demenz einher und kann nach einer Meningitis, einer subarachnoidalen Blutung (s.S. 194) und – am häufigsten – spontan auftreten. Die inneren Liquorräume sind alle erweitert, die äußeren normal groß. Periventrikulär kommt es zu Veränderungen, die als Druckkappen interpretiert werden (Abb. 11.**42 d**).

Hirninfarkt: Ein isolierter Hirninfarkt, z. B. im Bereich des Thalamus, kann ebenfalls zur Demenz führen (s. auch S. 196).

❑ **Diagnose:** Paul hält das Ganze für eine SAE, Alexa neigt zum Alzheimer. Louis schaut kurz herein und fragt, ob es auch ein Creutzfeldt-Jakob sein könnte. Gregor taucht rechtzeitig genug auf, um Louis davon abzuhalten, den armen Herrn Hagestolz nach dem Rindfleischkonsum seiner Frau zu fragen. „Der arme Mann hat so schon genug Sorgen. Lass ihn in Frieden. Creutzfeldt-Jakob ist hyper selten! Eindeutig ist die Atrophie. Am wahrscheinlichsten ist der Alzheimer." Gregor flezt sich in seinem Stuhl und greift sich den Kaffee, den Alexa gerade für Paul mitgebracht hatte. „Hirnvolumenverlust ist eine kitzlige Sache", doziert er. „Nicht immer geht das mit Demenz einher. Das Wichtigste ist, das Alter des Patienten zu beachten. Dann kommt das Umfeld. Alkohol- oder drogeninduzierte Atrophien sehen wir hier massenhaft, schließlich die HIV-Enzephalopathie (Abb. 11.**43 a**). Aber auch die Dehydratation oder eine Corticosteroidtherapie (Abb. 11.**43 b**) verursachen einen Hirnvolumenverlust. Diagnostizier bei Steroidpatienten eine Hirnatrophie, und die Neurologen rollen sich ab, wenn nach Absetzen der Medikation wie durch ein Wunder das Hirn wieder ganz normal aussieht! Ist mir mal passiert." Alexa und Paul horchen auf, Louis schaut verstört. „War natürlich ganz am Anfang", schiebt Gregor schnell nach. „Dann das andere, viel gefährlichere Extrem, die Hirnvolumenzunahme. Ein generalisiertes Hirnödem kannst Du bei einer Drogenüberdosierung (Abb. 11.**44**) oder nach einer längeren Anoxie kriegen."

> ❗ Das Hirnvolumen kann sich ändern. Eine Hirnatrophie jedoch ist irreversibel und ein generalisiertes Hirnödem schnell letal.

Hirnvolumenzunahme

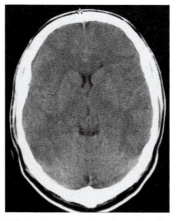

Abb. 11.**44** Sie sehen den Befund eines generalisierten Hirnödems nach Einnahme von Ecstasy. Die inneren und äußeren Liquorräume dieser 23-jährigen Drogenabhängigen sind deutlich vermindert.

11.5 Kongenitale Veränderungen des Gehirns

Checkliste: Kongenitale Veränderungen des Gehirns
- Sind die Ventrikel normal ausgeformt?
- Lässt sich der Balken abgrenzen?
- Findet sich versprengte Rinde im Hirnmark?
- Ist die hintere Schädelgrube normal konfiguriert?
- Ist die Gyrierung normal?

Irgendetwas stimmt nicht mit dem Kind

Julius Schnittke (4) wird von seinen Eltern zur Untersuchung gebracht. Er kann mit den Kindern im Kindergarten nicht richtig mithalten. Sein Kinderarzt hat ein ernstes Entwicklungsdefizit festgestellt. Die Untersuchung erfolgt in Allgemeinnarkose, weil Julius so lange natürlich nicht still halten kann. Alexa und Paul kommen etwas später hinzu und sind froh, dass Gregor wie angenagelt neben der Konsole sitzt. Die fertige Untersuchung vor Augen lässt er die beiden zappeln (Abb. 11.**45**).

☐ *Welche Diagnose stellen Sie?*

Meningozele: Bei der komplexen embryologischen Entwicklung der Neuralachse sind Defekte nicht selten. Die Meningozele ist eine Ausstülpung der Hirnhäute, meist nach dorsal (Abb. 11.**46 a**). Enthält sie auch Hirnanteile, spricht man von einer *Myelomeningozele*.

Dandy-Walker-Syndrom: Beim Dandy-Walker-Syndrom liegen eine Aplasie des Kleinhirnwurmes sowie eine zystische Erweiterung des vierten Ventrikels vor (Abb. 11.**46 b**). Die hintere Schädelgrube ist meist erweitert, das Tentorium angehoben. Da der Liquorabfluss behindert ist, tritt häufig auch ein Hydrozephalus auf.

Wer steckt hinter diesen Namen?
Walter E. Dandy war seines Zeichens ein Neurochirurg in der ersten Hälfte des 20. Jahrhunderts in Baltimore, und **Arthur E. Walker** war ein jüngerer Kollege.
Julius Arnold arbeitete als Pathologe im Heidelberg des späten 19. Jahrhunderts. **Hans Chiari** war zur gleichen Zeit sein Fachkollege in Strassburg.

Arnold-Chiari-Malformation: Bei der Arnold-Chiari-Malformation handelt es sich um eine komplexe Fehlbildung, die vorrangig vom Heruntertreten des Kleinhirns und der Medulla oblongata in den Halswirbelkanal gekennzeichnet ist (Abb. 11.**46 c**).

Corpus-callosum-Agenesie: Die Corpus-callosum-Agenesie wird bei vielen komplexen Hirnfehlbildungen angetroffen (Abb. 11.**46 d**). Sie kann komplett oder partiell sein.

Pachygyrie: Durch eine gestörte Migration der neuronalen Zellen in der Embryonalperiode kann die Ausbildung der Hirnrinde behindert werden. Dies ist z. B. bei der Pachygyrie, einer Verplumpung der Hirnwindungen, der Fall (Abb. 11.**46 f**).

Tuberöse Sklerose: Diese autosomal-dominant vererbte Erkrankung geht mit geistiger Retardierung und einem Adenoma sebaceum des Gesichtes einher. Im Hirn kommt es zu subependymalen Hamartomen, die typischerweise partiell verkalken (Abb. 11.**46 g**).

Angiom:
Venöses Angiom: Ein venöses Angiom geht normalerweise nicht mit einer Entwicklungsstörung und Symptomen einher. In der Regel handelt es sich um Normvarianten (Abb. 11.**46 h**).
Arteriovenöses Angiom: Dieses kongenitale Angiom ist bereits besprochen worden (s. S. 207).
Sturge-Weber-Angiomatose: Die Erkrankung wird dominant vererbt und tritt de-novo auf. Die Patienten haben oft einen Naevus flammeus im Bereich des Trigeminusversorgungsgebiets und sind retardiert. Im CT oder MRT findet sich intrakraniell ein ipsilaterales parietookzipitales Angiom,

Fall Julius Schnittke

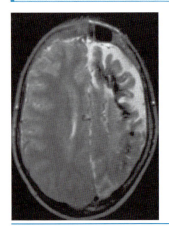
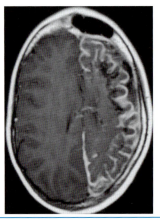

Abb. 11.**45** Können Sie anhand der wesentlichen Bilder der Untersuchung von Julius eine Diagnose stellen?

11.5 Kongenitale Veränderungen des Gehirns

Kongenitale Veränderungen des Gehirns

a Meningozele

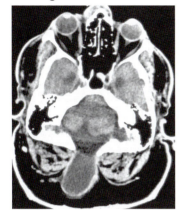

b Dandy-Walker-Syndrom

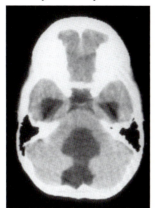

c Arnold-Chiari-Malformation

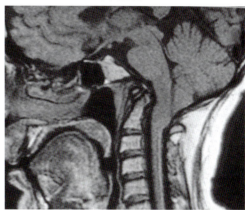

d Corpus-callosum-Agenesie

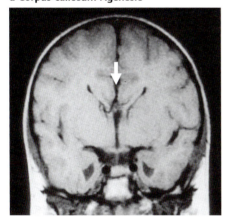

e Pachygyrie

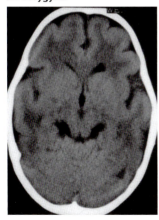

f tuberöse Sklerose

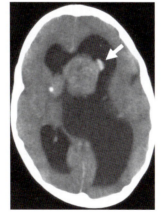

g venöses Angiom

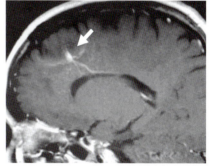

Abb. 11.**46 a** Bei der hier vorliegenden Meningozele wölbt sich die Dura durch den Knochendefekt nach dorsal. Die resultierende Duratasche ist mit Liquor gefüllt. **b** Der axiale CT-Schnitt lässt keinen Vermis erkennen, der 4. Ventrikel ist vergrößert, und die Temporalhörner sind deutlich dilatiert im Sinne eines Hydrozephalus. Hier liegt ein Dandy-Walker-Syndrom vor. **c** Charakteristisch für die Arnold-Chiari-Malformation ist der Tiefstand von Kleinhirn und Medulla oblongata im Halswirbelkanal. Außerdem fällt hier eine Fehlbildung des knöchernen kraniozervikalen Übergangs auf. Vergleichen Sie Abb. 11.**31b** als Normalbefund. **d** Auf der koronaren MR-Schicht (links) ist an der üblichen Stelle (Pfeil) kein Balken vorhanden (vergleichen Sie den normalen Balken in Abb. 11.**32 b**, S. 209). Dadurch kommt es in der Entwicklung zu einer kegelförmigen Auftreibung der Hinterhörner rechts. **e** Bei diesem 1jährigen entwicklungsgestörten Kind sind die Hirnwindungen deutlich vergröbert. Damit liegt eine Pachygyrie vor. Vergleichen Sie die normalen Windungen in Abb. 11.**1 a**. **f** Die tuberöse Sklerose ist durch knotige Tumoren in der Ventrikelwand (subependymal) gekennzeichnet, die partiell verkalken (Pfeil). **g** Der mediane sagittale MR-Schnitt nach Kontrastmittelgabe zeigt eine atypisch kaliberstarke, nach kortikal drainierende Vene mit ihren Zubringern (Pfeil). Dieser Befund spricht für ein venöses Angiom. **h** ▶

Kongenitale Veränderungen des Gehirns (Fortsetzung)

h Sturge-Weber-Angiomatose

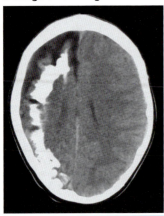 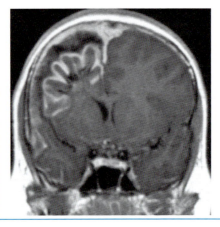

Abb. 11.**46 h** Bei diesem Patienten mit einer Sturge-Weber-Angiomatose dokumentiert die CT-Untersuchung die ausgeprägte Verkalkung im Übergang zwischen Rinde und Mark, die manchmal sogar auf der Schädel-Übersichtsaufnahme zu erkennen ist (links). Das Angiom nimmt deutlich Kontrastmittel auf, wie der koronare MR-Schnitt nach Gadolinium-Gabe zeigt (rechts). Die Verkalkung stellt sich als Signalfreiheit dar.

das in der Regel verkalkt ist. Die Hemisphäre erscheint atrophiert (Abb. 11.**46 i**).

❑ **Diagnose:** Alexa und Paul sind sich einig. Eigentlich passt nur der Sturge-Weber zu dem Bild. Gregor grinst die beiden an: „Das hat sogar schon der Anästhesist diagnostiziert. Hättet Ihr das Kind vor der Untersuchung angesehen, hättet Ihr den Naevus flammeus im Gesicht bemerkt. Ein schöner Fall – leider nicht für das Kind und seine Eltern."

! Kongenitale Hirnveränderungen können sehr komplex sein. Daher gehören die Patienten in erfahrene neuropädiatrische Zentren, in denen auch eine genetische Beratung stattfindet.

11.6 Rückenmark

Checkliste: Rückenmark

Paraparese:
- Ist das Myelon normalkalibrig und normalintens in der T2-Wichtung?
- Ist der Spinalkanal normalkalibrig?

Bei Raumforderung im Wirbelkanal:
- Liegt die Raumforderung intra- oder extradural, intra- oder extraaxial?
- Ist sie solide, zystisch oder nimmt sie in den Randbereichen Kontrastmittel auf?

Radikuläre Symptomatik:
- Besteht eine Gefügestörung der Wirbelsäule?
- Wie weit ist der knöcherne Spinalkanal, wie weit sind die Foramina intervertebralia?
- Wie ausgeprägt ist die Degeneration der Bandscheiben, der Intervertebralgelenke und der Unkovertebralgelenke?

Wenn beide Beine versagen

Thekla Kindermann (45) wird am Sonntag Nachmittag auf der Rolltrage zur Untersuchung gebracht. In der letzten Woche habe sie eine zunehmende Schwäche in den Beinen bemerkt. Am Wochenende war es dann ganz aus. Ihr praktischer Arzt, den ihr verzweifelter Mann und die halbwüchsigen Kinder gerufen haben, veranlasste die Krankenhauseinweisung. Der aufnehmende Arzt hat einen Querschnitt diagnostiziert und ein MRT veranlasst (Abb. 11.**47**). Alexa und Paul sind zur Stelle. Sie wissen, es handelt sich um die klassische Notfallindikation der MR-Untersuchung. Es werden sagittale und selektiv axiale Schnitte angefertigt.

❑ **Welche Diagnose stellen Sie?**

Massenprolaps einer Bandscheibe: Ein Massenprolaps einer Bandscheibe kann zu einem akuten Querschnittssyndrom führen (Abb. 11.**48**).

Extraduraler spinaler Tumor: Typische extradurale spinale Tumoren sind das Plasmozytom (Abb. 11.**49 a**) und das Lymphom. Auch Organtumoren können per continuitatem in den Spinalkanal einwachsen (Abb. 11.**49 b**).

Fall Thekla Kindermann

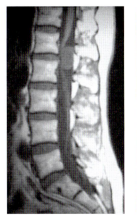
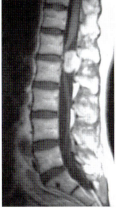

Abb. 11.**47** Schauen Sie sich die wichtigsten MR-Schnitte von Thekla Kindermann an. Haben Sie eine Verdachtsdiagnose?

Massenprolaps einer Bandscheibe

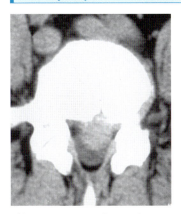

Abb. 11.**48** Der axiale CT-Schnitt zeigt die massive Kompression des thekalen Sacks durch bandscheibendichtes Material. So sieht ein Massenprolaps einer Bandscheibe aus.

Extraduraler spinaler Tumor

a Plasmozytom   **b Pancoast-Tumor**

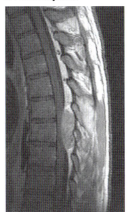
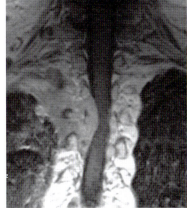

Intraduraler spinaler Tumor:

Intraduraler extraaxialer spinaler Tumor: Der häufigste intradurale extraaxiale spinale Tumor ist das spinale Meningeom. Es handelt sich um einen langsam wachsenden Tumor, der den Spinalkanal auch aufweiten kann (Abb. 11.**50 a**, s. auch S. 199). Außerdem siedeln sich Metastasen – transportiert vom Liquorfluss – häufig im Thekalsack an (Abb. 11.**50 b**). Sie sind besonders beim kindlichen Tumor der hinteren Schädelgrube gefürchtet.

Intraaxialer spinaler Tumor: Beim intraaxialen spinalen Tumor kann es sich um myeloneigene Tumoren wie Astrozytome und Ependymome oder um Metastasen handeln (Abb. 11.**50 c**).

Spondylodiszitis: Auch eine bakterielle Spondylodiszitis kann den thekalen Sack komprimieren und zu einem akuten Querschnittssyndrom führen (s. Abb. 8.**41**, S. 114). Charakteristisch für eine Spondylodiszitis ist die Beteiligung der Bandscheibe, die Höhen gemindert ist und in den Randbereichen kräftig Kontrastmittel aufnimmt.

Wirbelsäulentrauma bei vorbestehender Spinalkanalstenose: Kommt es bei einer vorbestehenden Spinalkanalstenose zu einem kleinen Wirbelsäulentrauma, kann das Myelon erheblich verletzt werden. Ursachen können zum einen die plötzliche Kompression des gesamten Myelons (Abb. 11.**51 a**), zum anderen die fokale Kompression der A. spinalis anterior sein (Abb. 11.**51 b**).

❑ ***Diagnose:*** Alexa und Paul halten das Ganze für einen intraduralen, jedoch extraaxialen Prozess, der gut abgrenzbar und wahrscheinlich langsam gewachsen ist. Sie legen sich auf ein Meningeom fest. Für Thekla Kindermann ist das eine sehr gute Nachricht. Die Neurochirurgen schälen den Tumor noch am gleichen Tag aus. Drei Wochen später schon ist sie wieder auf den Beinen – in der Rehabilitationsklinik bei der Physiotherapie.

! Das akute Querschnittssyndrom bedarf der sofortigen MR-Untersuchung und der sofortigen Therapie.

Abb. 11.**49 a** Das Myelon wird auf diesem sagittalen T1-gewichteten kontrastmittelunterstützten Schnitt durch den Weichteilanteil des Plasmozytoms deutlich komprimiert. Das Plasmozytom führt in der Regel auch zu Knochendestruktionen. **b** Der koronare T1-gewichtete MR-Schnitt nach Kontrastmittelgabe zeigt den Pancoast-Tumor, einen Tumor der Lungenspitze, wie er durch die Foramina intervertebralia in den Spinalkanal einwächst und das Myelon komprimiert. Nach kranial wächst er in den Plexus brachialis ein und löst dadurch das Horner-Syndrom aus.

Intraduraler spinaler Tumor

a spinales Meningeom

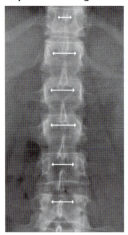
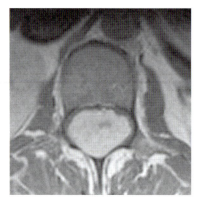

Abb. 11.**50 a** Dieses spinale Meningeom ist sogar auf der normalen Röntgenaufnahme (links) zu erkennen, denn es hat durch sein langsames Wachstum zur Zunahme des Pedikelabstandes geführt (Pfeile). Der axiale T1-gewichtete MR-Schnitt nach Kontrastmittelgabe (rechts) zeigt, dass der Spinalkanal durch den kräftig Kontrastmittel aufnehmenden Tumor beinahe komplett aufgefüllt ist. **b** Viele kleine und eine große Metastase eines Ösophaguskarzinoms umgeben hier das Myelon. Das Ösophaguskarzinom ist weiter kranial bereits in den Spinalkanal eingewachsen. **c** Nach Kontrastmittelgabe ist die intraaxiale spinale Metastase eines Mammakarzinoms im sagittalen T1-Schnitt gut zu erkennen.

b thekale Metastase

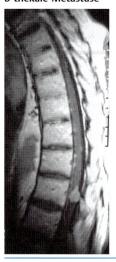

c Myelonmetastase

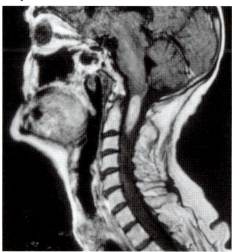

Wirbelsäulentrauma bei Spinalkanalstenose

a

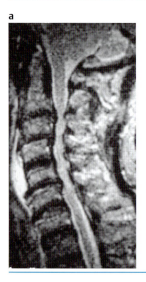

b

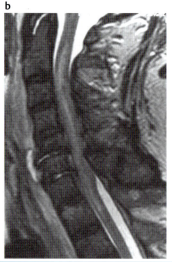

Abb. 11.**51 a** Dieser Spinalkanal ist aufgrund schwerer degenerativer Veränderungen der HWS mit Gefügestörungen extrem eng. Jetzt kam noch ein Bagatelltrauma hinzu, das dem Myelon den Rest gegeben hat. **b** Bei einem anderen Patienten sind nach einem Bagatelltrauma diese Signalveränderungen des Myelons aufgetreten, die sich über den engen Spinalkanalbereich hinaus nach kranial erstrecken. Hier ist die einzige, das Myelon versorgende Arterie, die A. spinalis anterior, akut komprimiert worden, sodass Ischämien resultierten (Spinalis-anterior-Syndrom).

Fall Eberhard Fröhlich

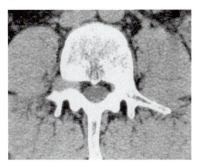

Abb. 11.52 Dargestellt ist das wesentliche Bild der CT-Untersuchung von Herrn Fröhlich. Was fällt Ihnen auf?

Steppen wider Willen

Eberhard Fröhlich (45 Jahre, 72 kg) wird von seiner Frau Rosi (41 Jahre, 95 kg) begleitet. Sie haben zusammen einen Tanzkursus besucht, bei dem in der letzten Stunde auch Rock'n Roll mit Schulterwurf geübt wurde. Diese Übung hat Herr Fröhlich, der allerdings schon häufiger mal Rückenbeschwerden hatte, nicht so gut vertragen. Am Tag danach stellt er fest, dass er die rechte Fußspitze nicht mehr richtig anheben kann. Zunächst meint seine Frau, er habe jetzt endlich den Steppergang kapiert, den sie beim Rumba einübten. Schließlich wird der Ernst der Lage klar. Die Untersuchung schaut sich Gregor heute erst einmal alleine an (Abb. 11.52).

Bandscheibenvorfall

a
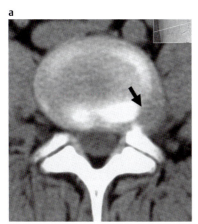

b
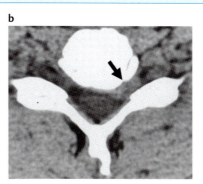

c
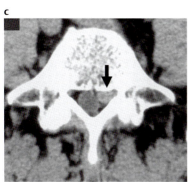

d
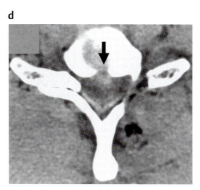

e
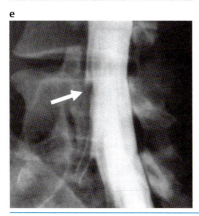

Abb. 11.53 Der Bandscheibenvorfall wird je nach Lage eingeteilt: **a** Der laterale Vorfall (Pfeil) kann die Nervenwurzel am Ausgang des Foramens komprimieren. **b** Der foraminale Prolaps (Pfeil) erdrückt die Nervenwurzel direkt im Foramen. **c** Der paramediane Vorfall (Pfeil) liegt häufig im Recessus lateralis und bedrängt die Nervenwurzel dort. **d** Der mediane Vorfall (Pfeil) bedroht eher das Myelon. **e** Das prolabierte Bandscheibengewebe hat die Verbindung zur Bandscheibe verloren (Sequester, Pfeil), wie in dieser Myelographie zu erkennen ist. Die untere Wurzeltasche L5 ist normal konfiguriert mit einer schlanken Nervenwurzel darin. Die darübergelegene Wurzeltasche L4 erscheint dagegen abgedrückt und die Nervenwurzel verdickt. Auf dem Niveau der Bandscheibe sieht man keine Impression des thekalen Sacks.

! Gerade bei einer radikulären Symptomatik müssen die weiteren klinischen Symptome passen, um die richtige Diagnose stellen zu können. Viele Menschen haben einen oder auch mehrere Bandscheibenvorfälle ohne jegliche Beschwerden. Eine konventionelle Röntgenaufnahme der entsprechenden Wirbelsäulenetage sollte immer angefertigt werden, um Gefügestörungen der Wirbelsäule zu erkennen.

Welche Diagnose stellen Sie?

Bandscheibenvorfall: Der Bandscheibenvorfall ist natürlich der häufigste Grund für eine radikuläre Symptomatik. Dabei tritt Bandscheibenmaterial durch das dorsale Ligament hindurch und komprimiert eine oder mehrere Spinalnervenwurzeln (Abb. 11.**53 a–d**). Verliert dieses Bandscheibengewebe seine Verbindung zur Bandscheibe, nennt man es auch Sequester. Eine Rückbildung des Sequesters unter konservativer Therapie ist dann unwahrscheinlich (Abb. 11.**53 e**).

Degenerative Foraminalstenose: Im Halsbereich wird die degenerative Foraminalstenose vorrangig durch die arthrotisch bedingte Hypertrophie der Unkovertebralgelenke bedingt (Abb. 11.**54 a**), im Bereich der LWS kommen die Intervertebralgelenksarthrose (Abb. 11.**54 b**) und die Hypertrophie des Lig. flavum (Abb. 11.**54 c**) in Betracht.

Synoviale Zyste: Die synoviale Zyste, ein Divertikel der Kapsel des Intervertebralgelenks, kann ebenfalls die Spinalnervenwurzel komprimieren (Abb. 11.**55**). Daher muss sie operativ entfernt werden. Der Chirurg kann sie intraoperativ jedoch leicht übersehen, da sie sich bei der Exploration häufig entleert. Verklebt das Leck später wieder, rezidivieren die Zyste und damit die Beschwerden.

Neurinom: Ein Neurinom folgt dem Verlauf der Spinalnervenwurzel durch das Foramen intervertebrale und nimmt daher häufig die Konfiguration einer Sanduhr an (Abb. 11.**56**). Von einem Bandscheibenvorfall ist es meist nur durch Kontrastmittelgabe zu differenzieren.

Degenerative Foraminalstenose

a Hypertrophie der Unkovertebralgelenke

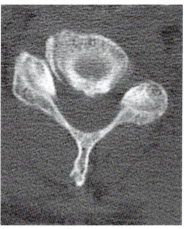

b Intervertebralgelenksarthrose

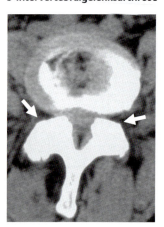

c Hypertrophie des Lig. flavum

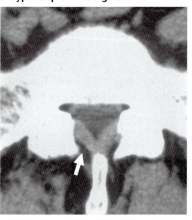

Abb. 11.**54 a** Das Unkovertebralgelenk liegt dem Foramen intervertebrale direkt an und engt es bei osteophytären Anbauten, wie hier auf der rechten Seite, ein. **b** Die Auftreibung der Intervertebralgelenke (Pfeile) führt im LWS-Bereich zu einem ähnlichen Effekt, der durch die häufige Osteochondrose der Bandscheiben auf diesem Niveau (Beachten Sie das Vakuumphänomen!) noch verstärkt wird. **c** Die meist gleichzeitig vorliegende Hypertrophie des Lig. flavum (Pfeil) verstärkt die Stenosierung des Foramen intervertebrale weiter.

Synoviale Zyste

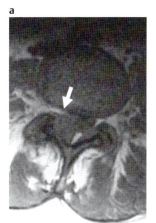
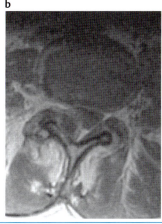

Abb. 11.**55 a** In der üblichen axialen T1-gewichteten MR-Schicht fällt nur eine Raumforderung im Spinalkanal auf (Pfeil). **b** Erst die Kontrastmittelgabe lässt die Anfärbung der synovialen Membran erkennen und enthüllt damit den wahren Charakter der Läsion.

Neurinom

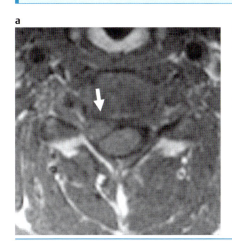
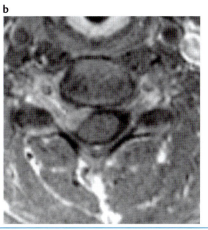

Abb. 11.**56 a** In der üblichen axialen T1-gewichteten MR-Schicht sieht man nur eine Raumforderung im Foramen intervertebrale. Allerdings fällt die angedeutete Sanduhrkonfiguration auf. **b** Nach Kontrastmittelgabe zeigt sich der hantelförmige Tumor im Verlauf der Nervenwurzel.

Spondylolisthesis vera, Pseudospondylolisthesis, Spinalkanalstenose: Auch die Spondylolisthesis vera, die Pseudospondylolisthesis und die kongenitale Spinalkanalstenose müssen differenzialdiagnostisch in Erwägung gezogen werden (s.S. 111 ff).

❏ *Diagnose:* Gregor hatte seinen Befund eigentlich schon geschrieben und Herrn Fröhlich einen foraminalen Bandscheibenvorfall verpasst. Mit Alexa und Paul schaut er noch einmal auf die Bilder. Alexa wundert sich über die harmonische Form des Prozesses und kratzt sich am Kopf: Könne es auch ein Neurinom sein? Gregor gibt dem Bild eine zweite Chance. „Verdammt, Du könntest Recht haben. Wir müssen nochmal Kontrastmittel nachschieben". Die kontrastmittelgestützte Untersuchung einige Minuten später zeigt eine kräftige Anreicherung des Gewebes – damit steht die Diagnose. Alexa ist natürlich stolz wie Oskar, Paul gratuliert ihr, und Gregor kriegt diesen hellen Schimmer in den Augen.

11.7 Gregors Testfälle

Die Woche in der Neuroradiologie ist um. Da Gregor an diesem Tag Urlaub hat, hofft Paul, um die vermaledeite Testprozedur herumzukommen. Es ist 17 Uhr, und er entspannt sich zusehends. Alexa allerdings druckst herum. Wenige Minuten später tritt Gregor mit einem Packen Bilder durch die Tür. Mit einem breiten Lächeln hängt er vier Testfälle an den Lichtkasten (Abb. 11.**57**). „Hast Du gedacht, ich würde Dich im Stich lassen, Paul?", fragt er gut gelaunt. Alexa bringt sich vor den Bildern in Position. „Kommst Du dann nachher mit?", fragt Gregor leise. Paul spitzt die Ohren: „Was soll's denn werden, Ihr beiden?", fragt er unwillig. „Alexa geht mit mir zu einer Vernissage, mein lieber Paul", tönt Gregor. „Aah, vermutlich naive Kunst?", schießt Paul zurück. Alexa glättet die Wogen: „Ein Fall nach dem anderen, bitte. Ich fang an und Du, Paul, machst den nächsten".

Testfälle

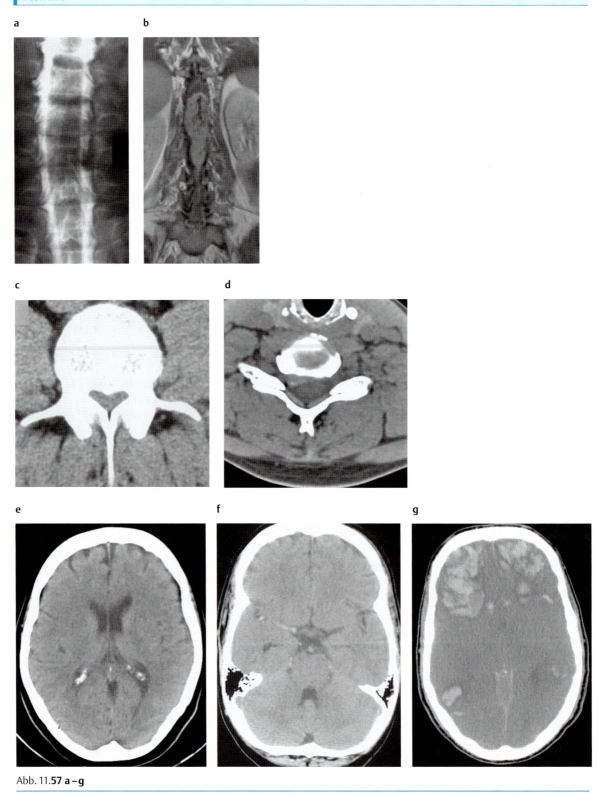

Abb. 11.57 a–g

12 Mamma

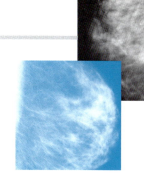

Die Röntgenuntersuchung der weiblichen Brust (Mammographie) nimmt innerhalb der Bild gebenden Untersuchungen eine Sonderstellung ein, aus mehreren Gründen. Zum einen handelt es sich um eine reine Weichteiluntersuchung, mit der auch feinste Verkalkungen detektiert werden sollen. Daher wird sie mit einer viel geringeren Aufnahmespannung (25–32 kV) als sonst in der Röntgendiagnostik üblich durchgeführt (s.S. 18).

! Mit dieser Aufnahmetechnik können Karzinome festgestellt werden, die nur wenige Millimeter groß sind. Nirgendwo anders im Körper kann die Radiologie Ähnliches vollbringen.

Zum anderen hat der Untersucher einen besonders innigen Kontakt zur Patientin, was in der Radiologie sonst nicht die Regel ist. Die Gesamtuntersuchung stellt für die Patientin häufig einen Augenblick höchster Anspannung dar. In wenigen Minuten entscheidet sich, ob der kürzlich getastete Knoten in der Brust eine harmlose Zyste oder ein vielleicht todbringendes Karzinom ist. Die resultierenden psychischen Wechselbäder lassen den Untersucher nicht unberührt. Nicht immer kann man zu einer klaren Entscheidung kommen, und so manche Unsicherheit muss vom Arzt geschultert werden.

Schließlich jedoch – und das muss man sich langsam auf der Zunge zergehen lassen – handelt es sich bei der Mammographie um eine Untersuchung, die bei optimaler technischer Qualität, exzellentem Training der Radiologen und guter Organisation im Rahmen der bevölkerungsbasierten Brustreihenuntersuchung die Brustkrebsmortalität um bis zu 40 % senken kann. Keinem anderen Bild gebenden Verfahren kann ein solch hervorragendes Zeugnis ausgeschrieben werden! Die Ultraschalluntersuchung und die Kernspintomographie der Brust sind sekundäre, jedoch essenzielle Untersuchungsverfahren (Tab. 12.1).

Tab. 12.1 Empfehlungen für die radiologische Diagnostik[1]

Indikation	radiologisches Untersuchungsverfahren	Bemerkungen
mammographisches Screening bei asymptomatischer Patientin[2]:		
Patientin <40 Jahre		Mammographie nicht indiziert, da Mammakarzinom bei Patientin < 40 Jahre selten und in jungem dichten Brustgewebe schlecht zu detektieren ist
Patientin 40–50 Jahre		Mammographie nicht indiziert, da aktuelle Statistik bisher keinen Einfluss der Mammographie auf die Mortalität zeigt
Patientin > 50 Jahre	Mammographie	Mammographie in entsprechenden qualitätsgesicherten Programmen indiziert, da die Mortalität um 20–40 % gemindert wurde (bisher nur Modellversuche in Deutschland[2])
Patientin mit Mammakarzinom in der Familie	evtl. Mammographie	zur Zeit keine klare Aussage der aktuellen Statistik, mammographisches Screening nur nach genetischer Analyse und Risikoberatung indiziert, erhöhte Strahlenempfindlichkeit der Brust bei Höchstrisikopatientinnen
Patientin < 50 Jahre mit bzw. vor Hormontherapie		Mammographie nicht indiziert, Hormontherapie ändert Vorgehen nicht
Patientin mit Mammaaugmentation und älter als 50 Jahre	Mammographie	mammographisches Screening indiziert
	Sonographie	zusätzlich zur Mammographie empfohlene Untersuchung

▶

Tab. 12.1 **Empfehlungen für die radiologische Diagnostik**[1] *(Fortsetzung)*

Indikation	radiologisches Untersuchungsverfahren	Bemerkungen
symptomatische Patientin:		
V.a. Mammakarzinom (klinisch)	Mammographie	Triple-Diagnostik: Mammographie, Sonographie und Biopsie nach klinischer Untersuchung indiziert
	Sonographie	
	Magnetresonanztomographie (MRT)	nach histologischem Nachweis des Mammakarzinoms sollte MRT zum Ausschluss der Multifokalität bzw. Multizentrizität erwogen werden
V.a. Karzinomrezidiv (nach Therapie)	Mammographie	indiziert
	Sonographie	zur Untersuchung und ultraschallgezielten Biopsieentnahme
	MRT	bei unklarem Befund indiziert
generalisierter Brustschmerz, knotige Struktur der Brust, lange bestehende Hohlwarze		ohne weitere Symptome sind die Bild gebenden Verfahren ohne Einfluss auf Management des Schmerzes, sie sind nur bei fokalem Schmerz indiziert
zyklische Mastalgie		ohne weitere Symptome sind die Bild gebenden Verfahren ohne Einfluss auf Management der Mastalgie
Mammaaugmentation	Sonographie	zur Untersuchung und Abklärung von suspekten Befunden, bevorzugt in spezialisierten Zentren
	MRT	
Morbus Paget	Mammographie	indiziert aufgrund assoziierter Mammakarzinome
Mastitis	Sonographie	dient der Unterscheidung zwischen Abszess und diffuser Inflammation sowie zur Abszesspunktion mit Drainage
	Mammographie	indiziert bei Malignitätsverdacht

[1] nach: RCR Working Party. Making the best use of a Department of Clinical Radiology. Guidelines For Doctors (Fourth Edition). London: The Royal College of Radiologists, 1998
[2] In Deutschland erfolgt qualitätsgesichertes mammographisches Screening bisher noch nicht flächendeckend.

Ist mammographisches Screening sinnvoll?
10 von 100 Frauen erkranken an Brustkrebs, 3 versterben daran. Mammographisches Screening, wie es in den Niederlanden und Schweden durchgeführt wird, rettet einer von diesen drei Frauen das Leben. 1 % aller Frauen wird also vor dem Brustkrebstod bewahrt. Um das zu erreichen, wenden z. B. die Niederländer ca. 1 % ihres Gesundheitsbudgets auf. Stellen Sie sich vor, die restlichen 99 % des Budgets hätten einen ähnlichen Effekt!

12.1 Wie betrachtet man ein Mammogramm?

Betrachten Sie ein Mammogramm immer unter optimalen Lichtbedingungen, d. h. mit hellem Lichtkasten, eingeblendet, mit der Lupe in der Hand, einem Helllicht in Reichweite und das Ganze bei angepasster Raumhelligkeit. Für digitale Mammographien gilt das entsprechend. Zum Seitenvergleich hängen Sie das Mammogramm der anderen Brust daneben. Werfen Sie auch noch einen Blick auf die Voraufnahmen beider Brüste. Dann kann bei der Bildanalyse eigentlich nichts mehr schief gehen.

! In der Mammographie gilt: Heller Lichtkasten, Helllicht, hellwach.

Wie beurteilen Sie die Bildqualität?

Die Belichtung der Aufnahme ist ideal, wenn die Hautkontur mit dem Helllicht gut erkennbar ist. Das Drüsenparenchym sollte dabei soweit durchbelichtet sein, dass sich auch im dichtesten Bereich Gefäße gerade noch erkennen lassen. Grundsätzlich muss so viel Brust so symmetrisch wie möglich erfasst werden. Die Positionierung der Brust durch die medizinisch-technische Mitarbeiterin (MTA) sollte so geschehen, dass:

- sich die Mamille immer im Verlauf der Hautkontur abbildet,
- sich bei der kraniokaudalen Aufnahme das retroparenchymatöse Fettgewebe bzw. der M. pectoralis gerade noch erkennen lässt,
- bei der Schrägaufnahme die Kontur des M. pectoralis von oben schräg auf die Mitte des dorsalen Bildrandes zuläuft.

! In der Mammographie sind hoch motivierte, gut ausgebildete MTAs besonders wichtig.

Worauf haben Sie bei der Bildanalyse zu achten?

Vergleichen Sie die **Verteilung des Drüsengewebes** in beiden Brüsten – es sollte nahezu symmetrisch verteilt sein (Abb. 12.**1 a**, **b**). Brüste sind jedoch nicht immer gleich groß!

Sternfiguren wie in Abb.12.**1** sollten Sie daraufhin untersuchen, ob sich dort ganz normale Strukturen überkreuzen oder ob die Architektur der Brust wirklich gestört, d. h. verzogen oder gerafft, ist. Lässt sich die Sternfigur auch in der zweiten Ebene (Abb. 12.**1 d**) nachvollziehen? Manchmal ist eine Ausschnittsaufnahme mit Konusdruck erforderlich, um eine Sternfigur als Summationsphänomen zu erkennen. Findet sich im Zentrum des Sternes vielleicht ein Weichteilschatten? Sind darin Verkalkungen zu erkennen?

Bei einem **umschriebenen Weichteilschatten** in der Brust achtet man auf seine Kontur. Ist sie scharf? Meint man gar einen Hof um den Knoten zu sehen? Oder erstrecken sich Ausläufer in das umgebende Gewebe? Sind darin vielleicht Verkalkungen zu erkennen?

Mammogramm: Normalbefunde

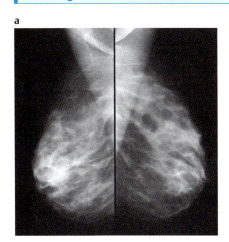
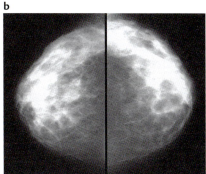
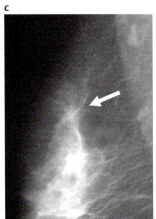
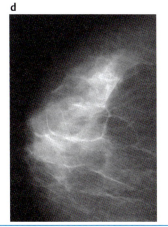

Abb. 12.**1 a** Sie sehen eine normale Schrägaufnahme beider Mammae (beachten Sie den Verlauf des M. pectoralis bis zur Mitte des hinteren Bildrandes). Das Drüsenparenchym ist fast symmetrisch in beiden Brüsten verteilt. **b** Auf der hier dargestellten kraniokaudalen Aufnahme ist das Fettgewebe dorsal des Drüsenkörpers gut zu erkennen. **c** Diese Schrägaufnahme zeigt eine Sternfigur (Pfeil) im axillären Ausläufer der Mamma. **d** Auf der kraniokaudalen Aufnahme löst sich diese Figur komplett auf. Es handelte sich um ein Summationsphänomen.

Zuletzt sind das Mammogramm mit einer Lupe und die Brustkontur vor dem Helllicht zu betrachten. Sind **Verkalkungen** sichtbar? Wenn ja, sind sie grobschollig oder fein, lanzettartig oder verzweigt, folgen sie den Gefäßen oder eher dem Verlauf der Drüsengänge? Vergrößerungsaufnahmen erleichtern die Analyse von suspekten Verkalkungen.

Bei einer Patientin mit Symptomen bzw. einem mammographischen Befund folgt dann immer die Ultraschalluntersuchung.

Sind Sie nun bereit für den ersten Fall?

Bei der Mutter von Hannahs bester Freundin ist erst vor kurzem ein Mammakarzinom diagnostiziert worden. Hannah hat diese schwere Belastung für die Frau und ihre Familie bei ihren Besuchen dort hautnah miterlebt. Die Tage in der Mamma-Sprechstunde kommen ihr daher sehr gelegen. Sie genießt auch den Patientenkontakt, der ihr sonst in der Abteilung etwas zu kurz kommt. Die Oberärztin Frau von Seiden nimmt sie gern unter ihre Fittiche.

12.2 Tumorartige Veränderungen und Tumoren der Mamma

Checkliste: Mammatumoren

- Stellen sich beide Mammae symmetrisch dar?
- Ist das Parenchym vollständig abgebildet?
- Sind Verdichtungen zu erkennen?
- Liegen sie reizlos in der Umgebung?
- Verändern sie die Parenchymarchitektur?
- Sind Mikroverkalkungen zu erkennen?

Schreck in der Morgenstunde

Désirée Rossbusch (24) ist noch immer starr vor Schreck. Am Sonnabendmorgen hat sie während des Duschens diesen Knoten in ihrer linken Brust gefühlt, der sicher in dieser Größe so vorher nicht da war. Etwas strukturiert fühlen sich ihre Brüste eigentlich immer an und kurz vor der Monatsblutung sind sie berührungsempfindlich. Aber nun das! Das Wochenende war natürlich im Eimer. Am Montag hat sie sich dann nach einem Gespräch mit einer befreundeten Kollegin und ihrer Frauenärztin kurzfristig einen Termin in der radiologischen Mamma-Sprechstunde organisiert. Die MTA schickt sie direkt in den Untersuchungsraum. Frau von Seiden und Hannah lassen sich die Vorgeschichte erzählen, fragen nach familiären Brustkrebserkrankungen und untersuchen dann die Brust. Der Knoten von etwa 1,5 cm lässt sich deutlich ertasten. Er ist auf der Unterlage frei verschieblich, die Haut darüber ist weich und reizlos. Hannah schallt unter Aufsicht beide Brüste und widmet sich dann besonders dem Knoten in der linken Brust (Abb. 12.**2**).

Fall Désirée Rossbusch

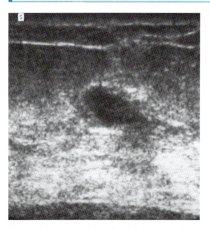

Abb. 12.**2** Sie sehen das Ultraschallbild des Knotens in Frau Rossbuschs Brust.

 Kein Grund zur Panik!
Auch die normale Struktur der Brustdrüse kann so unregelmäßig sein, dass separate Knoten gefühlt werden, die jedoch lediglich Variationen des normalen Drüsenparenchyms darstellen. Besonders ausgeprägt ist dies in den prämenstruellen Tagen. Bild gebende Untersuchungen sollten bevorzugt in der zweiten Zykluswoche erfolgen und zeigen dann keine Auffälligkeiten.

❏ Welche Diagnose stellen Sie?

Fibroadenom: Hierbei handelt es sich um ein gutartiges Geschwulst der Brust, das sich bei jüngeren Frauen entwickelt und dann verbleibt. Bei älteren Frauen sind neue Fibroadenome eine Seltenheit und sehr suspekt. Bei der Palpation der Brust lässt sich das Fibroadenom gut hin und her bewegen. Da es schnell wachsen und beträchtliche Ausmaße annehmen kann, ist die Patientin oft sehr verunsichert. Im Mammogramm zeigt sich das Fibroadenom meist ovalär und glatt begrenzt, häufig mit grobschollgen Verkalkungen, die in ihren Formen an Popcorn erinnern (Abb. 12.**3 a**). Sonographisch zeigt das Fibroadenom ein weitgehend homogenes Binnenecho ohne dorsalen Schallschatten und ebenfalls eine glatte Kontur (Abb. 12.**3 b**). Ist das Erscheinungsbild des Tumors nicht ganz eindeutig, wird ohne großen Aufwand ultraschallgezielt eine Gewebestanze zur histologischen Untersuchung entnommen und so der Ungewissheit ein Ende bereitet.

Zyste: Eine Zyste entwickelt sich aus erweiterten Drüsengängen und -läppchen. Sie kann schnell an Größe zunehmen, sich entzünden und – ganz selten – auch einen Tumor enthalten. Mammographisch ist es meist ein gut abgrenzbarer, rundlicher Herd (Abb. 12.**4 a**). Manchmal enthält die Zyste Kalkmilch, die auf der Röntgenaufnahme im horizontalen Strahlengang eine Schichtung verursacht, das sog. „Tea-Cup"-Phänomen (Abb. 12.**4 b**). Gelegentlich

Fibroadenom

a
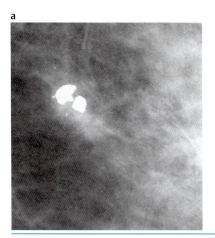

b
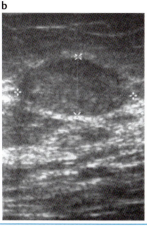

Abb. 12.**3 a** Diese grobscholligen Verkalkungen sind typisch für das mammographische Bild eines Fibroadenoms. Sie ähneln in ihrer Form Puffmais. Der Weichteilschatten des Adenoms ist angedeutet zu erkennen. **b** Sonographisch zeigt das Fibroadenom ein homogenes Binnenmuster und eine regelmäßige und glatte Kontur. Der Schallschatten hebt sich in der Regel nur gering von der Umgebung ab.

Zysten der Mamma

a
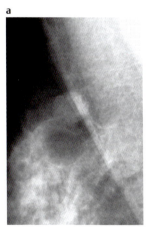

b
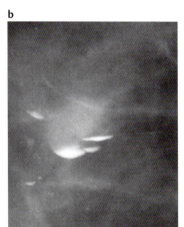

c
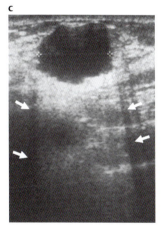

d
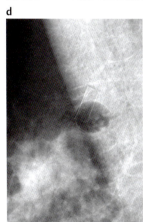

e
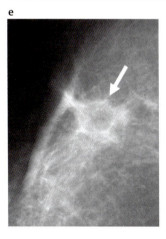

Abb. 12.**4 a** Diese, den Pektoralisschatten überlagernde Zyste zeigt das Kennzeichen eines gutartigen Herdes, eine scharfe und glatte Kontur in der gesamten Zirkumferenz. Könnte es auch ein Fibroadenom sein? Sicherlich. Ist ein Karzinom vollkommen ausgeschlossen? Mammographisch nicht. **b** Die Seitaufnahme der Brust zeigt eine Schichtung in teilweise mit Kalkmilch gefüllten Zysten, das sog. „Teetassen-Phänomen". Dieses Bild ist pathognomonisch. **c** Das Ultraschallbild der meisten Zysten ist eindeutig. Die Binnenstruktur ist echofrei. Es kommt zu einer Schallverstärkung dorsal der Zyste erkennbar an einem hellen Streifen (Pfeile). **d** Wurde die Zyste punktiert, füllt man gerne Luft in den Hohlraum. Das hat zwei Gründe. Zum einen sind dann im Mammogramm die Zystenwand und die vorher durch die Zyste verdeckten Gewebeteile zu sehen. Das spielt v. a. bei großen Zysten eine Rolle. Zum anderen hofft man, mit der Luftfüllung die Schrumpfung der Zyste zu unterstützen und damit ein Rezidiv zu verhindern. **e** Dieser Patientin wurde vor zwei Jahren ein Mammakarzinom entfernt. Unter Berücksichtigung dieser Anamnese ist die fettdichte, von einer Kapsel (Pfeil) umgebene Struktur in der Brust der Beweis für eine Ölzyste. Ein Lipom der Brust sähe aber ähnlich aus.

verkalkt auch die Zystenwand. Sonographisch ist die Zyste eindeutig an der Echofreiheit und der dorsalen Schallverstärkung zu erkennen (Abb. 12.**4 c**), beweisend ist natürlich die ultraschallgezielte Abpunktion der Flüssigkeit. Die Zystenflüssigkeit sollte, wenn sie Spuren alten Blutes enthält, zytologisch untersucht werden. Bei älteren Frauen und ansonsten mammographisch dichter Brust sollte die Flüssigkeit in der Zyste gegen Luft ausgetauscht werden, bevor die Mammographie wiederholt wird. Dann schaut man sich die Zystenwand und die direkte Nachbarschaft der Zyste noch einmal ganz genau an (Abb. 12.**4 d**).

Eine *Ölzyste* ist ein Restzustand nach einer schweren Verletzung der Brust, bei der es zu einem Fettgewebsuntergang gekommen ist. Die Anamnese ist natürlich der wesentliche diagnostische Hinweis. Im Mammogramm stellt sich die Ölzyste als eine rundliche Struktur mit Fettdichte dar (Abb. 12.**4 e**). Sonographisch erscheint sie meist wie eine einfache Zyste.

❑ **Diagnose:** Die Ultraschalluntersuchung hat es ans Licht gebracht. Hannah ist sich ganz sicher: Es handelt sich eindeutig um eine Zyste, die akut an Größe zugenommen hat. Weitere kleine Zysten konnte man an anderer Stelle des Brustgewebes erkennen. Frau Rossbusch atmet bei dieser Nachricht tief durch und dreht den Kopf zur Seite. Als sie sich gefasst hat und Hannah wieder anschaut, stehen ihr die Tränen in den Augen. Auch Hannah geht die Sache nahe. Die Zyste wird ultraschallgezielt punktiert, die Flüssigkeit abgesaugt und zur Sicherheit in das zytologische Labor eingeschickt (Abb. 12.**5**). In der Wartezone schließt Frau Rossbusch ihre Arbeitskollegin in die Arme.

| **Erleichterung** |

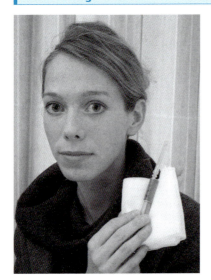

Abb. 12.**5** Der Zysteninhalt hat meist eine dunkle Färbung, etwa wie Cola. Man sieht Frau Rossbusch die Tage der Anspannung und die Erleichterung an, den Knoten los zu sein.

*S*agen Sie mir die Wahrheit!

Nastassja Rimzky (35) wird von ihrem Frauenarzt zur Mammographie geschickt. Dieser hat bei der halbjährlichen Vorsorgeuntersuchung eine Resistenz in der rechten Brust getastet, die er sicherheitshalber abklären lassen will. Frau Rimzky hat die Selbstuntersuchung aufgegeben. Es mache sie zu nervös, sagt sie. Angespannt ist sie auch jetzt. Brustkrebs sei in der Familie nicht bekannt, jedoch ist ihre Verwandtschaft sehr klein. Die Kompression der Brüste bei der Anfertigung der Mammogramme empfand sie als ziemlich schmerzhaft. Hannah studiert die Aufnahmen. Ihr fällt in der rechten Brust eine Verdichtung auf (Abb. 12.**6**).

❑ **Welche Diagnose stellen Sie?**

Fibroadenom, Zyste: Diese sind wie bereits erwähnt in jeder entwickelten Brust möglich (s.S. 228).

Narbe, Hämatom: Eine Narbe oder ein Hämatom – posttraumatisch oder postoperativ – kann ebenfalls wie ein Weichteiltumor imponieren (Abb. 12.**7**).

Invasives Mammakarzinom: Ein invasives Mammakarzinom kann viele Erscheinungsformen annehmen. Ist es strahlenförmig begrenzt (Abb. 12.**8 a**) oder stört es die Brustarchitektur deutlich, ist die Diagnose relativ einfach zu stellen. Es kann jedoch auch reizlos mit einer eher scharfen glatten Kontur im Brustparenchym liegen (Abb. 12.**8 b**). Sonographisch lassen sich häufig ein Schlagschatten sowie eine unregelmäßige Herdbegrenzung feststellen (Abb. 12.**8 c**).

Intramammäre Lymphknoten: Diese lassen sich v. a. in der lateralen Brusthälfte finden. Sie sind mammographisch nicht so dicht, ihre Kontur ist lobuliert, und häufig ist ein Hilus als Einziehung erkennbar (Abb. 12.**9**).

| **Fall Nastassja Rimzky I** |

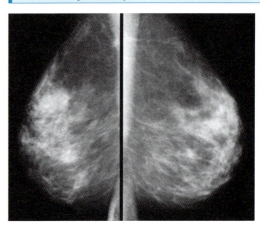

Abb. 12.**6** Dargestellt sind die Mammogramme von Frau Rimzky.

Hämatom in der Mamma

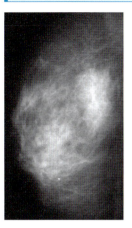

Abb. 12.**7** Bei dieser Patientin wurde vor zwei Tagen eine Gewebeprobe mit einer Vakuumstanze aus einem suspekten Herd in der Mamma entnommen. Jetzt hat sich ein ziemlich großes Hämatom entwickelt. Hier ist natürlich die Anamnese der Schlüssel. Doch Obacht! Nicht jede Verletzung, jeder Stoß der Brust wird erinnert oder zugegeben. Auch anders herum wird ein Schuh daraus: Wird ein Knoten in der Brust entdeckt, werden Bagatelltraumen damit in Verbindung gebracht. Das kann zur kompletten (psychischen) Verdrängung des Befundes führen.

Intramammäre Lymphknoten

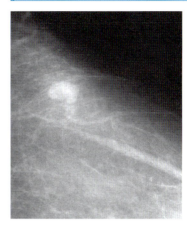

Abb. 12.**9** Lymphknoten zeigen typischerweise eine Einziehung am Hilus und eine feine Lobulierung.

Invasives Mammakarzinom

a

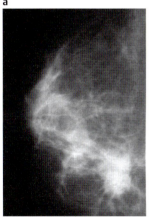 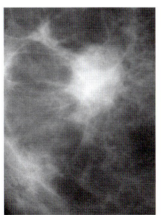

b

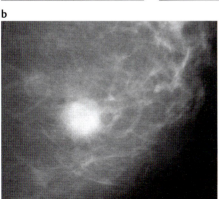

c

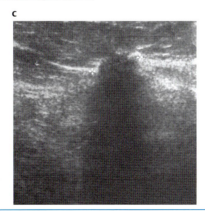

Abb. 12.**8 a** Dieser große Herd (links) hat in seiner Umgebung die Architektur der Brust verändert. Die Ausschnittsvergrößerung in einer anderen Projektion (rechts) zeigt die szirrhotischen Ausläufer in das Drüsenparenchym. **b** Dieser Herd liegt relativ reizlos im Gewebe. Es könnte mammographisch sowohl eine Zyste als auch ein Fibroadenom vorliegen. Daher sollte noch eine Ultraschalluntersuchung durchgeführt werden. **c** Die Ultraschalluntersuchung bringt eine wesentliche Zusatzinformation, den deutlichen Schlagschatten. Für die dringliche histologische Untersuchung wurde gleich ultraschallgezielt Gewebe entnommen. Das Ergebnis war ein invasives duktales Karzinom.

❏ **Diagnose:** Hannah hat kaum Zweifel daran, dass es sich um ein Karzinom handelt. Ein wenig Kalk, wie man ihn in bis zu 40 % aller Karzinome findet, kann sie auch sehen (Abb. 12.**10 a**). Sie führt eine Ultraschalluntersuchung durch, die ebenfalls in diese Richtung weist (Abb. 12.**10 b**). Frau von Seiden rät der Patientin zur Entnahme einer Ultraschall gezielten Gewebestanze, der Frau Rimzky auch gleich zustimmt. Das Ergebnis liegt zwei Tage später vor: invasives Mammakarzinom. Ein MRT der Mamma weist weitere Herde in der direkten Nachbarschaft nach (Abb. 12.**10 c**).

! In über 40 % abladierter Mammae finden die Pathologen weitere Karzinomherde, die sowohl mammographisch als auch sonographisch nicht nachgewiesen wurden. Die Magnetresonanztomographie weist diese Herde mit großer Sicherheit nach.

Die Operation von Frau Rimzky erfolgt am nächsten Tag. Statt der zunächst geplanten Quadrantektomie wird eine Ablatio mammae durchgeführt. Zum Glück erweisen sich die Lymphknoten als nicht befallen.

Das bisschen Calcium

Gudrun Sandleben (45) schaut in der Sprechstunde vorbei, um sich „screenen" zu lassen. Ihre Frauenärztin und sie selbst sehen nicht ein, warum so etwas in Schweden und Holland möglich ist, bei uns aber immer wieder an unterschiedlichsten Widerständen scheitert. Frau Sandleben erklärte der MTA, sie habe in beiden Brüsten etwas getastet. Bei der klinischen Untersuchung fühlen sich beide Brüste auch knotig an. Einen eindeutigen Herdbefund findet Hannah jedoch nicht. In der Verwandtschaft sei keine Brustkrebserkrankung bekannt. Die Mammogramme hängen zur Begutachtung am Lichtkasten. Hannah blendet sie sorgfältig ein und vertieft sich in die Bilder (Abb. 12.**11**). Sind das dort Mikroverkalkungen? Sie greift sich die Lupe und denkt bereits über mögliche Differenzialdiagnosen nach.

Fall Nastassja Rimzky II

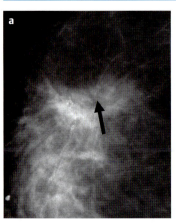

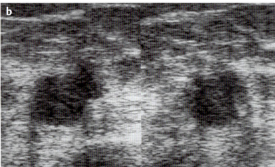

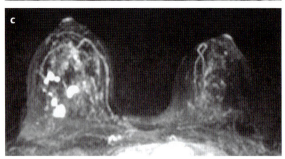

Abb. 12.**10 a** Die Ausschnittsvergrößerung zeigt noch etwas besser das Einwachsen des Karzinoms in das umgebende Gewebe. Im Zentrum des Herdes (Pfeil) erkennt man feine Verkalkungen. **b** Sonographisch sieht Hannah eine unregelmäßig begrenzte, zum Teil echoarme Struktur. Eine Zyste ist dies definitiv nicht. Die angedeutete dorsale Schallverstärkung bringt sie nicht von ihrer Meinung ab. **c** Die MR-Untersuchung der Brüste zeigt weitere Herde in der gleichen Brust.

❏ **Welche Diagnose stellen Sie?**

Gefäßkalk: Dieser lässt sich v. a. bei älteren Patienten feststellen, findet sich aber auch bei jüngeren Patienten, die an Diabetes mellitus oder Niereninsuffizienz leiden (Abb. 12.**12**). Er ist relativ gleichmäßig im Verlauf der Gefäßwände verteilt. Seine Abgrenzung von Kalk in den Drüsengängen ist meist ohne Schwierigkeiten möglich.

Fettgewebsnekrose: Eine Fettgewebsnekrose stellt sich als eine Verkalkung mit zentraler Aufhellung dar (Abb. 12.**13**).

Fall Gudrun Sandleben

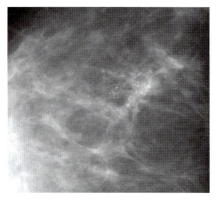

Abb. 12.**11** Hier sehen Sie den wesentlichen Ausschnitt aus dem Mammogramm von Frau Sandleben.

Gefäßkalk

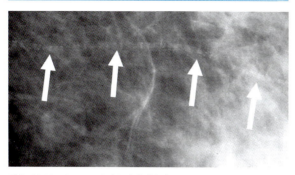

Abb. 12.**12** Dieses Gefäß (Pfeile) lässt in seiner Wand feine, recht regelmäßige Verkalkungen erkennen. Eine Verwechslung mit intraduktalem Kalk ist kaum möglich.

Zyste: Auch die Zyste kann Wandverkalkungen aufweisen und dann ein ähnliches Bild zeigen.

Plasmazellmastitis: Bei der Plasmazellmastitis kommt es zu soliden, stäbchenförmigen Verkalkungen in den Drüsengängen der Brust (Abb. 12.**14**). Diese Verkalkungen sind deutlich regelmäßiger und dichter als Karzinomverkalkungen.

Sklerosierende Adenose: Die sklerosierende Adenose der Brust geht ebenfalls mit Mikroverkalkungen einher (Abb. 12.**15**), die rundlich, gruppiert und ziemlich regelmäßig sind. In Holland sagt man, sie ähneln „hondepotjes" (Hundepfötchen).

Duktales Carcinoma in situ (DCIS): Das DCIS besteht aus Zellhaufen, die sich in den Drüsengängen vermehren und charakteristische feine, sich aufzweigende Verkalkungen ausbilden (Abb. 12.**16**). Die Umgebung wird selten in-

Fettgewebsnekrose

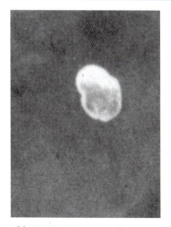

Abb. 12.**13** Diese Ausschnittsvergrößerung zeigt eine typische Fettgewebsnekrose, die sich als eine rundliche Verkalkung mit zentraler Aufhellung darstellt. Bei einer Zystenwand wäre die Kalkdichte eher etwas geringer. Weitere Gedanken muss man sich jedoch darüber nicht machen, denn beide Läsionen sind nicht mit Malignität assoziiert.

Plasmazellmastitis

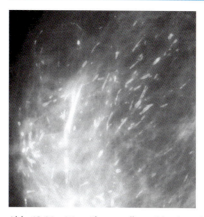

Abb. 12.**14** Die Plasmazellmastitis ist durch stilettartige, dichte, glatt begrenzte Verkalkungen gekennzeichnet, die in den Drüsengängen liegen und entsprechend auf die Mamille hin ausgerichtet sind. Hier bleibt also keine Frage offen. Allerdings können auch diese Patientinnen – wie alle Frauen auch – ein Mammakarzinom entwickeln. Genau hinschauen!

Sklerosierende Adenose

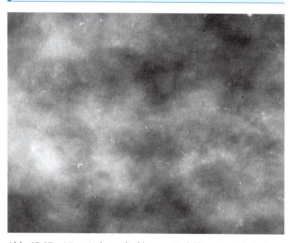

Abb. 12.**15** Hier sind sie, die kleinen tüpfelförmigen Verkalkungen der sklerosierenden Adenose. Diese müssen ganz genau analysiert werden, und häufig wird man hier doch stanzen wollen: Maligne Verkalkungen können ähnlich aussehen und sich in der sklerosierenden Adenose verstecken. Der Vergleich mit Voraufnahmen ist daher enorm wichtig.

filtriert. Das DCIS kann aber auf einen großen Teil des Gangsystems ausgedehnt sein und auch an verschiedenen Orten des Gangsystems vorkommen, sodass ein invasiver Bezirk manchmal nicht sicher auszuschließen ist.

❏ *Diagnose:* Die Verkalkungen in Frau Sandlebens Brust sind vogelzugartig und unregelmäßig konfiguriert. Hannah schaut mit Frau von Seiden noch einmal genauer hin. Es gibt leider kaum einen Zweifel an der Bösartigkeit des Befundes. Sonographisch ist der Herd nicht zweifelsfrei auszumachen. Frau Sandleben reagiert bei der

Duktales Carcinoma in situ

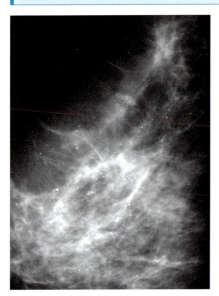

Abb. 12.**16** Die unregelmäßigen Verkalkungen folgen dem Verlauf der Drüsengänge und zeigen daher auch entsprechende Verzweigungen. Es handelt sich hier um ein duktales Carcinoma in situ.

schonenden Aufklärung gefasst. Zur Bestimmung der Histologie muss nun umgehend (präoperativ) eine stereotaktische Biopsie erfolgen (Abb. 12.**17 a**). Die entsprechenden Gewebestanzen werden zum Nachweis der Mikrokalkentnahme noch einmal geröntgt (Abb. 12.**17 b**). Die histologische Untersuchung ergibt ein duktales Carcinoma in situ (DCIS) mit kleineren invasiven Anteilen. Damit ist die Therapie optimal vorbereitet.

Nicht schon wieder

Bei Truthilde Dormann (55) wurde vor anderthalb Jahren ein etwa 1 cm großes Karzinom aus der linken Brust entfernt. Sie wurde bestrahlt und kommt jetzt zur Nachsorge. Die Narbe ist reizlos. Im Operationsgebiet ist eine Verhärtung zu tasten. Das Mammogramm ist eindeutig, dort ist eine Weichteilraumforderung (Abb. 12.**18**). Hannah überlegt sich die möglichen Differenzialdiagnosen.

❏ **Welche Diagnose stellen Sie?**

Fall Truthilde Dormann I

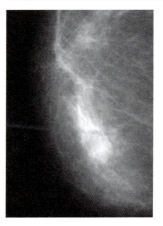

Abb. 12.**18** Dargestellt ist der relevante Ausschnitt aus dem Mammogramm von Frau Dormann.

Stereotaktische Biopsie

a

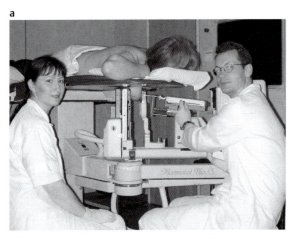

b

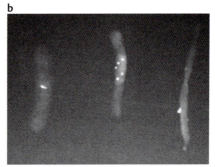

Abb. 12.**17 a** Auf diesem Stereotaxie-Tisch können Gewebeproben mit dem Vakuumstanzverfahren gewonnen werden. Dabei wird eine Sonde hoch präzise an die Verkalkungen herangeführt, Gewebe in eine seitliche Öffnung hineingesaugt und dieses dann mittels eines Hohlmessers abgelöst. **b** Die extreme Vergrößerungsaufnahme der entnommenen Gewebestanzen lässt die Mikroverkalkungen erkennen. Jetzt erst wissen Sie, dass die Biopsie im richtigen Bereich entnommen wurde.

Hämatom: Ein Hämatom tritt kurz nach einem chirurgischen oder minimal invasiven Eingriff auf (s. Abb. 12.**7**, S. 230), d.h. der zeitliche Zusammenhang ist deutlich und damit für die Diagnose Weg weisend.

Ölzyste: Im Operationsgebiet kann es zur Entwicklung einer Ölzyste kommen (s.S. 230). Diese ist durch ihre Fett äquivalente Dichte zu erkennen (s. Abb. 12.**4 e**, S. 229).

Hautveränderung: Die Einziehung der Haut und Vernarbung des Gewebes können mammographisch wie eine Tumormanifestation aussehen. Nach einer Bestrahlung können die Haut außerdem verdickt und das Brustgewebe so verdichtet sein, dass mammographisch keine Aussage mehr möglich ist (Abb. 12.**19**).

Karzinomrezidiv: Das Rezidiv eines Mammakarzinoms ist mammographisch v.a. im Verlauf und durch den Vergleich mit postoperativen Aufnahmen zu erfassen. Es unterscheidet sich in seinem Erscheinungsbild nicht von dem Primärtumor (s. Abb. 12.**8**, S. 231).

❏ **Diagnose:** Aufgrund des zeitlichen Abstandes zur Operation hält Hannah ein Hämatom für ausgeschlossen. Die Ölzyste kann sie aufgrund der Dichte des Herdes verwerfen. Dagegen ist eine narbige Induration schwieriger von einem Rezidiv abzugrenzen, eigentlich nur durch die Biopsie. Um das Ausmaß des Befundes wirklich zu klären, ist ein MRT der Mamma indiziert (Abb. 12.**20**). Dieses erbringt schließlich den Nachweis eines Rezidivs.

Hautveränderung

Abb. 12.**19** Diese Brust ist nach Radiotherapie geschwollen und verdichtet. Rezidive des Mammakarzinoms sind hier im Drüsenparenchym nicht auszuschließen.

Fall Truthilde Dormann II

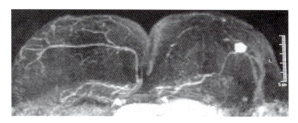

Abb. 12.**20** Das MRT der Mamma zeigt einen deutlich Kontrastmittel aufnehmenden Herd im fraglichen Gebiet. Das kann eigentlich nur ein Karzinom sein. Es ist zum Glück kein weiterer Herd vorhanden.

Der Fleck im BH

Kathrin Zeissker (42) hat in letzter Zeit Flüssigkeitsaustritt aus ihrer rechten Mamille bemerkt. In den BH hat sie sich deshalb eine kleine Mullbinde gelegt. Die Flüssigkeit war immer dunkel. Ob sie auch blutig war, vermag sie nicht zu sagen. Links hat sie nichts bemerkt. Nach der Stillzeit ihrer Kinder hat sie eine Weile aus beiden Mamillen sezerniert. Sie hat dem aber keine Bedeutung beigemessen. Jetzt stellt sie sich in der Mamma-Sprechstunde vor. Ihr Mammogramm zeigt keinen auffälligen Befund. Bei der klinischen Untersuchung lässt sich aus einem Drüsengang der rechten Brust dunkle Flüssigkeit exprimieren. Hannah beruhigt Frau Zeissker. Meist sei der Grund ein Papillom, welches nur sehr selten entarte. Sie schlägt der Patientin eine Galaktographie vor. Dabei wird der fragliche Drüsengang sehr vorsichtig sondiert und etwas Kontrastmittel hineingegeben. Anschließend wird ein Mammogramm angefertigt. Wie so ein Galaktogramm normalerweise aussieht, sehen Sie in Abb. 12.**21**. Bei Frau Zeissker jedoch zeigt sich ein typischer Befund für ein Papillom (Abb. 12.**22**). Hannah schlägt vor, dieses chirurgisch exzidieren zu lassen. Dann hätte man außerdem noch die Bestätigung, dass es sich in der Tat um ein gutartiges und nicht bereits um ein entartetes Papillom handelt.

Galaktogramm: Normalbefund

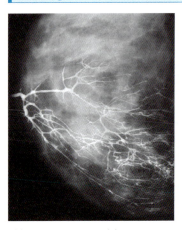

Abb. 12.**21** Dieses Galaktogramm zeigt einen kompletten Normalbefund. Es stellen sich weder ein Gangabbruch noch eine Zyste dar. Bei vielen Frauen lässt sich bei gezieltem Ausstreichen der Brust etwas Drüsenflüssigkeit exprimieren. Das ist normal.

Fall Kathrin Zeissker

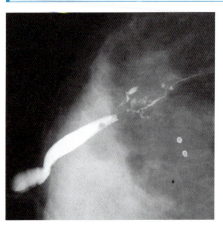

Abb. 12.**22** Der Ausführungsgang der Brustdrüse ist deutlich erweitert und zeigt einen Füllungsabbruch: Das Papillom ist geortet. Haben Sie außerdem die zwei Verkalkungen in der Nachbarschaft erkannt? Welche Diagnose kommt in Frage?

Fettgewebsnekrose.

12.3 Mammaimplantat

Von Cup A nach Cup C oder
wer schön sein will, muss leiden

Karin Degener (63) ist eine Frau, die schon immer sehr auf ihr Äußeres geachtet hat. Dafür hat sie so manches Opfer gebracht. Jetzt hat ihr Internist bei einer Ultraschalluntersuchung der Leber einen großen Herd gefunden, den man für eine Metastase eines bisher unbekannten Tumors hält. Bei der Suche nach dem Primärtumor wurde natürlich auch an ein Mammakarzinom gedacht. Die Mammographie hat allerdings nicht viel weiter geholfen (Abb. 12.**23 a**). Daraufhin wurde ein MRT der Brust veranlasst. Hannah sieht sich die Aufnahmen an (Abb. 12.**23 b**). Die Sache ist ihr komplett unklar, und auch Frau von Seiden kratzt sich den Kopf.

❏ *Welche Diagnose stellen Sie?*

Fall Karin Degener I

a
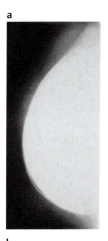

b
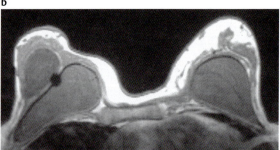

Abb. 12.**23 a** Das hat Frau Degener der MTA erst im Aufnahmeraum erzählt: Sie hat schon mehrere Brustvergrößerungen hinter sich. Das Gewebe dorsal des Implantats kann – trotz aller MTA-Kunstgriffe – unmöglich beurteilt werden. Hier könnte sich ein Karzinom verbergen. **b** Nur die Magnetresonanztomographie der Mamma kann hoffentlich weiter helfen.

Mammaimplantat: Ein Mammaimplantat besteht aus einer Kunststoffkapsel, die mit Flüssigkeit gefüllt ist. Bis vor wenigen Jahren wurde noch ausschließlich Silikon benutzt, heutzutage werden Kombinationen eingesetzt (NaCl-Lösung außen, Silikon innen in doppellumiger Prothese). Nach der Implantation bildet sich um die Kunststoffkapsel eine fibröse Bindegewebskapsel (Abb. 12.24 a, b), sodass die Kunststoffkapsel rupturieren und dann in sich zusammen fallen kann, ohne dass Flüssigkeit in das umgebende Gewebe austritt (Abb. 12.24 c).

> ! Wurde ein Mammaimplantat im Rahmen eines Brustaufbaus nach Ablatio mammae eingebracht, ist ein Rezidivkarzinom nur sicher im MRT auszuschließen (Abb. 12.25). Gleiches gilt für den Nachweis oder Ausschluss eines Karzinoms bei einer ästhetisch indizierten Mammavergrößerung.

Mammaimplantat

a
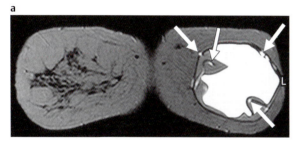

b
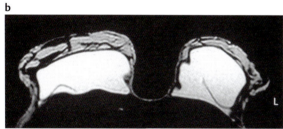

c
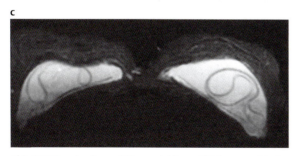

Abb. 12.24 a In dieser Silikon-selektiven MR-Sequenz ist das Silikon im Implantat sehr hell abgebildet. Die Bindegewebskapsel ist mit Flüssigkeit gefüllt. In Einfaltungen der Implantatkapsel lassen sich Silikontropfen nachweisen (Pfeile). b Diese Einfaltungen müssen von Rupturen der Implantatkapsel unterschieden werden. c Rupturen der Implantatkapsel führen zu einem Bild, das an eine ziemlich typische italienische Leibspeise erinnert. Es ist das Linguini-Zeichen. Um die kollabierte Kapsel herum liegt das Silikon in der Bindegewebshülle.

Rezidivkarzinom bei Mammaimplantat

a
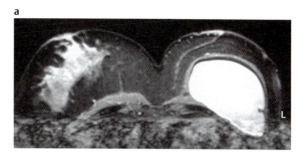

b
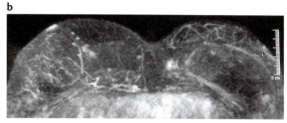

Abb. 12.25 a Diese T2-gewichtete Sequenz mit Fettsättigung zeigt das intakte Implantat in der linken Brust nach Karzinomresektion vor 3 Jahren. b Nach Kontrastmittelgabe kommen ein deutlicher Herd medial des linksseitigen Implantats sowie eine Gruppe suspekter Herde in der kontralateralen Brust zur Darstellung. Der linke Herd entspricht einem Rezidiv. Der Befund in der rechten Brust muss ebenfalls histologisch geklärt werden.

Diagnose: Hannah kommt nicht so recht voran. Nach Kontrastmittelgabe zeigt sich bei Frau Degener keine KM-Anreicherung im Brustparenchym, sodass ein invasives Karzinom unwahrscheinlich ist. Die rundliche, dunkle Signalauslöschung in der rechten Brust ist als Metallartefakt zu erklären. Aber was ist das für eine zweite große Struktur ventral des Silikonimplantates? Zwei weitere MR-Sequenzen bringen Hannah auf den richtigen Weg (Abb. 12.26). Außerdem spricht sie noch einmal mit der Patientin.

Die Geschichte, die Frau Degener erzählt, klingt unwirklich, ist aber wahr. In den 60er Jahren wurde ihr im Rahmen einer Mammaaugmentation Fremdfett in beide Brüste implantiert. Dieses hat sich auf der einen Seite entzündet, wurde schließlich beidseits wieder entfernt und durch Silikonimplantate ersetzt. Bei dem auf dem MRT sichtbaren Flüssigkeitsdepot in der rechten Brust handelt es sich um ein Residuum des Fremdfettes. Außerdem sehen Sie, dass die linke Implantatkapsel rupturiert ist.

Für die Patientin ging die Geschichte noch einmal gut aus: Der Leberherd hat sich als benigne erwiesen und konnte komplett reseziert werden. Der erste Schönheitschirurg aber, der ihr und vielen anderen Frauen Fremdfett in die Brüste implantierte, hat sich das Leben genommen.

Fall Karin Degener II

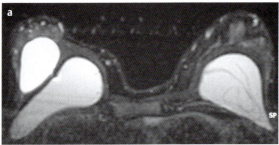

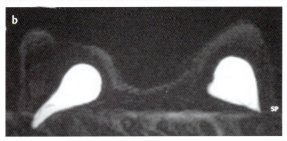

Abb. 12.**26 a** Diese T2-gewichtete Sequenz mit Fettsättigung zeigt links eine Kapselruptur des Implantats mit Linguini-Zeichen. Rechts sind zwei Flüssigkeitsdepots zu erkennen. **b** Eine weitere Silikon-selektive Sequenz – auch so etwas ist möglich – bringt schließlich die Erkenntnis, dass das ventrale Flüssigkeitsdepot kein Silikon enthält.

12.4 Tumoren der Mamma beim Mann

Allein unter Frauen

Heribert Wagner (35) wurde von seiner Frau gedrängt, zur Untersuchung zu gehen. Er hat einen Knoten hinter der rechten Mamille getastet. Nun schmerzt das Ganze auch noch. Etwas unschlüssig sitzt er in der Wartezone der Mamma-Sprechstunde und blättert in der Illustrierten. Bei der klinischen Untersuchung findet Hannah eine Resistenz retromamillär beidseits. Die Ultraschalluntersuchung zeigt Drüsengewebe. Sie weiß, dass es bei einem Mann zwei wesentliche Differenzialdiagnosen für einen Mammatumor gibt, zum einen die Gynäkomastie aus vielerlei Gründen (Abb. 12.**27**), wie sie glücklicherweise bei Herrn Wagner besteht, und zum anderen das Mammakarzinom, das jedoch sehr selten ist (Abb. 12.**28**). Bei dem kleinsten Zweifel an der Gutartigkeit des Tumors wird der gesamte Brustdrüsenkörper entfernt, was dem Patienten meist sehr gelegen kommt.

Fall Heribert Wagner

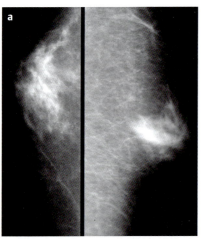

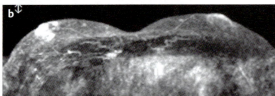

Abb. 12.**27** **a** Die Mammographie von Herrn Wagner zeigt retromamilläres Parenchym beidseits. **b** Nach Kontrastmittelgabe zeigt sich im MRT, dass das proliferierende Drüsengewebe beidseits, rechts mehr als links, kräftig im Signal zunimmt. Das passt gut zur Gynäkomastie. Die Operationsindikation hängt nun vom Patienten und von der Ursache der Gynäkomastie ab.

Mammakarzinom des Mannes

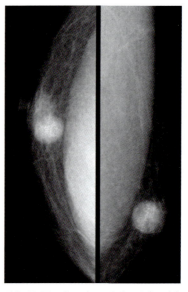

Abb. 12.**28** Sie sehen ein kraniokaudales (rechts) und obliques Mammogramm (links) bei einem Mann. Dem M. pectoralis aufsitzend stellt sich ein umschriebener Weichteiltumor mit feinen binnenliegenden Verkalkungen dar. Dabei handelt es sich um ein Mammakarzinom. Das Mammakarzinom des Mannes unterscheidet sich mammographisch kaum von dem der Frau.

12.5 Frau von Seidens Test

Hannah hat Alexa von der Arbeit in der Mamma-Sprechstunde erzählt. Für einen Tag will Alexa auch mal hereinschnuppern. Frau von Seiden nimmt sich Zeit, um den beiden zwei ihrer Testfälle zu zeigen. Als Gregor neugierig die Nase zur Tür hereinsteckt, wird er von der MTA Frau Tanzke des Raumes verwiesen. Ob den Neuroradiologen etwa die Arbeit ausgegangen wäre?! Mit einem feinen Lächeln erzählt die Oberärztin die Anamnese zum ersten Fall.

Ich kann darauf warten

Hildegard Kummerland (42) hat sich zum ersten Mal zu einer Mammographie durchgerungen. Sowohl ihre Mutter als auch ihre Tante sind an Brustkrebs gestorben, jetzt ist der Brustkrebs auch bei ihrer jüngeren Schwester diagnostiziert worden. Frau Kummerland ist damit eindeutig eine Hochrisikopatientin. Die Bestimmung des BRCA-1- und BRCA-2-Gens hat sie sich geschenkt. Ihr Mann begleitet sie in den Untersuchungsraum. Bei der klinischen Untersuchung ist nichts Auffälliges zu ertasten. Die Mammogramme jedoch zeigen einen auffälligen Befund (Abb. 12.**29**a). Sehen sie ihn?

Alexa ist komplett ratlos – kein Wunder. Hannah hat zwar eine Diagnose im Hinterkopf, ist sich aber nicht ganz sicher. Die Verkalkungen sind eindeutig intraduktal. Aber glatt begrenzt und sehr dicht sind sie auch. Können Sie Hannah weiterhelfen? Der nächste Fall ist nun für Alexa.

Freier Fall

Margarete Freundlich (55) hatte nach einem Fall in der Badewanne einen Knoten in der linken Brust getastet. Das war vor 9 Monaten. Sie wird von ihrer Tochter gebracht. Sie müsse schnell wieder nach Hause, weil dort die Waschmaschine laufe, gibt sie an. Alexa betrachtet das Sonogramm von Frau Freundlich (Abb. 12.**29** b). Sehen Sie den Befund? Was könnte es sein?

Testfälle

a Hildegard Kummerland

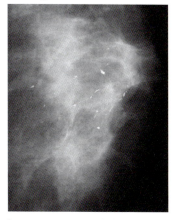

b Margarete Freundlich

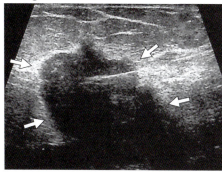
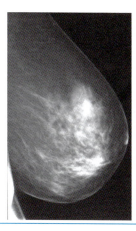
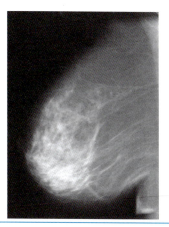

Abb. 12.**29 a** Sie sehen einen Ausschnitt aus dem Mammogramm von Frau Kummerland. **b** Hier sind die Sonographie und das linke und rechte Mammogramm von Frau Freundlich dargestellt.

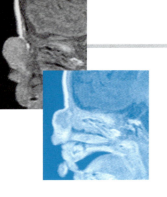

13 Gesichtsbereich und Hals

Die HNO-Ärzte und Mund-Kiefer-Gesichtschirurgen bitten die Radiologen regelmäßig, die Augenärzte nur gelegentlich um Hilfe. Die klassischen Fragestellungen sind die Nasennebenhöhlenentzündung, der radiologische Zahnstatus sowie der Nachweis und die Lokalisation metallischer Fremdkörper im Augapfel (Tab. 13.1). Wenn die Kollegen mit anderen Fragen kommen, wird es schnell sehr interessant. Häufig sind dann Neurologen und Neurochirurgen involviert. Dabei geht es oft um die Bestätigung der klinisch vermuteten Diagnose bzw. um die genauere Charakterisierung der Läsion bzw. des Tumors vor eingreifender Therapie.

Tabelle 13.1 Empfehlungen für die radiologische Diagnostik[1]

Indikation	radiologisches Untersuchungsverfahren	Bemerkungen
Erkrankungen der Nase, Nasennebenhöhlen, des Ohres, der Glandula parotis:		
V.a. Fehlbildung im Gesicht-Halsbereich	Magnetresonanztomographie (MRT)	definitive Untersuchung für alle Fehlbildungen
	Computertomographie (CT)	nützliche Untersuchung bei operablen Knochenanomalien
V.a. Sinusitis	konventionelles Röntgen	ist nicht routinemäßig erforderlich
	CT	stellt die Ostien optimal dar, ist indiziert bei Versagen der medikamentösen Therapie, bei Komplikationen, Verdacht auf Malignität
Mittel- und Innenohrsymptome (auch Vertigo)	konventionelles Röntgen	Indikation zum Röntgen wird nur durch HNO-Arzt oder Neurologen/Neurochirurg gestellt
Parotistumor	Sonographie	zur Detektion des Tumors
	MRT	zur Detektion und Differenzierung des Tumors sowie zur Planung des operativen Vorgehens
Erkrankungen im Halsbereich:		
Larynxtumor	MRT	zum Staging und zur Planung des operativen Vorgehens
V.a. Fehlbildung im Gesicht-Halsbereich	s.o.	s.o.
Erkrankungen des Kiefergelenkes, der Zähne:		
Beurteilung des Kiefergelenkes	konventionelles Röntgen	zur Erfassung der Arthrose
	MRT	definitive Untersuchung
Zahnstatus	konventionelles Röntgen (Orthopantomographie; OPMG)	zum Ausschluss von dentalen Foci vor immunsuppressiver Therapie

▶

Tabelle 13.1 **Empfehlungen für die radiologische Diagnostik**[1] *(Fortsetzung)*

Indikation	radiologisches Untersuchungsverfahren	Bemerkungen
Erkrankungen der Augen:		
V.a. orbitale Läsion	CT	zur Beurteilung knöcherner Strukturen und des Ductus nasolacrimalis
	MRT	zur Beurteilung der Weichteile, Vorteil gegenüber CT: keine Linsendosis durch ionisierende Strahlen, Cave: Metallfremdkörper
	Sonographie	bei intraokularen Läsionen
Sehstörung	MRT	Indikation zum MRT wird nur durch Augenarzt, Neurologen oder Neurochirurg gestellt

[1] nach: RCR Working Party. Making the best use of a Department of Clinical Radiology. Guidelines For Doctors (Fourth Edition). London: The Royal College of Radiologists, 1998

13.1 Erkrankungen der Nase und der Nasennebenhöhlen

Checkliste: Nase und Nasennebenhöhlen

- Besteht eine Verbindung zum Liquorraum (bei kongenitalen Veränderungen)?

Nasennebenhöhlen:
- Besteht eine normale Pneumatisation?
- Sind eine Verschattung, Schrumpfung oder ein Spiegel zu erkennen?
- Sind die knöchernen Strukturen destruiert oder verlagert?
- Welche Operationen sind bereits erfolgt?

Ein kleiner Nasenhöcker

Agostino Martinez (1) wird von seinen Eltern zur Untersuchung gebracht. Er wurde stationär aufgenommen, weil eine kleine, seit Geburt bestehende Vorwölbung an der Nasenwurzel entfernt werden soll. Die chirurgischen Kollegen wollen diese Vorwölbung genau charakterisiert haben, bevor sie sie resezieren und haben daher ein MRT erbeten. Alexa hat über Gregor von dem Fall erfahren und steht als erste vor den Bildern (Abb. 13.1).
Der hat ihr auch erklärt, dass aufgrund der extrem komplexen Entwicklung des Gesichtsschädels mit vielen Unwägbarkeiten die Untersuchung notwendig ist. So können z. B. Fusionen ausbleiben (s. Abb. 3.3, S. 8) oder Gewebe auf einem Migrationsweg zurückbleiben bzw. verschleppt

Fall Agostino Martinez

a
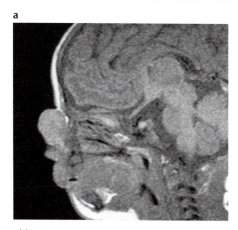

b
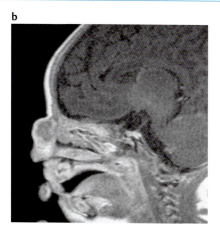

Abb. 13.1 a Die T1-gewichtete Aufnahme in sagittaler Schnittrichtung zeigt einen Tumor an der Nasenwurzel. b Nach Kontrastmittelgabe färbt sich die Tumorperipherie an. Eine Verbindung nach intrakranial ist nicht zu erkennen.

werden. Kongenitale Mittellinienläsionen im Gesicht können in die Tiefe reichen und im Extremfall eine Verbindung zum Liquorraum haben. Deshalb besteht bei insuffizienter operativer Versorgung dieser Fehlbildungen die Gefahr einer Liquorfistel oder Meningitis.

Alexa überlegt, welches Problem wohl beim kleinen Agostino vorliegen könnte und betrachtet noch einmal die Aufnahmen (Abb. 13.1).

❏ **Welche Diagnose stellen Sie?**

Meningozele: Die Meningozele ist eine Ausstülpung des Durasackes und enthält Liquor. Sie kann entlang der Neuroachse sowohl dorsal (Abb. 13.2) als auch ventral sitzen. Enthält sie auch Gehirngewebe, handelt es sich um eine Meningoenzephalozele.

Dermoid: Beim Dermoid handelt es sich um im Verlauf der Entwicklung zurückgelassenes ektodermales Gewebe. Es sitzt typischerweise in der Basis des Nasenrückens und treibt den Knochen an dieser Stelle auf (Abb. 13.3). Es kann auch Teil einer Nasenrückenfistel sein.

Nasales Gliom: Das nasale Gliom ist eine versprengte Hirngewebsinsel an der Nasenbasis (Abb. 13.4). Es kann ebenfalls Anschluss an den Liquorraum haben.

❏ **Diagnose:** Alexa hat den wesentlichen Befund erhoben. Eine Verbindung des Tumors zum Liquorraum und eine Knochenbeteiligung bestehen anscheinend nicht. Agostinos kleiner Tumor wird kosmetisch optimal reseziert und zeigt histologisch Hirngewebe. Hier liegt also ein gutartiges nasales Gliom vor, dass kein malignes Potenzial hat und nicht zu Rezidiven neigt. Die Familie Martinez kann wieder ruhig schlafen.

| Dermoid |

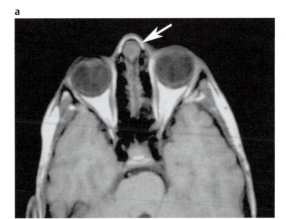

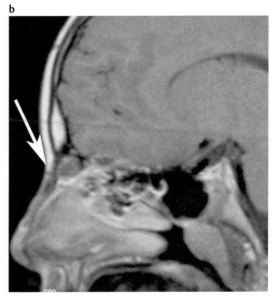

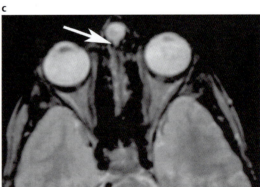

| Meningozele |

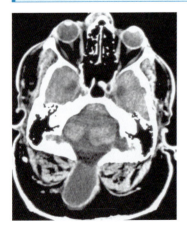

Abb. 13.2 Das CT zeigt einen axialen Schnitt durch die Schädelbasis. Dorsal besteht ein knöcherner Defekt, durch den die Dura prolabiert. Hirngewebe ist nicht enthalten.

Abb. 13.3 a Auf der T1-gewichteten Aufnahme im axialen Schnitt stellt sich ein kleiner Tumor in der Nasenwurzel dar, der von signalfreiem Knochen umgeben ist. b Der sagittale Schnitt nach Kontrastmittelgabe lässt angedeutet einen kutanen Fistelgang erkennen, jedoch keine evidente Verbindung zum Liquorraum. c Auf der T2-gewichteten Aufnahme im axialen Schnitt zeigt sich eine Ausziehung des Tumors nach dorsal als Hinweis auf eine mögliche Kommunikation nach intrakranial. Bei diesem Tumor handelt es sich um ein Dermoid.

Nasales Gliom

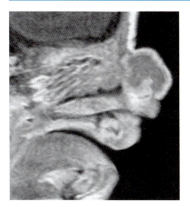

Abb. 13.**4** Diese T1-gewichtete Aufnahme im sagittalen Schnitt zeigt nach Kontrastmittelgabe einen Tumor in der Nasenwurzel. Eine Verbindung zum Liquorraum ist nicht erkennbar. Hier liegt ein nasales Gliom vor.

*H*öhlenproblem

Hannes Hollmann (54) ist von seinem Arzt zur Anfertigung einer Nasennebenhöhlenaufnahme in die Klinik geschickt worden. Der Kollege hat ihn eine ganze Zeit wegen einer Sinusitis behandelt, ohne aber bei der klinischen Untersuchung eine wesentliche Besserung gesehen zu haben. Paul hat heute Dienst am Skelettarbeitsplatz. Er weiß, dass zur Beurteilung der Nasennebenhöhlen zwei Aufnahmen nötig sind, eine im okzipitofrontalen Strahlengang (Abb. 13.**5 a**), auf der die Sinus frontalis, ethmoidalis und sphenoidalis in der Schädelbasis gut zu beurteilen sind sowie eine im okzipitomentalen Strahlengang (Abb. 13.**5 b**), auf der sich die wichtigen Sinus maxillares frei projizieren. Paul

Fall Hannes Hollmann

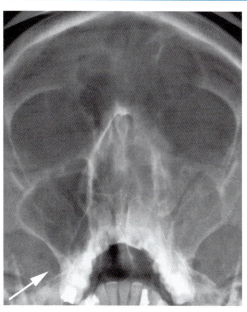

Abb. 13.**6** Man erkennt die Transparenzminderung des linken Sinus maxillaris. Das Cavum nasi erscheint ebenfalls verdichtet. Ist es auch aufgetrieben? Nur um Sie zu ärgern – man kann das Foramen ovale (Pfeil) blendend sehen. Es ist gut an seiner Nachbarschaft zum lateral gelegenen kleinen Foramen spinosum zu erkennen. Wie heißt der Nerv, der sich durch das Foramen ovale zwängt? Welche liquorgefüllte Struktur befindet sich direkt dahinter?

analysiert die Aufnahmen von Herrn Hollmann (Abb. 13.**6**). Diese sind technisch einwandfrei und lassen den pathologischen Befund deutlich erkennen.

Technik der Nasennebenhöhlen-Aufnahme

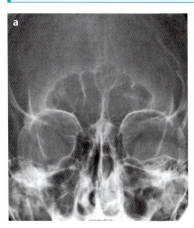
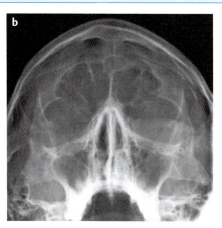

Abb. 13.**5 a** Bei der Aufnahme der Nasennebenhöhlen (NNH) im okzipitofrontalen Strahlengang presst der Patient seine Stirn gegen die Detektorkassette. So sind der Sinus frontalis, ethmoidalis und sphenoidalis sowie das Cavum nasi gut zu beurteilen. Der Sinus maxillaris wird durch das Os petrosum überdeckt. Übrigens, Sie können die Fissura orbitalis superior und das Foramen rotundum hier beidseits blendend sehen. Wie war das noch gleich – welche Strukturen laufen da hindurch? **b** Bei der NNH-Aufnahme im okzipitomentalen Strahlengang presst der Patient seine Kinnspitze gegen die Detektorkassette. Der Sinus frontalis und maxillaris sowie das Cavum nasi sind gut beurteilbar.

❏ Welche Diagnose stellen Sie?

Sinusitis:

Akute Sinusitis: Die akute Sinusitis kann mit einer Eiteransammlung in den Sinus einhergehen. Dabei kann der Sinus entweder partiell – erkennbar an einer Spiegelbildung im Röntgenbild (Abb. 13.**7 a**) – oder aber komplett mit Eiter gefüllt sein. Die akute Sinusitis ist meist viraler Genese, es muss jedoch auch immer an einen dentogenen Prozess gedacht werden. Wird der dentale Fokus nicht saniert oder ist der Abfluss aus den Nasennebenhöhlen erschwert, z. B. durch zu enge Ostien oder chronisch geschwollene Schleimhäute, kann die konservative Therapie versagen. Zur Klärung des besten operativen Vorgehens ist die Computertomographie die optimale Untersuchung, da sie die Knochensepten sehr gut und die Weichteile ausreichend darstellt. Wird die Sinusitis therapeutisch nicht beherrscht, droht der Durchbruch in die Gesichtsweichteile (Abb. 13.**7 b**), in die Orbita (Abb. 13.**7 c**) mit der Gefahr der Erblindung oder im schlimmsten Falle nach intrakranial (Abb. 13.**7 d**).

Akute Sinusitis und ihre Komplikationen

a akute Sinusitis maxillaris

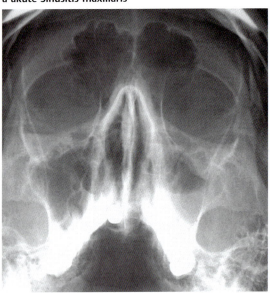

b Durchbruch in die Gesichtsweichteile

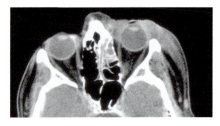

c Durchbruch in die Orbita

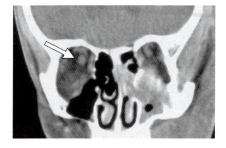

d Durchbruch in das Schädelinnere

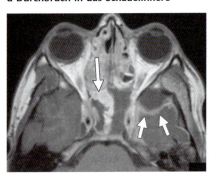
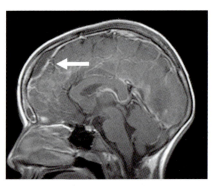

Abb. 13.**7 a** Die Spiegelbildung im linken Sinus maxillaris weist bei entsprechender Symptomatik auf eine Sinusitis hin. Auch eine nichtdislozierte Fraktur der Maxilla könnte zu einer derartigen Spiegelbildung führen. **b** Der axiale CT-Schnitt durch die Orbitae (Sie können die Augenlinsen gut erkennen) zeigt eine Infiltration der periorbitalen Weichteile links als Folge einer therapeutisch nicht beherrschten Sinusitis maxillaris. Schön zu sehen sind ebenfalls der M. rectus medialis und lateralis des linken Auges sowie der Verlauf des N. opticus rechts. **c** Auf dem koronaren CT-Schnitt durch die tiefe Orbita – Sie können den N. opticus (Pfeil) und die Augenmuskeln rechts im Querschnitt gut erkennen – sehen Sie links den Durchbruch einer akuten Sinusitis maxillaris in die Orbita. **d** Der linke axiale MR-Schnitt in T1-Wichtung (der Bulbusinhalt ist dunkel) nach Kontrastmittelgabe zeigt einen Verhalt in beiden Sinus sphenoidales mit deutlich anreichernder Schleimhaut v. a. im rechten Sinus (langer Pfeil). Außerdem erkennt man einen Flüssigkeitsverhalt in der Fossa temporalis (kurze Pfeile), der von Kontrastmittel aufnehmenden, verdickten Meningen umgeben ist. Hier ist es als Folge einer Sinusitis zu einem lebensbedrohlichen epiduralen Abszess mit begleitender Meningitis gekommen! Rechts sehen Sie frontal einen weiteren epiduralen Abszess (Pfeil).

Chronische Sinusitis: Die chronische Sinusitis ist die Folge rezidivierender oder therapieresistenter Sinusitiden (Abb. 13.**8**). Sie kann zur Sklerosierung des perisinusoidalen Knochens und zur Schrumpfung der Sinus führen, weshalb sich dann auch radiologisch diese Diagnose stellen lässt.

Benigner Tumor:
Retentionszyste: Die Retentionszyste ist eine flüssigkeitsgefüllte, langsam verdrängend wachsende Raumforderung der Nebenhöhlenschleimhaut, die sich bei 10 % aller Erwachsenen findet (Abb. 13.**9 a**). Die meisten Retentionszysten bleiben klinisch stumm. Gelegentlich kommt es zu Knochendestruktionen. Verlassen sie den Sinus maxillaris durch sein Ostium, entsprechen sie klinisch choanalen Polypen.
Osteom: Das Osteom ist eine gutartige Knochenneubildung, die sich gern in den Stirnhöhlen manifestiert (Abb. 13.**9 b**). Es ist durch seine hohe Dichte röntgenologisch eindeutig erkennbar.
Juveniles Angiofibrom: Bei männlichen Jugendlichen muss auch ein juveniles Angiofibrom (Abb. 13.**9 c**) erwogen werden. Es wächst in den Nasopharynx hinein und kann die Sinus obliterieren. Da es sich hierbei um einen sehr gefäßreichen Tumor handelt, wird dieser vor der chirurgischen Therapie gern embolisiert.

Chronische Sinusitis

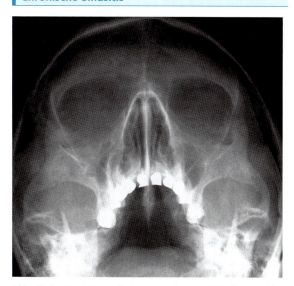

Abb. 13.**8** Die NNH-Aufnahme im okzipitomentalen Strahlengang zeigt die Verdichtung des Knochens und den Volumenverlust beider Sinus maxillares. Der Sinus frontalis links ist aufgefüllt, der rechte wohl gar nicht angelegt.

Benigner Tumor

a Retentionszyste

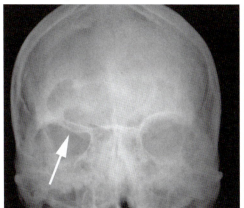

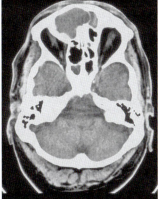

b Osteom

c juveniles Angiofibrom

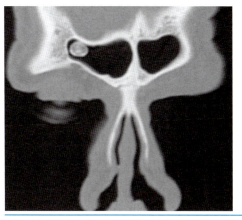

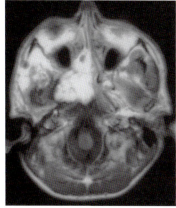

Abb. 13.**9 a** Die Schädel-Aufnahme im a.-p. Strahlengang (links) zeigt eine Auftreibung des rechtes Sinus frontalis. Das Orbitadach (Pfeil) ist eingedellt. Der linke Sinus frontalis ist aufgefüllt. Das axiale CT (rechts) bestätigt die Auftreibung des rechten Sinus frontalis, das Septum zum linken Sinus ist deutlich verlagert. Ursache ist eine Retentionszyste. **b** Der koronare CT-Schnitt zeigt eine knochendichte, rundliche Struktur im Sinus frontalis, wahrscheinlich von der Decke des Sinus ausgehend. Hier liegt ein Osteom vor. **c** Der axiale T1-gewichtete MR-Schnitt zeigt nach Kontrastmittelgabe die deutliche und noduläre Anfärbung einer Raumforderung an der Hinterwand des Nasopharynx. Dieses Erscheinungsbild zusammen mit dem klinischen Befund sichert die Diagnose eines juvenilen Angiofibroms.

Maligner Tumor

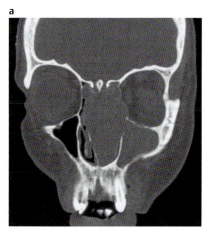
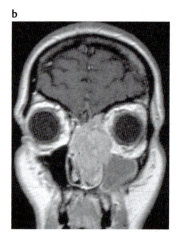

Abb. 13.**10 a** Der koronare CT-Schnitt in einer Knochenfensterung zeigt eine Verschattung im linken Sinus maxillaris und im Cavum nasi mit Destruktion des knöchernen Nasenseptums, der linksseitigen Conchae nasales und der medialen Orbitawand (auch Lamina papyracea genannt). **b** Im koronaren MRT nach Kontrastmittelgabe können zusätzlich eine homogene Kontrastmittelaufnahme der Raumforderung im Cavum nasi und ein Einwachsen des Tumors in den Sinus frontalis nachgewiesen werden. Die Verschattung des Sinus maxillaris erscheint nun als Retention. Handelt es sich hier um eine T1- oder T2-Wichtung?

Maligner Tumor: Ein maligner Tumor im Sinus ist durch seine Therapieresistenz und die Destruktion der Knochensepten im Röntgenbild nachweisbar (Abb. 13.**10 a**). Um die Tumorausdehnung, die Infiltration der Gefäße, Nerven, Muskeln und Speicheldrüsen sowie einen Lymphknotenbefall beurteilen und damit die Therapie planen zu können, ist in aller Regel ein MRT erforderlich (Abb. 13.**10 b**).

❏ *Diagnose:* Paul hält das Ganze für eine chronische Sinusitis. Gregor, der große Neuroradiologe, schaut im Vorbeigehen auf die Bilder und meint, dass das Nasenseptum zerstört sei. Bis zum Beweis des Gegenteils handele es sich daher um einen aggressiven Prozess, z. B. einen malignen Tumor. Die Klinik und das Alter passen auch. Paul muss sich eingestehen, dass Gregor wohl Recht hat und er das Bild nicht richtig analysiert hat. Das passiert ihm nicht noch einmal. Die histologische Diagnose zwei Wochen später lautet Plattenepithelkarzinom.

! Vier Augen sehen mehr als zwei. Einen Erfahreneren um seine Sicht der Dinge zu bitten, ist nie ehrenrührig, sondern meist sehr schlau. Er fühlt sich gebauchpinselt und man profitiert auch noch davon. Auch der „alte Fuchs" kann allerdings Läsionen übersehen.

13.2 Erkrankungen der Ohren

Checkliste: Ohren

- Ist das Mastoid ausreichend pneumatisiert?
- Sind die Zellen des Mastoids verschattet?

*G*lück gehabt

Sebastian Mühlenbauer (32) kämpft seit einigen Wochen mit einer Mittelohrentzündung. Er klagt über Schmerzen und schlechtes Hören. Seine HNO-Ärztin hat er erst spät aufsuchen können, da er zur Zeit beruflich viel unterwegs ist. Die Einnahme der teuren Antibiotika hat dann auch nicht optimal geklappt, weil er die Packung vor einer Reise zu Hause vergessen hatte. Jetzt ist ein erster Fieberschub aufgetreten, sodass er noch einmal zum Arzt ging. Die Kollegin hat ihn dann schleunigst zur Untersuchung geschickt. Hannah schaut sich die Röntgenaufnahmen nach Schüller an (Abb. 13.**11**).

Kennen Sie die Aufnahmetechniken nach Schüller und Stenvers?
Bei einer **Röntgenaufnahme nach Schüller** verläuft der Zentralstrahl (die Verbindung zwischen Röhrenfokus und Bildmitte) entlang des äußeren Gehörganges der abgebildeten Seite. Die Kontur des Porus externus und die Belüftung des Mastoids lassen sich so beurteilen.
Das Gegenstück zu dieser Aufnahme ist die **Röntgenaufnahme nach Stenvers**. Hier liegt die Achse des inneren und äußeren Gehörganges parallel zum Film. Dabei wird

13.2 Erkrankungen der Ohren

Fall Sebastian Mühlenbauer

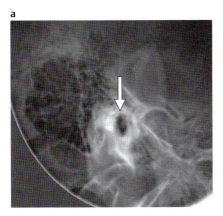
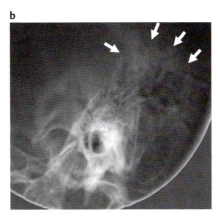

Abb. 13.**11 a** Auf der symptomlosen Seite sieht man eine normale Pneumatisation des Mastoids dorsal und oberhalb des deutlich erkennbaren Porus acusticus externus (Pfeil), der von dichtem Knochen umgeben ist. Direkt ventral des Porus erkennt man das Kieferköpfchen in seiner Gelenknische. Die etwas oberhalb und ventral davon gelegene halbdichte, bogige Struktur entspricht der für die Untersuchung nach vorne gebogenen Ohrmuschel. **b** Auf der symptomatischen Seite ist der obere Teil des Mastoids verdichtet, was auf eine Auffüllung der Zellen mit Flüssigkeit (Pfeile) hindeutet.

der innere Gehörgang optimal abgebildet. Beide Aufnahmetechniken werden zunehmend durch das CT ersetzt.

❏ *Diagnose:* Der röntgenologische Befund von Herrn Mühlenbauer passt gut zu einer Mastoiditis. Hannah erinnert sich, vor kurzem schon einmal im CT eine Minderbelüftung des Mastoids gesehen zu haben (Abb. 13.**12**). Wegen des beginnenden Fiebers soll eine Weiterleitung der Entzündung nach intrakraniell ausgeschlossen werden. Das deshalb angefertigte MRT zeigt zum Glück keine intrakranielle Infektion. Herr Mühlenbauer ist nach dieser Mitteilung sehr beruhigt und schwört hochheilig, den Anleitungen seiner Ärztin nunmehr akribisch Folge zu leisten. Hannah denkt an Patienten der vergangenen Wochen, bei denen die Erkrankung nicht so glimpflich abgelaufen ist (Abb. 13.**13**).

Luft im Mastoid?

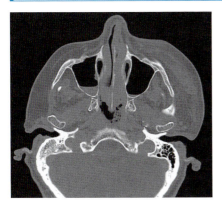

Abb. 13.**12** Bei diesem Patienten zeigt der CT-Schnitt eine deutlich verminderte Pneumatisation des Mastoids auf der rechten Seite. Hier treten Mittelohrentzündungen häufig auf. Der Spiegel im Sinus maxillaris rechts deutet auf eine Sinusitis hin.

Komplikationen einer Otitis media

a Mastoiditis

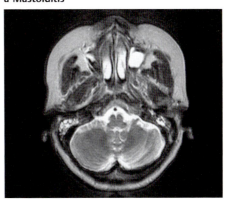

b Hirnabszesse

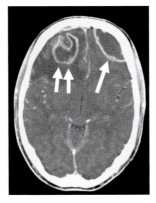

Abb. 13.**13 a** Der axiale T2-gewichtete MR-Schnitt durch das Mastoid lässt Flüssigkeit auf beiden Seiten erkennen. Dieser Befund spricht für eine Mastoiditis. Der Patient kam ebenfalls mit den Symptomen einer Mittelohrentzündung. Als Nebenbefund sieht man eine Retentionszyste im linken Sinus maxillaris. **b** Bei einem anderen Patienten ist die Mittelohrentzündung in das Schädelinnere durchgebrochen. Ein akut lebensbedrohlicher epiduraler (langer Pfeil) und ein intrazerebraler Abszess (kurze Pfeile) sind die Folge.

13.3 Erkrankungen des Kiefergelenkes

Checkliste: Kiefergelenk

- Wo steht der dorsale Diskusanteil relativ zum Kieferköpfchen?
- Gleitet der Diskus bei Mundöffnung mit?
- Ist das Kieferköpfchen seitengleich konfiguriert?

Wie ein Kau- zu einem Bauproblem wird

Petra Steinbeisser (41) ist in einer sehr spannenden Phase ihres Architektenlebens. Während der nervenaufreibenden Arbeit an einem großen Berliner Bauprojekt hat sie jetzt zu allem Überfluss auch noch Schmerzen in der rechten Gesichtshälfte bekommen. Sie spürt ein Klicken bei der Mundöffnung, die nur noch begrenzt möglich ist. Der Mund-Kiefer-Gesichtschirurg hat sie zu einer MR-Untersuchung des Temporomandibulargelenkes geschickt, um die Ursache ihrer Beschwerden zweifelsfrei zu klären. Alexa ist heute im MR und hat sich auf die Untersuchung gut vorbereitet.

Was weiß Alexa über das Kiefergelenk?
Sie weiß, dass das Gelenk aus zwei Räumen besteht, die durch einen im Anschnitt propellerförmigen Diskus voneinander getrennt sind. Dieser Diskus ist ventral und dorsal an Bändern aufgehängt und überträgt die Kraft von dem Kieferköpfchen auf das Schläfenbein. Wird der Mund geöffnet, gleitet das Kieferköpfchen aus der Fossa mandibularis unter das Tuberculum articulare. Der dorsale Anteil des Diskus steht bei geschlossenem Mund relativ zum Kieferköpfchen in der 12-Uhr-Position (**a**), bei offenem Mund etwas weiter ventral (**b**). Das Kieferköpfchen kann hypoplastisch, das Gelenk arthrotisch sein. Ursache für die Kiefergelenksarthrose können z. B. die ungeheuren Kräfte sein, die ein Kiefergelenk aushalten muss.

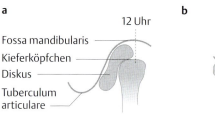

Alexa schaut sich die Bilder von Frau Steinbeisser an, und zwar jede Seite separat bei geschlossenem und geöffnetem Mund (Abb. 13.**14**).

Fall Petra Steinbeisser

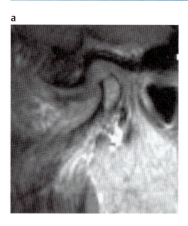
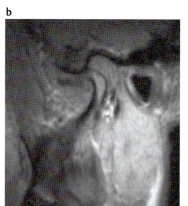
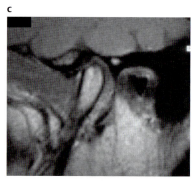

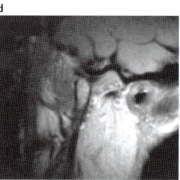

Abb. 13.**14** Die Schnitte werden parasagittal leicht angewinkelt so angefertigt, dass man das Temporomandibulargelenk in seiner Funktion gut beurteilen kann. Links im Bild ist ventral. Bild **a** und **b** stellen das rechte, **c** und **d** das linke Gelenk dar. Suchen Sie erst das Kieferköpfchen, identifizieren Sie dann seine Gleitbahn und schließlich den signalarmen Diskus. Im oberen Bildteil sieht man einen Anschnitt des Temporallappens, im dorsalen oberen Bild das pneumatisierte, damit weitgehend signalfreie Mastoid.

Luxation

a fixierte Luxation

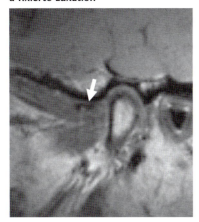
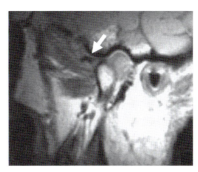

b reduzierbare Luxation

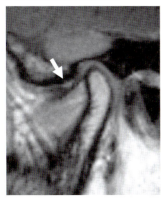
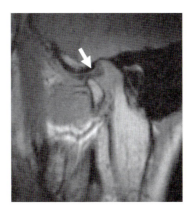

Abb. 13.**15 a** Der Diskus (Pfeil) ist ventral des Kieferköpfchens zu erkennen, egal ob sich das Kieferköpfchen in der Fossa glenoidalis bei geschlossenem Mund (links) oder unter dem Tuberculum articulare bei geöffnetem Mund (rechts) befindet. **b** Der Diskus (Pfeil) ist bei geschlossenem Mund (links) ventral des Kieferköpfchens (bei etwa 10 Uhr) zu erkennen. Er ist damit nach ventral subluxiert. Bei Öffnung des Mundes (rechts) gleitet er in die normale vermittelnde Position zwischen dem Kieferköpfchen, das nun nach ventral gewandert ist, und dem Tuberculum articulare.

❏ *Welche Diagnose stellen Sie?*

Luxation: Bei der *fixierten Luxation* liegt der Diskus sowohl bei offenem als auch bei geschlossenem Mund vor dem Kieferköpfchen und ist häufig gestaucht (Abb. 13.**15 a**). Bei der *reduzierbaren Luxation* gleitet der Diskus bei Mundöffnung in die normale Position zurück (Abb. 13.**15 b**).

❏ *Diagnose:* Der Befund bei unserer Architektin ist eindeutig. Die Kieferköpfchen sind beidseits normal konfiguriert. Alexa diagnostiziert rechtsseitig eine fixierte Luxation des Diskus. Links ist alles normal. Jetzt muss der Mund-Kiefer-Gesichtschirurg seinen Beitrag leisten, damit es am Potsdamer Platz zügig weitergeht.

13.4 Erkrankungen und Verletzungen der Augen

Checkliste: Verletzung und Raumforderung im Bereich der Augen

Verletzung:
- Sind metallische Einsprengungen zu erkennen?
- Sind die knöchernen orbitalen Strukturen intakt?

Raumforderung:
- In welchem Kompartiment (Bulbus, Orbita, Schädelbasis) liegt die Raumforderung?
- Wächst die Raumforderung verdrängend oder destruierend?
- Besteht eine onkologische Grunderkrankung?

Teamwork

Alfried von Trupp und Stahlbach (56) ist für seine aufwändigen Stahlkonstruktionen in der rheinischen Kunstszene gut bekannt. Bei letzten Retouchen mit der Flex an seinem Projekt „Großer Seher" ist ihm die Schutzbrille herabgefallen und ein Metallsplitter ins Auge geflogen. Der Augenarzt in der Notaufnahme kann den Metallsplitter bei der augenärztlichen Untersuchung nicht eindeutig orten, auch sein hinzugerufener Kunst liebender Chef ist sich nicht sicher genug. Hazim sieht die Orbitaaufnahmen, auf denen der Fremdkörper gut zu erkennen ist (Abb. 13.**16 a**). Ein MRT zur genaueren Lokalisation des Fremdkörpers – das ist ihm klar – ist hier natürlich ausgeschlossen. Das Metallfragment würde bewegt und könnte weiteren Schaden anrichten. Im CT der Orbita (Abb. 13.**16 b**) kann man den Fremdkörper trotz ziemlicher Artefakte gut orten, seine Lage relativ zur Linse und zur Augenachse ist den Kollegen allerdings für eine schonende Entfernung nicht eindeutig genug. Sie wünschen sich ausnahmsweise eine Aufnahme nach Comberg, die unter Anteilnahme des gesamten Teams von Frau Zoch, der ältesten und erfahrensten MTRA, präzise angefertigt wird (Abb. 13.**16 c**). Hazim assistiert ihr. Grund dieser Aufnahme ist lediglich die extrem exakte präoperative Lokalisation des Fremdkörpers. Können Sie ihn auf dem Schema einzeichnen (Abb. 13.**16 d**)?

! Eine erfahrene, mit allen Wassern gewaschene, motivierte MTRA ist ein echter Schatz. Gleiches gilt für die männlichen Kollegen.

Fall Alfried von Trupp und Stahlbach

a
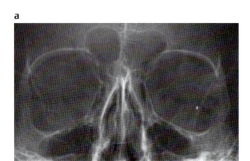

b
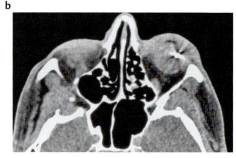

c
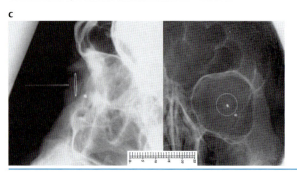

Abb. 13.**16 a** Auf der Orbitaaufnahme ist der Fremdkörper im linken Auge gut zu sehen. Wäre er jetzt bei der klinischen Untersuchung auch zu erkennen, könnte man ihn entfernen. **b** Auch im axialen CT durch die Orbita ist der Fremdkörper eindeutig zu erkennen, seine Lage relativ zur Linse und Kammer bleibt aber weiterhin unklar. **c** Der Comberg-Aufsatz richtet sich an der Linsenachse aus. Der Fremdkörper lässt sich jetzt relativ zur Linsenachse und zum Metallring lokalisieren.

▶

13.4 Erkrankungen und Verletzungen der Augen

Fall Alfried von Trupp und Stahlbach (Fortsetzung)

d

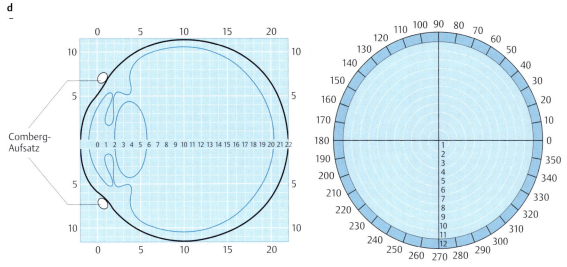

Abb. 13.**16 d** Der Ring des Comberg-Aufsatzes ist im linken Schema eingezeichnet. Die Achse des Comberg-Aufsatzes entspricht dem Kreismittelpunkt im rechten Schema. Zeichnen Sie nun den Fremdkörper ein!

*B*öser Blick

Loretta Hitzig (45) hat den „bösen Blick", wie sie es selber nennt, entwickelt. Sie hat bemerkt, dass ihre Augen aus den Augenhöhlen vorgetreten sind, rechts allerdings mehr als links. Außerdem kann sie ihre Lider nicht mehr richtig schließen, weshalb ihre Augen häufig trocken sind. Abgesehen von den Reaktionen im Bus stören sie v. a. die zunehmenden Doppelbilder. Auch ihre Sehkraft hat etwas nachgelassen. Die Therapie des Endokrinologen, der eine endokrine Ophthalmopathie diagnostiziert hat, erbrachte bisher nicht die gewünschte Besserung. Daher sollen ihre Augen zusätzlich bestrahlt werden. Vorher ist jedoch ein MRT durchzuführen, um nicht nur eine andere Ursache für ihren Exophthalmus auszuschließen bzw. eine etwaige Kompression des Sehnervs zu erkennen, sondern auch zur Erhebung eines Status vor Therapie. Paul begleitet die Untersuchung und analysiert die Bilder (Abb. 13.**17**). Er weiß, dass er v. a. Raumforderungen ausschließen muss, die zu einem Exophthalmus führen können.

❑ *Welche Diagnose stellen Sie?*

Endokrine Ophthalmopathie: Bei der endokrinen Ophthalmopathie kommt es zu Verdickungen der orbitalen Muskeln. Außerdem nimmt das Volumen des intraorbitalen Fettkörpers zu (Abb. 13.**18**).

Endokrine Ophthalmopathie

Fall Loretta Hitzig

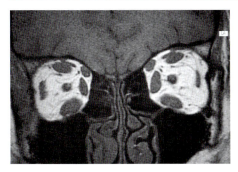

Abb. 13.**17** Diese Spezialsequenz mit besonderer Betonung des orbitalen Fettes zeigt einen koronaren Schnitt direkt dorsal des Bulbus.

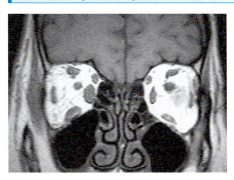

Abb. 13.**18** Der koronare T1-gewichtete MR-Schnitt durch die Orbita lässt rechtsseitig die verdickten Augenmuskeln und den zentral gelegenen N. opticus gut erkennen – ein typischer Befund einer endokrinen Ophthalmopathie. (Für die Überlassung dieser Bilder danke ich Dr. Arne Lemke/Charité, Virchow-Klinikum.)

Karotidokavernöse Fistel

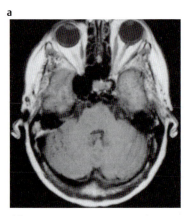 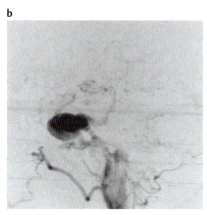 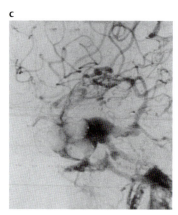

Abb. 13.19 a Dieser T1-gewichtete MR-Schnitt durch die Schädelbasis zeigt eine große signalfreie Struktur dorsal der rechten Orbita. Hierbei handelt es sich um ein großes Gefäß, das dort nicht hingehört. **b** Es wurde eine Subtraktionsangiographie durchgeführt, bei der über einen Katheter Kontrastmittel in die rechte A. carotis communis appliziert wird und dann zwei Aufnahmen (vor und nach Kontrastmittelgabe) voneinander abgezogen werden. Auf dem so entstehenden Bild stellt sich eine Gefäßdilatation im Sinus cavernosus mit frühem venösen Abfluss dar. Dies ist der Beweis für eine karotidokavernöse Fistel. **c** Um die Fistel zu verschließen, wird sie mit Ballons gefüllt in der Hoffnung, dass das Gefäßlumen um die Ballons herum thrombosiert.

Karotidokavernöse Fistel: Ein Exophthalmus kann z. B. auch durch eine karotidokavernöse Fistel verursacht werden (Abb. 13.19 a). Dabei handelt es sich um eine posttraumatische oder spontan entstandene Verbindung zwischen dem Karotisstromgebiet und dem venösen Sinus cavernosus, die retrobulbär Raum fordernd werden kann. Typisch ist außerdem die deutliche Gefäßfüllung der Konjunktiven und ein mit dem Stethoskop erfassbares Gefäßgeräusch. Die Therapie erfolgt durch den interventionellen Radiologen, der hierbei glänzen kann. Nachdem er die großlumige Fistel (Abb. 13.19 b) dokumentiert hat, verschließt er sie mit Ballons (Abb. 13.19 c), die über einen Katheter eingebracht und vor Ort aufgefüllt werden.

Meningeom: Dieser gutartige Tumor entwickelt sich im Os sphenoidale oder auch vom Orbitadach aus. Häufig verkalkt er (Abb. 13.20 a) und nimmt kräftig und typischerweise radspeichenartig Kontrastmittel auf (Abb. 13.20 b). Soll er entfernt werden, wird wegen des Gefäßreichtums oft eine präoperative Embolisation durch den interven-

Meningeom

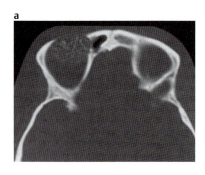 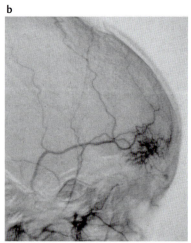

Abb. 13.20 a Die Knochenfensterung des Kopf-CT zeigt ein bizarr verkalktes Gebilde unter dem Orbitadach. Hier besteht der Verdacht auf ein Meningeom, da diese Tumoren gern verkalken. **b** Die Angiographie mit Kontrastmittelgabe über einen Katheter in der A. carotis externa zeigt eine deutliche, radspeichenartige Anflutung des Kontrastmittels in der Läsion. Dieses Muster ist typisch für ein Meningeom.

Lymphom in der Schädelbasis

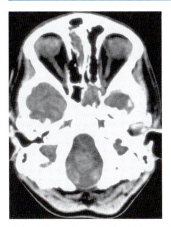

Abb. 13.**21** Dieser Patient klagte über eine Visusminderung links. Der axiale CT-Schnitt zeigt einen Tumor, der vom Sinus sphenoidale aus in die linke Orbita einwächst.

tionellen Radiologen erwogen (dann natürlich nicht mit Ballons, sondern mit kleinen Partikeln, die tief in das Gefäßnetz eindringen können).

Metastasen/Lymphome: An Metastasen und Lymphome muss man grundsätzlich immer denken (Abb. 13.**21**). Sie zeigen häufig ein infiltratives und destruierendes Wachstum. Bei Frau Hitzig wäre das Mammakarzinom der wahrscheinlichste Primärtumor.

Osteopetrosis: Knöcherne Veränderungen der Orbita und des Os sphenoidale können ebenfalls den Bulbus nach ventral verlagern. Bei der Osteopetrosis oder „Marmorknochenkrankheit" (Abb. 13.**22**; s. Abb. 8.**30a**, S. 109) verdichtet und verdickt sich der Knochen. Gleiches gilt für das Camurati-Engelmann-Syndrom (s. Abb. 8.**30 b**, S. 109). Beide Erkrankungen fallen bereits im Kindesalter auf. Die Schädelforamina werden enger, sodass es zu Hirnnervenausfällen, insbesondere des N. opticus kommen kann.

Plexiformes Neurofibrom: Schließlich kann ein plexiformes Neurofibrom der Orbita im Rahmen einer Neurofibromatose vorliegen (Abb. 13.**23**). Es manifestiert sich allerdings bereits im Kindesalter und schließt häufig auch die Augenlider und die umgebenden Weichteile mit ein.

❏ *Diagnose:* Nach Pauls Ansicht zeigt das MRT von Frau Hitzig die typischen Veränderungen der endokrinen Ophthalmopathie, und er hat Recht. Nun kann die Bestrahlung beginnen.

Plexiformes Neurofibrom

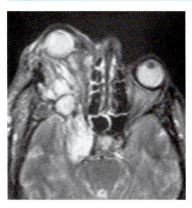

Abb. 13.**23** Die axiale T2-Wichtung im MR-Schnitt lässt eine Raumforderung in der Schädelbasis erkennen, die sich in die Orbita vorgewühlt und diese zum größten Teil aufgefüllt hat. Sie zeigt ein hohes Signal und eine noduläre Struktur – typisch für das plexiforme Neurofibrom.

Osteopetrosis

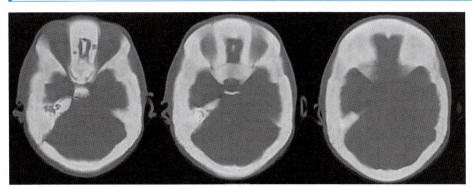

Abb. 13.**22** Die Knochenfensterung des Kopf-CT demonstriert die enorme Zunahme von Knochendichte und -volumen. Man kann sich vorstellen, dass Nerven in den Knochendurchtrittsstellen irgendwann komprimiert werden und der Bulbus aus der Orbita verdrängt wird.

13.5 Erkrankungen im Halsbereich

Checkliste: Raumforderung im Halsbereich
- Ist die Raumforderung solide, zystisch oder zentral nekrotisch?
- Ist sie singulär?
- Liegt sie im Verlauf der Lymphknotenstationen?
- Von welcher Struktur (z. B. Parotis) geht sie aus?

Eine Vorwölbung zuviel

Sylvester Mascarpone (35) ist in den letzten Wochen eine Schwellung rechts an seinem muskulösen Hals aufgefallen. Schmerzen hat er keine, aber die Asymmetrie stört ihn erheblich. Er raucht jeden Abend am Kamin eine lange Havanna-Zigarre und fällt damit in der Gruppe seiner alten Freunde im Fitnessstudio auf. Hazim hilft mit, den kräftigen Mann in der MR-Untersuchungsröhre zu platzieren. Herr Mascarpone ist etwas klaustrophobisch, seit er bei Dreharbeiten einmal 3 Stunden in einem defekten Metallkostüm ausharren musste. Hazim erklärt ihm die Untersuchung noch einmal, verabreicht ihm langsam 1/2 Ampulle Diazepam intravenös, legt ihm ein leichtes, helles Tuch über die Augen und setzt sich während der Untersuchung an das Kopfende des Geräts. Die Aufnahmen beschaut er zusammen mit Paul (Abb. 13.**24**). Sie debattieren die möglichen Diagnosen.

❏ *Welche Diagnose stellen Sie?*

Maligner Tumor: Bei Rauchern sind maligne Tumoren im Gesicht-Hals-Bereich besonders häufig (Abb. 13.**25 a**). Sie sind klinisch in der Regel früher zu erkennen als mit Bild gebenden Verfahren. Das gilt v. a. für die Tumoren der Mundhöhle. Aber auch Parotistumoren werden oft zuerst von den Patienten ertastet. Die histologische Klärung erfolgt dann durch eine schnelle Biopsie. Um die lokale Infiltration und die regionale Lymphknotenmetastasierung (Abb. 13.**25 b**) durch zervikale Malignome zu beurteilen, wird ein MRT als umfassendste Untersuchung durchgeführt.

Lymphknotenschwellung: Lymphknotenvergrößerungen können durch Lymphome oder entzündlich, z. B. durch Tuberkulose, bedingt sein. Eine Ultraschalluntersuchung (Abb. 13.**26 a**) mit anschließender Entnahme einer Gewebestanze bringt hier die schnelle Diagnose. Handelt es sich um ein Lymphom, erfolgt das Staging am besten mittels CT (Abb. 13.**26 b**).

Halszyste: Auch kongenitale Fehlbildungen wie die laterale oder mediane Halszyste können zu Schwellungen im Halsbereich führen. Die *laterale Halszyste* (Abb. 13.**27**) ist ein Rest der embryonalen Kiemenanlage. Sie liegt lateral der V. jugularis und dorsal der Glandula submandibularis. Häufig fällt sie im Rahmen einer akuten Entzündung zum ersten Mal auf. Es können aber auch Fisteln ausgehend von der Zyste die Hautoberfläche erreichen. *Mediane Halszysten* entstehen aus einem nicht rückgebildeten Abschnitt des Ductus thyreoglossus, v. a. im Bereich des Zungengrundes. Klinisch imponieren sie als prall-elastischer, beim Schlucken mobiler Tumor.

Paragangliom: Eine pulsierende Raumforderung am Hals klärt man mit besonderer Vorsicht ab. Die schnelle Feinnadelbiopsie kann auch ganz schnell zu schweren Blutungen führen. Die Paragangliome können am Hals auf verschiedenen Höhen entlang des Gefäßstrangs liegen. Bei Herrn Mascarpone wäre das Paragangliom der A. carotis zu erwägen. Es nimmt kräftig Kontrastmittel auf (Abb. 13.**28 a**), sitzt in der Karotisgabel und wird präoperativ wegen seines Gefäßreichtums gern über die externen Äste der A. carotis embolisiert (Abb. 13.**28 b, c**).

Fall Sylvester Mascarpone

a
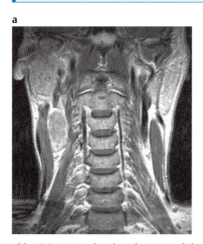

b
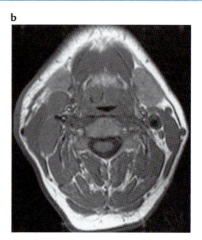

Abb. 13.**24** Sie sehen hier den wesentlichen koronaren (**a**) und axialen (**b**) MR-Schnitt von Herrn Mascarpone. Was fällt Ihnen auf?

Maligner Tumor im Gesicht-Halsbereich

a

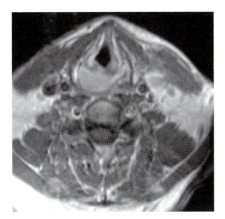

b

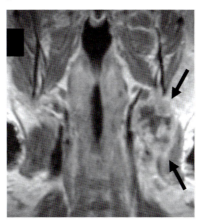

Abb. 13.**25 a** Der axiale T1-gewichtete MR-Schnitt nach Kontrastmittelgabe zeigt das ungefähre Niveau der Stimmlippen. Die angefärbte Raumforderung dorsal des Luftweges verursacht eine deutliche Asymmetrie – ein wesentliches radiologisches Symptom im komplexen Kopf-Hals-Bereich. Hier liegt ein Hypopharynxkarzinom vor. **b** Die deutliche Vergrößerung und periphere Kontrastmittelaufnahme eines linksseitigen regionalen Lymphknotens (Pfeil), sichtbar auf der koronaren T1-Schicht lateral des signalfreien Anschnitts der A. carotis, dokumentiert die regionale Metastasierung. Zur Orientierung: In der Mitte erkennt man signalfrei die Luftwege, beidseits signalfrei den Anschnitt der Mandibula mit dem M. masseter jeweils lateral und dem M. pterygoideus jeweils medial davon.

Lymphknotenschwellung im Halsbereich

a

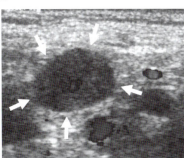

b

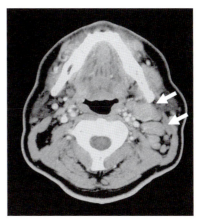

Abb. 13.**26 a** Im Ultraschall stellt sich ein deutlich vergrößerter Lymphknoten (Pfeile) in direkter Nachbarschaft der V. jugularis dar. Das eingebettete Dopplersignal zeigt Gefäße im Lymphknoten und in der Nachbarschaft. Dieser Patient hat ein Lymphom. **b** Das CT zeigt das ganze Ausmaß des Lymphknotenbefalls im linken Kieferwinkel (Pfeile). Das anschließende Thorax- und Abdomen-CT machen das Staging komplett.

Laterale Halszyste

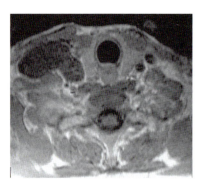

Abb. 13.**27a** Auf dem axialen T1-gewichteten MR-Schnitt ist eine signalarme, beinahe homogene Struktur in den lateralen ventralen Halsweichteilen zu erkennen. **b** Die T2-Wichtung bestätigt den zystischen Charakter der Läsion.

Paragangliom

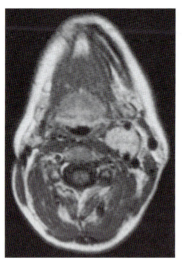

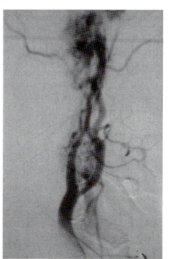

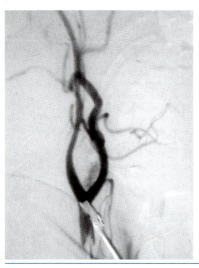

Abb. 13.**28 a** Der axiale MR-Schnitt durch den Zungengrund zeigt eine Raumforderung in der Karotisgabel links, die deutlich Kontrastmittel aufnimmt. **b** In der lateralen Angiographie mit Lage der Katheterspitze in der linken A. carotis communis stellen sich mehrere gefäßreiche Tumoren in der Karotisgabel sowie in der Schädelbasis dar. **c** Nach der Embolisation mit kleinen Partikeln über die A. carotis externa ist die Operabilität deutlich verbessert.

Arteriovenöse Fistel

a b c

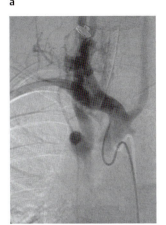 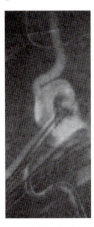 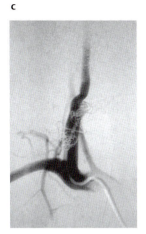

Abb. 13.**29 a** Die Angiographie mit Lage der Katheterspitze im Truncus brachiocephalicus zeigt einen sofortigen venösen Rückfluss in das Azygossystem (am Einfluss in die V. cava verliert sich das Kontrastmittel). Die A. vertebralis ist durch den vermehrten Blutdurchstrom deutlich dilatiert und so kaliberstark wie die A. carotis. **b** Die genaue Anatomie der AV-Fistel ist anhand einer herausgedrehten Angiographie mit vorgeschobenem Katheter erkennbar. Das nach kranial verlaufende Gefäß ist die A. vertebralis. **c** Nach Embolisation der AV-Fistel mit Metallspiralen („Coils") ist der normale Zustand wiederhergestellt.

Arteriovenöse Fistel: Ein Gefäßaneurysma oder eine arteriovenöse Fistel kann überall im Körper zu einer pulsierenden oder schwirrenden Raumforderung führen. Hat die arteriovenöse Fistel ein großes Kaliber, kann es unter Umständen auch zu einem kardialen Versagen kommen. Der Nachweis der arteriovenösen Fistel (Abb. 13.**29 a, b**) und häufig auch ihre Behandlung – die Embolisation mit Ballons oder Metallspiralen (Abb. 13.**29 c**) – erfolgt durch den Radiologen.

❑ *Diagnose:* Hazim und Paul legen sich fest. Es ist eindeutig eine laterale Halszyste in typischer Lage. Der erleichterte Patient wird wegen der erfolgten Sedierung noch eine Weile beobachtet. Dann darf ihn sein Chauffeur im Geländewagen nach Hause fahren.

13.6 Auf den Zahn gefühlt

Sam Ajona (35) hat sich bei den Mund-Kiefer-Gesichtschirurgen vorgestellt. In letzter Zeit hat er beim Essen eine schmerzhafte Schwellung im linken Kieferwinkel bemerkt. Die Kollegen haben um die Anfertigung einer Orthopantomographie gebeten. Das ist eine technisch aufwändige Schichtaufnahme, bei der Röhre und Filmkassette sich um den Kopf des Patienten drehen. Gregor betrachtet die Aufnahmen (Abb. 13.**30**) und holt Alexa, Hannah und Paul dazu. Dieser Patient habe gleich eine ganze Reihe von Diagnosen, erklärt er. Neben dem Status nach Unterkieferfraktur (vor etwa 20 Jahren) und einigen Zahnlücken seien da auch noch
- ein Zahnwurzelgranulom,
- ein retinierter und ein durchgetretener Weisheitszahn,
- eine intakte und eine gebrochene Brücke sowie
- der Grund der Schmerzen zu sehen.

Unsere PJler nehmen sich ein Befundungsschema vor und ordnen die Befunde zu. Wollen Sie es auch versuchen?

Oberkiefer	18 17 16 15 14 13 12 11	21 22 23 24 25 26 27 28
Unterkiefer	48 47 46 45 44 43 42 41	31 32 33 34 35 36 37 38
	rechts	links

Haben Sie alle Befunde zuordnen können? Auf Seite 291 finden Sie die Auflösung.

Ordnen Sie die Befunde zu!

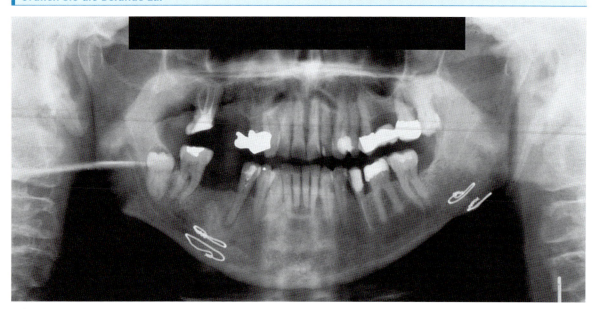

Abb. 13.**30** Die Orthopantomographie wird mit einem aufwändigen Spezialtomographiegerät erstellt. Dabei sind die Kooperation und Positionierung des Patienten extrem wichtig. Beurteilen lassen sich dann das gesamte Gebiss und die knöchernen Anteile des Temporomandibulargelenkes. Im Randbereich sieht man beidseits die Halswirbelsäule. Ordnen Sie nun die Befunde zu (s. Text)! Ein Tipp: Der 47er und der 32er sind einigermaßen normale Vertreter ihres Typs.

14 Notfalldiagnostik

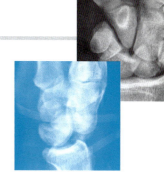

In keiner Situation können wir mit unserem ärztlichen Wissen und Können so viel so schnell bewirken wie in der Unfallmedizin. Wer je die Metamorphose eines im wörtlichen Sinne zerschlagenen, grauen, todgeweihten Körpers zurück ins rosige, pulsierende Leben erlebt hat – dies alles unter den erfahrenen Händen einer Schar schnell, konzentriert und koordiniert arbeitender Spezialisten – der weiß, wofür man Medizin studiert. Und wer außerdem den gleichen Patienten ein halbes Jahr später darüber berichten hört, dass er im Privatleben und im Beruf wieder zurecht kommt, der ahnt, wie wichtig ein blendendes Funktionieren der Notfallversorgung für unsere Gesellschaft ist.

14.1 Polytrauma

Hannah, Alexa, Paul und Hazim sind mit ihrer Rotation in der Radiologie zufrieden. Wie sich das gehört, schmeißen sie mal ein „Frühstück" für die Abteilung, in der sie soviel lernen und tun können. Es ist 14.00 Uhr, ein Freitag vor den großen Sommerferien. In der Abteilung ist es ruhiger als sonst. Wer will jetzt schon ins Krankenhaus? Die Stimmung ist gelöst. Paul scherzt mit Gregor, zum allerersten Mal. Der Chef hat sich auch herbei bemüht und beißt in eins der von ihm besonders geschätzten Mettbrötchen. Er will gerade zu einer Dankesrede an die Adresse der PJler anheben, als die MTA aus der Notfallaufnahme in den Raum kommt: Mehrere Schwerstverletzte sind angemeldet worden. Eine Massenkarambolage auf der Autobahn 50 km vor der Stadt, die ersten Rettungsmannschaften haben etwa ein Dutzend polytraumatisierte Opfer geschätzt. Alle Rettungshubschrauber der Stadt sind auf dem Weg zu der Unglücksstelle.

Schnell werden die erforderlichen Maßnahmen getroffen. Die Mitarbeiter des frühen Dienstes bleiben im Haus, bis die Lage sich geklärt hat. Hannah und Paul werden je einem CT zugeordnet, Hazim und Alexa dem Reanimationsraum und dem Notfallröntgen. Sie gehen zu ihren Arbeitsplätzen. Dort herrscht bereits konzentrierte Stille. Man wartet. Die Luft über dem Krankenhaus beginnt zu schwirren.

Patient A

10 Minuten später erreicht der erste Schwerverletzte (A, unbekannt, männlich, ca. 50 Jahre) den Reanimationsraum. Er ist intubiert, relaxiert, hat mehrere periphere Zugänge und ist einmal defibrilliert worden. Er trägt eine steife Halskrawatte und hat einiges an Flüssigkeit erhalten. Viele Dinge passieren nun parallel (Tab. 14.1). Während der Thorax, die Halswirbelsäule seitlich und das Becken als Übersicht geröntgt werden, arbeitet sich Alexa in Bleischürze an den Patienten heran und schallt das Abdomen.

Tabelle 14.1 Empfehlungen für die radiologische Diagnostik[1]

Indikation	radiologisches Untersuchungsverfahren	Bemerkungen
Polytrauma:		
Patient nicht ansprechbar	konventionelles Röntgen-Thorax	Röntgen während der Akutversorgung des Patienten
	konventionelles Röntgen-Becken	bei Beckenfraktur hoher Blutverlust, Röntgen während der Akutversorgung des Patienten
	Sonographie-Abdomen	zum Ausschluss freier Flüssigkeit im Abdomen
	Kopf-Computertomographie (CT)	sobald der Patient kreislaufstabil ist
	konventionelles Röntgen-Wirbelsäule	ist zweitrangig, erfolgt dann, wenn Patient kreislaufstabil ist
	Trauma Spirale (CT vom Schädel bis zur Leiste nach KM)	erfasst sicher alle relevanten Verletzungen des Stamms. Erfolgt nur nach nativem Kopf-CT

Tabelle 14.1 **Empfehlungen für die radiologische Diagnostik**[1] *(Fortsetzung)*

Indikation	radiologisches Untersuchungsverfahren	Bemerkungen
Bauchtrauma:		
stumpfes oder penetrierendes Bauchtrauma	Sonographie	zum Ausschluss freier Flüssigkeit im Abdomen
	konventionelles Röntgen-Thorax	im Stehen (wenn möglich)
	konventionelles Röntgen-Abdomen	in Linksseitenlage und horizontalem Strahlengang zum Ausschluss freier Luft
	CT	zum Abklären eines Röntgen-/Ultraschallbefundes
V.a. Nierentrauma	Sonographie	zur Beurteilung des Nierenparenchyms
	Kontrastmittel-Spiral-CT	in arterieller/venöser Phase bei V.a. Perfusionsproblem
Thoraxtrauma:		
geringes Thoraxtrauma	konventionelles Röntgen	nicht routinemäßig erforderlich, da einzelne Rippenfrakturen das Management der Erstversorgung des Patienten nicht ändern
moderates bis schweres Thoraxtrauma	konventionelles Röntgen	zum Ausschluss bzw. Nachweis eines Pneumothorax, pleuraler Flüssigkeit, einer Lungenkontusion, zur Beurteilung der Tubuslage, der Konfiguration des Aortenbogens
	Spiral-CT mit Rekonstruktion der Aorta oder Angiographie	bei Mediastinalverbreiterung indiziert
penetrierende Thoraxverletzung	konventionelles Röntgen	zum Ausschluss eines Pneumothorax, pleuraler Flüssigkeit, einer Lungenkontusion
V.a. Sternalfraktur	konventionelles Röntgen-Thorax/ Sternum seitlich	
	CT	bei V.a. spinale oder aortale Verletzungen
HWS-Trauma:		
Patient ist voll orientiert mit Kopf- oder Gesichtsverletzung	konventionelles Röntgen-HWS	Röntgen-HWS nicht indiziert, wenn Patient bewusstseinsklar und nicht intoxikiert ist, keine neurologischen Symptome und keine HWS-Schmerzen hat
Patient ist bewusstlos mit/ohne Kopfverletzung	konventionelles Röntgen-HWS	anspruchsvolle Interpretation, komplette Abbildung der HWS anstreben, Manipulation an der HWS vermeiden
Halsverletzung mit Schmerzen	konventionelles Röntgen-HWS	Abbildung C7/T1 wesentlich (30 % aller Frakturen), Abbildung Dens axis wichtig
	CT mit 2D-Rekonstruktion	bei unklarem Röntgenbefund
Halsverletzung mit anhaltenden Schmerzen, Spasmus	Röntgen-HWS in Flexion/Extension	bei initial unauffälligem Röntgen-HWS-Befund indiziert, aktive HWS-Flexion und -Extension soweit durch Patienten möglich, passiv geführte Bewegung (nur durch Chirurg) ergibt aussagekräftigere Röntgenaufnahmen

Tabelle 14.1 **Empfehlungen für die radiologische Diagnostik**[1] *(Fortsetzung)*

Indikation	radiologisches Untersuchungsverfahren	Bemerkungen
Halsverletzung mit neurologischen Symptomen	Magnetresonanztomographie (MRT)-HWS	MR-kompatible Gerätschaften erforderlich (z. B. Beatmungsgerät, Monitor)
Kopftrauma *(s. Tab. 14.2, S. 271):*		
niedriges Risiko einer intrakraniellen Verletzung	keine Bildgebung	24-Stunden-Überwachung durch informierte Vertrauensperson oder stationär
mittleres Risiko einer intrakraniellen Verletzung	CT	24-Stunden-Überwachung durch informierte Vertrauensperson oder stationär
hohes Risiko einer intrakraniellen Verletzung	CT (sofort!)	neurochirurgisches Konsil
sehr hohes Risiko einer intrakraniellen Verletzung	CT (sofort!)	neurochirurgisches Konsil (sofort!)
BWS-/LWS-Trauma:		
Patient hat keine Schmerzen und kein neurologisches Defizit	keine Bildgebung	wenn Patient ansprechbar ist
Patient hat Schmerzen und kein neurologisches Defizit oder Patient ist nicht untersuchbar	konventionelles Röntgen	ist bei adäquatem Trauma indiziert
	CT	wenn Röntgenbefund unklar ist
Patient hat Schmerzen und ein neurologisches Defizit	konventionelles Röntgen	ist indiziert
	MRT	wenn technisch möglich, das MRT zeigt Frakturen und Myelonschäden
	CT	wenn MRT nicht zur Verfügung steht
Becken-/Kreuzbein-/Steißbein-Trauma:		
Patient kann nicht mehr auftreten	konventionelles Röntgen-Becken/Hüfte seitlich	Röntgenuntersuchung ist obligat, da klinische Untersuchung nicht zuverlässig ist
	CT	im Einzelfall, wenn Röntgenbefund unklar ist
	MRT	
	Knochenszintigraphie	
Blutung aus Urethra, Beckenverletzung	retrogrades Urogramm und Zystogramm	
Steißbeintrauma, Schmerzen	konventionelles Röntgen	selten indiziert, da es zu viele Formvarianten gibt und eine therapeutische Konsequenz fehlt
Trauma der oberen Extremität:		
Schultertrauma	konventionelles Röntgen	a.-p. und Y-Aufnahme erforderlich
	Sonographie	bei Weichteilproblemen
	CT	

Tabelle 14.1 **Empfehlungen für die radiologische Diagnostik**[1] *(Fortsetzung)*

Indikation	radiologisches Untersuchungsverfahren	Bemerkungen
Trauma der oberen Extremität:		
	MRT	
Ellenbogentrauma	konventionelles Röntgen	zum Nachweis eines Gelenkergusses indiziert
	CT	bei komplexen Verletzungen oder unklarem Röntgenbefund indiziert
	MRT	
Handgelenkstrauma	konventionelles Röntgen	Frakturen des Os scaphoideum können im Röntgenbild übersehen werden
	MRT	bei komplexen Verletzungen indiziert
Trauma der unteren Extremität:		
Fall auf das Kniegelenk	konventionelles Röntgen	nur bei Schmerzen beim Auftreten, punktuellem Knochenschmerz, z. B. über der Patella oder proximalen Fibula, indiziert
Sprunggelenksverletzung	konventionelles Röntgen	nur bei Schmerzen beim Auftreten, punktuellem Schmerz, z. B. über den Knöcheln, und großer Schwellung des Sprunggelenkes indiziert
Fußverletzung	konventionelles Röntgen	nur bei echtem Knochenschmerz indiziert

[1] nach: RCR Working Party. Making the best use of a Department of Clinical Radiology. Guidelines For Doctors (Fourth Edition). London: The Royal College of Radiologists, 1998

❏ *Abdomen-Sonographie:*

Checkliste: Abdomen-Sonographie bei Polytrauma

- Befindet sich freie Flüssigkeit im Morrison-Raum?
- Sind die Parenchymorgane verletzt?
- Ist Flüssigkeit um die Aorta herum oder im Perikard nachweisbar?

Alexa stellt sich den Morrison-Raum dar, den Rezessus zwischen der Leber und der rechten Niere (Abb. 14.1 a).

! Im Morrison-Raum ist freie Flüssigkeit im Abdomen als Hinweis auf eine größere Organverletzung zuerst und eindeutig feststellbar.

Sie kann keine Flüssigkeit erkennen und ruft dies dem Protokollanten unter Angabe der genauen Uhrzeit zu. Eine Kontrolluntersuchung 30 Minuten später bei kreislaufstabilisiertem Patienten (s. auch Abb. 14.31 b, S. 278) kann ein ganz anderes Bild ergeben. Schnell verschafft sie sich danach einen Überblick über die Leber, beide Nieren, die Milz und die Aorta. Schließlich lugt sie noch einmal aufs Perikard (Abb. 14.1 b). Sie schiebt das Schallgerät zur Seite.

❏ *Röntgenaufnahme des Thorax:* Inzwischen ist die erste Röntgenaufnahme des Thorax anzuschauen (Abb. 14.2). Alexas Herz schlägt bis zum Hals. Sie atmet tief durch und beginnt mit der systematischen Analyse.

Checkliste: Röntgenaufnahme des Thorax bei Polytrauma

- Liegt der Tubus richtig?
- Besteht ein Pneumothorax, evtl. ein Spannungspneumothorax?
- Sind die vaskulären Zugänge korrekt?
- Liegen Rippenfrakturen vor, v. a. in der Milzregion?
- Liegen ein Lungenödem, eine Lungenkontusion vor?
- Ist das Mediastinum verbreitert?
  Cave: Lage des Patienten!
- Ist das Zwerchfell intakt?

Fall Patient A: Sonographie

a Abdomen **b** Herz

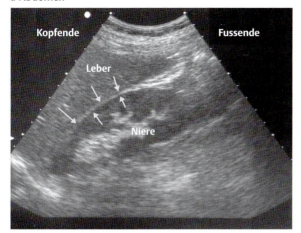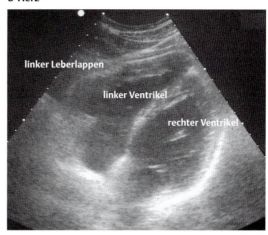

Abb. 14.**1** **a** Blick in den Morrison-Raum. Der Schallkopf befindet sich an der lateralen hohen Abdominalwand (Sagittalschnitt). Der feine peritoneale Rezessus zwischen Leber und rechter Niere (Pfeile) ist der Morrison-Raum. Hier sammelt sich freie Flüssigkeit früh und kann nicht mit Flüssigkeit in Hohlorganen verwechselt werden. **b** Blick auf das Herz. Der Schallkopf ist kaudal des Processus xiphoideus nach kranial gekippt. Sehen Sie das Interventrikularseptum und beide Herzkammern? Zwischen Leber und dem Herzen müsste sich Flüssigkeit im Perikard als dunkler Streifen darstellen.

Fall Patient A: Röntgen-Thorax

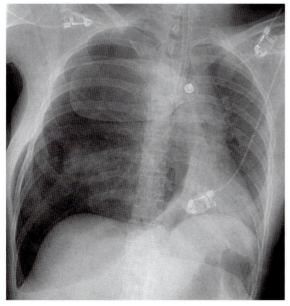

Abb. 14.**2** Sie sehen die Röntgenaufnahme des Thorax von Patient A. Was fällt Ihnen auf? Nutzen Sie für die Bildanalyse die Checkliste!

Liegt der Tubus richtig? Der erste Blick geht zum Tubus. Die Spitze sollte idealerweise 1,5 cm oberhalb der Trachealbifurkation liegen. Ansonsten könnte es bei Bewegungen des Patienten zu einer Intubation eines Hauptbronchus mit Beatmung nur einer Lunge kommen. Liegt die Tubusspitze in einem Hauptbronchus, kommt es zu einer Minderbelüftung der kontralateralen Seite mit Volumenverlust, die bis zur Verlagerung des Mediastinums nach kontralateral führen kann (Abb. 14.**3**). Die Ballondichtung des Tubus sollte unterhalb der Stimmlippen liegen (in Höhe von HWK 5), um die Stimmlippen nicht zu beschädigen. Liegt der Tubus sicher in der Trachea? Viel Luft im Magen deutet auf eine Fehlintubation in den Ösophagus (aktuell oder zurückliegend) hin (Abb. 14.**3**). Der Anästhesist muss das sofort erfahren.

Besteht ein Pneumothorax? Nun gilt das Interesse den Komplikationen des vaskulären Zuganges. Bei multiplen Punktionsversuchen der großen Venen im Halsbereich ist v. a. die Lungenspitze gefährdet. Ist es zu einem Pneumothorax gekommen (Abb. 14.**4 a, b**)? Bei Aufnahmen im Liegen wandert die Luft im Pleuraspalt besonders nach ventral. Ein feiner Aufhellungssaum entlang der Herz- und Zwerchfellkontur kann daher der einzige Hinweis auf einen Pneumothorax sein.

 Die ganz tiefen Pleurarezessus werden nur durch freie Luft entfaltet (Abb. 14.**4 c**). Das ist das ziemlich spezifische „Deep-Sulcus-Sign" eines Pneumothorax.

Wo liegt der Tubus?

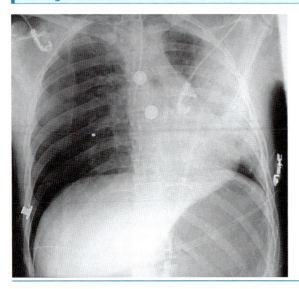

Abb. 14.3 Der Tubus liegt im rechten Hauptbronchus! Die linke Lunge ist atelektatisch verdichtet, das Mediastinum ist nach links verlagert. Der Magen ist deutlich überbläht infolge einer inzwischen korrigierten ösophagealen Intubation. Beim Unfall oder im Rahmen der Intubation hat der Patient eine Zahnfüllung aspiriert. Außerdem ist noch ein weiterer wichtiger Befund zu erkennen! Sehen Sie ihn?

Ja, richtig, rechts besteht ein beginnender Spannungspneumothorax. Die metallenen Schatten sind EKG-Elektroden. Die über den Magen laufenden feinen Linien sind Lakenumschlagsfalten.

Pneumothorax

a

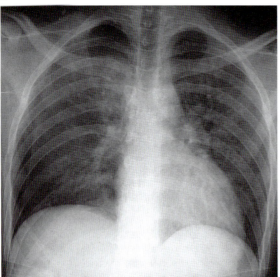

b

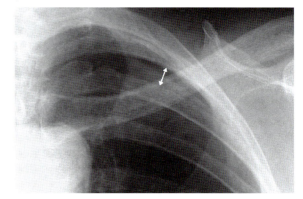

c „Deep-Sulcus-Sign"

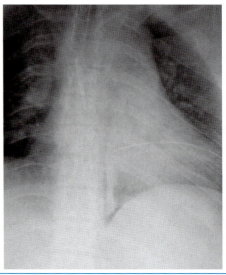

Abb. 14.4 **a** Die Pleurabegrenzung zeigt sich als feine Linie entlang der rechten Thoraxwand, die nicht von Gefäßen überquert wird. Ein Spannungspneumothorax besteht noch nicht. Um ihn jedoch sicher zu verhindern, muss hier eine Pleuradrainage eingelegt werden. **b** Bei einem anderen Patienten ist lediglich eine feine Linie links apikal im Interkostalraum 3/4 (Pfeil) dorsal zu erkennen. Wenn man sich nicht ganz sicher ist, wiederholt man die Aufnahme in Exspirationsstellung. Dann wird der Pleuraspalt meistens breiter und deutlicher sichtbar. **c** Links paravertebral erkennt man den spitzen tiefen pleuralen Rezessus, auch „Deep Sulcus" genannt. In ihn hinein ragt der teilweise luftleere Unterlappen. Eine Drainage liegt bei diesem Patienten bereits.

Pneumothorax *(Fortsetzung)*

d Spannungspneumothorax

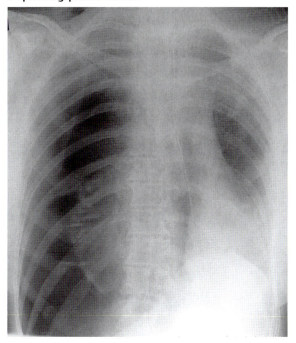

e Fehldiagnose

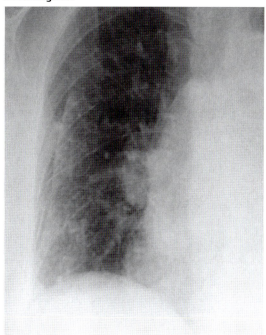

Abb. 14.4 **d** In der Peripherie des rechten Hemithorax fehlt die Gefäßzeichnung (vergleiche mit linkem Hemithorax). Die viszerale Pleura und mit ihr die kollabierte Lunge sind gut zu erkennen. Das rechte Zwerchfell ist deutlich nach kaudal, das Mediastinum zur kontralateralen Seite verdrängt (beachte den Verlauf der Magensonde im Ösophagus). Ein Hautemphysem zeigt sich am Hals rechts. Dort wurde wahrscheinlich die Pleura parietalis bei einer Punktion verletzt. Es besteht akuter Handlungsbedarf! **e** Entlang der rechten Thoraxwand erkennt man eine Linie, die von Gefäßen und der Lungenstruktur nach peripher überschritten wird. Gleichzeitig zeigt sich ein etwa daumenbreiter Verdichtungsstreifen – die Hautfalte – entlang der Linie, die der Kontur der Hautfalte entspricht.

Besteht ein Spannungspneumothorax (Abb. 14.4 d), der zu einer Verlagerung des Mediastinums zur kontralateralen Seite führt, werden die Beatmung über die kontralaterale Lunge und der venöse Rückstrom in den Thorax beeinträchtigt. Eine schnelle Entlastung des Überdrucks im Pleuraraum ist dann erforderlich.

Katheter, Tuchfalten, Rippenkonturen, die mediale Skapulabegrenzung und Hautfalten (Abb. 14.4 e) können als viszerale Pleuralinie eines Pneumothorax fehlgedeutet werden. Man kann den Pneumothorax jedoch daran erkennen, dass sich die Gefäße nicht weiter nach peripher verfolgen lassen.

Sind die vaskulären Zugänge korrekt? Ein zentralvenöser Zugang selbst sollte harmonisch dem Verlauf der V. cava (Abb. 14.5 a) folgen und mit seiner Spitze die Herzklappenebene nicht erreichen (Abb. 14.5 b), um keine Arrhythmien zu verursachen. Ein Katheter zur Messung des zentralvenösen Druckes (Swan-Gans-Katheter) wird durch das rechte Herz bis in die Pulmonalarterie gelegt.

Liegen Rippenfrakturen vor, v. a. in der Milzregion? Bei einer Rippenfraktur, vielleicht gar einer Rippenserienfraktur (Abb. 14.6) in der Milzregion ist die Wahrscheinlichkeit einer Milzverletzung erhöht. Hat die Rippenfraktur zu einem Pneumothorax, vielleicht sogar zu einem Spannungspneumothorax geführt? Liegt eine Blutung in den Pleuraraum vor? Umschriebene Verdichtungen in der Lunge entsprechen zu diesem Zeitpunkt am ehesten Lungenkontusionen (Abb. 14.6).

Liegen ein Lungenödem, eine Lungenkontusion vor? Perihiläre symmetrische flaue Verschattungen und unscharfe Gefäße deuten auf ein *Lungenödem* hin vorausgesetzt, der Patient hat bei der Thoraxaufnahme ausreichend inspiriert (Abb. 14.7). Ursache kann eine erhöhte Flüssigkeitszufuhr im Rahmen der Erstversorgung sein. Bei älteren Patienten kann das Trauma auch eine kardiale Dekompensation induzieren.

Lassen sich bei einer Rippenfraktur umschriebene Verdichtungen in der Lunge feststellen, entsprechen sie am ehesten *Lungenkontusionen* (Abb. 14.6). Dabei kommt es zu traumatischen Einblutungen, die sich meist nach wenigen Tagen resorbieren. Die Verletzung der Lunge kann allerdings auch zu Lazerationen (Einrissen) des Parenchyms führen (Abb. 14.6). Infiltrate in den abhängigen Lungenpartien können die Folge einer Belüftungsstörung oder Aspiration sein.

Ist das Mediastinum verbreitert? Das Mediastinum stellt sich im Liegen immer etwas breiter dar als im Stehen, da es im Liegen durch das höher stehende Zwerchfell ge-

Zentralvenöser Katheter

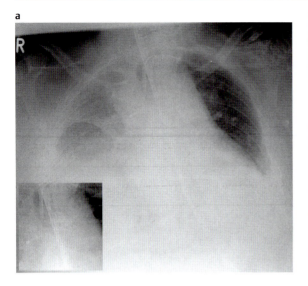
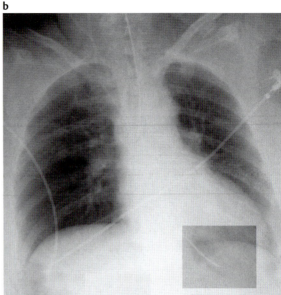

Abb. 14.5 **a** Der von links jugulär eingelegte zentralvenöse Katheter (ZVK) ist in die V. azygos umgeschlagen (s. Fenster). **b** Hier lässt sich der ZVK durch den Vorhof und bis in die Herzspitze (s. Fenster) verfolgen. Fallen Ihnen noch weitere Befunde auf?

Der Tubus ist zu tief.

Rippenserienfraktur

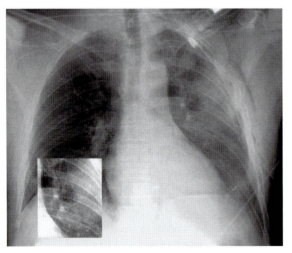

Abb. 14.6 Bei diesem Patienten liegt eine Rippenserienfraktur (Rippe 3–6 links) vor. Der Pneumothorax ist bereits mit einer Pleuradrainage gut versorgt. Die Lunge im Frakturbereich ist deutlich verdichtet, die Alveolen sind eingeblutet, weshalb die Bronchien sich als „positives Bronchopneumogramm" gut abgrenzen lassen. Innerhalb der Verdichtung stellt sich eine umschriebene Aufhellungszone dar (s. Fenster) – dies ist der Lungeneinriss. Die Lungeneinblutung bildet sich in wenigen Tagen zurück. Der Lungeneinriss kann Monate zur Ausheilung brauchen.

Lungenödem

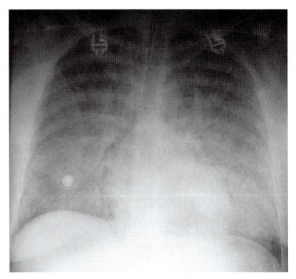

Abb. 14.7 Das ausgeprägte alveoläre Ödem erkennen wir am positiven Bronchopneumogramm und an den perihilären symmetrischen Verdichtungen. Die Verteilung der Verdichtungen erinnert in der Form an einen Schmetterling, sodass das Lungenödem auch als „Schmetterlingsödem" bezeichnet wird. Dieser Patient ist kardial reanimiert worden (Sie können die große Defibrillatorelektrode erkennen) und hat in diesem Rahmen sein Lungenödem entwickelt.

Pneumomediastinum

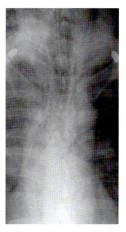

Abb. 14.**8** Die Ausschnittsaufnahme des oberen Mediastinums zeigt schmale dunkle Streifen parallel zur Trachea und zu den großen Gefäßabgängen, z. B. dem Truncus brachiocephalicus. Das ist Luft im Mediastinum. Schauen Sie genau hin!

Zwerchfellruptur

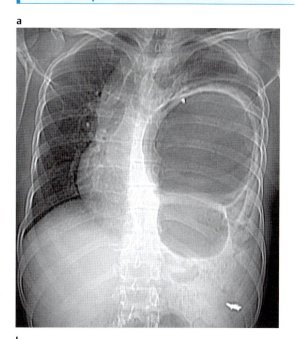

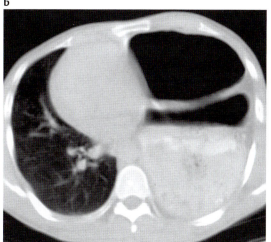

Abb. 14.**9** **a** Das Zwerchfell links ist nicht abgrenzbar. Der Darm hat sich in den linken Hemithorax verlagert. Die Granatsplitter weisen den Patienten als Kriegsopfer aus. (Herzlichen Dank an Oberarzt Kating vom Bundeswehrkrankenhaus Berlin für diese Bilder.) **b** Das CT bestätigt den Befund.

staucht wird und zusätzlich ein vermehrter venöser Rückfluss besteht. Auch lässt jede Rotation des Patienten um seine Körperachse das Mediastinum breiter erscheinen. Daher muss der Patient bei der Röntgenaufnahme gerade liegen. An der Position der Dornfortsätze zwischen den sternoklavikulären Gelenken lässt sich die Rotation des Patienten um seine Körperachse abschätzen. Bleibt nach Berücksichtigung dieser Faktoren das Mediastinum immer noch auffällig breit, ist v. a. bei einem Dezelerationstrauma ein Thorax-CT mit Kontrastmittelgabe fällig, um Verletzungen der großen Gefäße auszuschließen. Besteht ein Pneumomediastinum (Abb. 14.**8**), sollte man an einen Tracheal- oder Bronchusriss denken.

Ist das Zwerchfell intakt? Ist das Zwerchfell nicht abgrenzbar oder sind Darmschlingen intrathorakal erkennbar (Abb. 14.**9 a**), ist ein Thorax-CT (Abb. 14.**9 b**) indiziert. Die meisten Zwerchfellrupturen erfolgen links, weil rechts die Leber das Zwerchfell schützt.

Alexa ruft die Diagnosen dem Protokollanten zu: „Rippenserienfraktur rechts (4.–8. Rippe). Ausgeprägter Spannungspneumothorax rechts, Tubusfehllage im rechten Hauptbronchus, Volumenminderung der linken Lunge, Mediastinalverlagerung nach links." Die Defibrillationselektrode liegt dem Thorax noch auf. Die Gründe für ihren Einsatz sind jetzt klar.

Die Unfallchirurgen haben den Spannungspneumothorax bereits klinisch vermutet, nach dem ersten Blick auf das Röntgenbild zwei Thoraxdrainagen rechts gelegt und ein Kontrollbild angefordert. Alexa sieht sofort, dass die Drainagen nicht zu einer Normalisierung der Mediastinallage geführt haben, weil es doch die Hauptbronchusintubation war, die über die Minderbelüftung die Volumenminderung der linken Lunge bewirkt hat. Und Alexa erkennt einen weiteren schwerwiegenden Befund (Abb. 14.**10**). Welchen?

Laterale Röntgenaufnahme der Halswirbelsäule (HWS): Inzwischen ist die laterale Röntgenaufnahme der HWS fertig. Die Unfallchirurgen und Anästhesisten wollen wissen, wie vorsichtig sie beim Umlagern sein müssen. Die Röntgenaufnahme der HWS ist schwierig zu beurteilen, und Fehler können fatal sein.

> 20 % aller Polytraumatisierten haben eine HWS-Schädigung, eine Luxationsverletzung v. a. bei einem Anpralltrauma, eine Kompressionsverletzung eher bei kranial aufprallenden Lasten.

Welchen Befund erkennen Sie hier?

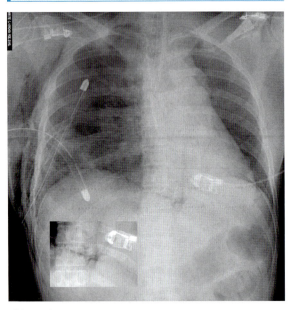

Abb. 14.**10**

Links paravertebral liegt ein „Deep Sulcus" vor (s. Fenster). Beim genauen Hinsehen erkennt man auch eine feine Linie entlang der akzentuierten Herzkontur. Auch links hat dieser Patient einen Pneumothorax! Der Tubus muss in seiner Lage korrigiert und eine weitere Pleuradrainage links eingelegt werden.

Checkliste: Röntgenaufnahme der HWS bei Polytrauma

- Sind alle Halswirbelkörper abgebildet? (Kräftige Unfallchirurgen zum Ziehen herbeirufen oder Schrägaufnahmen anfertigen!)
- Sind alle Hilfslinien harmonisch?
- Ist der Dens axis mittig?
- Erscheinen die prävertebralen Weichteile normal?
- Bestehen irgendwelche Zweifel? Dann ist ein CT indiziert!

Fall Patient A: erste Röntgenaufnahme der HWS

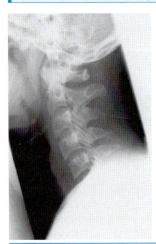

Abb. 14.**11** Was fällt Ihnen hier sofort auf? Welche Konsequenzen ergeben sich?

Alexa ist froh, dass Gregor hinzugekommen ist. Beide vertiefen sich in die Aufnahme (Abb. 14.**11**). Sie prüfen die komplette Abbildung der HWS, ihre Stellung (normale Kyphose?) sowie den harmonischen Verlauf von Hilfslinien, die entlang der Wirbelkörpervorder- und hinterkante, der dorsalen Spinalkanalbegrenzung (laterale Projektion) und der Dornfortsätze (lateral und anterior-posterior) verlaufen (Abb. 14.**12**). Sie studieren die Intervertebralgelenke, die Bandscheibenzwischenräume, die Wirbelkörperkonfiguration und den prävertebralen Weichteilmantel. Ist der Dens axis zentriert auf der a.-p. Aufnahme?

Alexa und Gregor wissen, dass der okzipitozervikale Übergang bis C2/C3 bei einem Trauma seine Eigenheiten aufweist (Abb. 14.**13**).

Wirbelsäulenverletzung bis C2/C3:

Jefferson-Fraktur: Die Jefferson-Fraktur (Typ III in der Gehweiler-Klassifikation der Atlasfrakturen) ist eine typische Kompressionsfraktur durch axiale Last (z.B. durch einen Kopfsprung in flaches Wasser). Der vordere und hintere Bogen von C1 wird gesprengt (Abb. 14.**14 a**), wodurch eine Instabilität auftritt. In der Denszielaufnahme oder in

Hilfslinien zur Beurteilung der Halswirbelsäule

a

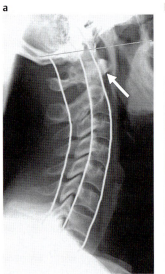

b

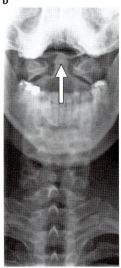

Abb. 14.**12 a** Die Hilfslinien zur Beurteilung der Stellung der ateralen HWS verlaufen (von ventral nach dorsal) entlang der Wirbelkörpervorderkante, der -hinterkante sowie der ventralen Kontur der Wirbelbögen. Eine weitere Hilfslinie – die Chamberlain-Hilfslinie – verläuft vom harten Gaumen zur Hinterhauptsschuppe. Hier darf sich die Densspitze nicht darüber projizieren. Ein weiterer wichtiger Punkt ist der atlantodentale Abstand (Pfeil), er darf 4 mm nicht überschreiten. Der prävertebrale Weichteilmantel darf schließlich bei Erwachsenen bis in Höhe des Ösophagusmundes (z.B. C4/C5) nicht mehr als 7 mm betragen. **b** In der a.-p. Aufnahme denkt man sich Linien entlang der Processus spinosi (Nicht durch gegabelte Processus irritieren lassen!) und der Intervertebralgelenke. Die mittige Stellung des Dens axis (Pfeil) relativ zu dem atlantookzipitalen Gelenk und zum C1-C2-Intervertebralgelenk wird kontrolliert (Cave: Liegt der Patient gerade?).

Frakturen der oberen Halswirbelsäule

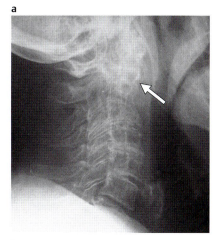

Abb. 14.**13** Dargestellt sind die wichtigen Frakturen der oberen Halswirbelsäule (HWS).

der koronaren CT-Rekonstruktion (Abb. 14.**14 b**) wandern die C1-Gelenkflächen im C1/C2-Segment nach lateral aus.

Densfraktur: Die Densfraktur ist die häufigste traumatische Läsion der oberen HWS. Sie wird nach Anderson in Frakturen der Densspitze (Anderson I, meist stabil), der

Jefferson-Fraktur

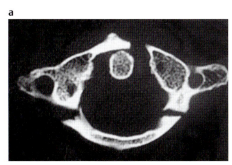

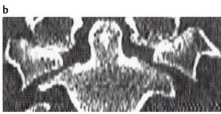

Abb. 14.**14** **a** Der CT-Schnitt zeigt die Frakturen im vorderen und hinteren Anteil des Atlasrings. Klar, dass diese Fraktur häufig instabil ist. Der Dens axis hat seine knöcherne Führung komplett verloren. **b** Die Auswanderung der Gelenkfacetten des Atlas nach lateral zeigt die CT-Rekonstruktion am besten. Hier muss auch das den Dens haltende Lig. transversum gerissen sein.

Densfraktur

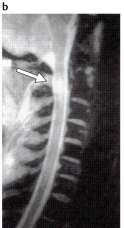

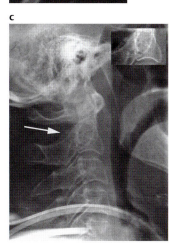

Abb. 14.**15** **a** Dieser ältere Patient – erkennbar an der Degeneration der Bandscheibenfächer – hat eine Fraktur der Densbasis (Pfeil) im Sinne Anderson II erlitten. **b** Eine MR-Untersuchung einer ähnlichen Fraktur bei einem anderen Patienten zeigt die mögliche Konsequenz der ossären Instabilität. Die T2-gewichtete, sagittale Aufnahme dokumentiert eine Signalerhöhung (Pfeil) im Verlauf des Myelons. Diese Signalerhöhung weist auf eine Myelonkontusion hin. **c** Bei diesem Patienten liegt eine Fraktur nach Anderson III vor (Pfeil und Fenster).

Traumatische Spondylolisthesis

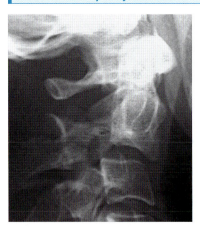

Abb. 14.**16** Dieser Patient ist bei einem Auffahrunfall unangeschnallt auf dem Armaturenbrett seines Wagens aufgeprallt. Die Hyperextension hat ihm den Wirbelbogen von C2 zerbrochen und die ligamentäre Verbindung von C2 und C3 zerissen. Auch dieser Fraktur sieht man die Instabilität geradezu an.

Densbasis (Anderson II, ossär instabil, Abb. 14.**15 a, b**) und des Densfundaments oder Axiskörpers (Anderson III, meist stabil, Abb. 14.**15 c**) eingeteilt.
Traumatische Spondylolisthesis: Am zweithäufigsten ist die traumatische Spondylolisthesis C2, auch „Hangmans Fracture" genannt, weil sie durch eine Hyperextension wie beim Erhängen verursacht wird (Abb. 14.**16**). Je nach Wucht der Hyperextension bricht zunächst nur der Bogen von C2 beidseits (Typ 1, potenziell instabil). Reißen der Bandapparat und die Bandscheibe des Bewegungssegmentes C2/C3 teilweise (Typ 2) oder komplett (Typ 3), liegt eine höhergradige Instabilität vor.

! Die Densfraktur ist die häufigste, die traumatische Spondylolisthesis die zweithäufigste und die Atlasfraktur die dritthäufigste Fraktur an der oberen Halswirbelsäule.

Ligamentäre Verletzungen: Relevant für die spätere Rehabilitation sind jedoch auch die eher ligamentären Verletzungen, die nach der erfolgten Primärversorgung nur durch Funktionsuntersuchungen (Abb. 14.**17 a**) und ein MRT (Abb. 14.**17 b**) zu erkennen sind.

Wirbelsäulenverletzung ab C3:
Alexa weiß, dass ab C3 die sog. „normale" Wirbelsäule beginnt. Dann wird eine Wirbelsäulenverletzung eingeteilt in:
- Kompressionsfraktur (A),
- Flexion-Distraktion-Fraktur (B) und
- Torsionsschaden (C).

Wesentlich ist natürlich immer die Hinterkantenbeteiligung des Wirbelkörpers, da sie auf eine Gefährdung des Spinalkanals hindeutet. Die Frakturen der unteren HWS entstehen meist durch Flexion-Distraktion-Mechanismen (Typ B). Jede Einschränkung der Wirbelsäulenflexibilität, z. B. durch einen Morbus Bechterew (Abb. 14.**18 a**) oder

Ligamentäre Verletzung der HWS

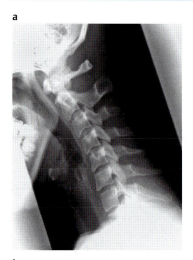

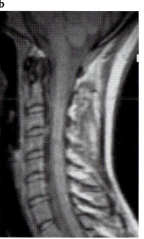

Abb. 14.**17** **a** Dieser Patient hat bei einem Auffahrunfall ein Schleudertrauma erlitten. Die Aufnahme in Proklination zeigt einen kaum erkennbaren Knick bei C3/C4. **b** Das MRT beweist den Bandscheibenvorfall auf diesem Niveau.

Morbus Forrestier (Abb. 14.**18 b**) führt bei einem entsprechenden Trauma schnell zu instabilen Frakturen.
Während Alexa die Aufnahme noch studiert, hat Gregor schon längst die Anweisung gegeben, die Untersuchung zu wiederholen: C6 und C7 sind gar nicht dargestellt. Die neue Aufnahme erfolgt in schräger Projektion, weil die Schultern dieses kräftigen Patienten auch bei Zug durch zwei der Unfallchirurgen nicht genug nach fußwärts zu ziehen sind. Alexa ist ziemlich erschrocken vom Befund, der sich nun ergibt (Abb. 14.**19**). Zwischen C6 und C7 liegt eine Gefüge- und Achsstörung vor, der Bandapparat muss dort gerissen sein. Damit handelt es sich um einen Torsionsschaden (C-Verletzung). Die Instabilität kann zu einem Querschnitt führen. Größte Vorsicht und eine Stabilisierung der HWS sind angebracht.

❏ **Kopf-CT:** Der Patient A wird nach der erfolgten Kreislaufstabilisierung ins CT gerollt. Dort empfängt ihn Paul.

Gefährdende Vorerkrankungen der Wirbelsäule

a Morbus Bechterew

b Morbus Forrestier

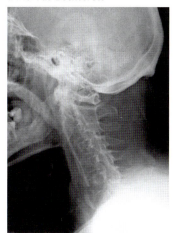
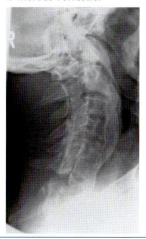

Abb. 14.**18** **a** Beim Morbus Bechterew, auch Spondylitis ankylosans genannt, kommt es zu einer Verknöcherung des gesamten ligamentären Apparates der Wirbelsäule. Ein Bild einer typischen Bambuswirbelsäule haben Sie bereits gesehen (s. Abb. 8.**44 b**, S. 116). **b** Beim Morbus Forrestier verknöchert nur das vordere Längsband der Wirbelsäule, gleichfalls unter komplettem Verlust der Wirbelsäulenelastizität. Jede Bewegung, die abgefedert werden muss, stellt ein großes Frakturrisiko für diese Patienten dar.

Die Schwere des Traumas und die wegen der Beatmung unklare Bewusstseinslage erzwingen ein Kopf-CT. Das Risiko einer intrakraniellen Verletzung ist hier sehr groß (Tab. 14.**2**). Vorsichtig wird der Patient auf den CT-Tisch gehoben. Während die Anästhesisten den Patienten überwachen, klemmt sich Paul vor den CT-Monitor und studiert den Befund (Abb. 14.**20**). Können Sie ihm helfen? Welche Diagnose trifft zu? Werfen Sie zuvor noch einen Blick auf den Normalbefund eines Kopf-CTs (Abb. 14.**21**).

Generalisiertes Hirnödem: Ein generalisiertes, infaustes Ödem (Abb. 14.**22**) kann sich als Folge eines schweren Hirntraumas entwickeln. Die resultierende Einklemmung des Hirnstammes macht schließlich die Gefäßversorgung des Hirns unmöglich. Der Hirntod tritt ein. Ein ähnliches diffuses Ödem entwickelt sich bei der längeren Hypoxie des Hirns, z. B. bei lang anhaltendem Schock, Ertrinken, Ersticken oder Strangulation (Abb. 14.**23**). Die Folgen sind identisch.

Tabelle 14.**2** Risiko einer intrakraniellen Verletzung bei einem Kopftrauma

Risiko einer intrakraniellen Verletzung	Symptome und Befunde
niedrig	voll orientiert, keine Amnesie, keine Bewusstlosigkeit, keine neurologischen Defizite, kein Hämatom, keine wesentliche Skalpverletzung
mittel	Bewusstlosigkeit oder Amnesie, Skalpwunde (Schwellung oder Einriss bis auf den Knochen), neurologische Symptome (Kopfschmerz, zweimaliges Erbrechen), Wiedervorstellung in der Notaufnahme, inadäquate Anamnese oder Untersuchbarkeit, Kind bis 5 Jahre: pralle Fontanelle (sofern diese noch offen ist), Fall von > 50 cm Höhe oder auf harte Fläche
hoch	intrakranieller Fremdkörper oder penetrierende Wunde, Desorientierung oder Bewusstseinseinschränkung, fokale neurologische Zeichen, epileptischer Anfall, bewiesene Schädelfraktur, Liquor aus Nase, Liquor/Blut aus Ohr, instabiler Kreislauf, unklare Diagnose
sehr hoch	abnehmendes Bewusstsein, zunehmende Pupillenstörung, Verwirrtheit, Koma trotz (geglückter) Reanimation, offene oder imprimierende Fraktur, penetrierende Verletzung, V.a. Schädelbasisfraktur, bei Kind pralle Fontanelle oder Suturendiastase

Fall Patient A: zweite Röntgenaufnahme der HWS

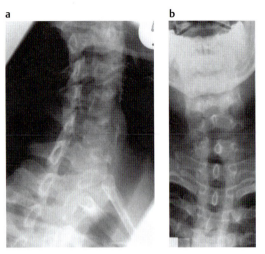

Abb. 14.**19** Sie sehen eine zweite Aufnahme der HWS in schrägem (**a**) und posterior-anteriorem (**b**) Strahlengang. Nun ist der Befund zu erkennen!

Fall Patient A: Kopf-CT

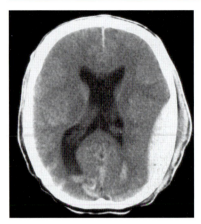

Abb. 14.**20** Betrachten Sie das Kopf-CT des Patienten A. Können Sie bereits die Diagnose stellen?

Normalbefund eines Kopf-CT

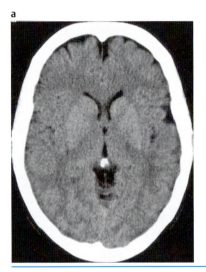
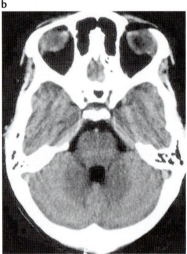

Abb. 14.**21 a** Die inneren und äußeren Liquorräume sind gut zu erkennen, Hirnrinde und Mark sind leicht zu unterscheiden und jeweils von normaler Dichte. **b** Auch die basalen Zisternen sind gut zu sehen.

Epidurales Hämatom: Ein epidurales Hämatom (Abb. 14.**24**) ist für den Patienten hoch bedrohlich. Da es sich um eine meist arterielle, frakturbedingte Blutung in den Raum zwischen dem Kalottenknochen und seinem Periost, der Dura, handelt, kann der Prozess die Knochensuturen nicht überschreiten. Folglich kann auch wenig Blut die Dura „linsenförmig" abheben und eine große Raum fordernde Wirkung („Dampfhammer") haben. Diese Entwicklung kann sehr schnell gehen und wird durch eine Kreislaufstabilisierung natürlich unterstützt. Ein umgehender Eingriff ist erforderlich!

Subdurales Hämatom: Bei einem subduralen Hämatom (Abb. 14.**25 a**), meist venös bedingt, kann sich das Blut (aus der Sicht des Chirurgen unterhalb der Dura) relativ frei ausdehnen. Die Suturen bilden also keine Grenze. Häufig liegen allerdings beim *akuten subduralen Hämatom* Hirnkontusionen vor, die die Prognose verschlechtern. Besser sind die Chancen des Patienten bei der *subakuten subduralen Blutung*, die sich häufig erst nach einem bewusstseinsklaren Intervall klinisch manifestiert. Je länger dies Intervall ist, desto besser sind die Überlebenschancen. Beide Formen werden über osteoklastische Trepanationen entlastet. Das *chronisch subdurale Hämatom* (Abb. 14.**25 b**) wird erst Wochen nach dem auslösenden Bagatelltrauma klinisch auffällig. Es wird über ein Bohrloch ausgespült und drainiert.

Intrakranielles Hämatom: Ein intrakranielles Hämatom (Abb. 14.**26 a**) kann sich ebenfalls als Folge einer schweren

Generalisiertes Hirnödem infolge Kopftrauma

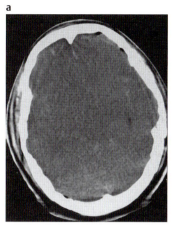 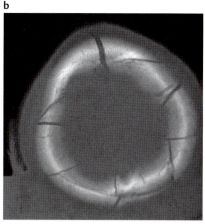 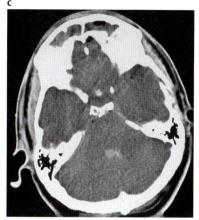

Abb. 14.**22** Der etwa 40-jährige Patient erlitt ein schweres Kopftrauma. Bereits im Rettungshubschrauber waren die Pupillen lichtstarr. **a** Im Vergleich mit dem Normalbefund (s. Abb. 14.**21 a**) müssten die inneren und äußeren Liquorräume besser zu erkennen und Hirnrinde und Mark deutlich dichter und zu unterscheiden sein. Auch sind die Fissura Sylvi und die frontalen Sulci durch dichtes Material (Blut) markiert. Die Mittellinie ist jedoch nicht verlagert. Hier liegt ein schweres, generalisiertes Hirnödem mit subarachnoidalen Blutungen vor. **b** Ein CT-Schnitt in Knochenfensterung weiter kranial zeigt den Grund, eine Berstungsfraktur der Kalotte. Da der Schädelbinnenraum dem schwellenden Hirn keine Expansion erlaubt, kommt es zum Anstieg des intrakraniellen Drucks. Bei einem weniger ausgeprägten Befund kann eine konservative entschwellende Therapie oder eine großzügige chirurgische Fensterung der Kalotte Erfolg versprechend sein – hier ist sie jedoch sinnlos. **c** Ein CT-Schnitt durch die infratentorielle Fossa posterior lässt keine äußeren Liquorräume mehr erkennen, der vierte Ventrikel ist mit Blut markiert (vergleiche mit Abb. 14.**21 b**). Dieser Patient wurde zur Hirntodbestimmung (24-Stunden-Nulllinien-EEG, neurologische Untersuchung) auf die Intensivstation verlegt. Man kann nur hoffen, dass die Verwandten in dieser furchtbaren Situation die Kraft finden, ihren Angehörigen zur Explantation frei zu geben.

Generalisiertes Hirnödem infolge Strangulation

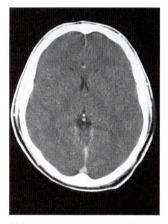

Abb. 14.**23** Dieser unglückliche junge Mann hat sich erhängt. Die Hypoxie hat zum generalisierten Hirnödem geführt. Blutungen sind keine zu erkennen. Die normale, helle Struktur in der Mittellinie ist die Falx cerebri. Nach Kontrastmittelgabe grenzt sich dorsal der venöse Sinus ab. Die beiden hellen Punkte vorn in der Mitte entsprechen den Aa. cerebri anteriores, die ganz dichten Punkte fast in der Mitte entsprechen typischen Verkalkungen der Glandula pinealis.

Hirnkontusion bilden. Es kann operativ entlastet werden. Bei einem Aufpralltrauma kann es zum „Coup" und „Contre-Coup" kommen (für alle nicht Frankophonen oder -philen: Schlag und Rückschlag). Dabei handelt es sich um Blutungen in gegenüberliegenden Gebieten des Hirns (Abb. 14.**26 b**). Parallel können auch kleinere Blutungen *subarachnoidal* – sichtbar als feine helle Linien in den Sulci – als Begleitverletzung auftreten (Abb. 14.**27**). Eigenständige Subarachnoidalblutungen (SAB) werden v.a. durch eine Aneurysmablutung verursacht.

Paul, den protokollierenden Unfallchirurgen im Rücken, legt sich fest. Es liegt ein typisches epidurales Hämatom links parietookzipital vor. Die Sulci sind verschwollen, die Rinden-Mark-Differenzierung ist vermindert, alles im Sinne eines Ödems. Rechts okzipital sind die Sulci blutig markiert. Hier besteht eine kleine Subarachnoidalblutung im Rahmen eines Contre-Coup-Phänomens. Das Ventrikelsystem ist deutlich erweitert, sodass von einer Liquorabflussbehinderung ausgegangen werden muss. Weshalb, das ist Paul nicht ganz klar. Aber Gregor kann ihm weiterhelfen. Er weist Paul auf Blut im rechten Hinterhorn hin, das als kleiner Spiegel zu erkennen ist. Irgendwo muss also eine Parenchymblutung vorliegen, die in den Ventrikel eingebrochen ist. Das kleinste Blutkoagel kann wiederum die Engstelle Aquädukt verlegen und zu einem drainagepflichtigen Hydrozephalus führen. Patient A wird sofort in den neurochirurgischen OP gebracht.

Epidurales Hämatom

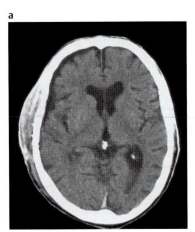 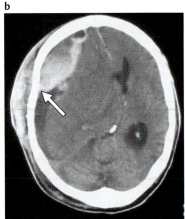 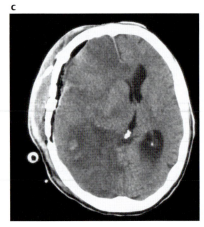

Abb. 14.**24** **a** Diese erste CT-Untersuchung eines Polytrauma-Patienten wurde kurz nach der Klinikeinlieferung durchgeführt. Man erkennt eine ziemliche Blutung in der Kopfschwarte rechts, ein sog. Galeahämatom. Ein Hirnödem liegt nicht vor, die Mittellinie steht mittig. **b** Wenige Stunden später hat sich der Zustand des Patienten deutlich verschlechtert. Frontal ist es zu einer typisch konfigurierten epiduralen Blutung gekommen. Dabei wird die Sutura coronaria (Pfeil) nach dorsal nicht überschritten. Das Hirn ist deutlich imprimiert, die Mittellinie um über 2 cm nach kontralateral verlagert. Nicht nur das Hirn, auch die hirnversorgenden Gefäße werden verlagert und gegen die Falx cerebri und das Tentorium gedrückt. Hier ist schnellstmöglich eine Entlastung (Kraniotomie) notwendig. **c** Die Kontrolluntersuchung nach der Kraniotomie zeigt die schlimmen Folgen der Mittellinienverschiebung. Die Versorgungsareale der A. cerebri anterior, der A. cerebri posterior und Teile der A. cerebri media sind geschwollen und Dichte gemindert im Sinne eines Hirninfarktes. Okzipital rechts ist es zusätzlich zu einer Hirnblutung gekommen, entweder infolge einer traumatischen Kontusion oder einer Einblutung in den Infarkt. Epidural ist postoperativ etwas Luft verblieben. Die Mittellinienverlagerung hat, nunmehr bedingt durch das Ödem, nur gering abgenommen.

Subdurales Hämatom

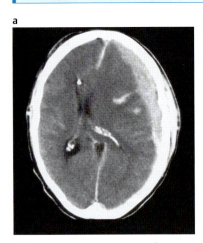 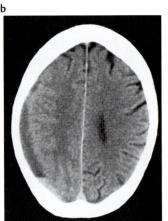

Abb. 14.**25** **a** Dieser Patient erlitt einen schweren Unfall mit Kopftrauma. In Folge entwickelte sich linksseitig ein großes subdurales Hämatom, das sich über der Gehirnoberfläche verteilt und zu einer wesentlichen Mittellinienverlagerung geführt hat. Eine Einblutung in das Hirnparenchym im Sinne einer Kontusion sieht man links frontal. Auch bei diesem Patienten ist ein neurochirurgischer Eingriff umgehend erforderlich. **b** Eine andere Patientin klagt über anhaltende Kopfschmerzen, nachdem sie sich den Kopf vor zwei Wochen an der Motorhaube ihres Autos gestoßen hat. Im Kopf-CT findet sich rechtsseitig ein subdurales Hämatom, das eine Schichtung (Serum/geronnenes Blut) zeigt und nur eine geringe Raum fordernde Wirkung hat.

Intrakranielles Hämatom

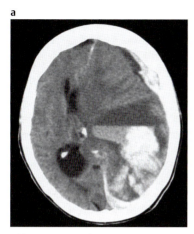 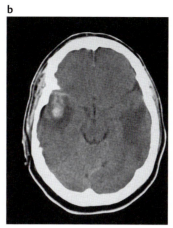

Abb. 14.**26** **a** Neben einem kleinen linksseitigen subduralen Hämatom ist es bei dieser Patientin zu einer schweren Blutung ins okzipitoparietale Hirnparenchym gekommen. Die Blutung zeigt Schichtungsphänomene. Der Masseneffekt beider Prozesse verursacht eine Mittellinienverlagerung, die in diesem Fall auch den Liquorabfluss aus dem rechten Ventrikel behindert. Daher ist das rechte Hinterhorn aufgeblasen. Zusätzlich wirkt auch die Liquorproduktion noch Druck steigernd. Eine Drainage des Ventrikelsystems wäre erforderlich, wenn die Patientin insgesamt noch eine Überlebenschance hätte. **b** Bei einem anderen Patienten hat ein Aufpralltrauma zu einer rechtstemporalen Hirnkontusion (und Fraktur; in dieser Bildausspielung nicht sichtbar) mit begleitendem Contre-Coup links temporal geführt.

Intrakranielles Hämatom mit Subarachnoidalblutung

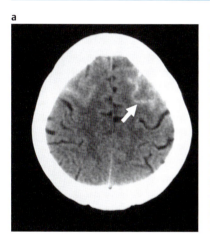 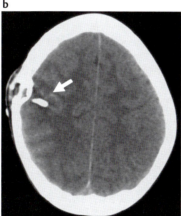

Abb. 14.**27** **a** Hier liegt eine kleine begleitende subarachnoidale Blutung (SAB, Pfeil) als Contre-Coup einer Primärkontusion weiter kaudal im Okzipitalbereich vor. Man erkennt die Auffüllung eines Sulcus mit dichtem Blut. **b** Durch einen Schlag mit einer Eisenstange wurde bei diesem Patienten ein Kalottenfragment nach intrakraniell gestoßen. Erstaunlicherweise ist es lediglich zu einer begleitenden SAB (Pfeil) gekommen.

Patient B

Inzwischen wird ein weiterer Schwerverletzter (B, unbekannt, männlich, ca. 45 Jahre) ins CT geschoben.

❏ **Röntgenaufnahme und CT des Thorax:** Eine Röntgen-Thoraxaufnahme, die in einem anderen Krankenhaus angefertigt wurde, zeigt eine Mediastinalverbreiterung (Abb. 14.**28 a**). Daraufhin wurde der kreislaufstabile Patient schleunigst verlegt. Paul ordnet ein Thorax-CT nativ und nach Kontrastmittelgabe an (Abb. 14.**28 b**).

Checkliste: Thorax-CT bei Polytrauma

- Ist das Mediastinum eingeblutet?
- Stellen sich die Gefäße regelrecht dar?
- Befindet sich Luft im Mediastinum?
- Ist Flüssigkeit im Herzbeutel nachweisbar?

Woran muss Paul bei einem Dezelerationstrauma denken?
Paul weiß, dass man nach einem Rasanz- bzw. Dezelerationstrauma an eine Aortenverletzung denken muss. Eine Ruptur der aortalen Gefäßwand wird nur überlebt, wenn die stabile Adventitia stehen bleibt. Der Aortenbogen ist durch die Abgänge der Halsgefäße und durch das Lig. arteriosum Botalli fixiert. 90 % aller Aortenrupturen ereignen sich daher direkt distal des Lig. arteriosum. Sie können mit einer Dissektion einhergehen.

Aortenverletzung: Die *gedeckte Aortenruptur* (Abb. 14.29 a) – die ungedeckte wird nicht überlebt – macht glücklicherweise in etwa 80 % der Fälle durch eine Mediastinalverbreiterung auf sich aufmerksam. In bis zu 50 % der Fälle wird ein begleitender Hämatothorax gesehen. Am besten wird die gedeckte Aortenruptur in der Aortographie und im schnellen Spiral-CT erkannt, wenn die Aorta dreidimensional oder dünnschichtig zweidimensional rekonstruiert wird. In der Folge einer gedeckten Aortenruptur kann sich ein Aneurysma spurium entwickeln. Eine Aorten-

Fall Patient B

a Röntgen-Thorax

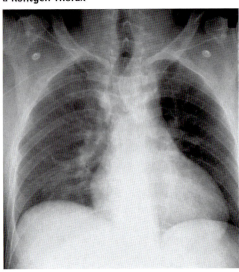

b Thorax-CT

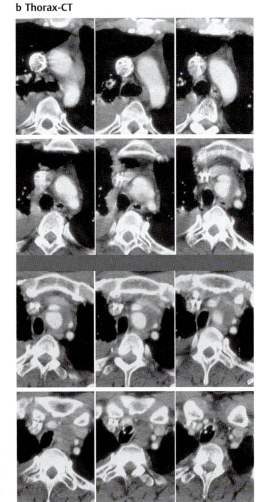

Abb. 14.**28 a** Das ist die Röntgen-Thoraxaufnahme, die zur Verlegung des Patienten führte. Das obere Mediastinum erscheint verbreitert. Ist der Patient auch richtig positioniert? **b** Verfolgen Sie den Aortenbogen in den angrenzenden Schichten. Versuchen Sie, sich ein dreidimensionales Bild von dem Aortenbogen zu machen.

Ursachen einer Mediastinalverbreiterung

a gedeckte Aortenruptur

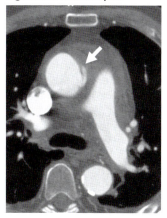

b Aortendissektion

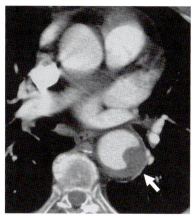

c Hämatoperikard

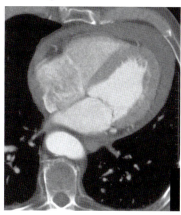

d mediastinale Lipomatose

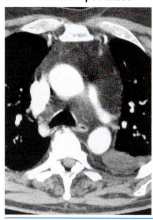

Abb. 14.**29** **a** Dieses CT zeigt eine gedeckte Ruptur der Aorta ascendens. Man erkennt den Durchtritt des Kontrastmittels in den Defekt der Intima und Media (Pfeil). **b** Hier ist es als Folge eines schweren Thoraxtraumas zu einem Wandhämatom der Aorta descendens (Pfeil) gekommen. Dabei handelt es sich um eine Vorstufe der Aortendissektion. **c** Als Ergebnis einer Auseinandersetzung unter Freunden ist es hier zu einem direkten Messerstich ins Herz gekommen. Das Perikard ist mit Blut aufgefüllt, eine schnelle operative Versorgung ist angesagt. **d** Die großen Gefäße sind von einer breiten Fettmanschette umgeben, erkennbar an der typischen Dichte von Fett (Vergleiche mit der Subkutis!). Die mediastinale Lipomatose ist nur im CT sicher zu diagnostizieren.

dissektion (Abb. 14.**29 b**, s. auch S. 66) kann ebenfalls vorliegen.

Herzverletzung: Auch eine Herzverletzung ist bei einem Rasanztrauma möglich. Dabei stellt die Perikardtamponade die häufigste operationspflichtige Verletzung dar. Eine penetrierende Verletzung, z.B. Messerstiche (Abb. 14.**29 c**) oder eine Schussverletzung, kann ebenfalls die Ursache einer Perikardtamponade sein. Mit der Blutung in das Perikard wird die Pumpleistung des Herzens vermindert, sodass eine schnelle Diagnose erfolgen muss.

> **!** Auch Patienten mit einem vorbestehenden Aortenaneurysma (s.S. 69f), einer Lipomatose des Mediastinums (Abb. 14.**29 d**) oder Kleinkinder mit einem kräftigen Thymus zeigen ein verbreitertes Mediastinum im Röntgenbild.

Paul schaut das CT sorgfältig Schicht für Schicht durch. Er diagnostiziert ein Aneurysma spurium des Aortenbogens. Die Aortographie verifiziert den Befund. (Abb. 14.**30**).

Fall Patient B: Aortographie

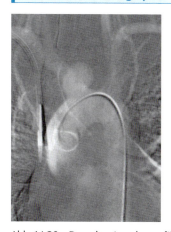

Abb. 14.**30** Der schweineschwanzförmige Pigtail-Katheter liegt im Aortenbogen. Die Aufnahme in Subtraktionstechnik (subtrahiert werden die Aufnahmen vor und nach Kontrastmittelgabe) zeigt eine Vorwölbung des Aortenlumens nach kranial im Abgangsbereich des Truncus brachiocephalicus. Es handelt sich um ein Aneurysma spurium. Die Diagnose passt sehr gut zu dem konventionellen Röntgen-Thoraxbefund (s. Abb. 14.**28 a**): Die Trachea ist durch das Aneurysma nach rechts verdrängt.

Patientin C

Inzwischen wird eine Schwerverletzte (C, unbekannt, weiblich, ca. 45 Jahre) im Reanimationsraum versorgt. Sie ist bei Bewusstsein, atmet aus eigenem Antrieb, hat mehrere periphere Zugänge und trägt eine Halskrawatte.

☐ **Röntgenaufnahme des Thorax und knöchernen Hemithorax:** Eine Röntgenaufnahme des Thorax ist unauffällig. Wegen einer Prellmarke am linken lateralen Thorax wird der knöcherne Hemithorax geröntgt (Abb. 14.31 a). Es zeigt sich eine Fraktur der 8. Rippe.

! Eine Fraktur der unteren Thoraxapertur weist immer auf ein schwerstes Trauma in diesem Bereich hin.

☐ **Sonographie und CT des Abdomens:** Bei der Ultraschalluntersuchung des Abdomens konzentriert sich Hazim v. a. auf den Morrison-Raum (Abb. 14.31 b). Die Milz ist aufgrund ihrer Lage und Konsistenz das gefährdetste Organ im Abdomen. Sowohl eine Kontusion und Ruptur von Milz (Abb. 14.32 a, b) und Leber (Abb. 14.32 c) als auch Blutungen aus Gefäßen ins freie Abdomen (Abb. 14.32 b) werden computertomographisch gut erkannt.

! Denken Sie daran, dass bei einer Kreislaufstabilisierung Blutungen auch verzögert auftreten können.

Freie Flüssigkeit im Abdomen kann posttraumatisch aber auch andere Ursachen haben. So können bei Gewalteinwirkung der Darm rupturieren oder die gefüllte Blase platzen. Auch können Blutungen retroperitoneal auftreten, v. a. bei einer Nierenverletzung, die an einer Hämaturie erkennbar ist (Abb. 14.33).

! Bei einem Patienten mit Polytrauma lassen sich die Oberbauchorgane sonographisch nicht mit ausreichender Zuverlässigkeit untersuchen, sodass ein Abdomen-CT in allen Zweifelsfällen indiziert ist.

Hazim muss bei der im Röntgenbild des knöchernen Hemithorax gut erkennbaren Fraktur der 8. Rippe sofort an eine Milzruptur denken. Der Blick in den Morrison-Raum hat seinen Verdacht verstärkt. Er erkennt einen Flüssigkeitssaum zwischen Leber und rechter Niere, der auf eine Organruptur – am ehesten der Milz – hinweist. Die Milz selbst lässt sich nur schwierig einstellen, wird teilweise von der Lunge überdeckt. Das sofort angefertigte Abdomen-CT bestätigt seine Diagnose (Abb. 14.34 a).

☐ **Röntgenaufnahmen der Wirbelsäule:** Inzwischen liegen Hazim die Röntgenaufnahmen der Wirbelsäule zur Begutachtung vor (Abb. 14.34 b). Er vertieft sich in sie, den heißen Atem der Unfallchirurgen im Nacken.
Zunächst analysiert Hazim die Stellung der Wirbelsäule. Verlaufen die Hilfslinien entlang der Wirbelkörpervorder- und hinterkante sowie entlang der Processus spinosi harmonisch? Sind die Wirbelkörper normal konfiguriert? Versuchen Sie sich jeden einzelnen Wirbelkörper dreidimensional und komplett vorzustellen!

! Zentraler Punkt bei der Beurteilung einer Wirbelsäulenfraktur ist, ob der Spinalkanal und/oder die Neuroforamina in irgendeiner Weise beteiligt sind.

Ist die Hinterkante des Wirbelkörpers beteiligt? Das ist immer der Fall, wenn der Wirbelkörper ventral und dorsal höhengemindert ist. Um das festzustellen, misst man die Höhe im Vergleich zum nächstunteren und nächstoberen Wirbelkörper aus – sie nimmt normalerweise harmonisch

Fall Patient C

a Röntgen – linker Hemithorax

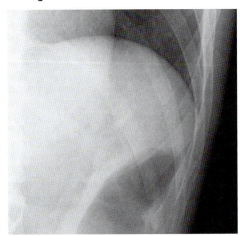

b Abdomen-Sonographie

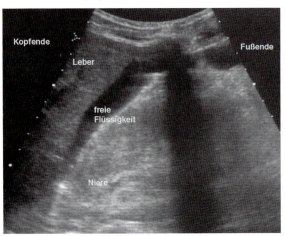

Abb. 14.**31** Sie sehen die Röntgenaufnahme des unteren linken Hemithorax der Patientin C (**a**) sowie den parasagittalen Ultraschallschnitt durch Leber und rechte Niere (**b**).

Ursachen für freie Flüssigkeit im Abdomen

a gedeckte Milzruptur

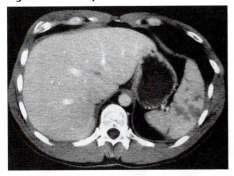

c Leberruptur

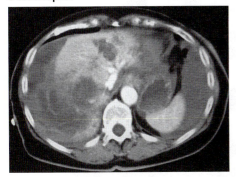

b Milzruptur mit spritzender Blutung

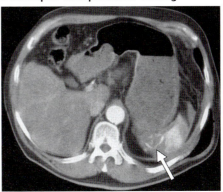

Abb. 14.**32** **a** Bei diesem Patienten liegt ein Milzriss vor, der jedoch noch zu keiner fulminanten Blutung ins Peritoneum geführt hat. Es handelt sich hier um eine gedeckte Milzruptur. **b** Dargestellt ist eine Milzruptur mit spritzender Blutung ins freie Peritoneum. Die spritzende Blutung erkennen Sie an den Kontrastmittelstraßen im intraabdominellen Blut (Pfeil). Dieser junge Mann hatte keinen Verkehrsunfall, sondern wurde – freiwillig ans Bett gefesselt – im Rahmen eigenwilliger Sexualpraktiken von seinem ausgerasteten Freund mit einem Messer malträtiert. Insgesamt mussten 26 Einstiche von den Unfallchirurgen versorgt werden. Zu unserer Beruhigung: Der Patient überlebte ohne Spätfolgen, wurde aber vorsichtiger in der Wahl seiner Freunde. **c** Hier liegt eine Leberruptur (Vergleichen Sie mit der normalen Leber in Abb. **b**!) durch ein stumpfes Bauchtrauma vor. Diese Patientin wurde aufgrund einer Koronarsklerose mit Thrombozytenaggregationshemmern behandelt. Bei einem Herzanfall rief sie einen Notarzt. Nachdem sie die Rettungssanitäter in ihre Wohnung gelassen hat, kollabierte sie und wurde noch vor Ort erfolgreich reanimiert. Danach zeigte sie jedoch Symptome eines erneuten Schocks. Die durch die Reanimation verursachte Leberruptur wurde im Abdomen-CT schnell verifiziert und operativ versorgt. Die Sache ging für die Patientin gut aus, sie lebt wieder zu Hause.

Retroperitoneale Blutung

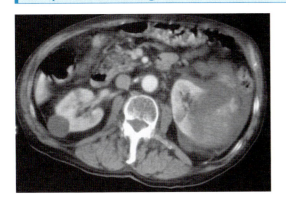

Abb. 14.**33** Dargestellt ist die Ruptur der linken Niere mit Blutung ins Retroperitoneum. Frakturen der Processus transversi lagen auf dieser Seite ebenfalls vor. Bei der Patientin fand sich eine ausgeprägte Hämaturie.

nach kaudal zu. Ist der Spinalkanal eingeengt? Das ist besonders oberhalb von LWK 3 wichtig, weil das Myelon bis dorthin reicht. Ist der hintere Wirbelbogen beteiligt? Dann droht eine Instabilität, die zu ernsthaften Schädigungen der Spinalnerven im Verlauf der eingeengten knöchernen Neuroforamina führen kann.

Hazim entscheidet sich für eine Vorderkantenfraktur des LWK 3. Der unfallchirurgische Protokollant tut gelangweilt, die Diagnose haben ihm die eigenen Kollegen auch schon gesteckt.

Fall Patient C

a Abdomen-CT

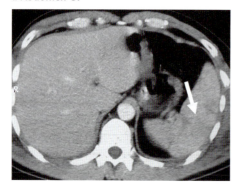

b Röntgen der Wirbelsäule

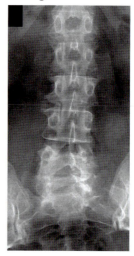
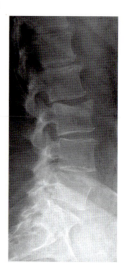

c Röntgen und CT des Beckens

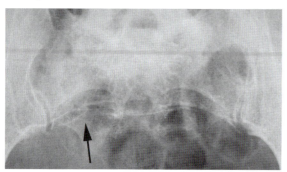
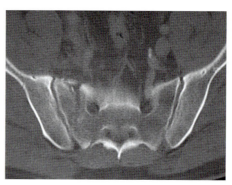

Abb. 14.**34** **a** Die Milz ist rupturiert (Pfeil). **b** Betrachten Sie die Röntgenaufnahme der LWS des Patienten! Fällt Ihnen etwas auf? **c** Der 2. und 3. foraminale Bogen rechts des Kreuzbeins ist unterbrochen (Pfeil), d.h. die rechte Massa lateralis des Kreuzbeins ist frakturiert.

☐ *Röntgenaufnahme und CT des Beckens:* Die Röntgenaufnahme des Beckens hängt am Lichtkasten (Abb. 14.**34** c). Die Beurteilung des Beckens, v. a. des Os sacrum, wird häufig durch Überlagerung des Beckens durch Darminhalt erschwert. Orientierungsstrukturen sind hier die foraminalen Bögen, die man ganz sorgfältig und im Seitenvergleich analysiert. Sind sie durchgängig erhalten oder zeigen sie Kontursprünge? Häufig setzt sich eine Os-sacrum-Fraktur in die Processus transversi fort. Sind diese wirklich intakt? Im Bereich des Os ilium und am vorderen Beckenring gibt es weniger Überlagerungen. Zu bedenken ist aber, dass häufig eine weitere, vordere Beckenringfraktur besteht. Findet man nichts, sollte man die Weite der Symphyse und der Iliosakralgelenke prüfen. Irgendwo muss der Beckenring nachgegeben haben. Die Symphysenfuge ist übrigens bei Frauen, die geboren haben, weiter als bei anderen.

Hazim hat bei der ersten Durchsicht keine Fraktur sehen können. Gregor, der heute anscheinend überall ist, tippt auf den Film. Der foraminale Bogen S2 rechts ist unterbrochen. Das CT bestätigt die Fraktur (Abb. 14.**34** c).

14.2 Luxationen und Frakturen

Die großen, akut lebensbedrohlichen Verletzungen der Schwerstverletzten aus der Massenkarambolage sind nun radiologisch aufgearbeitet. Unsere PJler wenden sich wieder der Routineversorgung einer pulsierenden Großstadt zu. Was ist besser, um die Vielzahl der verschiedenen Luxationen und „kleinen" Frakturen zu schildern als eine Massenprügelei? Übrigens – man kann alle Frakturen klassifizieren. Unfallchirurgische Lehrbücher sind eine ausgezeichnete Quelle für die allerneueste Nomenklatur.

> **Checkliste: Luxationen und Frakturen**
> - Ist der relevante Bereich in 2 Ebenen dokumentiert?
> - Sind die Projektionen einwandfrei?

Eastside-Story

Auf der Freitreppe vor einem Biergarten ganz in der Nähe der Klinik ist es zu einer schweren Schlägerei zwischen zwei verfeindeten Jugendgruppen gekommen. Einer der Teilnehmer ist dem Pfleger der Notaufnahme bereits bestens bekannt und wird mit Handschlag begrüßt. In der Wartezone sitzen sich die beiden Gruppen nun vor Schmerzen stöhnend, jedoch unversöhnlich gegenüber – nur von einer robusten Polizistin in Schach gehalten. Die weiß inzwischen ungefähr, worum es eigentlich ging, um eine gewisse „Jule" und ziemlich viel Alkohol. Die MTAs nehmen sich einen nach dem anderen vor. Im Röntgenraum werden die Rabauken glücklicherweise wieder ruhig. Hazim ruft Hannah zur Verstärkung. Sie greifen sich beide einen Packen Schnellbefundvordrucke und dokumentieren die Folgen der Rauferei. Rocky hat anscheinend Jules Bruder Hotte eine verpasst, als der seine Schwester anschrie und ohrfeigen wollte. Seither tut seine Hand weh (Abb. 14.**35**). Hottes Unterkiefer hat gehalten, jedoch ist er bei dem Ausweichmanöver unglücklich eine Stufe tiefer auf die Hand gefallen (Abb. 14.**36 a**). Seinen angetrunkenen Freund Kralle hat er mitgerissen, worauf der sich mit der linken Hand abzufangen versuchte (Abb. 14.**36 b**). Der riesige Kralle hat darauf wutentbrannt eine lockere Latte vom Zaun gerissen und ist auf Rocky losgegangen, worauf dessen Freund Yilmaz eingriff und den Schlag parierte (Abb. 14.**37**). Gülen sprang Kralle auf den Rücken, nur um abgeschüttelt zu werden und im Fall mit der Hand in dem Jägerzaun hängen zu bleiben (Abb. 14.**38**). Otti, Hottes Cousin, hat beim Versuch, sich zu voller Größe aufzubauen, die Balance verloren und ist seitlich von der Treppe auf das Pflaster gefallen. Jetzt ist sein Unterarm geschwollen und schmerzt (Abb. 14.**39**). Sahin hat bei Ottis Fall ein ganz klein wenig nachgeholfen, weshalb er von Ottis Kumpel Hacke zu Boden geworfen wird. Jetzt tut sein Ellenbogen weh (Abb. 14.**40**). Ach ja, Jule hatte sich inzwischen mit Rockys Schwester Rumeysa für einen Capuccino in ein benachbartes Straßencafe gesetzt und per Handy eine Rotte Rettungswagen herbeigerufen. Vor den Jungs haben sie nun erst mal Ruhe. Inzwischen kann Hazim keine Röntgenbilder mehr sehen und geht in die Cafeteria. Hannah dagegen ist gerade warm geworden.

Pechvögel

In einem städtischen Park hat der Pensionär Neumann auf glitschigem Untergrund das Gleichgewicht verloren und ist auf die Schulter gefallen. Nun kann er diese nicht mehr bewegen (Abb. 14.**41**). Seine Lebensabschnittsgefährtin Luise Schreckroth ist beim Versuch, ihm aufzuhelfen, an gleicher Stelle gestürzt und hat jetzt Schmerzen in der Hüfte (Abb. 14.**42 a**). Sein Enkel Philipp wollte mit seinen Inline-Skatern in voller Fahrt zur Hilfe eilen und fiel beim Bremsmanöver auf seinen Arm (Abb. 14.**43**). Hannah schaut sich die Röntgenaufnahmen der Pechvögel an.

Surfen

Die Gelegenheiten zum Surfen in mitteleuropäischen Großstädten sind begrenzt, es sei denn, man weiß sich zu helfen. Pjotr und sein Freund Anatol sind sehr findig und sehr leichtsinnig. Nach der Love Parade sind sie – ansehnlich alkoholisiert – mit der letzten U-Bahn gesurft und mitten in der Fahrt abgestürzt. Glücklicherweise hat man sie schnell gefunden. Pjotr liegt apathisch auf der Vakuummatratze mit geschwollenem Oberschenkel (Abb. 14.**44**), Anatol klagt über Schmerzen am rechten Knie (Abb. 14.**45**) und am linken Fuß (Abb. 14.**46**). Hannah befundet zum Abschluss ihrer Schicht auch diese Aufnahmen.

Frakturen der Ossa metacarpalia 4 und 5

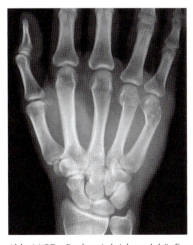

Abb. 14.**35** Rocky wird sich noch häufiger diese typische Faustkämpferfraktur zuziehen, wenn er sein Temperament nicht zügelt. Seine Ossa metacarpalia 4 und 5 sind gebrochen und nach palmar abgekippt. Die entsprechenden Röntgenaufnahmen von Sylvester Stallone oder Bud Spencer wären hier aufschlussreich.

Distale Radiusfraktur

a Extensionsfraktur (Typ Colles)

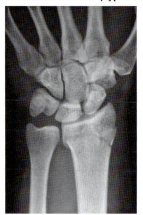
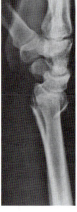

b Radiusrandfraktur (Typ Goyrand-Smith)

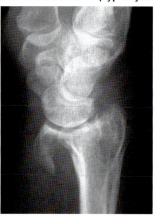

Abb. 14.**36** **a** Hotte hat sich die häufigste distale Unterarmfraktur, die distale Radiusfraktur in Form einer Extensionsfraktur (Typ Colles) zugezogen. Bei dieser Fraktur ist das distale Radiusfragment nach dorsal versetzt und verkippt wie bei einer Gabel (Fourchette-Stellung). Die Gelenkfläche ist nicht beteiligt, die Ulna steht regelrecht. Ein Ulnavorschub würde auf eine Verletzung des kleinen Discus triangularis hinweisen und müsste dringend korrigiert werden. **b** Kralle ist mit dem Handrücken aufgekommen und hat daher einen palmaren Kantenabbruch des distalen Radius (Typ Goyrand-Smith) erlitten. Wesentlich ist natürlich die Gelenkbeteiligung. Läge die Fraktur weiter im Schaftbereich, wäre es eine typische Flexionsfraktur vom Typ Smith.

Ulnafraktur

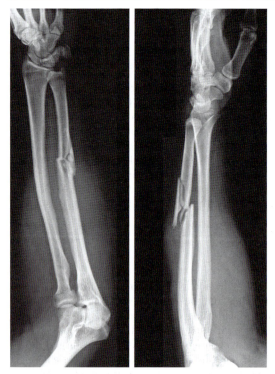

Abb. 14.**37** Yilmaz hat den Schlag mit seinem Unterarm abgefangen – oder auch pariert. Dabei ist es zu einem isolierten Keilbruch der Ulnadiaphyse gekommen (Parierfraktur). Die kleine Ausziehung am Radiusköpfchen (Haben Sie sie bemerkt?) ist Folge einer zurückliegenden Verletzung.

Fraktur des Os scaphoideum

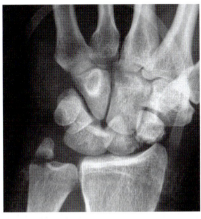
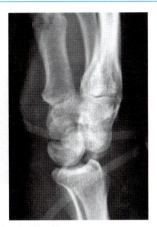

Abb. 14.**38** Gülen hat echtes Pech. Der knöcherne Ausriss aus dem Epicondylus ulnaris ist noch sein geringstes Problem. Das Os scaphoideum ist frakturiert, wobei die beiden Fragmente ziemlich disloziert sind. Häufig wird diese Fraktur nur mit Spezialaufnahmen erkannt. Wegen der schwierigen Gefäßversorgung des Os scaphoideum kommt es häufig zu einer Heilungsstörung, die dann in eine Pseudarthrose münden kann. Außerdem liegt eine metakarpale Luxation vor. Vergleichen Sie die Stellung von Os lunatum und Os capitatum mit der auf der Abb. 14.**36 a**! Es gibt auch eine isolierte Lunatumluxation. Als Hilfestellung hier noch einmal der alte Spruch: Das Schiffchen (Scaphoideum) fährt im Mondenschein (Lunatum) im Dreieck (Triquetrum) um das Erbsenbein (Pisiforme), Vieleck groß (Trapezium) und Vieleck klein (Trapezoideum), der Kopf (Capitatum), der muss beim Hammer (Hamatum) sein.

Galeazzi-Fraktur

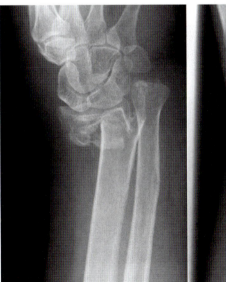
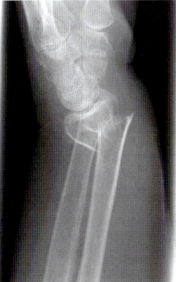

Abb. 14.**39** Otti hat sich eine schwere distale Radiusfraktur und eine Luxation der distalen Ulna zugezogen. Das ist die berühmte Fraktur nach Galeazzi. Ist die Ulna proximal frakturiert und das Radiusköpfchen luxiert, liegt eine Fraktur nach Monteggia vor. Den Unterschied zwischen beiden Frakturen kann man sich am besten durch folgende, zugegebenermaßen ziemlich schlichte Eselsbrücke merken: Bella *Ragazza* (das schöne Kind): Radiusfraktur (*Ra*) = Galeazzi (*gazza*).

Fraktur des Radiusköpfchens

a

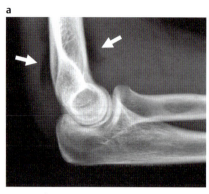

b

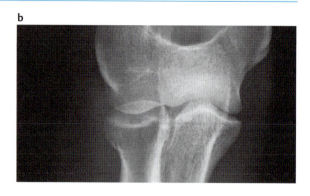

Abb. 14.**40** **a** Sahin hat einen Erguss im Ellenbogengelenk, der in der lateralen Projektion an den nach ventral aus der Fossa coronoidea und nach dorsal aus der Fossa olecrani herausgehobenen Fettpolstern (Pfeile) zu erkennen ist. Bis zum Beweis des Gegenteils muss hier von einer Fraktur – meist des Radiusköpfchens – ausgegangen werden. **b** Die zweite Projektion bestätigt den Verdacht.

Schulterluxation

a

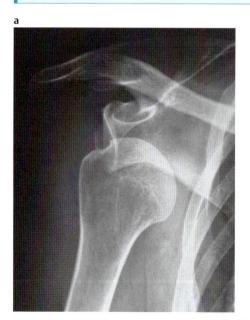

b

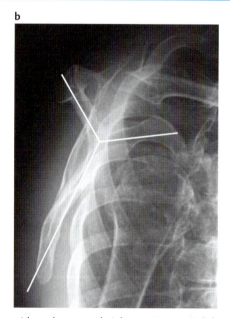

Abb. 14.**41** **a** Herr Neumann hat sich die Schulter luxiert und zwar auf die häufigste Art. Wir sehen eine vordere untere Schulterluxation. **b** Die tangentiale Aufnahme der Scapula (auch Y-Aufnahme genannt wegen der Form der Scapula in dieser Projektion) zeigt den Humeruskopf ventral und kaudal der Pfanne, die im Zentrum des Y liegt. Bei starker Krafteinwirkung kommt es bei der Luxation zusätzlich zu einer Impressionsfraktur an der dorsolateralen Zirkumferenz des Humeruskopfes („Hill-Sachs-Läsion", auch bei Herrn Neumann angedeutet zu sehen) sowie zu einer entsprechenden Verletzung des vorderen Pfannenrandes („Bankart-Läsion").

Mediale Schenkelhalsfraktur

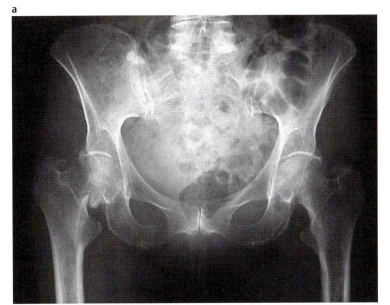
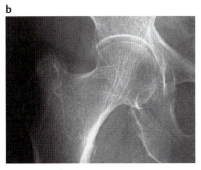
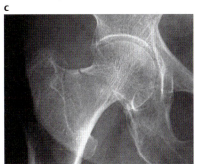

Abb. 14.**42** **a** Frau Schreckroth hat eine typische Verletzung für ihr Alter erlitten, eine mediale Schenkelhalsfraktur mitbedingt durch eine Osteoporose. Die Schenkelhalsfraktur wird je nach Verlauf der Frakturlinie als Pauwels 1–3 (ca. 30°, 50° und 70°) eingeteilt. Je steiler die Fraktur ist, desto höher sind die Instabilität und die Gefahr der Hüftkopfnekrose oder Pseudarthrose. Was halten Sie von einer Pauwels III in diesem Fall? Nicht immer ist die Fraktur so offensichtlich. **b** Bei Frau Schreckroths Freundin Lieselotte konnte nach einem Fall auf die Hüfte und entsprechenden Schmerzen zunächst keine Fraktur entdeckt werden. **c** Eine Woche später – bei anhaltenden Schmerzen – war die Diagnose dann klar. In solchen Fällen hilft auch die Knochenszintigraphie, die im Frakturbereich einen erhöhten Knochenstoffwechsel zeigt.

Grünholzfraktur

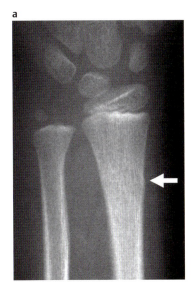
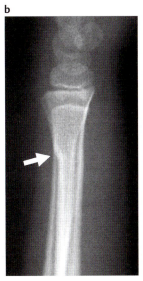

Abb. 14.**43** Bei Kindern kann der Knochen anbrechen, ohne dass der Periostschlauch reißt. So etwas wird eine Grünholzfraktur genannt. Häufig ist diese nur an einem Kortikaliswulst (Pfeil in **a** und **b**) zu erkennen. Bei Philipp lag eine Grünholzfraktur vor, sein Knochen wird sich im Unterarmgips schnell erholen.

Oberschenkelfraktur

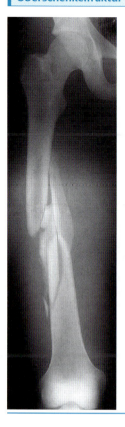

Abb. 14.**44** Pjotr hat eine Stückfraktur des Oberschenkels. Der Weichteilschatten deutet auf das große Hämatom hin.

Tibiakopffraktur

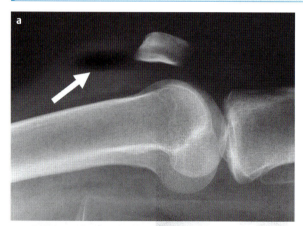

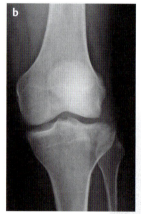

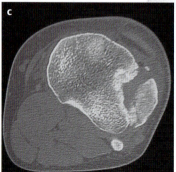

Abb. 14.**45** **a** Schon die laterale Röntgenaufnahme beweist die Fraktur des Tibiakopfes. Der ausgeprägte Kniegelenkserguss in der Bursa suprapatellaris zeigt eine Schichtung (Pfeil), eine schwimmende Fettschicht, die auf die Eröffnung des Knochenmarkraums hinweist. (Übrigens, nach diesem Bild kann man sich gut vorstellen, dass es nach Frakturen der großen Röhrenknochen zu lebensbedrohlichen Fettembolien kommen kann.) Nur ein CT kann bei so einem Befund die Fraktur ausschließen. **b** Die a.-p. Aufnahme bestätigt hier die Fraktur des Tibiakopfes eindrucksvoll. **c** Zur Versorgung dieser Gelenk beteiligenden Fraktur wünschen sich die Chirurgen eigentlich immer ein präoperatives CT.

Sprunggelenksfraktur

a Typ Weber A   **b** Typ Weber B   **c** Typ Weber C

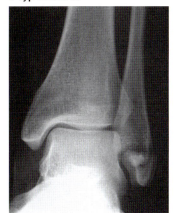
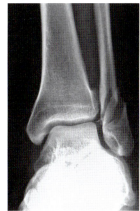
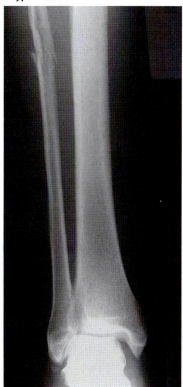

d

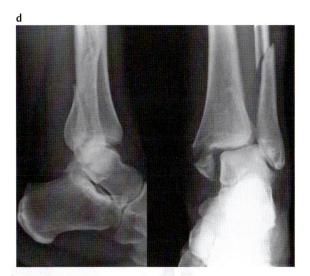

e

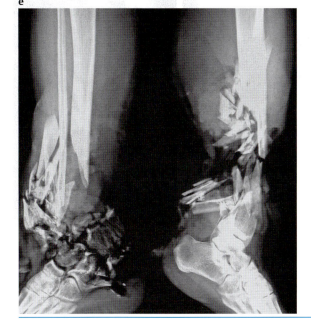

Abb. 14.**46** Anatol hat links eine Fraktur des Außenknöchels erlitten. Diese Frakturen werden nach Denis und Weber eingeteilt. Sie unterscheiden zwischen Frakturen, die die distale fibulotibiale Syndesmose verletzen und damit die Führung in der Knöchelgabel des oberen Sprunggelenkes vermindern und solche, die dies nicht tun. **a** Die Fibulafraktur vom Typ Weber A, die sich Anatol glücklicherweise zugezogen hat, liegt distal der Syndesmose. Die Syndesmose und die Knöchelgabel sind damit unversehrt. **b** Bei der Fibulafraktur vom Typ Weber B ist das nicht der Fall, d. h. die Fibula ist hier in Höhe der Syndesmose frakturiert. **c** Die Fibulafraktur vom Typ Weber C entspricht einer Fibulafraktur proximal der Syndesmose mit gleichzeitiger Verletzung derselben. Eine ganz hohe Weber-C-Fraktur, d. h. eine Fraktur der proximalen Fibula (bei einer normalen Sprunggelenksaufnahme befindet sich diese außerhalb des Bildes!), wird auch Maisonneuve-Fraktur genannt. Beachten Sie die Aufweitung der Knöchelgabel! **d** Begleitend kann natürlich auch der Innenknöchel und die hintere Tibiakante („Volkmann-Dreieck") gebrochen sein. **e** Wie gefährlich das Surfen in der U-Bahn sein kann, zeigen auch die Aufnahmen eines genauso leichtsinnigen, jedoch weniger glücklichen Altersgenossen.

14.3 Hannahs Test

Hannah will gerade gehen, als Gregor am Notfallplatz vorbeikommt. „Wo seid Ihr denn alle? Hazim, Alexa, Paul – alle schon ausgeflogen. Geben sich dem studentischen Lotterleben hin, typisch", mault er. „Du hast wohl Langeweile, Gregor?", grinst Hannah. „Eigentlich bin ich auch schon weg, aber Du kannst mir noch diese Fälle hier erklären (Abb. 14.**47**), bevor ich zu Alexas Fete gehe. Jetzt sag nicht, Du weißt nichts von der Fete!" Gregor schaut geknickt. „Auweia", meint Hannah, „Dich hat es erwischt. Komm, machen wir die Fälle und dann kommst Du ganz einfach mit."

Helfen Sie Gregor! Er will nämlich schnell mit Hannah los.

Testfälle

a

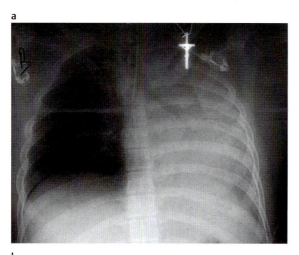

b

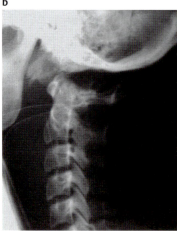
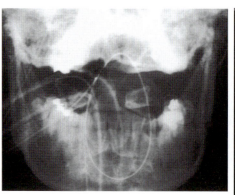
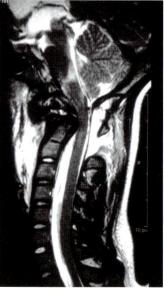

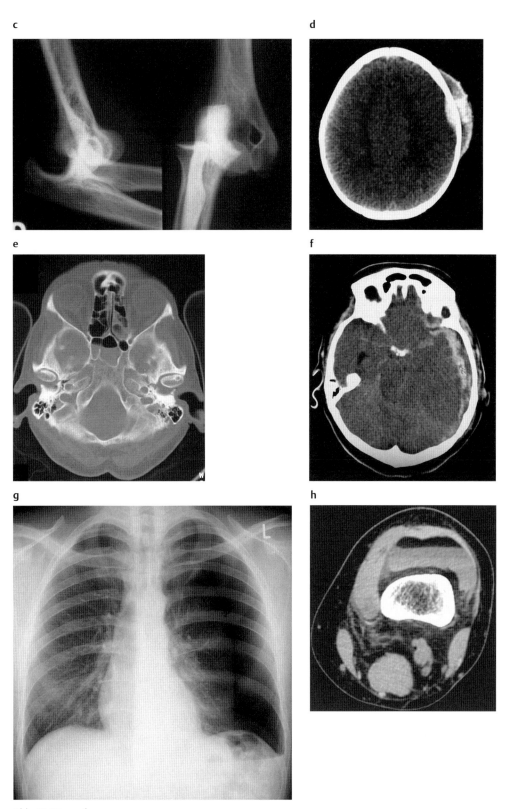

Abb. 14.**47** a–h

Auflösung der Testfälle

Kapitel 6
Abb. 6.76 **a** Sie sehen den Befund einer Aortendissektion vom Typ B, d. h. die Dissektion ist auf die Aorta deszendens beschränkt. Das falsche Lumen wird durch eine stehengebliebene Faser markiert. Das wahre Lumen ist das kleinere, in diesem Fall das hellere Lumen. **b** Es liegt eine große Raumforderung im vorderen Mediastinum vor. Die Trachea ist spindelförmig eingeengt. Bei akuter Symptomatik – wie in diesem Fall mit oberer Einflussstauung – handelt es sich am ehesten um ein Lymphom. Eine große retrosternale Struma könnte ein ähnliches Bild machen. **c, d** Der CT-Schnitt zeigt massiv dilatierte Bronchien in allen Lungenfeldern. Hier handelt es sich um eine schwere Bronchiektasie bei Mukoviszidose. Das Thoraxbild lässt die deutlich vermehrte bronchiale Zeichnung erkennen – auch „tramlines", Straßenbahngleise, genannt. Dieser Patient hatte beidseitig einen Pneu entwickelt – dafür liegen die Drainagen. **e** Die Kranialisation, Kerley-Linien, eine akzentuierte Fissura minor, unscharfe Gefäße, „Bronchial Cuffing" und ein vergrößertes Herz beweisen das kardial bedingte Lungenödem. Die linke Lunge ist transparenzerhöht, gefäßvermindert und volumengemindert in diesem Patient. Er litt unter rezidivierenden Pneumonien bis zum 12. Lebensjahr. Richtig, dies ist ein Swyer-James-Syndrom.

Kapitel 7
Wo und wann erfolgt die Aufklärung des Patienten? Am besten am Vortag der Maßnahme in der Sprechstunde oder auf Station, nie im Untersuchungsraum. Welche Gerinnungsparameter dürfen nicht über- bzw. unterschritten werden? Die Thromboplastinzeit (Prothrombinzeit, „Quick") sollte 50 % nicht unterschreiten. Die Thrombinzeit sollte < 35 sec, die Thrombozytenzahl > 50000/μl sein.

Kapitel 8
Abb. 8.83 **a** Dargestellt ist der Befund einer Pseudolisthesis C4/C5 bei schwerer Degeneration der Halswirbelsäule. **b** Hier liegt eine osteoblastische Metastasierung des Wirbels C2 bei einem Prostatakarzinom vor. **c** Die Handwurzel demineralisiert, die Weichteile sind geschwollen. Das passt sehr gut zum Sudeck – aber die Klinik muss passen! **d** Ja, das ist ein MRT in Höhe des Kniegelenkes. Ja, das ist eine Bakerzyste in T2 Wichtung. **e** Dieser Patient litt an einem Morbus Bechterew. Beide Iliosakralgelenke sind ankylotisch, rechts mehr als links. **f** Hier können Sie die histologische Diagnose nennen mit großer Sicherheit: Chondrosarkom. **g** Hier handelt es sich um den Befund eines nichtossifizierenden Knochenfibroms. **h** So sieht ein Osteoidosteom des Talus aus. **i** Sie sehen den Befund einer schweren kindlichen Osteosklerose des Typs Camurati-Engelmann. **j** Dieser Patient litt an einem multiplen Myelom. Die Veränderungen des Os sacrum sind typisch für einen Morbus Paget.

Kapitel 9
Abb. 9.68 **a** Dies ist der Befund eines Hypopharynxkarzinoms, das vom Recessus piriformis ausgeht. **b** Wächterschlingen im Dünndarm mit unterschiedlichen Spiegelhöhen weisen auf einen mechanischen (dynamischen) Ileus hin. **c** Dargestellt ist eine Divertikulose des Colon descendens. **d** Die Skrotalhernie findet sich hier auf beiden Seiten. **e** Haben Sie die Milzzyste richtig diagnostiziert? **f** Sie sehen die Röntgenaufnahme eines Neugeborenen, dass keine Luft im Magen, demzufolge keine Magenblase hat: Es besteht eine Ösophagusatresie. **g** So stellt sich ein Bandwurm im Röntgenbild dar. **h** Dieser Patient litt an einer chronischen Pankreatitis. **i** Haben Sie die Lebermetastasen und den Aszites erkannt?

Kapitel 10
Abb. 10.21 **a** Das ist eine Beckenniere mit einem Nierenzellkarzinom. **b** Bei dieser traumatischen Beckenringsprengung ist es zur Penisthrombose gekommen. **c** So sieht eine verkalkte Transplantatniere aus. **d** Hier ist ein in den rechten Vorhof eingewachsener Tumorthrombus zu erkennen. Der Patient litt an einem Nierenzellkarzinom. **e** Haben Sie die Diagnose Nierenhämatom richtig gestellt? **f** Haben Sie das Konkrement in der linken Niere gefunden? **g** Die Veränderungen in der linken Niere sind durch ein Lymphom bedingt. Haben Sie die Raumforderung in der Mesenterialwurzel gesehen?

Kapitel 11
Abb. 11.58 **a** Hier besteht ein Bandscheibenvorfall bei dem Wirbel C7 links, die Wurzel des Spinalnerven ist deutlich komprimiert. **b** Dieser koronare MR-Schnitt durch die Lendenwirbelsäule in Höhe der Nieren zeigt einen extraaxialen, intrathekalen Tumor, ein Meningeom. Der Tumor hat den Spinalkanal bereits aufgeweitet. **c** Dieser Spinalkanal ist extrem eng, es liegt eine kongenitale knöcherne Stenosierung vor. **d** Hier ist ein rechts-foraminaler Bandscheibenprolaps zu erkennen. **e** Dieser Fall ist schwierig. Treten Sie einen Schritt zurück: Die linken Basalganglien sind abgeblasst – ein frühes Infarktzeichen. Eine Blutung liegt nicht vor, also kann die Thrombolyse beginnen. **f** Das „dense media" Zeichen ist ziemlich deutlich – die verdichtete Arterie cerebri media deutet auf einen frischen Infarkt rechts hin. **g** Eine frontale Blutung ist durch ein extremes Ödem noch kompliziert worden.

Kapitel 12
Abb. 12.29 **a** Sie sehen den charakteristischen Befund einer Plasmazellmastitis. **b** Dargestellt ist ein Mammakarzinom (Pfeile) mit Schlagschatten.

Kapitel 13

Abb. 13.**30** Der retinierte Weisheitszahn ist natürlich der 48er, der durchgebrochene ist der 28er. Das Granulom ist an der Wurzelspitze des 45 zu erkennen. Die Brücke zwischen 25 und 27 ist intakt, die Brücke am 14 ragt nach lateral ins Leere. Die Krone des 16ers ist gebrochen und abgeschliffen. Wurzelfüllungen haben der 16er und der 35er. In Projektion auf 42 – 44 erkennt man schließlich den Speichelstein im Ausführungsgang der Glandula submandibularis.

Kapitel 14

Abb. 14.**47** **a** Der Tubus liegt zu tief – im rechten Hauptbronchus. Es ist zu einer Atelektase der linken Lunge mit Mediastinalverlagerung nach links gekommen. Haben Sie es so diagnostiziert? **b** Hier sehen Sie eine traumatische Luxation im atlanto-okzipitalen Übergang (Bild links und in der Mitte), der Kopf ist vom Rumpf knöchern abgetrennt. Besonders in der Übersichtsaufnahme fehlt oberhalb der C1-Gelenkflächen der Anschluss an das Okziput. Das MRT in T2-Wichtung (rechtes Bild) zeigt die Einengung des Spinalkanals und die Signalveränderung des Myelons bei Kontusion. Haben Sie außerdem bemerkt, dass die HWS gar nicht komplett abgebildet ist? **c** Hier liegt eine komplette Luxation im Ellenbogengelenk vor. Für die Einschätzung des Weichteilschadens wäre ein MRT hilfreich. **d** Ein schweres Kopftrauma hat zu einem Subgalealhämatom sowie zu einem kleinen Epiduralhämatom links parietal geführt. Die wahrscheinliche Kalottenfraktur stellte sich im Knochenfenster dar. Die äußeren Liquorräume sind total aufgebraucht, und der Mark-Rinden-Kontrast ist vermindert. Es besteht ein schweres Hirnödem. Die Prognose ist sehr schlecht. Nie vergessen: Ein Kopf-CT bei einem polytraumatisierten Patienten ist nur eine Momentaufnahme. Ist der Patient auftransfundiert, kann die Blutung massiv zunehmen. **e** Haben Sie den Spiegel im Sinus sphenoidale erkannt? Er ist ein indirektes, aber verlässliches Zeichen einer Schädelbasisfraktur bei einem frisch traumatisierten Patienten. Bei diesem Patienten sieht man auch direkte Zeichen der Schädelbasisfraktur: Erkennen Sie die Frakturlinie, die linksseitig durch die Hinterwand des Kiefergelenkes auf das Foramen lacerum zuläuft? Nach mehrstündiger Intubation entwickelt sich bei vielen Patienten ein Flüssigkeitsverhalt im Sinus sphenoidale, weil der Abfluss aus den Kieferhöhlen gestört sein kann. Daher muss der Zeitraum der Intubation erfragt werden. **f** Das subdurale Hämatom links temporal ist bei diesem 20-jährigen Patienten schnell diagnostiziert. Der Patient liegt schief, weshalb wir auch in die Fossa posterior hineinschauen. Dort sind die Liquorräume aufgebraucht. Eine fatale Einklemmung droht. Der Liquorabfluss ist bereits behindert: Sie sehen rechts eine Dilation des Temporalhornes, die es in dieser Altersgruppe so nicht geben sollte. **g** Ein Spannungspneumothorax hat sich hier entwickelt. Das Mediastinum ist nach kontralateral verlagert, die Lunge zusammengeschnurrt. Außerdem liegt ein Seropneumothorax vor. Haben Sie den Ergussspiegel links basal bemerkt? **h** So etwas ähnliches haben Sie doch schon gesehen! Auf Seite 18 – aber in anderer Technik.

Nachtrag

Unsere vier PJler haben uns natürlich inzwischen verlassen, und andere haben ihren Platz eingenommen. Wir haben die helle Truppe aber nicht vergessen und ihre weitere Entwicklung mit Interesse verfolgt.

Da ist einmal Paul – unser geborener Radiologe. Er hat in München eine Stelle in der HNO bekommen. Nebenbei betreibt er zusammen mit seinem Bruder einen Internetspezialhandel für Seidenunterwäsche, dessen illustrative Homepage und Sonderangebot-e-mails in unserer Abteilung sehr goutiert werden. Wir machen uns um ihn keine Sorgen.

Alexa ist inzwischen in Göteborg in der Neuroradiologie gelandet. Ihre letzte Urlaubskarte vom Nordkap hat auch ein gewisser Ingmar mitunterzeichnet, an dem sich innerhalb der CT-Mannschaft so manche Phantasie entzündet. An Alexas fröhliche Art erinnert man sich hier besonders gern.

Manche wollen so etwas ja geahnt haben, haben es dann aber doch für sich behalten. Als Erstes kommt eine Karte von Hazim aus Boston, adressiert an die Angiomannschaft. Er befände sich auf einer touristischen Rundreise durch Neuengland und würde am Ende bei seinen Großeltern in New York vorbeischauen. Die Croissants am Harvard Square seien wirklich Spitze. Ob noch die eine Stelle frei sei? Professor Segner will sich kümmern. Eine Woche später erreicht den Skelettarbeitsplatz eine wunderschöne Postkarte mit einem Sonnenuntergang über den Niagarafällen mit herzlichen Grüßen – es ginge ihr blendend – von Hannah. Nach einigen Tagen finden die beiden Informationen am Kaffeeautomaten zueinander. Man zählt zwei und zwei zusammen. Diese beiden – total diskret. Hannah hat natürlich schon eine Stelle in der Unfallchirurgie des Hauses. Wie sie das hingebogen hat, weiß keiner, aber einen guten Fang haben die Kollegen auf jeden Fall gemacht.

Ach ja – und auch Gregor hat sein verdientes Schicksal ereilt: Der Chef hat ihn aufgefordert, sich zu habilitieren. So ist das Leben, Gregor!

Sachverzeichnis

A

ABC-Regel bei schwerer Kontrastmittel-Unverträglichkeitsreaktion 27
Abdomen
– akutes s. Akutes Abdomen
– Gewebeprobenentnahme 83
Abdomen-CT, Polytrauma 278, 280
Abdomen-Sonographie, Polytrauma 262, 278
Abdomen-Übersichtsaufnahme 135 f
– Betrachtungsweise 135 f, 141
– Grenzflächen 20
– Normalbefund 136
– Stellung des Patienten 135
Abszess
– epiduraler 244
– – intraspinaler 114
– – bei Mastoiditis 247
– intrazerebraler 247
– perivertebraler 114
Abszessdrainage 114
– Einlage 85 f
Acetylsalicylsäure, Dauermedikation 81
Achalasie 69 f, 148
Acrylvertebroplastie 106
Acute-respiratory-Distress-Syndrome 58 f
Adenoma sebaceum 216
AIDS, Pneumonie 58
Air trapping 53
Akromioklavikulargelenk, Arthrose 117 f
Akroosteolyse 108
Akustikusneurinom 211 f
– Computertomogramm 212
– Magnetresonanztomogramm 212
Akutes Abdomen 141 ff
– Untersuchungsverfahren 137
ALARA-Prinzip 30
Alkoholabusus 173
Alkoholinjektion, bildgestützte 166
Allergische Prädisposition, Kontrastmittelreaktionsprophylaxe 26 f
Allergische Reaktion, Iodkontrastmittelbedingte 26
– – Prophylaxe 26 f
Alveoläre Reaktion durch Partikelüberflutung 58
Alveolitis, exogen-allergische 58
Alzheimer-Krankheit 213 f
Amöbenabszess der Leber 163
Amyloidose 130
Analfistel 158
Anämie 49
Anastomose, intestinale, Untersuchungsverfahren, postoperative 140

Anderson-Einteilung, Densfraktur 269
Aneurysma, intrakranielles
– Angiographie 195
– Embolisation 195
– Subarachnoidalblutung 194
Aneurysmaclip, intrakranieller, Magnetresonanztomographie-Risiko 32
Angiofibrom, juveniles 245
Angiographie 77 f
– Indikation 78
– Risiko 33
Angiom
– arteriovenöses 216
– – Angiographie 208
– – Embolisierung 208
– – intrakranielles 207
– – MR-Angiographie 207
– – Therapie 207 f
– Embolisation 90
– parietookzipitales 217 f
– venöses 216, 218
Angiomyolipom
Niere 182 f
Ankylosierung 95, 117, 120
Antihistaminika 26 f
Antihistaminikacocktail 27
Antriebsverlust 49
Aorta
– abdominelle, Stent-Einbringung 67
– descendens, Konturverlust bei Lungentransparenzminderung 46
Aortenaneurysma 69 f
– Computertomogramm 70
Aortenbogenaneurysma 70, 277
Aortenbogenkontur, Verlust bei Lungentransparenzminderung 46
Aortendissektion 66 f, 276 f
– CT-Angiographie 66
– Therapie 66 f
Aortenelongation 71
Aortenklappenverkalkung 39
Aortenknopf, Analyse 36
Aortenruptur 276 f
– gedeckte 276 f
Aortenverletzung 276
Aortographie 277
Appendizitisverdacht, Untersuchungsverfahren 138
Apple-Core-Konfiguration 156
Äquivalenzdosis 29
Arachnoidalzyste 206
ARDS (Acute-respiratory-Distress-Syndrome) 58 f
Arnold-Chiari-Malformation 216 f
– Magnetresonanztomogramm 217

Arteria
– cerebri media
– – Aneurysma 211
– – Angiom, arteriovenöses 208
– – Infarkt 196 ff
– – Thrombus 196 f
– femoralis, Punktion 79
– lusoria 151
– spinalis anterior, Kompression, traumatisch bedingte 219 f
Arteria-cerebri-media-Infarkt 196 ff
Arterielles Problem, Bildgebung 78
Arthritis 95
– rheumatoide, Verdacht, Untersuchungsverfahren 93
– urica 128 f
– Verdacht, Untersuchungsverfahren 93
Arthropathie, neurogene 128
Asbestose 60 f
Aspergillom 46
Aspergillose, invasive, Hirnabszess 203
Aspiration, Röntgenkontrastmittel, iodhaltiges, hyperosmolares 28
ASS (Acetylsalicylsäure), Dauermedikation 81
Astrozytom 199 ff
– anaplastisches 199
– beim Kind 199, 205
– pilozytäres 205, 207
– spinales 219
Asystolie 27
Aszites 175 f
– bei Pankreaskarzinom 174
Atelektase 46 f, 52
– kompressionsbedingte 43 f
– – Bronchopneumogramm 43
– obstruktionsbedingte 44, 46
– – Kind 48
Atemnot 52, 54
– unter Dialyse 52
Atemwege freimachen 27
Atemwegserkrankung, chronisch-obstruktive 37
Atemwegsinfektion, obere 37
Atlantodentaler Abstand 268
Atlasfraktur 268 f
Atlas-Kompressionsfraktur 268 f
Aufklärung, ärztliche 24
Aufnahmestandardisierung 20
Auge, Raumforderung 250
Augenverletzung 250
Außenknöchelfraktur 287
AVM s. Malformation, arteriovenöse
Axiskörperfraktur 269
Azygoswinkel 38

B

Baker-Zyste 125 f
Bakteriologie, Materialentnahme 83
Ballondilatation 80
– Indikation 78
Bambuswirbelsäule 116, 271
Bandscheibengewebe, Sequester 221 f
Bandscheibenhöhenminderung, degenerative 111 f
Bandscheibenlager, Vakuumphänomen 111 f
Bandscheiben-Massenprolaps 218 f
Bandscheibenvorfall 113, 221 f
– Computertomogramm 113
– foraminaler 221
– lateraler 221
– medianer 221
– paramedianer 221
Bandwurmbefall 159
Bankart-Läsion 117, 284
Bariumkontrastmittel 7
Barrett-Ösophagus 150
Bauchspeicheldrüse s. Pankreas
Bauchtrauma, Untersuchungsverfahren 260
Beatmung 27
– über Flüssigkeit 59
Beatmungsdruck, hoher 59
Bechterew-Krankheit 116, 271
Becken, Gewebeprobenentnahme 83 f
Beckenbeschwerden, Untersuchungsverfahren 94
Becken-CT, Polytrauma 280
Beckentrauma, Untersuchungsverfahren 261
Befund
– falsch-negativer 28
– falsch-positiver 28
– normaler 17 f
– örtliche Zuordnung 18 f
– pathologischer 17 f
– Wertung 14
Beinschwäche, zunehmende 218
Beinschwellung, akute 81
Beinvenenthrombose, tiefe, posttraumatische 88
Bertin-Säule 181
Bildanalyse 13 ff
Bildbetrachtung 17
Bildsubtraktion 8
Bildverstärkersystem 7
Binswanger-Enzephalopathie 214 f
Biopsie, stereotaktische, Mammaherd 234
Blut
– im Magnetresonanztomogramm 18
– im Stuhl 155
Blutflussmessung 9
Blutstillung, Stent-Einlage 80
Blutung s. auch Hämatom
– gastrointestinale, akute, Untersuchungsverfahren 137
– intrakranielle 194 f
– – Computertomogramm 194 f
– – traumatisch bedingte 24

– retroperitoneale 279
– subarachnoidale s. Subarachnoidalblutung
– subdurale, subakute 273
Blutverlust, chronischer, Untersuchungsverfahren 140
Bone island 97
Bouchard-Arthrose 117, 119
Bridenileus 143
Bronchialkarzinom 42, 74 f
– Befund, falsch-negativer 28
– Diagnostik 47 f
– Gewebeentnahme 47
– Hirnmetastasen 201
– Lungenherdkontur 44, 47
– Magnetresonanztomogramm 47 f
– Nebennierenmetastase 188
– Staging 47 f, 188
– Thorax-CT 47 f
– zentral nekrotisches 45
Bronchialmanschette 55
Bronchographie 47
Bronchopneumogramm, positives 43 ff, 56
Bronchus-Bronchialarterien-Konfiguration 55
Bronchusverschluss 43 f
Brustwirbelsäule
– Schmerzen, Untersuchungsverfahren 94
– Trauma, Untersuchungsverfahren 261
Bulla, Aspergillom 46
Buntes Bild, iliosakrales 116
Bursa
– subacromialis, Verkalkung 117 f
– suprapatellaris
– – Erguss 125 f
– – Magnetresonanztomogramm 18
BWS-Trauma, Untersuchungsverfahren 261

C

Café-au-lait-Flecken 99, 130
Camurati-Engelmann-Erkrankung 109, 253
c-ANCA (antineutrophilic cytoplasmatic Antibodies) 51
Carbimazol 26
Carcinoma
– in situ, duktales 233 f
– unknown primary 51, 82
Caroli-Syndrom 163 f, 172
– Cholangio-MR-MIP (Maximum-Intensity-Projection) 163 f
– Sonogramm 172
Cauda-equina-Kompression 113
Cavum nasi, Raumforderung 246
CCC s. Karzinom, cholangiozelluläres
Chamberlain-Hilfslinie 268
Charcot-Gelenk 128
Chemoembolisation 166
Chemotherapie, Port-Einlage 88 f
Chilaiditi-Syndrom, Abdomen-Übersichtsaufnahme 136

Cholangio-MR-MIP (Maximum-Intensity-Projection) 163 f
Cholangitis, Leberabszess 163
Choledochusstent 174
Cholestase
– Gallenblasenkarzinom 171
– gallensteinbedingte 171
– Klatzkin-Tumor 171 f
– Pankreaskarzinom 172, 174
Cholezystitis, akute 171
Cholezystolithiasis 171
– Komplikation 171
Chondromatose, synoviale 120, 122
Chondrosarkom 98
Clivus-Chordom 209 f
Cluster-Syndrom 194
Codman-Triangle 102
Coffee-Bean-Sign 145
Colitis ulcerosa 156, 159
– Entartungsrisiko 156
Colles-Fraktur 282
Comberg-Aufsatz 250 f
Comberg-Röntgenaufnahme 250
Computertomographie 8 f
– 3D-Rekonstruktion 8
– Funktionsweise 8 f
– Gesamtkörperdosis, effektive 31
– Kontrastmitteluntersuchung 8 f
– quantitative 107
Contre-Coup-Phänomen 275
Corpus-callosum-Agenesie 216 f
– Magnetresonanztomogramm 217
Corticosteroidtherapie, Knochendichte 95
Cotton-Wooling, Leberhämangiom 165
Coxarthritis 120 f
Coxarthrose 119 f
Coxitis fugax 121, 123
– Magnetresonanztomogramm 123
– Verdacht, Untersuchungsverfahren 94
Crohn-Krankheit
– Doppelkontrastuntersuchung nach Sellink 153 f
– Kolonbeteiligung 156 ff
– Ösophagitis 150 f
CT-Angiographie, Lungenembolie 64 ff
CT-Venographie, Lungenembolie 64 f
CUP (Carcinoma unknown primary) 51, 82

D

Da-Nang-Lunge 58 f
Dandy-Walker-Syndrom 216 f
Darmischämie 143 f
– Computertomogramm 144
Darmluftverteilung 141
Darmperforation
– Abdomen-Übersichtsaufnahme 141
– retroperitoneale 141, 143
Darmschlingen, intrathorakale, Polytrauma 267
Darmwand, Luft 143 f
Darmwanddicke 141
Daumensattelgelenksarthrose 119
DCIS (duktales Carcinoma in situ) 233 f

Deep-Sinus-Sign 264, 267
Defäkationsstörung 159 f
Defäkographie 160
Demenz
– Alzheimer-Typ 213 f
– bei Hydrocephalus aresorptivus 215
– Untersuchungsverfahren 192
Denis-Weber-Einteilung, Außenknöchelfraktur 287
Dens axis, Stellungskontrolle 268
Densbasisfraktur 269
Densfraktur 269 f
Densfundamentfraktur 269
Densspitzenfraktur 269
Dermoid 242
Desquamative interstitial Pneumonitis 62 f
Detektorsystem, Dosis sparendes 30
Dexamethason, Kontrastmittel-Unverträglichkeitsreaktion 26
Dezelerationstrauma 265, 276
Diagnose, histologische 22 f
Diagnosemitteilung 105
Dickdarm s. auch Kolon
– Kontrasteinlauf s. Kolonkontrasteinlauf
– Parasitenbefall 157, 159
– starres Rohr 159
Dickdarmerkrankung 155 ff
– entzündliche 138
– Untersuchungsverfahren 138
Dickdarmileus, mechanischer 143
Dickdarmobstruktion, akute, Untersuchungsverfahren 138
Dickdarmschlingen, luftgefüllte 141
Dickdarmstenose, bestrahlungsbedingte 156, 159
Dickdarmtumorverdacht, Untersuchungsverfahren 138
Dickdarmverschluss, tumorbedingter, Abdomen-Übersichtsaufnahme 141
Dilatation, linksventrikuläre 71
DIP (Desquamative interstitial Pneumonitis) 62 f
Dissekat, Osteochondrosis dissecans 126 f
Dissektionsmembran, Fensterung 66 f
Divertikulose 156 f
– Komplikation 156 f
Don't-touch-me-lesion 101
Doppelbilder 251
Doppelkontrasteinlauf, Vorbereitung 25
Doppelkontrastuntersuchung
– Dickdarm 155 ff
– Dünndarm 152 ff
– Kontrastmittel 28
– nach Sellink 152
– – Normalbefund 152
– – Vorbereitung 152
Doppler-Sonographie 9, 77
– Thrombosenachweis 82
Dosimeter 30
Double reading 14, 28
Double-Doughnut-Zeichen 153
Drainageeinlage 85 f
– Risiko 33

Drei-Phasen-CT-Untersuchung, Niere 181
3D-Rekonstruktion 8
Drogenabhängigkeit, Embolie, septische, pulmonale 50 f
Druckanstieg, intrakranieller, posttraumatischer 273
DSA (digitale Subtraktionsangiographie) 8
– Arteria-basilaris-Stromgebiet 195
Dual-Energy-X-Ray-Absorptiometry 107
Ductus pancreaticus, erweiterter 173
Ductus-choledochus-Stein 171
Ductus-cysticus-Stein 171
Dünndarm, Doppelkontrastuntersuchung 152 ff
Dünndarmdivertikel 152 f
Dünndarmerkrankung 152 ff
– entzündliche, Untersuchungsverfahren 138
– Untersuchungsverfahren 138
Dünndarmileus, mechanischer 143
Dünndarmobstruktion
– akute, Untersuchungsverfahren 138
– chronisch-intermittierende, Untersuchungsverfahren 138
Dünndarmschleimhautulzeration 153
Dünndarmschlingen, luftgefüllte 141
Dünndarmsonde 152
Dünndarmtumor 155
Duodenaldivertikel 152 f
Duodenumruptur, traumatische
– Abdomen-Übersichtsaufnahme 143
– Computertomogramm 143
Duplexsonographie, farbkodierte 10
Dupuytren-Kontraktur 132
Durchblutungsstörung, zerebrale 194 ff
Durchfall 152
Durchleuchtung 7
Durchleuchtungsbild 7
DXA (Dual-Energy-X-Ray-Absorptiometry) 107
Dyspepsie, funktionelle, Untersuchungsverfahren 137
Dyspnoe 64

E

Echinokokkuszyste 161 f
– Alkohol-Kontrastmittel-Injektion 162 f
– Computertomogramm 162
– Magnetresonanztomogramm 162
– Sonogramm 162
Einblutung, perirenale 182
Einstellungsuntersuchung 37
Einwilligung des Patienten 24
Eisenverbindung, Magnetresonanztomographie 28
Ellenbogengelenkserguss 284
Ellenbogentrauma, Untersuchungsverfahren 262
Embolie, septische, pulmonale 50 f
Embolisation 89 f
– Aneurysma, intrakranielles 195
– Angiom, arteriovenöses 208
– Fistel
– – arteriovenöse 254 f

– – karotidokavernöse 252
– Glomus-jugulare-Tumor 212 f
– Indikation 78
– Meningeom 252
– Paragangliom 254, 256
– Risiko 33
Embolisationsmaterial, verschlepptes 90
Empty sella 209, 211
Empty-Delta-Sign 198
Enchondrom 97 f
Enchondromatose 98
Endoprothese, schmerzende, Untersuchungsverfahren 94
Endoskopie 135
Energiedosis 29
Engramm 14
Enostom 97
Entamoeba histolytica 163
Enterozele 160
Entmarkungsherde, periventrikuläre 204
Entwicklungsdefizit 216
Enzephalopathie
– arteriosklerotische, subkortikale 214 f
– hepatische 86
Ependymom 205 f
– spinales 219
Epicondylus ulnaris, knöcherner Ausriss 283
Epidermoid im dritten Ventrikel 210
Epilepsie, Untersuchungsverfahren 192
Epiphysiolyse, Femurkopf 123
Ewing-Sarkom 102 f
Exophthalmus 251 f
– Magnetresonanztomographie 251 f
Exostose, kartilaginäre 98
Extremitätentrauma, Untersuchungsverfahren 262

F

Fächerröntgenstrahl 8 f
Fäkalom 155
Fall
– Adolf Huschig 146 f, 151
– Agostino Martinez 241 f
– Alfred von Trupp und Stahlbach 250
– André Aklassi 117
– Andrea Nerkel 126 f
– Annedore Praschke 49, 51
– Anneliese Huchzermeyer 82
– Arnold Schwartenbäcker 130 f
– Bobbie Kanthak 85 f
– Boris Wecker 96 f, 101
– Brigitte Lyra 117, 119
– Christian Zischke 88
– Désirée Rossbusch 228, 230
– Eberhard Fröhlich 221, 223
– Edelgard Klef 119 f
– Florian Adomat 89 f
– Friederike Dünnbrett 152, 155
– Fritz Stich 171 f
– Gabriel Stiefelmacher 52 f
– Gerhard Süßbluth 79 f
– Gudrun Sandleben 232 f
– Gunhilde Bleibtreu 81
– Hanne Hensch 71 f

– Hannes Hollmann 242 f, 246
– Hanni Bimbach 175
– Hans Hockmann 54, 56 f
– Hans-Heinz Niederkirchner 198 f, 204
– Harry Holzmann 111, 116
– Hasso Pimpernell 194
– Heidelinde Zeiss 64, 67 f
– Heike Baumann 74 f
– Helene Baumann 86 f
– Heribert Wagner 238
– Hermine Sauer 185
– Hetty Vord 105 ff
– Hikka Meckinen 110
– Hildegard Kummerland 239
– Hubertus 101 f
– Hugo Stempel 107 ff
– Johnny Drip 181, 184
– Josef Vischer 124 f
– Julius Schnittke 216 f
– Karin Degener 236 f
– Karl-Friedrich zum Berge 88 f
– Kathie Nürnberg 208 ff
– Kathrin Zeissker 235 f
– Lieselotte Piesel 186 f
– Lieselotte Schmalstieg 187
– Loretta Hitzig 251, 253
– Lotte Hagestolz 213 ff
– Luciano Pavarocki 127 ff
– Manja Lieblich 160 f
– Margarete von Assbach 167, 169
– Margarete Freundlich 239
– Martha Gruber 196
– Melissa Kalkgruber 142 f
– Mimi Krause 103 ff
– Nastassja Rimzky 230
– Norbert Deckblatt 41, 46
– Otto Stuhr 91
– Petra Seiler 57, 59 f
– Petra Steinbeisser 248
– Philipp-Moritz Klenke 121 f, 124
– Randolf Pützker 188
– Robert Hauer 60, 63
– Robert Wegner 68 f, 71
– Rudolf Hager 173, 175
– Sam Ajona 257
– Sebastian Mühlenbauer 246 f
– Sylvester Mascarpone 254 f
– Tanja Maier 205, 207
– Thekla Kindermann 218 f
– Traute Kernig 159 f
– Trude Kräutergarten 155 ff
– Truthilde Dormann 234 f
Fallen-Fragment-Zeichen 99 f
Falschbefund 28
Faustkämpferfraktur 281
Fehlbildung, Gesicht-Hals-Bereich, Untersuchungsverfahren 240
Felsenbeinspitze, destruierte 212 f
Femurfraktur, pathologische 89 f
Fenster, aortopulmonales 38
Fett
– im Computertomogramm 9
– im Magnetresonanztomogramm 18
Fettembolie 286
Fettgewebsnekrose, Mamma 233, 236

Fettleber 169 f
– Computertomogramm 170
Fever of unknown origin, Untersuchungsverfahren 140
Fibroadenom 228 f
– Mammogramm 229
– Sonogramm 229
Fibromatosis
– palmaris 132
– plantaris 132
Fibrosarkom 131
Fibulafraktur 287
– proximale, Aufnahmerichtung 17
Film-Folien-Kombination 7, 30
Fingerdeviation, ulnare 117 ff
Fingergelenksarthrose 117, 119
Fingerschwellung 117 f
Fischwirbelkonfiguration 106
Fissura
– major 39
– minor 39
– – Lage 36
– – Verdickung 55
– – Verlaufsänderung 42, 44
Fissuren, pulmonale, betonte 55
Fistel
– arteriovenöse
– – Angiographie 257
– – Embolisation 254 f
– – Halsbereich 254, 257
– – karotidokavernöse 252
– – Embolisation 252
– – Magnetresonanztomographie 252
– – Subtraktionsangiographie 252
– perianale, Crohn-Krankheit 158
Fistelbildung
– Crohn-Krankheit 154
– Divertikulose 156 f
Flächendetektor, digitaler, optimierter 30
Flüssigkeit
– freie, intraabdominelle, posttraumatische 278
– Magnetresonanztomogramm 13
Flüssigkeitsansammlung, perirenale 184
Flüssigkeitsaustritt, interstitieller, pulmonaler 55
Flüssigkeitsspiegel
– intraabdominelle 135 f
– Magenblase 38
– Sinus maxillaris 244
– Wächterschlinge 141, 145
FNH s. Hyperplasie, fokal noduläre, der Leber
Foetor ex ore 146 f
Fokus, Aufnahmegeometrie 20
Foramen intervertebrale, Stenose 111 f, 115
– – degenerativ bedingte 222
Foramen-Monroi-Bereich, Zyste 206 f
Foraminalstenose, degenerative, spinale 222
Forrestier-Krankheit 271
Fossa-posterior-Symptomatik, Untersuchungsverfahren 192

Fourchette-Stellung, Radiusfragment 282
Fraktur 281 ff
Frakturen, multiple, Osteomalazie 108
Frakturgefährdung, Myelom, multiples 104
Fremdkörper
– im Auge 250
– intrabronchialer, Kind 48
– ösophagealer 150 f
Fremdkörperreaktion, Bariumkontrastmittel-bedingte 28
Frühschwangerschaft, Diagnostik 33
Führungsdraht 79 f
Fußverletzung, Untersuchungsverfahren 262

G

Gadoliniumchelat 28
Galaktogramm, Normalbefund 236
Galaktographie 235 f
Galeazzi-Fraktur 283
Galleleck, postoperatives, Untersuchungsverfahren 140
Gallenblasenkarzinom 171 f
– Lebermetastase 172
Gallengänge, intrahepatische, zystisch erweiterte 163, 172
Gallengangsgabel, Karzinom, cholangiozelluläres s. Klatzkin-Karzinom
Gallenkolik 171
Gallenstein, Sonogramm 171
Gallensteineinklemmung 171
Gallensteinwanderung 171
Gallenwege, extrahepatische, Erkrankung 171 f
Gallenwegserkrankung, Untersuchungsverfahren 139
Ganglion, enossales 120
Gastrointestinaltrakt 135 ff
Gedächtnisstörung 213
Gedächtnisverlust, Untersuchungsverfahren 192
Gefäßdissektion, interventionsbedingte 90
Gefäße
– Kontrastmitteluntersuchung 8
– Untersuchungsverfahren 77
Gefäßkalk, Mammogramm 232 f
Gefäßverschluss
– arterieller 79 ff
– Intervention 79 ff
– venöser 81 f
Gefäßwandverkalkung 95
– intraabdominelle 141
Gehirn s. auch Hirn
– Durchblutungsstörung 194 ff
– Einblutung 194 f
Gehirnschnittbild 193
– altersbedingte Veränderung 193
– nach Kontrastmittelgabe 193
Gehirnveränderung, kongenitale 216 ff
– Verdacht, Untersuchungsverfahren 191

Sachverzeichnis

Gehstrecke, schmerzfreie, verkürzte 79, 91
Gelenk, Betrachtungsweise 95
Gelenkdegeneration 95
Gelenkentzündung s. Arthritis
Gelenkerguss 95
Gelenkerkrankung 116 ff
– Untersuchungsverfahren 93
Gelenkflüssigkeit, Magnetresonanztomogramm 18
Gelenkkörper, freier, verkalkter 95
Gelenkschmerzen 116
Gelenkspaltverlust 95
– Arthritis urica 128
– exzentrischer 117, 119 f
– generalisierter 95
Geröllzyste 119 f
Gesamtkörperdosis, effektive 30 f
Gesicht-Hals-Bereich, Tumor, maligner 254 f
Gesichtsfeldausfall 208, 210
Gesichtsverletzung bei HWS-Trauma, Untersuchungsverfahren 260
Gesichtsweichteile, Sinusitisdurchbruch 244
Gewebeprobenentnahme 82 ff
– CT-gestützte, Indikation 78
– Risiko 33
– Saline-Tunnel-Technik 83 f
Gewichtsverlust 49, 82, 175
Gichttophus 128 f
Glioblastoma multiforme 199
– Magnetresonanztomogramm 201
Gliom, nasales 242 f
– Magnetresonanztomogramm 243
Glomus-jugulare-Tumor 212 f
– Angiographie 213
Gonadenschutz 30
Gonarthrose 125
Goyrand-Smith-Fraktur 282
Grenzfläche 20
– aufgehobene 20
Grenzstrangblockade, lumbale 91
Großzehengrundgelenk
– Arthritis urica 128 f
– Arthrose 128
– Fehlstellung 128 f
– Gelenkspaltverlust 129
– Schwellung, schmerzhafte 127
Grünholzfraktur 285
Gynäkomastie 238

H

Hallux valgus 128 f
Halsbereich
– Magnetresonanztomographie 254
– Raumforderung 254 ff
Halsdickenzunahme 68
Halsschwellung, einseitige 254
Halsverletzung
– mit neurologischen Symptomen, Untersuchungsverfahren 260
– mit Schmerzen, Untersuchungsverfahren 260

Halswirbelkörperdislokation, Untersuchungsqualität 16
Halswirbelsäule
– Beurteilung, Hilfslinien 268
– obere, Fraktur 269 f
– Osteochondrose 151
– Schmerzen, Untersuchungsverfahren 94
– Trauma, Untersuchungsverfahren 260
Halszyste 254, 256
– laterale 254 ff
– mediane 254
Hämangioblastom, zerebelläres 200 f
Hämangiom, synoviales 131 f
– Magnetresonanztomogramm 132
Hamartom, subependymales 216
Hämatologisch-onkologische Erkrankung, Iodkontrastmitteldosierung 26
Hämatom s. auch Blutung
– epidurales 24, 271, 274
– – Computertomogramm 274
– intrakranielles 273
– Nierenlager 184
– subdurales 273 f
– – chronisches 273
– – Computertomogramm 274
Hämatoperikard 276 f
Hämatothorax 52 f
Hämaturie 184
– Untersuchungsverfahren 180
Hämochromatose 169 f
Hämoptoe 37
Handgelenke, Schmerzen 117
Handgelenksarthrose 117, 119
Handgelenkstrauma, Untersuchungsverfahren 262
Hangman's Fracture 269
H_1-Antagonist, Kontrastmittel-Unverträglichkeit 26
H_2-Antagonist, Kontrastmittel-Unverträglichkeit 26
Harnblase, Abdomen-Übersichtsaufnahme 135
Harnverhalt, Untersuchungsverfahren 180
Harnwege, gestaute 179
Harnwegtumor, Computertomographie 184
Hauptbronchus, linker, Seitbild 39 f
Hautemphysem 265
Hauttumoren, Thorax-CT 51
HCC s. Karzinom, hepatozelluläres
Heberden-Arthrose 117, 119
Hemianopsie, bitemporale 209 f
Hemiparese 196
Hepatoportales System, Luft 144
Herd
– Binnenstruktur 23
– Wahrnehmung 20
– zerebraler 193 f
– – Kontrastmittelaufnahme 194
– – Umgebungsödem 193 f, 202 f
Herdzuordnung, örtliche 18 f
Herz, Anlagefläche, sternale, vergrößerte 72 f

Herzbreite 38
Herzbucht, Aufhebung 71, 73
Herzdruckmassage mit intermittierender Beatmung 27
Herzerkrankung, Iodkontrastmitteldosierung 26
Herzinfarkt
– Befund, falsch-negativer 28
– Lungenödem 56
Herzklappenverkalkung 71
Herzkompression, Trichterbrustbedingte 73
Herzkonfiguration, Analyse 72
Herzkontur 36, 38, 40
– linke, Ausbuchtung 71 f
– Seitbild 40
– Verlust bei Lungentransparenzminderung 46 f
Herz-Kreislauf-Funktion wiederherstellen 27
Herzschatten, Verdichtung 38
Herzvergrößerung, generalisierte 71
Herzverletzung 276 f
Herzwandaneurysma 72 f
Hiatushernie 53, 72, 74
– Verdacht, Untersuchungsverfahren 137
Hill-Sachs-Läsion 117 f, 284
Hinterhorndilatation 198
Hippel-Lindau-Syndrom 200
Hirn s. auch Gehirn 193
Hirnabszess 202 f
– Infektionsquelle 202
– mykotischer 202 f
– Umgebungsödem 202 f
Hirnabszessmembran, fehlende 202
Hirnatrophie
– frontal betonte 214
– globale 213 f
Hirnblutung 194 ff
Hirninfarkt 196 ff
– alter 196, 198
– Computertomogramm 22
– früher 196 f
– mittelalter 196 f
– posttraumatischer 274
– Thrombolyse 196 f
– – körpereigene 196
– venöser 196
Hirnkontusion 273
Hirnlymphom 202, 204
Hirnmarkerkrankung, Verdacht, Untersuchungsverfahren 191
Hirnmarkveränderung, periventrikuläre 215
Hirnmetastasen 193, 201 f
– Computertomogramm 201 f
– Magnetresonanztomogramm 202
– Primärtumor 202
– Umgebungsödem 202
Hirnnervenkompression
– Knochendysplasie, fibröse 99 f
– Osteopetrosis 253
Hirnödem
– Computertomogramm 273

– generalisiertes   215
– – Polytrauma   271, 273
– perifokales   193 f, 202 f
Hirnparenchym   193
Hirnparenchymabblassung   196 f
Hirnstammeinklemmung   271
Hirntodbestimmung   273
Hirntrauma   271
Hirntrophik   193
Hirntumor   193, 198 ff
– Magnetresonanztomographie   198 ff
– – präoperative   200
– perisellärer   208 ff
– verkalkter   199 f
– zystische Komponente   200 f, 205
Hirnventrikel, vierter, Erweiterung   216 f
Hirnventrikeleinblutung   194 f
– nach Thrombolyse   197
Hirnventrikelerweiterung   193, 215 ff
Hirnveränderung, diffuse   193
Hirnvolumenverlust   213
– corticosteroidbedingter   215
Hirnvolumenzunahme   213, 215
Histiozytom, fibröses, malignes   131
Histologie, Gewebeprobe   82
Histoplasmose   62
HIV-Enzephalopathie   215
HIV-Erkrankung, Hirnabszesse, multiple   202 f
Hodenkarzinommetastasen, pulmonale   49
Hodenschmerzen, Untersuchungsverfahren   180
Hodentorsionsverdacht, Untersuchungsverfahren   180
Hodentumorverdacht, Untersuchungsverfahren   180
Hoffa-Fettkörper, Verlagerung   95
Hohlorganperforation   143
Hohlorganverkalkung   141
Hounsfield-Einheit   8 f
Hufeisenniere   182 f
Hüftbeschwerden, Untersuchungsverfahren   94
Hüftdysplasie   124
Hüftgelenk, Totalendoprothese   121
Hüftgelenksankylose   120
Hüftgelenksentzündung   120 f
Hüftgelenksknorpel, Verlust   120 f
Hüftgelenksschmerzen   119 ff
– Untersuchungsverfahren   94
Hüftgelenksspaltverlust, exzentrischer   119 f
Hüftkopf
– fragmentierter   123
– pilzförmig deformierter   123
Hüftkopfepiphysiolyse   123
Hüftkopfkontur
– Einbruch   120 f
– Signalverlust, magnetresonanztomographischer   123
Hüftkopfnekrose   120 f
– Kind   121, 123
– Magnetresonanztomogramm   120 f
– Verdacht, Untersuchungsverfahren   94

Hüftschmerzen
– diffuse   103
– beim Kind, Untersuchungsverfahren   94
Hüftschnupfen s. Coxitis fugax
Humeruskopfimpressionsfraktur   117 f, 284
Hündchen-Figur, Spondylolisthesis vera   115
Husten, trockener   74
HWS-Verletzung   268 ff
– ligamentäre   270
– Untersuchungsverfahren   260
Hydrierung, Iodkontrastmittelgabe   26
Hydronephrose   187
Hydrozephalus
– aresorptiver   194 f, 215
– Dandy-Walker-Syndrom   216 f
– Verdacht, Untersuchungsverfahren   192
Hyperparathyreoidismus   104
– Knochenkortexveränderung   95
– sekundärer   108
Hyperplasie, fokal noduläre, der Leber   164, 166 f
– Magnetresonanztomogramm   164, 166
– Sonogramm   164, 166
Hypertension, portale   150, 169 f
Hyperthyreose, Iodkontrastmittel-bedingte   26
Hypertonie
– arterielle, renale, Untersuchungsverfahren   180
– pulmonale   74 f
Hypopharynxkarzinom   149, 255
Hypophysenadenom   208 f
– hormonell aktives   208
– hormonell inaktives   208
– Magnetresonanztomogramm   209

I

Ikterus   171
– Pankreaskopfkarzinom   174
– Untersuchungsverfahren   139
Ileus   143, 145
– Abdomen-Übersichtsaufnahme   141
– Luft-Flüssigkeits-Spiegel in der Wächterschlinge   141
– mechanischer   143, 145, 156
– paralytischer   143, 145
– – Peritonealkarzinose   175 f
Iliosakralfuge, ankylosierte   116
Iliosakralgelenk, buntes Bild   116
Impingement der Rotatorenmanschette   117
– Verdacht, Untersuchungsverfahren   94
Inaktivität, Knochendichte   95
Inaktivitätsatrophie   110
Indikationsliste   25
Innenohrsymptomatik, Untersuchungsverfahren   192, 240
Inselzelltumor   175
Insulinomverdacht, Untersuchungsverfahren   140

Intensivpatient, Röntgen-Thoraxaufnahme   37
Interlobulärsepten, pulmonale, Flüssigkeit   55 f
Interphalangealgelenk
– distales, Arthrose   117, 119
– proximales, Arthrose   117, 119
Intervention
– radiologische
– – Risiko   33
– – Vorbereitung   78
– Schnittbild-gesteuerte   77
Intervertebralgelenksarthrose   111 f, 222
Invagination   153 f
– rektale   160
– Reposition des Invaginats   153 f
– Sonogramm   154
Inzidentalom   188
ISMRM (International Society for Magnetic Resonance in Medicine)   32

J

Jefferson-Fraktur   268 f
Jejunaldivertikel   153

K

Kallusbildung, periostale   95
Kalottenfragment, intrakranielles   275
Kardiomyopathie   71
Karotisgabel, Raumforderung   254, 256
Karzinom
– bronchoalveoläres   44
– cholangiozelluläres   166, 168
– – Gallengangsgabel   171
– fibrolamelläres   166
– hepatozelluläres   166, 168
– – Computertomogramm   168
– – radiologische interventionelle Therapie   166
– – Sonogramm   168
– kolorektales, Lebermetastase   167
Katheter, zentralvenöser   265 f
Katheterschleuseneinlage   80
Kaverne   44 f, 50
– Einbruch ins Bronchialsystem   44 f
Keimdrüsen, Strahlenexposition, natürliche   30
Kerley-A-Linien   55
Kerley-B-Linien   45, 55
Kerley-C-Linien   55
Kiefergelenk
– Magnetresonanztomographie   248
– Untersuchungsverfahren   240, 248
Kiefergelenkserkrankung   248 f
Kiefergelenksluxation   248 f
– fixierte   248 f
– reduzierbare   248 f
Kissing Menisci   125
Klatzkin-Tumor   171 f
Kleinhirn-Brückenwinkel-Tumor   211 ff
Kleinhirntiefstand   216 f
Kleinhirntumor
– verkalkender   205
– zystische Komponente   200 f, 205 f

Kleinhirnwurmaplasie 216 f
Kniegelenk
– Kollateralbandläsion 125
– Magnetresonanztomogramm 18
Kniegelenksarthrose 125
Kniegelenkserguss 286
Kniegelenksschmerzen, Untersuchungsverfahren 94
Kniegelenkstrauma, Untersuchungsverfahren 262
Knochen
– Betrachtungsweise 95
– Gewebeprobenentnahme 85
– Sonographie 9
Knochenatrophie, hypertrophe 110
Knochenauftreibung 104 f, 109
Knochendensitometrie 107
Knochendichte 106
– verminderte 95, 106
Knochendysplasie, fibröse 99 f
Knochenentkalkung
– gelenknahe 117
– subchondrale 95
Knochenfibrom, nichtossifizierendes 99
Knochenherde, sklerotische, multiple 104 f
Knocheninfarkt 101
Knochenkortex 95
– arrodierter 99
– Arrosion von innen 95, 104
– Auftreibung 99 f
– von außen aufgefaserter 95
– Computertomogramm 9
– Magnetresonanztomogramm 13
– phalangealer, Aufblätterung 108
Knochenläsion
– Dignität 96
– Lodwick-Klassifikation 96
Knochenmark 95
Knochenmarksraum, aufgehobener 109
Knochenmetastase 103 f
– Embolisation 89 f
– osteolytische 104
Knochenneubildung
– periostale 109
– – Osteomyelitis, hämatogene, akute 102
– – überschießende 108
– reaktive 99
Knochenresorption, subperiostale 108
Knochenschmerzen, Untersuchungsverfahren 93
Knochensklerosierung
– gelenknahe 117
– subchondrale 119 f
Knochenstruktur
– grobsträhnige 104, 110
– milchglasartige 99 f
– verwaschene 108
Knochenszintigraphie 95, 102
– Frakturnachweis 285
Knochentumor
– benigner, Kindes-/Jugendalter 97
– maligner 101 f

Knochentumorverdacht, Untersuchungsverfahren 93
Knochenveränderung
– fokale 96 ff
– generalisierte 105 ff
Knochenverbiegung 109
Knochenverformung, Osteomalazie 108
Knochenzyste 99 f
– aneurysmatische 99 f
– einfache 99 f
– gelenknahe 120
– subchondrale 95, 119 f
Kolitisverdacht, Untersuchungsverfahren 138
Kollateralbandläsion, Kniegelenk 125
Kollateralkreislauf bei Leberzirrhose 169 f
Kolloidzyste 206 f
Kolon s. auch Dickdarm
Kolondivertikel 156 f
– Entzündung 156 f
Kolonkarzinom 143
– Abdomen-Übersichtsaufnahme 145
Kolonkontrasteinlauf 155 ff
– Normalbefund 156
– Röntgenaufnahmenfolge 155
– Vorbereitung 155
Kolonpolyp 156, 158
– maligne entarteter 158
Kompressionsatelektase 43 f
– Bronchopneumogramm 43
Kontrastmittel
– gadoliniumhaltiges
– – Computertomographie 8 f
– – Röntgenaufnahme 27
– iodhaltiges, wasserlösliches 150
Kontrastmittelreaktion, allergische 26
Kontrastmitteluntersuchung 25 ff
– Computertomographie 8 f
– Ösophagusfremdkörpernachweis 150
– Patientenaufklärung 24
– Projektionsradiographie 7 f
Kopf, Notfall-CT 196
Kopf-CT
– Normalbefund 272
– Polytrauma 270 ff
Kopfschmerz
– anhaltender 198
– beim Kind 205
– plötzlicher 194, 206
– Untersuchungsverfahren 192
Kopfschnittbild
– Betrachtungsweise 193
– nach Kontrastmittelgabe 193
Kopftrauma
– Computertomogramm 22, 196
– Hirnödem 271, 273
– Untersuchungsverfahren 261
Kopfverletzung bei HWS-Trauma, Untersuchungsverfahren 260
Körpergröße, verminderte 105
Körperkomponenten
– Darstellung 17 f
– Strahlabsorption 9
Kortikalis s. Knochenkortex

Krampfanfall 198
Kranialisation, Lungendurchblutung 54
Kraniopharyngeom 209 f
Kraniotomie 274
Kreatininkonzentration im Serum, Iodkontrastmittelgabe 26
Krebspatient
– Diagnostik 37
– Staging 37
Kreuzbandläsion 125
– Magnetresonanztomogramm 125
Kreuzbeinfraktur 280
Kreuzbeintrauma, Untersuchungsverfahren 261
Krise, hydrozephale 206
Kristall, piezoelektrischer 9 f
Kurzatmigkeit 60
Kurzdarmsyndrom 153

L

Labrum glenoidale, Abriss 117
Larmorfrequenz, Magnetresonanztomographie 10
Larynxtumor, Untersuchungsverfahren 240
Leadpoint, Invagination 153
Leber
– Abdomen-Übersichtsaufnahme 135 f
– Magnetresonanztomographie 161 f
– Segmenteinteilung nach Couinaud 161
Leberabszess 163
– bakterieller 163
– Computertomogramm 163
– mykotischer 163
– Sonogramm 163
Leberadenom 164 f, 167
– Magnetresonanztomogramm 165
Leberdichte, computertomographische, diffus erhöhte 169 f
Lebererkrankung 160 ff
– Untersuchungsverfahren 139
Leberhämangiom 164 f
– Computertomographie, kontrastmittelgestützte 164 f
– Sonogramm 164 f
– Verdacht, Untersuchungsverfahren 139
Leberläsion
– diffuse 167, 169 f
– fokale 160 ff
– – echoarme 164 ff
– – echofreie 162
– – echoreiche 164
– – maskierte 169
Lebermetastase 166 f, 186 f
– Computertomogramm 167
– bei Gallenblasenkarzinom 172
– bei Pankreaskarzinom 174
– Sonogramm 167
– Verdacht, Untersuchungsverfahren 139
– verkalkte 167
– zystische 167
Leberruptur 279
Lebertumor

– beniger 164 ff
– maligner 166 ff
Leberverfettung 169 f
– Computertomogramm 170
– umschriebene 170 f
Leberzirrhose 86, 169 f
– Computertomogramm 170
– Karzinom, hepatozelluläres 166, 168
Leberzyste 182 f
– kongenitale 161 f
– – Computertomogramm 162
– – Sonogramm 162
Ledderhose-Krankheit 132
Legg-Calvé-Perthes-Erkrankung
 s. Perthes-Krankheit
Lendenwirbelsäule
– Osteochondrose 112
– Trauma, Untersuchungsverfahren 261
Lendenwirbel-Vorderkantenfraktur 279
Leuchtstoffverstärkerfolie 7
Leukozytenszintigraphie 102
Lichtkasten 14 f
Lichtstärke 14
Ligamentum flavum, verdicktes 112
Ligamentum-flavum-Hypertrophie 222
Linguini-Zeichen 237
Linksherzhypertrophie 71
Linksherzinsuffizienz, chronische,
 Lungenveränderung 60
Linksherzvergrößerung 71 f
Linksherzversagen, Lungenveränderung
 54 ff
Lipom 130
Lipomatose, mediastinale 277
Liposarkom 130 f
Liquorabflussstörung
– blutungsbedingte 195
– – nach Thrombolyse 197
– Kleinhirntumor 205
– posttraumatische 275
Liquorblockade, akute 206
Liquorraumerweiterung 193, 215
Little old Lady 106
Lodwick, Gwilym 96
Lodwick-Klassifikation, Knochenläsion 96
Looser-Umbauzone 108
Luft
– im Computertomogramm 9
– in der Darmwand 143 f
– intraperitoneale 141 ff
– retroperitoneale 141 f
– im Sonogramm 9
– subdiaphragmale 141
Luft-Flüssigkeits-Spiegel,
 intraabdominelle 135 f
Luftwege, generalisiert unregelmäßig
 erweiterte 62 f
Lunatumluxation 283
Lunge
– Narbenzüge 41
– Raumforderung s. Raumforderung,
 pulmonale
– Volumenverlust 46 f
– Volumenzunahme 46
Lungen, Gewebeprobenentnahme 83

Lungenabszess 22
Lungenaufnahme, Summationseffekt 22
Lungenbefund, auffälliger 40
Lungenbelüftungsstörung 46 f
Lungenblutung 58
Lungendurchblutung, Kranialisation 54
Lungenembolie 64 ff, 88
– CT-Diagnostik 64 f
– Ventilations-/Perfusionsszintigraphie
 64, 66
Lungenemphysem 74 f
– bei Neurofibromatose 51
Lungenerkrankung, okkulte 37
Lungenfibrose 74
– idiopathische 62 f
– Sarkoidose 62
Lungengefäße 36
– CT-Angiographie 64, 66
– CT-Venographie 64 f
– Engstellung 64 f
– Kalibersprung 75
Lungengeweberaffung 61
Lungengranulome
– Einschmelzung 50
– Wegener-Krankheit 50
Lungenherd
– Binnenstruktur
– – homogene 42 f
– – inhomogene 43 f
– Einschmelzung 50
– Punktion, CT-gestützte 47 f
Lungenherde, multiple 49 ff
Lungenhilus
– Analyse 38
– Seitbild 40
– Vergrößerung, einseitige 74 f
– Verplumpung 74 f
Lungenhypoplasie, einseitige 53
Lungeninfiltrat, pneumonisches, Rück-
 bildung, Dokumentation 44
Lungeninfiltrationen, fokale,
 Verschmelzung 44
Lungenkern, Analyse 36
Lungenkontusion 44, 265 f
Lungenkreislauf, Permeabilitätserhö-
 hung 58
Lungenlappenzuordnung 39
Lungenmetastase 44, 47
– Primärtumor 49
– verknöchernde 49, 102
Lungenmetastasen, multiple 49
Lungenödem 58
– alveoläres 44 f
– – akutes 56
– interstitielles 55
– kardial bedingtes, interstitiell betontes
 56
– kontrastmittelbedingtes 28
– Polytrauma 265 f
– toxisches 60
Lungenrundherd 14, 44, 47
– Computertomogramm 19
Lungenspitze, Aufhellungszone 22
Lungentransparenzminderung 41 ff
– Aufnahmetechnik-bedingte 52

– Begrenzung 44
– homogene, diffuse 52 f
– Kontur 44
– multiple Herde 49 ff
– traumatisch bedingte 52
– umschriebene, singuläre 41 ff
– – Binnenstruktur 42 f
– – Grenzflächenbeurteilung 46
– – Volumeneffekt 46
Lungentransplantation 62 f
Lungentuberkulose, offene 44 f
Lungentumor 67
Lungenvenenstauung, kardial bedingte
 52
– akute 54 ff
Lungenveränderung
– akute 53 ff
– – diffuse
– – – alveoläre 57 ff
– – – interstitielle 53 ff
– – – lineare 53 ff
– – feinknotige 53 ff
– – netzige 53 ff
– chronische 60 ff
– – interstitielle 60 ff
Luxation 281
– metakarpale 283
LWS-Trauma, Untersuchungsverfahren
 261
Lymphangiomyomatose 63
Lymphangiosis carcinomatosa 55, 62
Lymphknoten, intramammärer 230 f
Lymphknotenschwellung, zervikale 254 f
Lymphknotenvergrößerung
– hiläre 62
– mediastinale 62
– retroperitoneale 175 f
Lymphknotenverkalkung 141
– eierschalenartige, hiläre 60 f
Lymphom
– intrakranielles 202, 204
– mediastinales 67 f, 71, 74
– – Biopsie, CT-gestützte 68 f, 71
– der Niere 183, 186
– präaortales 186
– Schädelbasis 253
– Staging 255

M

Maffucci-Syndrom 98, 130
Magendurchbruch, Thorax-Übersichtsauf-
 nahme 142
Magenerkrankung, Untersuchungsverfah-
 ren 137
Magenlage, intrathorakale, Polytrauma
 267
Magenperforation, Abdomen-Übersichts-
 aufnahme 141
Magnetfeld
– äußeres 10
– inneres 10 f
Magnetresonanztomographie 10 ff
– Gefäßdarstellung s. MR-Angiographie
– Gehörschutz für den Patienten 33
– Gelenkuntersuchung 95

- Geräuschpegel 33
- Induktion von Strömen 32
- Knochenuntersuchung 95
- Kontrastmittel 28
- Magnetfeldstärke 10
- Patientenvorbereitung 208
- Radiofrequenzpuls 11
- Relaxation
- – longitudinale 13
- – transversale 13
- Resonanzfrequenz 10
- Risiko 31 ff
- Signalanalyse 13
- Signalerzeugung 10 f
- Signalzuordnung 11
- T1-Wert 13
- T2-Wert 13
- Weichteiluntersuchung 95
- Z-Achse 11 f

Maisonneuve-Fraktur 287
- Aufnahmerichtung 17

Malabsorption, Untersuchungsverfahren 138

Malformation, arteriovenöse
- Embolisation 90
- intrakranielle 194

Malignom, strahleninduziertes 29
Mamillensekretion 235
Mamma 225 ff
- Drüsengewebeverteilung 227
- Fettgewebsnekrose 233, 236
- Hautveränderung 235
Mammaadenose, sklerosierende 233
Mammaaugmentation, Untersuchungsverfahren 226
Mammahämatom 230 f, 235
Mammaherd
- Ausläufer, szirrhotische 231
- Biopsie, stereotaktische 234
- Gewebeentnahme, ultraschallgezielte 231
Mammaimplantat 236 ff
- Magnetresonanztomographie 236 f
Mammakarzinom
- Hirnmetastasen 202
- Hochrisikopatientin 239
- invasives 230 ff
- Lebermetastase 187
- Magnetresonanztomographie 232
- beim Mann 238
- Nachsorge 234
Mammakarzinomherde, multiple 232
Mammakarzinomrezidiv 235
- Verdacht, Untersuchungsverfahren 226
Mammakarzinomverdacht
- bei Mammaimplantat 237
- Untersuchungsverfahren 226
Mammaschmerzen, generalisierte 226
Mammatumor 228 ff
- beim Mann 238
Mammaveränderung, tumortartige 228 ff
Mammazyste 228 ff
- Luftfüllung 229

Mammazystenflüssigkeit 230
Mammogramm
- Betrachtungsweise 226 ff
- Bildanalyse 227 f
- Bildqualitätsbeurteilung 227
- Mikroverkalkungen 232 f
- Sternfigur 227
- Verkalkungen 228
- – stäbchenförmige 233
- – tüpfelförmige 233
- Weichteilschatten, umschriebener 227
Mammographie 225 ff
- Befund, falsch-positiver 28
- Double reading 28
- Indikation 225
- Positionierung der Brust 227
- Strahlenbelastung 30
Marmorknochenkrankheit
s. Osteopetrosis
Marschfraktur 99, 101
Massenblutung, intrazerebrale
- hypertensive 194 f
- nach Thrombolyse 197
Mastalgie, zyklische 226
Mastitis, Untersuchungsverfahren 226
Mastoiditis 247
- Magnetresonanztomogramm 247
Mastoidpneumatisation, verminderte 247
Mausbett, Talusrolle 126
Maxillafraktur 244
McCune-Albright-Syndrom 99
Meckel-Divertikel 153
Mediastinalverbreiterung
- posttraumatische 276
- Ursache 277
Mediastinum
- Befund, auffälliger 40
- Gewebeprobenentnahme 83
- oberes
- – Analyse 36
- – posttraumatisch verbreitertes 53
- – Verbreiterung 68 f
- unteres
- – Analyse 38, 40
- – Veränderung 69, 71 ff
- vorderes, Raumforderung 23
Mediastinumverbreiterung 53, 68 f
- Polytrauma 265, 267
Medulla-oblongata-Tiefstand 216 f
Medulloblastom 205 f
Megakolon, toxisches, Abdomen-Übersichtsaufnahme 141
Meningeom 193
- Angiographie 252
- Embolisation, präoperative 252
- intrakranielles 199
- – Computertomogramm 199
- – Magnetresonanztomogramm 199 f
- im Kleinhirn-Brückenwinkel 212
- Orbitadach 252
- Os sphenoidale 252
- spinales 219 f
Meningozele 216 f, 242
Meniskusausriss 124 f

- Magnetresonanztomogramm 125
Meniskusschaden 125 f
Mesenterialvene, Luft 144
Metall, Magnetresonanztomogramm 18, 32
Metallsplitter im Auge 250
Metastase
- Embolisation 89 f
- thekale 219 f
Metastasierung, retroperitoneale 175
MFH (malignes fibröses Histiozytom) 131
Migräne 194
Mikroadenom, hypophysäres 208
Mikrofrakturen 99
- Osteomalazie 108
- Wirbelkörper 106
Mikroverkalkungen, Mammogramm 232 f
Miliartuberkulose 56 f, 62
Milzruptur 278
- Computertomogramm 280
- mit spritzender Blutung 279
Mirizzi-Syndrom 171
Mitralklappenschaden, Lungenveränderung 60
Mitralklappenverkalkung 39
Mittelhandknochenfraktur 281
Mittellappenatelektase, karzinombedingte 42
Mittellappenobstruktionsatelektase 46
Mittellinienverlagerung, intrakranielle 195, 197
- posttraumatische 274
Mittelohrentzündung 246
Mittelohrsymptomatik, Untersuchungsverfahren 192, 240
Monteggia-Fraktur 283
Morbus s. Eigenname
Morrison-Raum 262 f, 278
MRT s. Magnetresonanztomographie
MS s. Multiple Sklerose
Mukoviszidose 62 f
Multiple Sklerose 204
- Computertomogramm 204
- Magnetresonanztomogramm 204
Mundgeruch 146 f
Musculus
- cricopharyngeus 146
- iliopsoas, Abdomen-Übersichtsaufnahme 135
Myelolipom 188
Myelom, multiples 103 f
- Ausdehnung 104
- Frakturgefährdung 104
- Knochenkortexveränderung 95
- spinales 218 f
- Verdacht, Untersuchungsverfahren 93
- Wirbelbeteiligung 106
Myelomeningozele 216
Mykologische Untersuchung, Materialentnahme 83
Myositis ossificans 131

N

Naevus flammeus 217

Narbenkarzinom, pulmonales 41
Nasennebenhöhlenaufnahme 242 ff
– Strahlengang
– – okzipitofrontaler 242 f
– – okzipitomentaler 243
Nasennebenhöhlentumor
– benigner 245
– maligner 246
Nasennebenhöhlenuntersuchung 241
Nasenseptumdestruktion, tumorbedingte 246
Nasenwurzeltumor 241 f
– Magnetresonanztomogramm 241
Nasopharynxraumforderung 245
Natriumperchlorat 26
Nebennierenadenom 188
Nebennierenmyelolipom 188
Nebennierenkarzinom 189
Nebennierenmetastase 188
Nebennierentumor 188 f
– endokrin aktiver 189
– fetthaltiger 188 f
– Verdacht, Untersuchungsverfahren 180
Nebennierenzyste 189
Nekrosestraße 173 f
Nephrolithiasis mit Kolik, Untersuchungsverfahren 180
Nephrostoma 184
Nervenblockade 91
– Indikation 78
Nervensystem, zentrales, Bildgebung 191
Nervenwurzeltasche, lumbale, Xylocain-Corticosteroid-Infiltration 91
Nervus-opticus-Gliom 130
Nervus-statoacusticus-Neurinom s. Akustikusneurinom
Neurinom 222 f
Neurofibrom, plexiformes 253
Neurofibromatose 130
– Thorax-CT 51
Neurofibrosarkom 130
Niere
– Abdomen-Übersichtsaufnahme 135
– Atemverschieblichkeit 179
– Drei-Phasen-CT-Untersuchung 181
– Raumforderung 179
– Volumenverlust 185 f
– Volumenzunahme 186 f
Nierenabszess 182 f
Nierenadenom 183
Nierenangiomyolipom 182 f
Nierenarterienstenose 185 f
Nierenbeckenstein 187
Nierenbeckentumor 184
Nierenerkrankung, Iodkontrastmitteldosierung 26
Nierenhamartom 183
Nierenhypertrophie, kompensatorische 186
Niereninfarkt 185 f
Niereninsuffizienz
– chronische, Knochenstoffwechselstörung 108

– Untersuchungsverfahren 180
Nierenkolik 187
Nierenlagerhämatom 184
Nierenlymphom 183, 186
Nierenmaße 179
Nierennarbe 185
Nierenparenchym
– fokal verdünntes 179
– geschwollenes 179
Nierenruptur 279
Nierenschrumpfung 179
Nierenschwellung 186 f
Nierensonogramm 179
– Betrachtungsweise 179
– Normalbefund 181
Nierensteine 187
– Computertomogramm 187
– Sonogramm 187
Nierentrauma, Untersuchungsverfahren 260
Nierentumor
– Computertomographie 184
– hypervaskularisierter 181, 183
– tastbarer 184
– Verdacht, Untersuchungsverfahren 180
Nierenvenenthrombose 186
Nierenzellkarzinom 183 f
– Metastasierung 89 f, 183 f
– Vena-cava-Infiltration 184
Nierenzyste 182
– kongenitale 161 f
Non-Hodgkin-Lymphom 67
Notfall-Computertomographie, Kopf 196
Notfalldiagnostik 259 ff
Nüchternheit, prädiagnostische 25

O

Oberbauchschmerzen 173
Oberlappenatelektase 47
Oberschenkelfraktur 110, 286
Obstipation, Untersuchungsverfahren 140
Obstruktionsatelektase 44, 46
– Kind 48
Obstruktionsileus 136, 143
Obstruktionsverdacht, Untersuchungsverfahren 137
Ohrerkrankung 246 f
Ohrgeräusch, systolisches 212
Oligodendrogliom 199 f
Ollier-Syndrom 98
Ölzyste 229 f, 235
Omarthrose 117
Omental Caking 175 f
Ophthalmopathie, endokrine 251, 253
Orbita, Sinusitisdurchbruch 244
Orbitadach, Meningeom 252
Orbitaläsion, Untersuchungsverfahren 241
Orbitopathie, endokrine, Magnetresonanztomographie 251
Organ, parenchymatöses, Verkalkung 141
Organverletzung bei Polytrauma 262

Ormond-Krankheit 175, 177
Orthopantomographie 257 f
Os sphenoidale, Meningeom 252
Ösophagitis 150 f
Ösophagusdilatation 69 f, 148
Ösophagusdivertikel 147
Ösophaguserkrankung 146 ff
– Untersuchungsverfahren 137
Ösophagusfremdkörper 150 f
Ösophaguskarzinom 149 f
– distales 149
– Risikoerkrankungen 150
Ösophaguskompression 151
Ösophaguskontraktion, tertiäre 148 f
Ösophagusperforationsverdacht, Untersuchungsverfahren 137
Ösophagusperistaltikstörung 148 f
Ösophagustumor 149 f
Ösophagusvarizen 150, 169
Ösophagusvarizenblutung 86
Ösophagusvarizensklerosierung, endoskopische 86
Os-scaphoideum-Fraktur 283
Os-sphenoidale-Dysplasie 130
Osteoarthropathie, hypertrophe 109
Osteochondrom 98
Osteochondrose 111 f
– lumbale 112
– zervikale 151
Osteochondrosis dissecans 126 f
Osteoidosteom 97 f
Osteolyse
– Metastase 104
– Myelom, multiples 103 f
– Tumor, brauner 104 f
Osteom 97
– Sinus frontalis 245
Osteomalazie 108
– Verdacht, Untersuchungsverfahren 93
Osteomyelitis 102 f
– hämatogene, akute 102
– Verdacht, Untersuchungsverfahren 93
Osteopathie, renale 108
– Verdacht, Untersuchungsverfahren 93
Osteopetrosis 109
– Orbitaveränderung 253
– Os-sphenoidale-Veränderung 253
Osteophyt 95
– Hüftgelenk 119 f
– Schultergelenk 117 f
– vertebraler, zervikaler 151
Osteopoikilie 104 f
Osteoporose 106
– transiente 120, 122
– – Magnetresonanztomogramm 122
– Verdacht, Untersuchungsverfahren 93
Osteosarkom 101 f
– Lungenmetastase 49 f, 102
– osteoblastisches 102
– osteolytisches 101
– periostale Reaktion 102
Osteosklerose 109
Ostitis deformans s. Paget-Krankheit
Otitis media, Komplikation 247
Ovarialkarzinom, Lebermetastase 167

P

Pachygyrie 216 f
Paget-Krankheit 104 f
– Coxarthrose 120, 124
– der Mamma, Untersuchungsverfahren 226
Pancoast-Tumor 219
– Magnetresonanztomogramm 48
Pankreas, Abdomen-Übersichtsaufnahme 135 f
Pankreasadenom 174
Pankreasauftreibung 173
Pankreaserkrankung 172 ff
– Untersuchungsverfahren 139
Pankreaskarzinom
– Operabilität 175
– Plexus-coeliacus-Blockade 91
Pankreaskopfkarzinom 174
Pankreasnekrose 173 f
Pankreastumor 174 f
– Verdacht, Untersuchungsverfahren 140
Pankreasverkalkung 173 f
Pankreatitis 173 f
– akute 173 f
– – Verdacht, Untersuchungsverfahren 139
– chronische 173 f
– – Abdomen-Übersichtsaufnahme 136
– – Verdacht, Untersuchungsverfahren 139
– Computertomogramm 173
– nekrotisierende 85
Panzerherz 72
Papillom 235 f
Paragangliom 254, 256
– Angiographie 256
– Embolisation, präoperative 254, 256
Paraparese, Rückenmarkstumor 218
Parasitenbefall, Kolon 157, 159
Parierfraktur 282
Parotistumor, Untersuchungsverfahren 240
Patientenaufklärung 24
– radiologische Intervention 33
PEEP-Beatmung 56
Perfluorcarbon, Beatmung 59
Perforationsverdacht, akutes Abomen, Untersuchungsverfahren 137
Pericarditis constrictiva 71 f
Perikarderguss 71
Perikardtamponade 276 f
Perikardverkalkung 71 f
Periostreaktion 95
– Osteomyelitis, hämatogene, akute 102
– Osteosarkom 102
Peritonealkarzinose 174 ff
– Computertomogramm 176
– Sonogramm 176
Peritoneumveränderung 175 ff
Personendosis 29 f
Perthes-Krankheit 121, 123
Pflastersteinrelief
– Dünndarmschleimhaut 153
– Kolonschleimhaut 156, 158

Pfortaderhochdruck 86
Phlebographie 77, 81
Phlebolithen 130
Pierre-Marie-Bamberger-Erkrankung 109
Pilzinfarkte, pulmonale 50
Plasmazellmastitis 233
Plasmozytom s. Myelom, multiples
Plattenatelektase 64
Pleuraerguss 37, 43, 52
– Asbestose 61
– beidseitiger 52
– Röntgen-Thoraxaufnahme im Liegen 52
Pleuragrenze, Analyse 36
Pleuralipom 44, 46
Pleurareaktion, asbestbedingte 60 f
Pleuraschwarte, apikale 41
Plexus-coeliacus-Blockade 91
Plexus-lumbalis-Blockade 91
Pneumatosis intestinalis 143 f
Pneumocystis-carinii-Pneumonie 58
Pneumokoniose 60 f
Pneumomediastinum, Polytrauma 267
Pneumonie 37, 43 f
– akute, Kind 37
– basale 135
– Differenzierung von Lungenembolie 67
– frühkindliche 53
– virale 56
Pneumothorax 263 f
– nach Gewebeprobenentnahme 83 f
– bei hohem Beatmungsdruck 59
Podagra 128 f
Polyarthritis, primär chronische 117, 119
– Fuß 128
Polytrauma 259, 262 ff
– Abdomen-CT 278, 280
– Abdomen-Sonographie 262, 278
– Becken-CT 280
– HWS-Schädigung 268 ff
– Kopf-CT 270 ff
– Lungenuntersuchung 265 f
– Organverletzung 262
– Röntgen-Beckenaufnahme 280
– Röntgen-Halswirbelsäulenaufnahme 268 ff
– Röntgen-Thoraxaufnahme 45, 262 ff
– Röntgen-Wirbelsäulenaufnahme 278 ff
– Untersuchungsverfahren 259
– Zugang, vaskulärer 265
– Zwerchfellbeurteilung 267
Ponsangiom, arteriovenöses 207
Ponsgliom 206
Port-Einlage 88 f
– Indikation 78
– Schleuse 89
Portnadel 89
Portreservoir 89
Positive-end-expiratory-pressure-Beatmung 56
Projektionsradiographie 6 ff
– Aufnahmespannung 7
– Aufnahmetechnik 7

– Bildverarbeitung 8
– Grenzflächen 20
– Kontrastmitteluntersuchung 7 f
– Risiko 29
– Strahlengang 18 f
– Summationsbild 7
– Transparenzerhöhung 7
– Transparenzminderung 7
– Verwischungstomogramm 7
Prostatatumorverdacht, Untersuchungsverfahren 180
Prostatitis-Syndrom, Untersuchungsverfahren 180
Prozess, suprasellärer, Verdacht, Untersuchungsverfahren 192
Pseudopolypen 159
Pseudospondylolisthesis 111 f, 223
Pseudozyste 174
– infizierte, Drainageeinlage 86
Psoriasisarthritis 117 f
Psychose, Untersuchungsverfahren 192
Pulmonalarterie, linke 39
– Seitbild 39 f
Pulmonalarterienerweiterung, zentrale 72, 74 f
Pulsionsdivertikel 147
Punktion, arterielle 79
Pyelonephritis 186 f
– abszedierende 183

Q

Querschnittssymptomatik 218

R

Rabenschnabel 148
Radikuläre Symptomatik 222
– Rückenmarkstumor 218
Radiofrequenzpuls, Magnetresonanztomographie 11
Radiosynoviorthese 117
Radiusfragment, Fourchette-Stellung 282
Radiusfraktur, distale 282
– Typ
– – Colles 282
– – Galeazzi 283
– – Goyrand-Smith 282
Radiusköpfchenfraktur 284
Radiusköpfchenluxation bei proximaler Ulnafraktur 283
Randosteophyten, phalangeale 119
Raumforderung 22
– Cavum nasi 246
– Halsbereich 254 ff
– intrakranielle, Verdacht, Untersuchungsverfahren 191
– intraselläre 208
– intraspinale 218
– Karotisgabel 254, 256
– im Kleinhirn-Brückenwinkel 211 ff
– mediastinale
– – obere 69
– – vordere 23
– nasopharyngeale 245

– der Niere 179
– pleurale 44, 46
– pulmonale, Einschmelzung 44
– retrokardiale, luftgefüllte 72, 74
– retroperitoneale 175
Rauschen, anatomisches 14, 18 f
Raven's Beak 148
Reanimation bei schwerer Kontrastmittel-Unverträglichkeitsreaktion 27
Rechtsherzvergrößerung 71 ff
Recklinghausen-Krankheit s. Neurofibromatose
Reflexdystrophie 110
Reflux, gastroösophagealer 150
– Untersuchungsverfahren 137
Refluxösophagitis 150
Reihenuntersuchung 37
Rektozele, anteriore 160
Rektumkarzinom, Gewebeprobenentnahme 84
Rektumstenose, bestrahlungsbedingte 159
Resonanzfrequenz, Magnetresonanztomographie 10
Retentionszyste, Nasennebenhöhlen 245, 247
Retroperitonealfibrose 175, 177
Retroperitoneum, Gewebeprobenentnahme 83
Retroperitoneumveränderung 175 ff
RF (Radiofrequenzpuls) 11
Rhizarthrose 119
Riesenaneurysma, Hirngefäße 209, 211
Riesenzelltumor 99
– Magnetresonanztomogramm 99
Rindenblindheit 197
Rippenfraktur, Polytrauma 265 f
Rippenserienfraktur 265 f
Röhrenknochenfraktur bei Knochenzyste 99
Röntgenaufnahme
– nach Comberg 250
– nach Schüller 246
– nach Stenvers 246
Röntgen-Beckenaufnahme, Polytrauma 280
Röntgenbreischluckuntersuchung 146 ff
– Indikation 135
– videoregistrierte 146
Röntgendiagnostik, Gesamtkörperdosis, effektive 31
Röntgen-Halswirbelsäulenaufnahme
– Hilfslinien 268
– Polytrauma 268 ff
Röntgenkontrastmittel 26 ff
– bariumhaltiges 28
– – Kontraindikation 28
– iodhaltiges
– – allergische Reaktion 26
– – – Prophylaxe 26 f
– – hyperosmolares 28
– – – Aspiration 28
– – intravaskulär gegebenes 26 f
– – – Dosierung 26
– – Kontraindikation 27

– – Magen-Darm-Trakt-Untersuchung 28
– – Schilddrüsenblockade 26
– – Unverträglichkeitsreaktion
– – – leichte 26 f
– – – schwere 27
– ionische 26
– nicht intravaskulär gegebene 28
– nichtionische 26
Röntgenplakette 30
Röntgenröhre 6, 8
Röntgenstrahlen
– Absorption 6 f
– – Computertomographie 8 f
– Äquivalenzdosis 29
– Detektion 6 f
– Effekt
– – nichtstochastischer 29
– – stochastischer 29
– – strahlendosisabhängiger 29
– Energiedosis 29
– Erzeugung 6
– Personendosis 29 f
– Schwächung 6 f
– Streuung 6 f
Röntgenstrahlung
– energiearme 6 f
– energiereiche 7
Röntgen-Thoraxaufnahme 36 ff
– Betrachtungsweise 141
– Beurteilung subdiaphragmaler Anteile 135
– hyperlordotische 41
– Indikation 36 f
– liegender Patient 39, 52, 263
– Polytrauma 262 ff
– posttraumatische 276
– präoperative 37, 41, 71
– Strahlenbelastung 30
Röntgen-Thoraxbild
– Analyse 36, 38 ff
– Befund, altersentsprechender 41
– Normalbefund 38 ff
– Qualitätsbestimmung 36
Röntgen-Wirbelsäulenaufnahme, Polytrauma 278 ff
Rotatorenmanschette 117
– Impingement 117
– – Verdacht, Untersuchungsverfahren 94
Rotatorenmanschettenruptur 117 f
– Verdacht, Untersuchungsverfahren 94
Rückenmarkskompression, traumatisch bedingte 219 f
Rückenmarkskontusion, zervikale 269
Rückenmarksmetastase 219 f
Rückenmarkstumor 218 ff
Rückenschmerzen 105
– chronische, Untersuchungsverfahren 94
– diffuse 111
Rugger-Jersey-Spine 108
Rundatelektase 61
Rundherd, pulmonaler 14, 44, 47
– Computertomogramm 19

S

SAB s. Subarachnoidalblutung
SAE (subkortikale arteriosklerotische Enzephalopathie) 214 f
Sakroiliitis 116
– Verdacht, Untersuchungsverfahren 94
Saline-Tunnel-Technik 83 f
Sanduhr-Neurinom 222 f
Sarkoidose
– Lungenhilusveränderung 74
– Lungenveränderung 61 f
Satisfaction-of-Search-Effekt 14, 22
Schädelbasischemodektom 212
Schädelbasislymphom 253
Schädelbasismeningeom 199, 212
Schädelbasismetastase 209 f
Schädelforamina, verengte 99 f, 253
Schädelknochen
– Dysplasie, fibröse 99 f
– Osteopetrosis 253
Schallfenster 10
Schallkopf 10
Schallverstärkung 9
Schaufensterkrankheit 79, 91
Schenkelhalsfraktur, mediale 285
Schilddrüsenblockade vor Iodkontrastmittelgabe 26
Schilddrüsenerkrankung, Iodkontrastmittelgabe 26
Schilddrüsenkarzinom 27
Schlaganfall 196 ff
– Untersuchungsverfahren 191
Schlagschatten 9
Schleudertrauma 270
Schleuse 89
Schluckakt 146
Schluckbeschwerden 146
– Untersuchungsverfahren 137
Schmerzen
– abdominelle 152
– generalisierte 107
Schmetterlingsödem 56, 266
Schocklunge 58
Schrumpfniere 185 f
Schüller-Röntgenaufnahme 246
Schultergelenk
– Arthrose 117
– Degeneration 117
– Gelenksspaltverlust, exzentrischer 117
Schulterinstabilität, Untersuchungsverfahren 94
Schulterluxation 117 f
– vordere untere 284
Schulterpfannenrand, Verletzung 284
Schulterschmerzen 117
– Untersuchungsverfahren 94
Schultertrauma, Untersuchungsverfahren 262
Schwangerschaft, Schnittbilddiagnostik 33
Schwerhörigkeit 211
Schwindel 211
Scopolaminderivat, Kontraindikation 155
Screening, mammographisches 226, 232

Sehstörung, Untersuchungsverfahren 241
Sellink-Doppelkontrastuntersuchung 152
Senkungsabszess 114
Sentinel Loop s. Wächterschlinge
Sepsis, abdominell bedingte, Untersuchungsverfahren 140
Sequester, Bandscheibengewebe 221 f
Shotgun-Sign 172
Sievert 29
Sigmakarzinom, stenosierendes 157
Sigmoidozele 160
Silhouettenzeichen 20, 38 ff, 46, 73
Silikobom 60 f
Silikose 60 f, 74
Sinus cavernosus
– eingewachsenes Hypophysenadenom 209
– karotidokavernöse Fistel 252
Sinus maxillaris
– Retentionszyste 247
– Spiegelbildung 244
– Transparenzminderung 243
Sinusitis 242 ff
– akute 244
– – Durchbruch 244
– chronische 245
– Verdacht, Untersuchungsverfahren 240
Sinusthrombose 196, 198
– Magnetresonanztomogramm 198
Skapulaaufnahme 284
Skapulakontur 36, 38
Skelettbild, Betrachtung 95
Skelettmetastasenverdacht, Untersuchungsverfahren 93
Sklerodermie, Ösophagusperistaltikverlust 148 f
Skoliose 113
Sonographie 9 f
– Funktionsweise 9 f
– Gefäßdiagnostik 77
– Kontrastmittel 28
– Risiko 31
– Schallwellenfrequenz 9
Spannungspneumothorax 264 f
Spasmolytikum, Kolonkontrasteinlauf 155
Speicherfolie 7
Speiseröhre s. Ösophagus
Spikulae, Osteosarkom 102
Spinalis-anterior-Syndrom 220
Spinalkanalabszess 114
Spinalkanalstenose 91, 111 f, 115, 223
– Computertomogramm 112
– Magnetresonanztomogramm 220
– Wirbelsäulentrauma 219 f
Spiral-CT 8
Splenomegalie 169 f
Spondylitis ankylosans 116, 271
Spondylodiszitis 114, 219
– Abszesslokalisation 114
– Magnetresonanztomographie 114
Spondylolisthesis
– traumatische 269 f

– vera 115, 223
– – Schweregrade 115
Spondylolyse 115
Spongiosa 95
Spongiosadefekt 95
Spongiosaraumverkalkungen 101
Sprunggelenk, Magnetresonanztomogramm 126
Sprunggelenksarthrose 127
Sprunggelenksfraktur 287
Sprunggelenkstrauma, Untersuchungsverfahren 262
Staging 37
Stammganglienblutung 194
Stammganglieninfarkte, lakunäre 215
Staubexposition, chronische, Lungenveränderung 60 f
Steißbeintrauma, Untersuchungsverfahren 261
Stenteinlage 80
– Indikation 78
– Risiko 33
Stent-Shunt, portosystemischer, intrahepatischer, transjugulärer s. TIPSS
Stenvers-Röntgenaufnahme 246
Sternalfrakturverdacht, Untersuchungsverfahren 260
Stirnhöhlenosteom 245
Stoffwechselerkrankung, Iodkontrastmitteldosierung 26
Strahlenbelastung 7
Strahlenexposition
– berufliche, Dosisgrenzwerte 30
– zivilisatorische 30
Strahlenkolitis 156, 159
Strahlenschutz
– Patient 30
– Untersucher 30
Strahlung, kosmische 30
Strangulation, Hirnödem 273
Stressfraktur 99, 101
Streustrahlenraster 7
Streustrahlung 7
Streustrahlungsbelastung, Verminderung 30
Struma 68 f
Strumaknoten, verkalkter 68
Stuhlinkontinenz 159
Stuhlunregelmäßigkeit 155
Stuhlverteilung im Kolonrahmen 141
Sturge-Weber-Angiomatose 217 f
– Magnetresonanztomogramm 218
Subarachnoidalblutung 194 f, 275
– traumatisch bedingte 273
Subluxation, Polyarthritis, primär chronische 117
Subtraktionsangiographie, digitale 8
– Arteria-basilaris-Stromgebiet 195
Sudeck-Krankheit 110
Summationseffekt 22
SV (Sievert) 29
Swan-Ganz-Katheter 265
Swyer-James-Syndrom 53
Szintigraphie, Gesamtkörperdosis, effektive 31

T

Tafelberge, Pleuraverdickung, Asbestose 61
Talusnekrose 126 f
Talusrolle, Osteochondrosis dissecans 126
Taubheit
– einseitige 211
– sensorische, Untersuchungsverfahren 192
Tea-Cup-Phänomen 228 f
Teetassen-Phänomen 228 f
Temporomandibulargelenk s. Kiefergelenk
Teratom
– abdominelles 175 f
– mediastinales 69
Thalamusinfarkt 215
Thermotherapie, laserinduzierte, hepatozelluläres Karzinom 166
Thiamazol 26
Thorax, Weichteilmantel 40
Thoraxapertur, untere, Fraktur 278
Thorax-Computertomographie
– hoch auflösende 63
– posttraumatische 276
– Strahlenbelastung 30
Thorax-Röntgenaufnahme s. Röntgen-Thoraxaufnahme
Thoraxschmerz
– akuter 64
– unspezifischer 37
Thorax-Seitbild 40
– Normalbefund 38 f
Thoraxskelett, Analyse 40
Thoraxtrauma, Untersuchungsverfahren 260
Thorax-Übersichtsaufnahme s. Röntgen-Thoraxaufnahme
Thoraxwand, Befund, auffälliger 40
Thoraxwandhämatom 52
Thrombolyse 81
– bei Hirninfarkt 196 f
Thrombose, venöse 81 f
– Doppler-Sonographie 82
– Phlebographie 81
Thymic Rebound 69
Thymom 69
Thymus 69
TIA (transiente ischämische Attacke) 196
– Untersuchungsverfahren 191
Tibiakopffraktur 286
Tibiakopfimpressionsfraktur 18
Tinnitus 211
TIPSS (transjugulärer intrahepatischer portosystemischer Stent-Shunt) 77
– Einlage 86 f, 169
– – Indikation 78
Totenlade, Osteomyelitis 102
Toxoplasmose, Hirnabszess 203
Trachealaufzweigung, Konfiguration 38
Tracheaistenose, strumabedingte 68 f
Traktionsdivertikel 147
Transiente ischämische Attacke 196
– Untersuchungsverfahren 191
Trichterbrust 72 f

Trommelschlegelfinger 109
Tuberkulose 74
– Hirnabszess 203
– miliare 56 f, 62
Tuberöse Sklerose 216 f
Tubusfehllage im rechten Hauptbronchus 264, 267
Tubuslage, Röntgenkontrolle 263 f
Tumor
– abdomineller, tastbarer, Untersuchungsverfahren 138
– brauner 104 f
– maligner, Gesicht-Halsbereich 254 f
– mediastinaler 67
– spinaler
– – extraaxialer, intraduraler 219
– – extraduraler 218 f
– – intraaxialer 219
– – intraduraler 219 f
Tumorblutung, Embolisation 90
Tüpfelnägel 117
TurTur-Effekt 20
T1-Wert, Magnetresonanztomographie 13
T2-Wert, Magnetresonanztomographie 13

U

UIP (Usual interstitial Pneumonitis) 62 f
Ulkuskrankheit, Untersuchungsverfahren 137
Ulnafraktur, proximale, mit Radiusköpfchenluxation 283
Ulnakeilfraktur 282
Ultraschall-Kontrastmittel 28
Ultraschalltechnik 9 f
Ultraschallwellen 9
– Absorption 9
– Reflexion 9
Unfallfolge 110 f
Unkovertebralgelenkshypertrophie 222
Unschärfe 20
Unterarmschwellung, schmerzhafte, Schulkind 101
Unterlappenpneumonie 44
Untersuchung
– Dosis minimierte 30
– Einwilligung des Patienten 24
– nicht indizierte 24 f
– Qualität 16
– Risiko 24
– schlecht vorbereitete 25
– unterlassene 24
Unverträglichkeitsreaktion, Iodkontrastmittel-bedingte
– leichte 26 f
– schwere 27
Upside-down-Stomach 53
Ureterstein 187
Urinom 184
Usual interstitial Pneumonitis 62 f
Usur, knöcherne 95
– Coxarthritis 120
– phalangeale 108
– Polyarthritis, primär chronische 117, 119

V

Vakuumphänomen, Bandscheibenlager 111 f
Vena azygos, Größenbeurteilung 38
Vena-cava-Filter 88
– Indikation 78
Vena-femoralis-Thrombose 81
– CT-Venographie 65
Venöses Problem, Bildgebung 78
Ventilations-/Perfusionsszintigraphie 64, 66
– Missverhältnis, Ventilation/Perfusion 64, 66
Ventrikeldrainage, fehlplatzierte, Computertomogramm 22
Verkalkung
– intraabdominelle 141
– intrakranielle 217 f
Verkalkungen, Mammogramm 228 f
Verschattung, Thoraxaufnahme 7
Verschlussikterus, Gallenblasenkarzinom 171
Vertigo, Untersuchungsverfahren 240
Verwischungstomogramm 7
Virologische Untersuchung, Materialentnahme 83
Vogelschwingen-Bild 119
Volumänderung, pathologischer Befund 22
Volumenverlust, renaler 185 f
Volumenzunahme, renale 186 f
Volvulus 143
– Abdomen-Übersichtsaufnahme 141, 145
– Kolonkontrasteinlauf 145
Vorfall, rektaler 160

W

Wächterschlinge 141
– Abdomen-Übersichtsaufnahme 136
– Luft-Flüssigkeitsspiegel 141, 145
Wahrnehmung 13 f
– Einflussfaktoren 13 f
– Störfaktoren 20 ff
Watschelgang, Kind 109
Weber-Einteilung, Fibulafraktur 287
Wegener-Krankheit, Lungenherde 50 f
Weichteile, Betrachtungsweise 95
Weichteilhämangiome 98
Weichteilmantel, prävertebraler, zervikaler 268
Weichteilschatten, paravertebraler, Verlust bei Lungentransparenzminderung 46
Weichteiltumor 129 ff
– Malignitätskriterien 129
– Verdacht, Untersuchungsverfahren 95
Weichteilverkalkung, posttraumatische 131
Weichteilvorwölbung 130
Westermark-Zeichen 64 f
Wilms-Tumor 184 f
Wirbelbogendefekt 115
Wirbeldruckarrosion 70
Wirbel-Flexion-Distraktion-Fraktur 270
Wirbelfraktur
– Beurteilung 278
– Hinterkantenbeteiligung 278
Wirbelkompressionsfraktur 270
Wirbelkörper
– Fraktur, pathologische 106
– Gewebeprobenentnahme 85
– Höhenverlust 106
– Mikrofrakturen 106
– Schlussplatteneinbruch 106
– Schlussplattensklerosierung 112
– Schlussplattenverlust 114
– Sinterung 106
Wirbelmetastase 106 f
Wirbelosteoporose 106
Wirbelsäule, Gefügestörung 111 ff
Wirbelsäulenbeschwerden, Untersuchungsverfahren 94
Wirbelsäulenerkrankung 111 ff, 271
Wirbelsäulenlängsband, vorderes, Verknöcherung 271
Wirbelsäulenschmerzen, Untersuchungsverfahren 94
Wirbelsäulentorsionsschaden 270
Wirbelsäulentrauma 219 f
Wirbelsäulenverletzung 268 ff
– zervikale s. HWS-Verletzung
Wurstfinger 117 f

X

X-Gradient 11 f
Xylocain-Corticosteroid-Infiltration
– lumbale 91
– peridurale, spinale 91

Y

Y-Aufnahme 284
Y-Gradient 11 f

Z

Z-Achse, Magnetresonanztomographie 11 f
Zahnstatus, Untersuchungsverfahren 240
Zenker-Divertikel 147
Z-Gradient 11 f
Zisterne, infratentorielle, Größe 193
Zöliakie 153
Zugang, vaskulärer, Polytrauma 265
Zweispektren-Knochenabsorptionsmessung 107
Zwerchfell, Zuordnung 39
Zwerchfellkontur
– Analyse 36
– Seitbild 40
Zwerchfellruptur 267
Zyste
– parapelvine 182
– Sonographie 9
– synoviale, intervertebrale 222 f
Zystenleber 161, 182 f
– Computertomogramm 162
Zystenniere 182 f
Zytologie, Materialentnahme 82